L'HYGIÈNE

DANS LA

CONSTRUCTION DES HABITATIONS PRIVÉES

PAR

le Dr Félix PUTZEŸS,

Professeur d'hygiène à l'Université de Liège

ET

E. PUTZEŸS,

Ancien élève de l'École d'application, ancien lieutenant du génie de l'armée belge,
Ingénieur-directeur des travaux de la ville de Verviers.

DEUXIÈME ÉDITION

REVUE ET CONSIDÉRABLEMENT AUGMENTÉE.

PARIS
LIBRAIRIE CENTRALE DES SCIENCES
J. MICHELET
ÉDITEUR
25, QUAI DES GRANDS-AUGUSTINS

LIÉGE
LIBRAIRIE POLYTECHNIQUE
E. DECQ & M. NIERSTRASZ
ÉDITEURS
46, RUE DE L'UNIVERSITÉ

1885

L'HYGIÈNE

DANS LA CONSTRUCTION DES HABITATIONS PRIVÉES

38

MAISON FONDÉE EN 1755

P. WEISSENBRUCH, IMPRIMEUR DU ROI

BRUXELLES

45, RUE DU POINÇON, 45

L'HYGIÈNE

DANS LA

CONSTRUCTION DES HABITATIONS PRIVÉES

PAR

le Dr Félix PUTZEYS,

Professeur d'hygiène à l'Université de Liége

ET

E. PUTZEYS,

Ancien élève de l'École d'application, ancien lieutenant du génie de l'armée belge,
Ingénieur-directeur des travaux de la ville de Verviers.

DEUXIÈME ÉDITION

REVUE ET CONSIDÉRABLEMENT AUGMENTÉE.

PARIS
LIBRAIRIE CENTRALE DES SCIENCES
J. MICHELET
ÉDITEUR
25, QUAI DES GRANDS-AUGUSTINS

LIÉGE
LIBRAIRIE POLYTECHNIQUE
E. DECQ & M. NIERSTRASZ
ÉDITEURS
46, RUE DE L'UNIVERSITÉ

1885

AVANT-PROPOS DE LA PREMIÈRE ÉDITION.

Quels que soient les progrès accomplis dans ces dernières années, il y a lieu de remarquer qu'il n'existe, ni en France, ni en Belgique, dans la littérature technique, de traité d'hygiène s'adressant spécialement aux architectes et aux ingénieurs.

Il en résulte que le constructeur reste indifférent à la science qu'il ne lui est donné de connaître qu'à la condition de consulter un grand nombre d'ouvrages dont l'étude devient bientôt fatigante et fastidieuse, et que l'architecte doit presque uniquement ses succès à son sentiment artistique. Aussi les règles les plus élémentaires de l'hygiène sont méconnues, et l'habitant est placé dans des conditions de salubrité médiocres, qui ne sont guère compensées par le faux luxe dont il est entouré.

L'étude que nous publions aujourd'hui répond donc à un besoin réel. Due à la collaboration d'un hygiéniste et d'un ingénieur, elle unit la théorie à la pratique; elle est conçue de manière à pouvoir servir de guide aux élèves des Écoles spéciales et des Académies des beaux-arts.

Les auteurs y tracent un tableau des règles auxquelles les constructeurs doivent se soumettre, s'ils veulent assurer à leur œuvre les meilleures conditions hygiéniques.

Évitant de faire de la science pure, se bornant à énoncer aussi clairement et aussi brièvement que possible les principes qui doivent servir de base à l'hygiène des habitations, ils en ont déduit les applications pratiques, les moyens et les plus sûrs et les moins coûteux à employer pour écarter toute cause d'insalubrité.

Liège, le 1ᵉʳ août 1882.

PRÉFACE DE LA DEUXIÈME ÉDITION.

Le succès de la première édition, épuisée en un an, témoigne de l'intérêt que le public porte aux questions qui touchent à la salubrité.

Nous nous sommes fait un devoir d'utiliser, pour la deuxième édition, les travaux publiés depuis l'apparition de la première, et c'est ainsi que nous avons été amenés à remanier profondément les chapitres relatifs à l'emplacement des habitations, au chauffage, à la ventilation et au drainage.

Il suffit de parcourir ces chapitres pour apprécier la portée des modifications que nous y avons introduites et pour reconnaître que le livre est mis au courant des derniers progrès réalisés.

Nous espérons que le public nous tiendra compte de nos efforts.

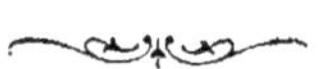

TABLE DES MATIÈRES

CHAPITRE Ier.

EMPLACEMENT DES HABITATIONS.

CHAPITRE II.

MATÉRIAUX DE CONSTRUCTION.

CHAPITRE III.

LA MAISON ET SES DÉPENDANCES.

CHAPITRE IV.

CHAUFFAGE.

CHAPITRE V.

VENTILATION.

CHAPITRE VI.

ÉCLAIRAGE.

CHAPITRE VII.

SERVICE DES EAUX.

CHAPITRE VIII.

ÉLOIGNEMENT DES IMMONDICES.

FIN DE LA TABLE DES MATIÈRES.

L'HYGIÈNE DANS LA CONSTRUCTION

DES

HABITATIONS PRIVÉES

CHAPITRE PREMIER

EMPLACEMENT DES HABITATIONS

Les conditions de salubrité d'une maison d'habitation dépendent en grande partie du milieu où elle se trouve placée : l'exposition, la température, l'abondance des pluies, la nature et la prédominance des vents, la végétation, la constitution géologique du sol, son état d'agrégation, sa perméabilité à l'air et à l'eau, son degré habituel d'imbibition, le régime des eaux souterraines, les influences de proximité et enfin la densité de la population sur une surface donnée, tous ces points devraient attirer l'attention de celui qui se propose de bâtir. Il est exceptionnel cependant que des considérations d'hygiène déterminent le choix d'un emplacement ; d'habitude, les questions de convenances, de goûts et d'intérêt parlent plus haut.

Il faut bien remarquer que la recherche d'une situation idéale, répondant parfaitement aux exigences de l'hygiène, est une utopie, puisque la solution de ce problème supposerait implicitement une liberté d'allures qui n'existe pas.

L'architecte est rarement consulté quant au choix de l'emplacement ; presque toujours il est appelé à construire sur un terrain qui lui est désigné et dont on ne lui demande pas de discuter la valeur. Dans bien des cas, néanmoins, sa voix devrait être écoutée, car il pourrait donner d'utiles conseils, lorsque la décision n'est pas imposée par les circonstances.

L'emplacement étant définitivement arrêté, l'architecte remédiera à bien des inconvénients, écartera même des dangers, grâce à la préparation à laquelle il soumettra le terrain, et aux procédés et artifices qu'il utilisera en construisant.

Il ne peut entrer dans le plan de cet ouvrage d'examiner en détail et de discuter d'une manière rigoureuse les diverses influences qui ont été signalées au début de ce chapitre et dont un certain nombre échappent à notre action.

Quelque intéressante que soit cette étude, elle sort du cadre que nous nous sommes tracé ; nous nous bornerons donc à indiquer l'importance relative des divers facteurs constituant le milieu, nous réservant néanmoins d'insister sur ceux qui méritent de préoccuper plus spécialement l'architecte.

« **L'exposition,** dit Michel Lévy ([1]), modifie les effets de l'irradiation solaire et, par conséquent, ceux des saisons. L'exposition au nord procure l'avantage d'une température peu variable, modérée en été, mais rigoureuse en hiver, et celui d'un air sec, élastique et transparent. Sous les expositions méridionales, lumière et chaleur plus intenses et plus prolongées ; toutefois, l'évaporation, activée par la continuité des chaleurs, peut rendre humides les lieux qui regardent le midi et leur donner un ciel brumeux ; un autre inconvénient de cette exposition résulte des fluctuations normales ou irrégulières de la température aux différentes heures de la journée, et du jour à la nuit. Les expositions de l'ouest et de l'est tiennent le milieu entre celles du nord et du sud, avec cette différence que le levant se rapproche des expositions septentrionales, et le couchant des expositions au midi. Dans les lieux tournés à l'est, les brouillards et l'humidité du matin se dissipent rapidement ; ceux qui se prolongent à l'ouest subissent l'irradiation tardive du soleil, laquelle atteint son maximum vers trois heures de l'après-midi. Mais l'influence de l'exposition ne se borne pas à favoriser l'obliquité des rayons solaires, à élever ou à abaisser la température moyenne des localités ; elle ouvre ou ferme une contrée à l'action des différents vents ; elle fait à chaque pays ses vents habituels, dont les effets hygrométriques, calorifiques, etc., sont liés avec le point de l'horizon d'où ils soufflent ; enfin, elle contribue à rendre une terre stérile ou féconde par son influence sur la direction des cours d'eau et le mode d'irrigation. »

Les **conditions météorologiques** ont plus d'importance encore. La salubrité d'un site dépend, en effet, des moyennes de température

---

([1]) M. Lévy. *Traité d'hygiène publique et privée,* 6e éd., t. I, p. 465.

aux diverses saisons, de l'abondance des pluies, de la nature des vents dominants, de l'état hygrométrique de l'atmosphère.

La température de l'air diminue avec l'altitude ; mais cette diminution n'est pas la même partout ; elle varie suivant la latitude, l'exposition, l'humidité ou la sécheresse de l'atmosphère ; elle est également influencée par le voisinage de la mer, des lacs ou des cours d'eau, des forêts, des montagnes ; enfin, elle dépend encore de la saison et même de l'heure de la journée.

Sur les bords de la mer, la température est plus égale. Les chaînes de montagnes dépouillent de leur humidité les vents qui passent au-dessus d'elles, permettent au sol de perdre plus de calorique par rayonnement pendant les longues nuits d'hiver, et déterminent ainsi des froids intenses. Douglas Galton insiste sur la nécessité de tenir compte de la position du site choisi relativement au niveau du pays voisin. Ainsi, dit-il, quand l'air se refroidit au contact du sol sur le penchant d'une colline ou d'une éminence, il descend dans la vallée, le long des flancs de la colline, en déplaçant l'air chaud et en formant en quelque sorte des étangs d'air froid. Une élévation de terrain n'est donc jamais exposée à toute l'intensité du froid. Un point intéressant que signale encore le même auteur, c'est que la mortalité augmente avec l'écart qui existe entre la température moyenne des mois de janvier et de juillet dans la localité (¹).

L'abondance des eaux pluviales détermine le degré d'humidité du sol. La connaissance des moyennes n'offre guère d'intérêt à l'architecte ou à l'ingénieur, dont l'attention se fixera de préférence sur le maximum et le minimum observés. Le minimum annuel est important à connaître, lorsqu'on veut assurer aux habitants l'approvisionnement d'eau nécessaire. S'agit-il, au contraire, d'éloigner les eaux, de s'en débarrasser, on recherchera quel est le maximum annuel et, en outre, quelle est la quantité d'eau la plus considérable qui puisse tomber en un temps limité. (D. Galton.)

La totalité des eaux météoriques ne s'infiltre pas dans le sol ; une partie est immédiatement évaporée et reprise par l'atmosphère, tandis que le reste s'écoule à la surface. Les quantités relatives qui subissent l'évaporation et l'infiltration varient avec la saison, la nature du sol, ses propriétés thermiques, et avec le caractère et la puissance de la végétation qui le revêt.

(¹) DOUGLAS GALTON. *Observations on the construction of healthy dwellings*, 1880, page 80.

Le sol absorbe l'eau au plus haut degré après une période humide, quand le degré de saturation est atteint; en été, l'infiltration est presque nulle; elle est, au contraire, très grande après la fonte des neiges, et elle atteint le degré le plus élevé à la suite de petites neiges se succédant à de courts intervalles.

Nous verrons plus loin l'influence de la nature du sol sur la pénétration des eaux météoriques.

La présence des forêts a pour effet de retenir l'humidité au voisinage de la surface du sol, qu'elle protège, et de diminuer le volume des torrents.

On peut considérer comme établi que, dans les contrées méridionales, le déboisement a pour conséquence la diminution de la quantité d'eau tombée; quant à la zone tempérée, les faits recueillis ne permettent pas encore de poser des conclusions définitives. Il est généralement admis que c'est en retenant les eaux météoriques que les forêts exercent une influence favorable sur l'abondance des eaux d'une région. Ainsi, les eaux qui dévaleraient sur les versants dénudés des montagnes sont absorbées, lorsqu'elles rencontrent sous bois un revêtement de mousse ou de litière, et ne peuvent s'écouler ou s'évaporer trop rapidement. Les forêts exercent un pouvoir régulateur : elles emmagasinent l'eau pour la saison sèche et restreignent ainsi, en même temps, les crues vernales, sans que la quantité absolue d'eau des sources et des rivières soit modifiée d'une manière essentielle.

Les *vents* agissent surtout en soustrayant du calorique. S'ils sont chauds et secs, ils favorisent l'évaporation de l'eau; la déperdition de chaleur dépend de la vitesse du vent, de la température, de l'état hygrométrique de l'air. Les vents déterminent, en outre, des modifications rapides des conditions météorologiques. Enfin, ils peuvent transmettre à de grandes distances des germes de maladies : ainsi, ayant passé sur des marais ou sur un sol infecté par la malaria, ils pourront entraîner les champignons microscopiques de la fièvre intermittente et faire apparaître la maladie dans des localités éloignées et parfaitement salubres en elles-mêmes.

Il est intéressant de posséder des observations sur *l'état hygrométrique* de l'atmosphère. On trouve, en effet, que l'humidité atmosphérique exerce une influence positive sur le développement des affections catarrhales des voies respiratoires, et que, portée à un haut degré, elle devient une cause prédisposante de la phtisie pulmonaire. On ne peut non plus méconnaître son rôle dans la genèse du rhumatisme.

Nous venons d'indiquer les questions de météorologie que soulève le choix de l'emplacement et nous abordons l'examen du terrain.

La configuration de la surface du sol nous occupera d'abord.

Sont insalubres toutes les localités où l'air ne peut se renouveler avec assez de rapidité : ainsi, les vallées resserrées, les entonnoirs, les défilés, particulièrement si leur entrée est rétrécie et porte obstacle au libre écoulement des eaux ; en pareil cas, l'air est humide et le sol peut devenir marécageux. Que la végétation soit puissante, et des masses de matières végétales en décomposition se déposeront à la surface ou souilleront la profondeur du sol, qui acquerra ainsi des propriétés dangereuses. En temps d'épidémie, le fond de ces vallées est plus exposé à se transformer en foyer d'infection. Dans un défilé de ce genre, il se produit pendant la chaleur du jour un courant d'air ascendant, auquel succède, la nuit, un courant en sens inverse.

On évitera de même le pied des montagnes, des collines, des terrains disposés en terrasses : les eaux qui proviennent en abondance des hauteurs et qui s'écoulent sur les flancs de la montagne ou de la colline vont naturellement infiltrer le sol et y déterminer un haut degré d'humidité que la présence de fossés profonds et un drainage bien exécuté peuvent seuls corriger. Si l'on jette un coup d'œil sur la figure 1 de la planche I, et que l'on suppose identique le terrain sur lequel sont assises les maisons 1, 2 et 3, on voit que la situation la plus défavorable est celle de 3, dont le sol ne recevra pas seulement les eaux des terrains contigus, mais encore celles provenant des hauteurs voisines. Le pied d'une éminence représente donc le point le plus dangereux d'une plaine.

On rencontre parfois des dépressions situées au-dessous du niveau de la plaine. C'est vers elles que s'écoulent les eaux du drainage naturel, qui peuvent les transformer en une sorte de marécage et les rendre particulièrement insalubres.

Dans les localités élevées, sur le dos des montagnes et les hauts plateaux, l'air circule avec énergie, ce qui est une condition de salubrité ; mais, en revanche, le refroidissement par rayonnement y est beaucoup plus rapide, et les vents y soufflent avec plus de violence. On doit donc s'assurer que le lieu n'est ni trop exposé, ni trop froid.

S'il s'agit d'un pays modérément accidenté, on adoptera de préférence le point culminant d'un dos de selle, qui représente généralement une excellente situation.

Végétation.—Elle protège le sol contre l'action des rayons solaires, ralentit le rayonnement et l'évaporation. Un sol stérile et nu s'échauffe aisément, mais se refroidit de même. Sa température moyenne est inférieure à celle d'un sol couvert de végétation.

Dans les régions boisées, les étés sont moins chauds et les hivers moins rudes ; on observe même des écarts journaliers moins accentués, les journées étant plus fraîches et les nuits plus chaudes. Sous les arbres, la température n'atteint son maximum qu'après le coucher du soleil, bien que l'on observe le maximum dans l'air entre 2 et 3 heures de relevée. De plus, l'évaporation est lente ; mais la vapeur d'eau, n'étant pas aussi facilement enlevée par les vents, peut s'accumuler. Grâce aux forêts, l'évaporation est diminuée et l'humidité augmentée. Le déboisement a pour effet de dessécher le sol et de détruire cette égalité de température.

Les végétaux doivent être regardés comme les purificateurs de l'atmosphère. Sous l'action de la lumière solaire, ils décomposent son acide carbonique, dont ils fixent le carbone et dégagent l'oxygène. On ne doit cependant pas perdre de vue que la présence des grandes forêts rend la contrée humide, s'oppose dans une certaine mesure à la libre circulation de l'air et que l'accumulation de matières organiques en putréfaction peut favoriser le développement des fièvres intermittentes. La végétation, devenue ainsi une cause de nocivité, va écarter, il est vrai, le mal qu'elle a fait naître ; elle servira d'écran protecteur et arrêtera la marche des courants aériens qui, sans elle, porteraient au loin les germes de fièvre.

Température du sol. — Le sol, c'est-à-dire la partie de l'écorce terrestre relativement très mince qui peut exercer une influence sur la santé de l'homme, possède une *température propre*, invariable en pratique, qu'il doit à l'action du foyer central. Certains processus qui se passent dans le sol s'accompagnent également d'un dégagement de calorique. Mais, au point de vue qui nous occupe, l'influence du rayonnement solaire est infiniment plus intéressante. Aussi ferons-nous abstraction des deux premières sources de chaleur et nous envisagerons la température des couches superficielles comme la résultante de diverses conditions extérieures et de certaines qualités du terrain.

La température du sol dépend avant tout de l'intensité du rayonnement, qui varie avec les conditions climatologiques, avec l'état du ciel, l'humidité de l'air, la puissance et la direction des vents, l'angle d'incidence des rayons, etc. ; d'autre part, elle est en rapport avec certaines propriétés spécifiques du sol, sa conductibilité, la capacité calorifique de ses éléments, sa perméabilité pour l'air et pour l'eau.

D'une manière générale, on doit considérer le sol comme un mauvais conducteur du calorique. La conductibilité varie d'ailleurs beaucoup selon la nature du terrain : la glaise, l'argile et les rocs sont meilleurs conducteurs que le sable et, permettant à la chaleur solaire de les traverser rapidement, ils ne s'échauffent pas à un degré aussi élevé.

Le tableau suivant, emprunté à D. Galton, permettra d'apprécier l'énergie relative avec laquelle les divers sols retiennent le calorique ; le sable, étant le plus mauvais conducteur, a été pris comme terme de comparaison.

Sable contenant un peu de chaux. .	100.0
Sable pur	95.6
Argile légère	76.9
Gypse	73.2
Argile lourde	71.11
Terre argileuse.	68.4
Argile pure.	66.7
Craie fine	61.8
Humus	49.0

On voit combien l'argile et l'humus sont froids, comparés au sable.

Dans un sol humide, les variations de température sont moindres que dans un sol sec. C'est la tourbe qui présente la température la plus égale, tandis que les oscillations les plus étendues s'observent dans le sable et qu'à cet égard l'argile occupe un rang moyen. D'après Littrow :

1° La conductibilité pour le calorique est d'autant plus faible que les parties constituantes sont plus ténues. Sous ce rapport, l'influence principale doit être attribuée à la composition mécanique. La présence de substance organique diminue la conductibilité pour la chaleur ;

2° La composition pétrographique et chimique a infiniment moins d'importance. La chaux et la magnésie semblent diminuer la conductibilité ;

3° Tous les sols humides conduisent mieux la chaleur que les sols secs, parce que l'air a été remplacé dans leurs pores par l'eau, corps meilleur conducteur ;

4° Les sols humides conduisent mieux que l'eau ;

5° Les éléments constituants du sol sont en eux-mêmes meilleurs conducteurs que l'eau ;

6° Les courbes de conductibilité des sols secs sont intermédiaires à celle de l'eau et de l'air ; celles des sols humectés sont toutes supérieures à celles de l'eau.

Le pouvoir absorbant et le pouvoir émissif varient avec la couleur du sol et la finesse du grain : l'humus noirâtre et les marnes sombres s'échauffent plus rapidement que la craie et divers sols siliceux de couleur éclatante.

La chaleur spécifique, c'est-à-dire la chaleur nécessaire pour élever de 1° centigrade la température de 1 kilogramme d'un corps, en supposant que celui-ci ne change pas d'état, ne diffère pas essentiellement d'un sol à l'autre, à la condition que la comparaison soit faite à l'état sec et porte sur des volumes égaux ; tandis qu'elle varie extrêmement avec le degré d'humidité du sol. La chaleur latente de la vapeur d'eau étant très élevée, en d'autres termes, l'évaporation de l'eau contenue dans le sol réclamant une grande quantité de chaleur, il en résulte que les terrains secs méritent généralement d'être considérés comme chauds, et les terrains humides, comme froids.

Aussi le drainage profond a-t-il pour effet d'élever la température du sol en diminuant l'évaporation et en augmentant la faculté d'absorber du calorique.

Le sol absorbe, émet et conduit mal la chaleur ; il ne s'échauffe et ne se refroidit donc que lentement. Pendant le jour, la chaleur solaire se propage par conductibilité dans les couches superficielles, et la nuit, le calorique ainsi absorbé suivant une marche inverse, elle remonte vers la surface. De là des variations diurnes qui, diminuant insensiblement d'intensité, finissent par s'éteindre complètement, dans les terrains ordinaires, à la profondeur de 3 $\frac{4}{5}$ pieds ; plus profondément, à 3 mètres environ, on trouve la moyenne mensuelle ; enfin, vers 10 mètres, une température qui s'écarte peu de la moyenne annuelle. (Quetelet.)

On note également des vagues annuelles qui dépendent de la conductibilité et de la chaleur spécifique du sol : le calorique se communiquant avec lenteur, la déperdition se faisant de même, la température du sol ne suit que de loin les oscillations de la température extérieure. Il faut un mois pour que la chaleur solaire traverse une couche de sable de 1^m8, et six mois pour qu'elle atteigne une profondeur de 11 mètres ; le minimum observé en ce point correspondra au maximum extérieur. De juillet à janvier, la chaleur se propage de haut en bas, tandis que de janvier à juillet, elle procède de la profondeur vers les couches superficielles. A Bruxelles, un thermomètre placé à 3ᵐ88 sous terre a atteint son maximum en septembre et son minimum en avril, tandis que le maximum de l'air tombe en juillet et le minimum en janvier. Un autre thermomètre, enfoncé de 24 pieds, a marqué la plus haute température le 15 décembre, la plus basse le 15 juillet. Si l'on descend, les différences entre l'hiver et l'été s'effacent de plus en plus, et elles cessent d'être perceptibles, dans les zones tempérées, à une distance de 17 à 26 mètres de la surface. Ce point est désigné sous le nom de couche invariable. A ce niveau, le degré uniforme de chaleur est à peu près égal à la température moyenne du lieu (¹).

L'influence des froids se fait moins sentir dans le sol qu'on ne le croit généralement : le sol ne gèle à 0ᵐ20 ou 0ᵐ30 de profondeur qu'à la suite de froids très intenses et surtout très prolongés. Une

(¹) Alors que d'un jour à l'autre la température de l'air varie parfois de 12° à 14° et davantage, on n'observe pas dans le sol, à 0ᵐ50 de profondeur, une différence de 0°1 ; si l'on s'éloigne de la surface, l'insensibilité du sol vis-à-vis des oscillations brusques de la température extérieure devient plus grande encore.

« A la profondeur de 4 mètres, dit M. Fodor, la température est déjà très égale ; elle s'élève et s'abaisse avec une grande lenteur ; en dix jours, elle varie rarement de plus de 0°5 ; ses oscillations les plus promptes se présentent au printemps, à l'époque où la chaleur croît rapidement ; mais dès qu'à toute profondeur la chaleur a atteint son maximum ou son minimum, elle semble d'habitude rester fixe pour dix à vingt jours ou davantage, et elle monte ou descend alors de nouveau de dix en dix jours de 0°1 à 0°2.

« Si l'on se rapproche de la surface, les périodes d'oscillation deviennent plus courtes ; à 2 mètres, on peut déjà observer de dix en dix jours une différence de 2°5 ; les variations sont plus étendues encore à 0ᵐ50 et 1 mètre de profondeur. »

Tandis qu'à 0ᵐ50 de la surface la différence entre la moyenne du mois le plus froid et celle du mois le plus chaud peut être de 20°, à 4 mètres de profondeur, l'écart le plus fort est à peine de 5°5 et parfois même de 3°5 tout au plus.

Il résulte encore des observations faites par M. Fodor à Buda-Pesth qu'en général, à la profondeur de 0ᵐ50 et 1 mètre, la température la plus élevée s'observait en août ; — à la profondeur de 2 mètres, en septembre (et août) ; — à la profondeur de 4 mètres, en octobre (et septembre) ; d'autre part, à 0ᵐ50 et 1 mètre de profondeur, la température minimum le plus souvent en février et janvier ; — à 2 mètres de la surface, en mars et février ; — à 4 mètres, en avril et exceptionnellement aussi en mars.

En avril et en octobre, la température reste assez égale dans la couche supérieure, forte de 4 mètres, et s'approche de la moyenne annuelle.

Le même auteur a constaté que des points différents d'une même ville ne possèdent pas une température identique.

couche de neige de quelques centimètres suffit déjà pour s'opposer à cette action envahissante de la gelée ; le manteau de neige n'est donc pas une simple métaphore : en recouvrant la terre, il la protège contre le froid.

L'intensité avec laquelle s'exerce la diffusion des gaz souterrains et de l'air atmosphérique dépend en grande partie de l'écart qui existe entre la température du sol et celle de l'air ; et cet écart étant le plus accentué d'octobre à février inclusivement, les échanges gazeux doivent atteindre leur maximum en cette saison de l'année.

Depuis un certain nombre d'années, on détermine journellement, à Munich, à Dresde, à Pesth, à Paris, la marche de la température dans le sol à diverses profondeurs, et ces observations ont déjà donné lieu à des considérations intéressantes.

Dans les couches profondes du sol règne une température constante, modérément élevée et en tous cas suffisante pour que, en toute saison, la décomposition des matières organiques puisse se faire d'une manière égale. Il se peut que dans les couches superficielles ce processus soit considérablement restreint pendant un hiver long et rigoureux ; mais la bonne saison survenant, l'échauffement du sol favorisera de nouveau le travail de putréfaction ou d'oxydation. Il semble naturel d'admettre que, parallèlement à l'ascension thermométrique, les décompositions organiques acquièrent une énergie plus grande, à la condition, toutefois, que l'humidité nécessaire ne fasse pas défaut. Et, en effet, cette concordance de la température et du degré d'humidité, et de l'activité des oxydations intra-telluriques, exprimée par la proportion d'acide carbonique contenue dans l'air souterrain, a été reconnue par divers observateurs.

Que l'intensité de ces décompositions puisse influer sur l'apparition de certaines maladies épidémiques, c'est ce qu'admettent de nombreux savants qui voient dans le sol un facteur essentiel. Or, la chaleur favorise assurément le développement des germes spécifiques des microbes dans un milieu convenable.

Les observations de M. Delbrück (de Halle) et de M. Pfeiffer (de Weimar), qui disent avoir constaté une relation entre la température du sol et le développement et l'extinction des épidémies de choléra, sont intéressantes et méritent d'être contrôlées. Le premier, M. Delbrück, partant de ce fait que la plupart des épidémies de choléra se présentent à l'époque où le sol est le plus chaud dans ses couches superficielles, et que des épidémies rares et peu importantes coïncident seules avec la température minimum du sol, conclut de ses observations que le moment le plus favorable à l'apparition d'une épidémie cholérique est celui où la température maximum du sol concourt avec un certain degré d'humidité.

M. Fodor, de son côté, a émis l'avis que la prédisposition locale pour le choléra est influencée par la chaleur et l'humidité des couches supérieures du sol, et visiblement par la pluie. A cet égard, le choléra semble se comporter comme la fièvre intermittente, et particulièrement comme l'entérite.

Suivant MM. Roth et Lex, le maximum des cas de fièvre typhoïde tombe, en général, dans la saison où la température paraît être la plus élevée à 1 ou 2 mètres de profondeur. Mais ils reconnaissent que déjà, en raison de l'extension géographique de la maladie, on se trouve en présence de difficultés, lorsqu'il s'agit d'admettre une relation de cause à effet. M. Fodor n'a obtenu sous ce rapport, en ce qui concerne la ville de Pesth, que des résultats négatifs.

Porosité et perméabilité. — On entend par porosité la proportion centésimale d'air que le sol contient à l'état sec. On la définit encore en disant qu'elle est le rapport entre le volume des espaces vides et le volume total du sol. La porosité représente donc le volume relatif des pores. La perméabilité est la faculté que possèdent les corps de se laisser traverser par les gaz et les liquides.

Les sols les plus compacts conservent toujours un certain degré de porosité. Comme nous le verrons plus loin, l'air ne fait nullement défaut dans les couches superficielles de l'écorce terrestre; en général, il pénètre à une profondeur relativement grande, il se meut dans les pores de la terre et y obéit aux lois du mouvement et des échanges des gaz.

La porosité d'un sol varie suivant qu'il a acquis une certaine densité sous l'influence d'une pression ou qu'il a été ameubli, comme cela est le cas pour les terrains de culture. La division peut d'ailleurs atteindre un degré plus ou moins élevé : il arrive que la porosité totale ne varie pas, tandis que les espaces capillaires et non capillaires sont répartis d'une manière fort différente, ce qui a une importance capitale au point de vue de la perméabilité.

Aussi longtemps que les pores d'un terrain ne sont pas occupés par l'eau, ils le sont par l'air.

L'eau, en pénétrant dans le sol, déplace en partie l'air que contenaient les pores; et si plus tard elle est reprise par l'atmosphère, grâce à l'évaporation, l'air arrive de nouveau dans les mailles du terrain. Les proportions d'air et d'eau que le sol renferme sont donc très variables.

La porosité peut être très considérable; elle varie, en tous cas, suivant les circonstances et les localités. Entre le sol constitué par des cailloux roulés et une roche telle que le basalte, on rencontre toutes les transitions.

M. Renk ([1]) nous a fait connaître le degré de porosité de divers graviers et sables :

Gravier de grain moyen	compact,	35.8
	meuble,	41.7
Gravier fin	compact,	36.9
	meuble,	42.0
Sable grossier	compact,	38.0
	meuble,	43.5
Sable demi-fin	compact,	42.6
	meuble,	49.7

M. Flügge, ayant fait usage d'une autre méthode, est arrivé aux résultats suivants :

Sable rapporté depuis quinze ans (1^{m}20 de profondeur).	43.1 p. c.
Terre de jardin à 0^{m}50 de profondeur	46.1 p. c.
Sable à 5^{m}00 de profondeur : sol compact à 0^{m}3 de distance de l'eau souterraine	35.5 p. c.
Argile sableuse, sol compact	32.7 p. c.

M. Hunt ([2]) a obtenu dans ses expériences les chiffres que voici :

Grès de Potsdam	6.94 à 9.35 p. c.
Dolomie cristalline	5.90 à 7.22 p. c.
Grès fin devonien de l'Ohio (très employé pour la bâtisse)	20.24 à 21.27 p. c.
Dolomie Guelph	10.60 p. c.
Dolomie Chazy, argileuse	13.55 p. c.
Calcaire tendre de Caen (France)	29.49 à 29.93 p. c.

([1]) F. Renk. *Ueber die Permeabilität des Bodens für Luft* (Zeitschr. für Biologie, XV, 205).

([2]) Buck. *Hygiene and public healthy*, I, p. 400.

M. le Dr Lehmann, assistant de M. le professeur Orth, a également fait un certain nombre de déterminations [1] :

DÉSIGNATION DU SOL.	100 CENTIMÈTRES CUBES DU SOL DONNÈRENT :					
	Comprimé à l'état humide et desséché.		Couche compacte sèche.		Sol ameubli au maximum, sec.	
	Masse solide.	Air.	Masse solide.	Air.	Masse solide.	Air.
	Cent. c.	Cent. c.	Cent. c.	Cent. c.	Cent. c.	Cent. c.
Gravier de 5-10 mill. de diamètre.	—	—	57.5	42.4	—	—
Sable grossier et gravier fin . .	—	—	66.2	33 8	—	—
Sable diluvien de grain moyen (Berlin)	72 2	27.8	68 6	31.4	59.3	40.7
Sable diluvien fin de Berlin . .	67.3	32.7	62.6	37.4	55.3	44.7
Sable humique	59.2	40.8	57.0	43.0	47.6	52.4
Argile diluvienne de Berlin . .	72.9	27.1	60.4	39.6	48.4	51.6
Marne diluvienne (marne argileuse) de Berlin	71 1	28.9	60.8	39.2	45.5	54 5
Terre noire de Gross-Alsleben, près de Oschersleben	75.2	24.8	60.2	39.8	42.6	57.4
Marne de la même localité . . .	77.1	22.9	57.4	42 6	37.9	62.1
Argile de la plaine du Rhin, près de Gr. Gerau (Mayence). . .	90.3	9.7	60.4	39.6	40.5	59.5
Tourbe de Linum (Brandenburg).	57.4	42.6	53.4	46 6	—	—

On voit par les tableaux précédents que, dans certains terrains, les pores représentent un tiers du volume total, parfois la moitié, ou plus encore, si le sol a été ameubli.

Le sable compact peut contenir plus de 40 p. c. d'air; l'argile, la marne, la tourbe en contiennent autant, sinon davantage; le calcaire tendre en renferme encore 30 p. c. On retrouve la même propriété chez certains grès, celui qui constitue le sol de l'île de Malte, par exemple, et que l'on utilise comme filtre dans la marine anglaise.

Lorsque l'on considère les énormes volumes d'air qui sont répartis

<hr>

[1] EULENBERG. *Handbuch des öffentlichen Gesundheitswesens*, I, p. 435.

dans les mailles des terrains où s'enfoncent les assises des habitations, on est amené à se demander s'il n'existe pas des relations importantes entre les gaz souterrains et les lieux habités. Si nous avons tant insisté sur la porosité comparée des différents sols, c'est en vue de faciliter la compréhension de ce problème important, que nous étudierons plus loin.

Nous avons dit qu'il faut entendre par perméabilité la propriété en vertu de laquelle le sol se laisse traverser par l'eau ou par l'air.

M. Renk a démontré que les dimensions des pores ont une influence essentielle sur le degré de la perméabilité. La porosité totale de deux sols différents peut être identique et, néanmoins, le volume d'air qui passe en un temps donné sous une pression déterminée peut varier considérablement ; ce cas se présente lorsque les dimensions des pores sont différentes. C'est ainsi que la perméabilité à l'air du sable moyen et du sable fin est, pour le premier, 138 fois, et, pour le second, 11,684 fois moindre que celle du gravier de grain moyen, alors, cependant, que le volume des pores représente, pour le sable, 55.5 p. c. du volume total et 37.9 p. c. seulement pour le gravier. Il est clair qu'à travers des tuyaux étroits il doit passer moins d'air qu'à travers des tuyaux larges, toutes choses égales d'ailleurs. Le frottement étant beaucoup plus considérable, le courant subit une diminution de vitesse.

L'ameublissement d'un sol compact a pour effet d'augmenter le volume des pores et, par suite, de permettre une circulation d'air relativement bien plus considérable encore.

Le résultat de la désagrégation du sol est d'autant plus remarquable que le sable est d'un grain plus fin. Ainsi, le volume des pores du sable grossier augmente de 14.5 p. c. et la perméabilité est accrue de 93.9 p. c. ; le sable de grain moyen gagne en porosité 16 p. c. et, grâce à cette circonstance, sa perméabilité est augmentée de 307.4 p. c. sous une même pression.

Sans que rien soit changé à la situation relative des particules solides, il peut se faire que les pores, au lieu d'être pleins d'air, soient occupés par de l'eau à l'état liquide ou à l'état de glace. La perméabilité du sol pour l'air est alors notablement modifiée.

Si les pores sont complètement remplis d'eau, le sol devient tout à fait imperméable à l'air, du moins aux pressions faibles que l'on observe dans la nature.

Il en est autrement si l'eau n'occupe qu'une partie des mailles du terrain, et surtout si elle peut s'écouler librement par le bas ; en d'autres termes, si le sol ne renferme que la quantité d'eau qu'il est en état de fixer, de retenir.

Au point de vue de l'hygiène, il est très important de connaître la façon dont l'eau a pénétré dans un terrain. Si elle y arrive sous forme de pluies qui s'infiltrent dans les couches superficielles jusqu'à ce qu'elles rencontrent une couche imperméable, le sol reste beaucoup plus éloigné du point de saturation que si l'eau souterraine, après avoir monté très lentement et chassé la totalité de l'air contenu dans les couches qu'elle va occuper, redescend en abandonnant au terrain une proportion d'humidité qui varie suivant son état d'agrégation, mais est, en tous cas, supérieure à celle qui succède aux pluies.

L'humidité qui résulte de l'abaissement de la nappe souterraine peut être deux fois aussi considérable que celle causée par la pénétration des eaux météoriques.

Si l'eau que le sol contient a subi la congélation, la perméabilité à l'air devient encore plus faible, car l'eau, en se dilatant, ferme les pores d'une manière complète, en supposant que quelque espace soit encore resté libre ; ou si les pores sont volumineux, les aiguilles de glace qui se forment déterminent la division des vides primitifs en cavités très réduites qui opposent au passage de l'air un obstacle considérable ; dans un semblable sol, avant la congélation, l'eau pouvait encore circuler et passer d'une cavité à l'autre sous une certaine pression, ce qui n'est plus possible lorsque, transformée en glace, elle a perdu sa mobilité.

Humidité du sol. — On constate que les divers terrains se laissent imbiber par l'eau, la retiennent et en empêchent l'évaporation trop rapide à des degrés très différents. La faculté qu'ils possèdent à cet égard varie avec leur constitution ; elle augmente avec leur porosité.

Bien que l'argile, comme il a été dit plus haut, possède une porosité supérieure à celle du sable, sa perméabilité est cependant très faible, ce qui s'explique par la finesse extrême des pores, dans lesquels l'eau reste fixée.

Les sables siliceux et calcaires ainsi que le gypse s'imbibent au moindre degré ; un sable meuble peut contenir deux gallons (¹) d'eau par pied cube, ou 2.19 p. c., et la pierre de sable ordinaire, un

_____

(¹) Le gallon représente 4 litres 54345.

gallon, soit environ 11 p. c.; la chaux absorbe de 13 à 17 p. c.; l'argile, 20 p. c., et l'humus, 40-60 p. c. d'eau [1]. On peut opposer au sable et au gypse, qui perdent l'eau dans le temps relativement le plus court, l'humus et l'argile, qui la retiennent avec une énergie remarquable. A l'état de siccité, le granit et la marne en fixent encore 0.4-4 p. c. L'humus, il est vrai, se rétracte le plus; de là des fissures et des crevasses qui deviennent des réceptacles d'eaux pluviales et des foyers souvent inaperçus de dégagements miasmatiques [2]. (M. Lévy.)

Aucun sol n'est absolument imperméable aux eaux pluviales.

Cependant, au point de vue pratique, on peut diviser les terrains en imperméables et perméables. Les premiers ne se laissent pas pénétrer par plus de 5-10 p. c. d'eau pluviale; tels sont le granit, le basalte et les roches métamorphiques, le schiste, l'oolithe, le calcaire dur, la dolomie, les argiles denses. Certaines qualités d'argiles, la marne grasse et les terrains d'alluvion opposent en effet à l'eau une barrière aussi puissante que les roches les plus dures, et il suffit que le sable contienne seulement un douzième d'argile pour que sa perméabilité soit diminuée à un haut degré.

Les terrains rocheux présentent, en général, une pente plus forte que les terrains argileux; aussi les eaux s'écouleront-elles sans peine sur le granit, le basalte et le schiste, tandis qu'elles séjourneront sur l'argile. On peut donc dire d'une manière générale que la constitution du sol exerce une grande influence sur la facilité de l'écoulement des eaux; et il est naturel d'admettre qu'un sol constitué par des roches dures est plus salubre qu'un terrain argileux, qui est toujours froid et rend l'air humide et brumeux. On doit néanmoins se garder d'accorder à toutes les roches cet heureux privilège; il en est, en effet, qui sont fort poreuses, très perméables à l'air, à l'eau et aux matières organiques, et qui peuvent offrir, dans certaines circonstances, les conditions les plus favorables au développement des maladies infectieuses. Les rochers de l'île de Malte sont dans ce cas : ils sont formés de calcaire et de grès très poreux et très tendres.

Au nombre des terrains perméables, on place le grès, le sable et le calcaire non marneux. Lorsqu'une couche d'argile succède à une couche de grès, l'eau est retenue dans ce dernier.

[1] PARKES. *Practical hygiene*, 5e édition, p. 329.
[2] 1,000 volumes d'humus se réduisent, par dessiccation complète, à 817 volumes, et 1,000 d'argile pure, à 846.

Parkes nous apprend qu'en moyenne, en Angleterre, 25 p. c. des eaux pluviales pénètrent dans les roches sableuses, 42 p. c. dans le calcaire et 60-96 p. c. dans les sables meubles. Le reste s'évapore ou s'écoule à la surface.

Les terrains très perméables sont généralement salubres, à la condition qu'il n'y ait pas, à peu de distance de la surface, une couche d'argile ou une roche pouvant retenir les eaux ; un sol très poreux est également insalubre, s'il est souillé par des matières organiques en forte proportion.

L'eau se rencontre dans le sol sous deux états : elle peut y exister concurremment avec l'air, sous forme d'*humidité,* ou bien en remplir les pores, après en avoir expulsé l'air ; elle porte alors le nom d'*eau souterraine.* Le niveau de la nappe souterraine se rencontre à une distance fort variable de la surface du sol ; il établit une ligne de démarcation tranchée entre les parties sous-jacentes, qui sont saturées d'eau, et les couches sus-jacentes, qui renferment à la fois de l'air et de l'eau en proportion variable. Il arrive souvent que le sol présente un degré élevé d'humidité, sans qu'on puisse le dire occupé par l'eau souterraine.

S'il existe une rivière dans la localité, elle représente d'habitude le point vers lequel s'opère le drainage naturel. L'eau souterraine descend donc vers elle avec une vitesse qui dépend de l'inclinaison de la couche imperméable, vitesse qui n'est jamais bien grande, et parfois à peine perceptible. Cette circonstance s'explique par le frottement considérable auquel l'eau est soumise. D'après Virchow, à Berlin, le mouvement qui s'opère vers la Sprée est très faible, et dans certains endroits il est presque nul. A Munich, le courant s'établit vers l'Isar et sa vitesse est de 15 pieds en vingt-quatre heures (von Pettenkofer). A Pesth, la vitesse moyenne serait de 53 mètres en vingt-quatre heures. Fodor a cherché à déterminer en combien de jours une crue du Danube modifie le niveau de l'eau dans les puits creusés au voisinage du fleuve ; il n'a considéré que le moment où le courant se dirige du Danube vers les puits.

La surface de la nappe d'eau souterraine est donc habituellement plus élevée que le niveau de la rivière, et c'est à tort que l'on a admis autrefois le contraire ; toutefois, certaines localités font exception à la règle ; ainsi Lyon ([1]).

[1] En deux points de la ville de Pesth, l'eau souterraine se rencontre d'une manière constante à un niveau inférieur à celui du Danube : pour l'un d'eux, qui répond à

En cas de crue, les eaux d'une rivière peuvent s'infiltrer dans le sol voisin après avoir vaincu la résistance qu'elles rencontraient dans les mailles du terrain.

Le niveau de la nappe souterraine est soumis à de continuelles oscillations, dont la rapidité varie, du reste, beaucoup suivant les lieux et les saisons. Dans certaines localités, les variations de niveau sont peu marquées, tandis qu'ailleurs l'écart entre le minimum et le maximum peut s'élever à plusieurs mètres dans le cours d'une année. Il en est surtout ainsi dans les régions où l'on observe une saison de pluies.

Sous une grande partie de la ville de Pesth l'oscillation pendant toute l'année est de 1/3 à 1/2 mètre à peine ; à Munich, elle est de plus de 2 mètres et aux Indes elle atteint le chiffre énorme de 13 mètres dans certaines localités. A Lemberg, l'eau souterraine a varié, dans le puits de la prison militaire (de janvier à septembre 1880 seulement), de 4 mètres environ ; dans le puits de la prison militaire d'Ottocac, de 5 1/4 mètres.

D'après M. Fodor, l'eau souterraine reste le plus immobile dans les points où elle est le plus rapprochée de la surface et ses oscillations atteignent le maximum d'amplitude là où elle est le plus éloignée de la surface du sol.

En résumé, voici les circonstances qui font varier le niveau [1] :

1° La quantité d'eau tombant dans la localité [2] ;

2° La nature du sol en tant qu'elle modifie le pouvoir absorbant ;

3° Le degré antérieur de sécheresse ou d'humidité du sol ;

4° L'évaporation partielle à laquelle peut être ultérieurement soumise l'eau absorbée ;

5° Le volume d'eau souterraine provenant de points plus élevés ;

presque toute la Leopoldstadt extérieure, le fait s'explique par le voisinage d'une station de pompe qui extrait journellement des milliers de mètres cubes d'eau du sous-sol ; pour l'autre point, situé dans la Franzstadt, le niveau du Danube est de plusieurs mètres supérieur au miroir des eaux dans les puits qui entourent ce centre, tandis que vers le sud l'eau souterraine est de 7 à 9 mètres plus haute et descend de là rapidement vers les puits en question. De toutes parts, le niveau s'incline vers cette dépression étendue de la Franzstadt. Il est probable que l'eau qui se dirige vers ce bassin s'enfonce dans la profondeur du sol à travers une fissure de l'épaisse couche de marne qui existe sous l'alluvion superficielle (Fodor).

[1] Roth und Lex. *Handbuch der Militär-Gesundheitspflege*, vol. I, p. 283.

[2] Il n'en est pas toujours ainsi. A Pesth, notamment, les grandes pluies n'ont pas la moindre influence sur le niveau de l'eau dans les puits ; c'est au Danube qu'il faut rapporter les variations de la nappe souterraine (Fodor).

6° L'obstacle à l'écoulement qui, opposé par les rivières au moment des crues, se fait souvent sentir à de grandes distances ;

7° Le degré d'inclinaison de la couche imperméable sur laquelle les eaux se collectionnent ; plus cette inclinaison est forte, plus grandes sont la facilité et la rapidité d'écoulement et moins marquées les variations du niveau.

Un fait très digne d'intérêt est en train de se produire à Pesth : d'année en année, le niveau de l'eau s'élève dans tous les puits qui servent aux observations, et cela est dû à l'augmentation des pluies et au niveau élevé du fleuve, qui s'oppose à l'écoulement des eaux souterraines. Aussi est-il à craindre que cette ascension de la nappe n'ait bientôt de très fâcheuses conséquences au point de vue de l'hygiène.

Von Pettenkofer a établi que la nappe d'eau souterraine doit être considérée comme une source constante d'humidité pour les couches poreuses sus-jacentes et comme le moyen le plus convenable d'apprécier, de mesurer les modifications de l'état hygrométrique des couches supérieures. Le niveau de cette nappe peut donc être pris comme un des index de l'état d'humidité du sol. L'eau s'élève dans les couches poreuses sus-jacentes par capillarité et y entretient une humidité permanente. Cette action capillaire varie fort suivant la nature du sol. Nous ajouterons que les auteurs ne sont pas d'accord lorsqu'il s'agit de fixer d'une manière précise les limites dans lesquelles s'exerce ce pouvoir. Dans la craie, dit M. B. Denton, l'eau s'élève à une hauteur considérable au-dessus du niveau de la nappe souterraine, tandis qu'un lit de nouveau grès rouge restera complètement sec à un pied environ au-dessus du point où il est saturé d'eau.

D'après Orth, on observe encore ces effets de capillarité à 1^m85 lorsque le sol est composé de sable et d'argile mêlés, à 0^m30 s'il s'agit de sable grossier, et à 0^m04 s'il est question de gros gravier.

D'après Hagen, la hauteur d'action maximum ne dépasserait jamais 0^m60. Quoi qu'il en soit, l'architecte agira sagement en tenant plutôt compte des chiffres maxima.

Mais là n'est pas la seule source d'humidité pour les couches voisines de la nappe souterraine. Celle-ci, en se retirant, abandonne à la zone qu'elle occupait une certaine quantité d'eau qui ne disparaît que lentement.

Il va sans dire que les eaux météoriques qui s'infiltrent dans le sol sont la cause première de toute humidité ; ce sont elles qui, étant absorbées avec une rapidité variable et en plus ou moins forte proportion, vont alimenter les réservoirs souterrains.

Examinons maintenant quelle est *l'influence de l'humidité du sol sur la santé*. Lorsqu'il est question de bâtir sur un terrain déterminé, il est de la plus haute importance de reconnaître le niveau moyen de l'eau souterraine et ses variations. Cette détermination exige un certain temps, il est vrai, et il n'est pas toujours possible de faire des observations de quelque durée, qui seules permettraient d'apprécier exactement la situation ; mais dans les villes on pourrait souvent obtenir des propriétaires voisins des renseignements suffisants.

Si la nappe souterraine est profondément située et sujette à des fluctuations peu accentuées, l'emplacement est généralement regardé comme salubre. Si, au contraire, elle est peu distante de la surface, le sol est humide et naturellement froid ; il rend l'atmosphère brumeuse et froide (¹). Dans ces conditions, les habitants sont prédisposés aux affections catarrhales, au rhumatisme, aux névralgies. Que la nappe d'eau souterraine soit plus éloignée de la surface, mais sujette à des variations de niveau fréquentes et étendues, les matières organiques du sol rencontreront les conditions essentielles de leur décomposition (humidité, air, température) et l'on devra craindre le dégagement de miasmes, d'émanations nuisibles (²).

Les recherches de Pettenkofer, de Buhl et de Seidel ont montré qu'il existe, pour Munich, une relation intime entre la fréquence de la fièvre typhoïde et les oscillations de l'eau souterraine : la courbe qui exprime le nombre de cas de cette maladie suit la direction inverse de celle qui représente le niveau de l'eau ; en d'autres termes, la fréquence de la fièvre typhoïde augmente alors que l'eau baisse, et vice versa ; on constate même entre ces deux phénomènes une proportionnalité évidente. Il est vrai que cette relation n'a pu être vérifiée dans un grand nombre de localités où elle a été recherchée et que des épidémies de fièvre typhoïde se sont développées sur des terrains sans nappe souterraine.

A Pesth, M. Fodor a comparé la marche du typhus et les mouve-

(¹) Lorsque le niveau de la nappe souterraine se rencontre d'une manière permanente à 4ᵐ50 au moins de profondeur, l'emplacement est salubre ; il est insalubre si on le trouve à moins de 1ᵐ50.

(²) Selon toutes les probabilités, c'est à des organismes microscopiques qui habitent le sol poreux en nombre incalculable et jusqu'à une grande profondeur, ou encore à leurs produits que l'on doit attribuer l'influence nuisible exercée par le sol, dans bien des cas, sur la santé de l'homme.

ments de l'eau souterraine pour la période 1863-1880, et il semble être arrivé à un résultat positif : le typhus suit d'une manière frappante les variations de niveau du Danube; sa fréquence croît ou décroît suivant que les eaux du fleuve montent ou descendent. Or, le niveau du Danube pouvant être considéré comme exprimant les oscillations de l'eau souterraine pour la plus grande partie de la ville, il est permis d'admettre que la relation constatée entre la mortalité typhoïde et le niveau du fleuve existe également entre le typhus et la nappe souterraine. Ainsi, à Pesth, les cas deviennent plus fréquents lorsque l'eau souterraine s'élève, plus rares lorsqu'elle s'abaisse, tandis qu'à Munich et à Berlin la morbidité typhoïde est plus forte lorsque le niveau de la nappe descend.

M. Fodor trouve dans les observations recueillies à Pesth l'explication d'un grand nombre de cas où, la fréquence du typhus n'ayant pas augmenté lors de l'abaissement de la nappe souterraine, on avait trouvé la théorie de Pettenkofer en défaut. Pour l'éminent hygiéniste hongrois, cette contradiction n'est qu'apparente : ce n'est pas dans ce fait, que le typhus suit la descente de l'eau souterraine, qu'il faut voir le point fondamental de la théorie, mais dans la réciprocité, dans la relation causale entre les oscillations de l'eau souterraine et la marche du typhus. Or, les observations de M. Fodor comme celles de M. de Pettenkofer tendent à démontrer l'existence de ce rapport.

L'apparition de la fièvre typhoïde consécutive à l'abaissement de la nappe souterraine est attribuée par la plupart des auteurs à la putréfaction intense dont les couches souillées par la matière organique deviennent le siège lorsque l'eau les abandonne. M. Fodor ne se rallie pas à cette opinion, qui ne concorde nullement avec ce qu'il a observé à Pesth; là, en effet, ce n'est pas l'abandon du sol par l'eau, mais, au contraire, son inondation qui coïncide avec la fréquence plus grande de la fièvre typhoïde.

Le développement de la putréfaction dans les couches superficielles du sol consécutive à leur humectation ne semble pas avoir d'influence, car le même auteur n'a pas observé de relation constante entre les pluies et la fièvre typhoïde pendant la même période de dix-sept années. Il est beaucoup plus probable que l'influence exercée par le sol sur le typhus doit être attribuée aux couches profondes dans lesquelles se meut l'eau souterraine. Mais, jusqu'à présent, il est encore impossible de préciser la nature des modifications qui se passent dans le sous-sol et qui préparent l'éclosion de la fièvre typhoïde.

Suivant Pettenkofer, le germe typhoïde provenant d'un malade ne pourrait communiquer directement l'affection ; le sol fournirait, de son côté, un élément, mais seulement dans certaines conditions de temps et de lieu. Une épidémie n'éclaterait donc que si les conditions favorables au développement du poison spécifique existent dans la localité.

En ce qui concerne le choléra, le rôle que le même auteur attribue au sol n'est pas moins considérable. Au germe spécifique transportable, que les recherches de Koch ont mis hors de doute, doit venir se joindre un autre élément que la localité ne peut donner qu'en certains moments ; c'est-à-dire qu'une épidémie cholérique exigerait, pour se manifester, des conditions de temps et de lieu qui permettraient seules le développement du poison. Ainsi s'expliquerait l'immunité constante dont plusieurs localités ont toujours joui à l'égard du choléra épidémique, tandis que d'autres en sont régulièrement frappées. Les variations de niveau de la nappe souterraine et de l'humidité du sol exerceraient ici encore une influence capitale : un sol poreux, perméable à l'air et à l'eau, susceptible de se laisser imbiber, souillé par des déchets organiques, possédant un certain degré d'humidité moyenne, serait tout particulièrement propre à l'explosion épidémique ; les circonstances seraient surtout menaçantes lorsqu'à une ascension de l'eau souterraine succède un abaissement.

Pour M. Fodor, il y a certainement une relation entre les variations de la nappe souterraine et le choléra ; comme l'entérite et la fièvre intermittente, le choléra serait le produit des couches superficielles du sol, tandis que la fièvre typhoïde devrait son origine aux couches profondes.

Se basant sur de nombreuses observations recueillies par des médecins américains, le D\ :superscript-removed: Bowditch (de Boston) a établi qu'il existe une relation entre la fréquence de la phtisie et le degré d'humidité du sol.

Il a résumé ses recherches dans les deux propositions suivantes :

1º Une habitation située sur un sol humide ou dans son voisinage, que l'humidité soit inhérente au sol même ou causée par des infiltrations dues à des étangs, des rivières, des marais, ou à la multiplicité des sources, constitue une des causes principales de la consomption dans le Massachusetts, probablement dans la Nouvelle-Angleterre et peut-être dans d'autres parties du globe ;

2º La consomption peut être arrêtée dans sa marche, et il est possible et même probable que dans certains cas on arrivera à la prévenir en tenant compte de cette loi ([1]).

Un peu plus tard, le Dr Buchanan (du local Government Board) arrivait à des conclusions semblables, bien qu'il ne connût pas le travail de Bowditch, et démontrait qu'il y a, en effet, entre l'humidité du sol et la phtisie une relation de cause à effet.

Dans certaines villes anglaises, il a constaté une diminution très marquée de la mortalité par phtisie à la suite des travaux de drainage et de l'assèchement consécutif du sol. En Angleterre et dans le pays de Galles, les décès dus à la consomption représentent 1/9 environ de la mortalité totale.

De 1867 à 1872, les décès par million d'habitants vivants ont été :

Chiffre total des	1867.	1868.	1869.	1870.	1871.	1872.
décès . . .	21,983	22,200	22,626	22,947	22,622	21,340
Décès par phtisie	2,595	2,395	2,409	2,435	2,364	2,297

Pour démontrer l'effet bienfaisant de l'assèchement du sol, M. Simon établit, dans son rapport du 31 mars 1868, la diminution des décès par phtisie dans un grand nombre de villes à la suite du drainage du sol :

Salisbury.	49 p. c.	Leicester	32 p. c.	Douvres .	20 p. c.
Ely .	47 —	Macclesfield . . .	31 —	Warwick	19 —
Rugby .	43 —	Newport (Monmouth).	32 —	Croydon .	17 —
Bambury.	44 —	Cheltenham . . .	26 —	Cardiff .	17 —
Worthing.	36 —	Bristol	22 —	Merthyr.	11 —

La loi posée par Bowditch et Buchanan a d'ailleurs été confirmée par d'autres observateurs. Nowak, notamment, appelle l'attention sur ce qui se passe à la prison militaire de Möllersdorf, près de Vienne. Les condamnés, avant d'y être envoyés, subissent un examen médical et n'y sont enfermés que s'ils ne présentent aucune disposition à la tuberculose ; et cependant, sur 200 détenus, on compte jusqu'à 50 décès par année, quoique la nourriture, les soins donnés et les occupations soient supérieurs à ce que l'on trouve dans les autres prisons militaires. Cette effroyable mortalité est presque uniquement causée par la tuberculose, à laquelle succombent même les individus les plus robustes. Le sol de cette prison est argileux et retient forte-

---

([1]) Buck. *Hygiene and public Health*, vol. I, p. 578.

ment l'eau ; l'humidité suinte le long de tous les murs, et dans tous les locaux se décèle une odeur de moisissure (¹).

L'humidité du sol joue encore un rôle prépondérant dans la production des fièvres intermittentes, les autres facteurs nécessaires au développement de la malaria étant l'air, la chaleur et la présence de matières organiques végétales. Les régions marécageuses sont le siège de prédilection de ces maladies, qui apparaissent également avec fréquence sur les terrains bas et humides, sur les rives bourbeuses des cours d'eau, dans les localités exposées à des inondations périodiques, et enfin, lorsque, le sous-sol étant imperméable, il existe un obstacle à l'écoulement des eaux. D'après Parkes, les variations de niveau de l'eau souterraine exercent une influence marquée sur le développement des fièvres intermittentes, qui se montrent ou disparaissent suivant que se rencontrent ou s'évanouissent les conditions d'humidité favorables. Dès que le sol présente les degrés extrêmes d'humectation ou de sécheresse, la malaria s'éteint.

Nous avons cru utile d'insister sur les dangers auxquels l'humidité habituelle du sol expose la santé des habitants.

Les matériaux de construction dont on fait habituellement usage, bien loin d'être imperméables, permettent à l'eau de s'élever par action capillaire ; on comprend donc que l'humidité se propage du sol aux murs de l'habitation et que son action se fasse alors sentir d'une manière plus directe encore. Évidemment les locaux du sous-sol seront insalubres au premier chef, puisqu'ils seront le plus près des sources du danger ; mais les appartements supérieurs n'échapperont pas à l'influence nuisible que nous signalons.

Les phénomènes de capillarité, nous l'avons vu, présentent une intensité qui varie avec la nature du sol ; dans le calcaire, l'eau s'élève à une distance considérable au-dessus du niveau de la nappe souterraine, tandis qu'un lit de sable sera parfaitement sec à un pied au-dessus d'elle ; plus denses, les sols argileux retiennent d'énormes quantités d'eau. L'architecte ne fera donc pas porter son examen sur les seules couches mises à nu pour la construction ; mais il s'assurera, en outre, de l'état du sol jusqu'à la première couche imperméable, si la chose est possible. Il ne pourra affirmer la salubrité de l'emplacement qu'à la condition d'être exactement renseigné sur la constitution du terrain. Non seulement il devra reconnaître le niveau de l'eau

(¹) Nowak. *Lehrbuch der Hygiene*, 1881, p. 263.

souterraine, mais encore enregistrer ses fluctuations avec le plus grand soin. Il étudiera la nature du sol, ce qui lui permettra de fixer la hauteur à laquelle l'action de la capillarité sera encore à craindre ; et il n'asseoira la première couche de matériaux sur laquelle s'élèvera plus tard la maison qu'à la hauteur minimum de 30 centimètres au-dessus du point ainsi déterminé. On peut donc poser la règle suivante :

Quel que soit le sol, s'il est saturé d'eau jusqu'à une distance peu considérable de la surface (par défaut d'écoulement), qu'il s'agisse de gravier, de sable, d'argile ou de tout autre terrain, il est impropre à la bâtisse, à moins que par le drainage on n'abaisse l'eau souterraine à une profondeur suffisante, non seulement pour réduire l'évaporation, mais encore pour empêcher l'ascension de l'humidité par attraction capillaire jusqu'au sol des caves et jusqu'aux fondations.

Dans tous les dictricts habités, dit M. B. Denton ([1]), les localités où l'on trouve, interposée entre le niveau de la nappe d'eau souterraine et les fondations des maisons, une couche épaisse d'un sol poreux et sec, possèdent les meilleures conditions de salubrité.

Le drainage est d'ailleurs utile, parce qu'il aère le sol et le rend ainsi capable d'oxyder complètement les matières organiques, de les transformer en substances minérales inertes, vis-à-vis de l'organisme humain. — Il a encore pour avantage d'élever la température du sol et celle des couches d'air en contact avec lui. Si l'eau qui tombe sur la terre et est absorbée ne trouve pas d'écoulement, elle s'évapore à la surface. En supposant, dit B. Denton, qu'un acre ($0^{\text{hectare}}40467$) reçoive par année $0^{m}762$ d'eau, et que l'évaporation se fasse d'une manière égale pendant toute la même période, le poids d'eau évaporé en vingt-quatre heures serait de plus de 8,400 kilogrammes, et la chaleur nécessaire pour cette transformation ne pourrait être fournie que par la combustion de 1,000 kilogrammes de charbon au moins ([2]).

Il ne faut pas se dissimuler que les exemples de terrains parfaitement secs sont très rares, et que ne le sont pas moins, dans notre pays, les exemples de sous-sols préparés en vue d'empêcher l'envahissement par l'humidité ([3]).

([1]) Bailey Denton. *Sanitary Engineering*, 1877, p. 54.
([2]) *Loc. cit.*, p. 17.
([3]) Nous ajouterons qu'à ces causes inévitables d'humidité viennent parfois s'en ajouter d'autres qu'il est vraiment regrettable de voir subsister, alors que les précautions les plus élémentaires les feraient disparaître. Nous entendons parler des

Drainage. — La méthode de drainage doit évidemment varier avec la nature du sous-sol dans lequel on se propose d'abaisser le niveau des eaux à une profondeur convenable. Si le sol est poreux, fût-il saturé d'eau, un drain suffira généralement pour une parcelle assez étendue, et le nombre de drains nécessaires ayant été calculé, il n'y a pas le moindre avantage à les multiplier. En tout cas, ils doivent être éloignés le plus possible des bâtiments, pour éviter les tassements qui pourraient se produire à la suite de l'entraînement ou du déplacement par l'eau de particules sablonneuses au-dessous des fondations. (B. Denton.) Si l'on a affaire à un sol argileux, plus on emploie de drains, plus grands sont les avantages que l'on obtient, car on contrebalance ainsi la tendance de l'argile à rester imbibée.

Les files de tuyaux ne seront pas distantes de plus de 4^m50. Elles seront légèrement inclinées vers le point d'écoulement.

Bien que les tuyaux soient toujours préférables, on pourra les remplacer, s'il s'agit d'une construction de peu d'importance, par un lit de moellons ou de gravier d'un pied de hauteur au moins, en ayant soin de s'assurer que l'écoulement se fera sans difficulté au point le plus déclive. (Waring.)

On ne devrait jamais négliger de drainer profondément des emplacements constitués par des terres rapportées. C'est une erreur répandue de supposer qu'en comblant des terrains enfoncés, où souvent on rencontre l'eau, et des localités basses et humides situées à la périphérie des villes, on fait un travail qui prépare avantageusement le sol à la bâtisse. En réalité, on ne modifie en rien le niveau des eaux, on ne fait pas disparaître les effets de l'humidité ; au contraire, à moins que l'on n'assure amplement le drainage, ce terrain artificiel offre presque invariablement des dangers comme emplacement d'habitations. La surface peut être couverte de matériaux, au-dessous le sol n'en reste pas moins saturé d'eau.

On peut craindre les dépôts de peroxyde de fer, qui s'introduit par les joints des conduits, de même qu'au voisinage de terrains plantés d'arbres, on peut redouter la pénétration des racines.

Pour obvier à ces deux inconvénients, on fera un jointoyage soi-

eaux pluviales qui, déversées sur le sol par les tuyaux de gouttière, le saturent au voisinage immédiat des fondations, éclaboussent les murailles, les infiltrent et rendent humides des logements qu'un dispositif très simple aurait préservés de cette cause d'insalubrité. Ce vice se rencontre rarement dans les villes, mais il est encore très fréquent à la campagne.

gneux des tuyaux avec du gaskin goudronné et du ciment de Portland, là où ces obstructions sont à craindre.

Bien qu'il faille, pour les motifs indiqués plus haut, éviter de placer des drains sous le bâtiment, il est parfois impossible de ne pas en passer par là, quand il s'agit de terrains argileux ; dans ce cas, on aura soin d'assurer, par l'aération complète du sous-sol, une désagrégation uniforme qui préviendra la contraction et l'expansion selon les différentes conditions de l'atmosphère ; on évitera ainsi tout effet fâcheux pour les bâtiments.

Le grand nombre de drains que l'on doit placer dans un sol argileux et la conclusion à laquelle on arrive que l'abaissement de la nappe souterraine sera d'autant mieux assuré que les tuyaux seront plus nombreux, démontrent la nécessité d'élever le plus possible, dans ces conditions, le rez-de-chaussée de l'habitation proprement dite au-dessus du sol.

Les souterrains ne serviront pas au séjour de l'homme, car, quoi qu'on fasse, il y aura toujours une source de froid et d'humidité. Les caves pourront même être supprimées, si des considérations de commodité ne s'y opposent pas, et le rez-de-chaussée surélevé sera séparé du sol par un espace libre et largement ventilé.

Que deviennent les eaux de drainage lorsqu'elles ont été recueillies, et comment s'en débarrasse-t-on le plus avantageusement ?

On peut être tenté de les envoyer à l'égout, et c'est même la première idée qui se présente à l'esprit. Mais, ainsi que le fait remarquer M. Bailey Denton, employer ce moyen, c'est courir au danger, car il peut très bien se faire que les eaux d'égout, refluant à certains moments par les ouvertures que l'on a pratiquées dans les canaux pour permettre aux drains d'y déverser leur contenu, viennent souiller un sol d'où l'on essayait d'enlever un principe nuisible, et, en tous cas, les émanations délétères produites par les fermentations putrides dont ces collecteurs des résidus de l'économie sont trop souvent le siège, pourraient empester l'air que le sol contient toujours en abondance.

Il doit donc y avoir indépendance complète entre le système de drainage et le réseau des égouts (¹).

Lorsqu'on ne peut se débarrasser des eaux de drainage qu'en les

______

(¹) *Loc. cit.*, p. 55.

déversant dans les égouts, les orifices des drains doivent aboutir à un coupe-air ventilé qui sert d'intermédiaire ([1]). (Fig. 2, pl. I.)

Mais il ne suffit pas d'abaisser par le drainage le niveau de l'eau du sol. Pour mettre à l'abri de l'humidité les souterrains, les fondations et même les murs extérieurs, on devra recourir à d'autres palliatifs.

« Sur toute la surface qui servira de base, on disposera une couche d'argile grasse battue, de 20-30 centimètres d'épaisseur; on lui fera dépasser de 30-40 centimètres les quatre murs extérieurs; puis viendra une couche de béton, composé de deux parties de ciment Portland, de trois parties de sable et de cinq parties de fragments de pierre bien lavés et de la grosseur d'une noix. Le mélange, étant opéré, est appliqué à sec, puis arrosé d'eau et battu. On donnera à la couche de béton une épaisseur plus grande au niveau des points qui recevront les fondations et qui supporteront une pression plus forte ([2]). Pour rendre impossible la pénétration des vapeurs et des gaz, on coulera sur toute la surface une couche d'asphalte qui recevra enfin le pavement des caves ([3]). » (Fig. 3 et 4, pl. I.)

A la rigueur, on pourra supprimer le carrelage par raison d'économie, car le revêtement d'asphalte représentera déjà, dans la plupart des cas, un sol très convenable qui, bien établi, est à l'abri des fissures et des crevasses.

On a également conseillé d'asseoir le bâtiment tout entier sur une couche de mortier asphalté (asphalte, argile et sable), qui servira, en outre, à revêtir les murs de fondations.

Pour la construction des fondations, on évitera soigneusement, dit Keim, les pierres argileuses et l'on n'emploiera que du mortier hydraulique de première qualité; les murs seront élevés couche par couche et partout à la fois à la même hauteur; si l'on ne prenait pas cette précaution, il pourrait arriver que le béton, étant soumis à des pressions inégales, se fendît. Les joints et les fentes devront être revêtus de ciment fin, tant à l'intérieur qu'à l'extérieur; en dehors, à partir de la couche de béton et jusqu'à 30 centimètres au-dessus de la surface du sol, on appliquera des carreaux de brique, qui seront

([1]) DOUGLAS GALTON. *Healthy dwellings*, p. 249.

([2]) Sous les fondations, l'épaisseur de la couche de béton ne sera jamais inférieure à 12 pouces (B. Denton) et même à 18 pouces (P. G. Smith); de chaque côté elle dépassera de 6 pouces leur largeur maximum.

([3]) A. KEIM. *Die Feuchtigkeit der Wohngebäude, der Mauerfrass und Holzschwamm*, 1882, p. 19.

de même recouverts de mortier hydraulique. On peut également élever un mur isolant, qui est alors recouvert par les pierres du trottoir. (Keim.) (Fig. 3, pl. I.)

MM. Büsscher et Hoffmann (¹) fabriquent des plaques d'isolation, imperméables et extensibles, à base d'asphalte comprimé, qui sont d'une efficacité complète pour empêcher l'ascension de l'humidité et des gaz du sous-sol.

Ces plaques offrent de grands avantages, parce qu'elles se posent facilement, que leur décomposition n'est pas à craindre, enfin, que leur flexibilité et leur extensibilité leur permettent de suivre tous les contours de la construction, en laissant les tassements se faire sans qu'il se produise de déchirure.

La fig. 1 montre comment se fait la pose des plaques d'isolation.

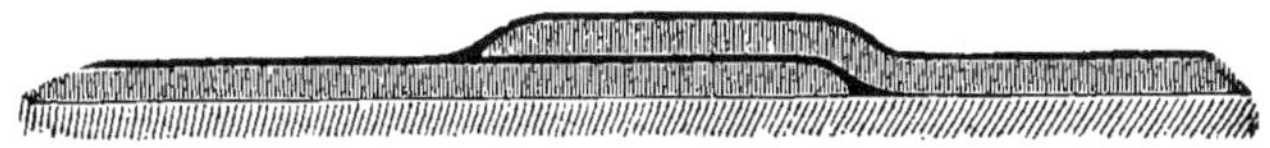

Fig. 1.

Les surfaces étant bien aplanies, les plaques sont posées de manière que les extrémités se recouvrent de 10 centimètres environ. Du mastic de même composition est ensuite appliqué à chaud entre les extrémités, de manière à assurer l'adhérence.

Ainsi soudées, les plaques forment un tout homogène et d'une imperméabilité parfaite et, comme nous le disions plus haut, les mouvements et les tassements ne créeront pas de solution de continuité, grâce à la flexibilité et à l'extensibilité des matériaux dont elles sont formées.

Actuellement, si l'on veut préserver une habitation de l'humidité souterraine, on adoptera la disposition représentée fig. 2.

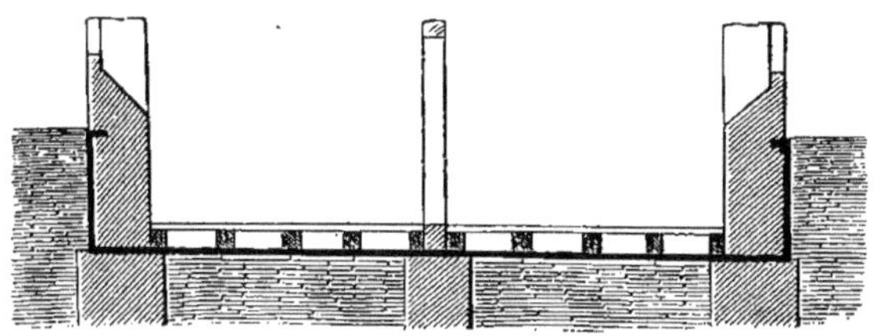

Fig. 2.

(¹) P. Heyères, ingénieur, rue des Palais, 199, à Bruxelles, représentant.

Ici, les plaques d'isolation sont posées sous toute la superficie du bâtiment, qui se trouve assis dans une sorte de cuve imperméable.

Dans le cas où les eaux souterraines exerceraient une forte pression, on ferait usage de voûtes renversées entre les murs de fondation; les plaques d'isolation se placeraient en dessous, ainsi que l'indique la fig. 3.

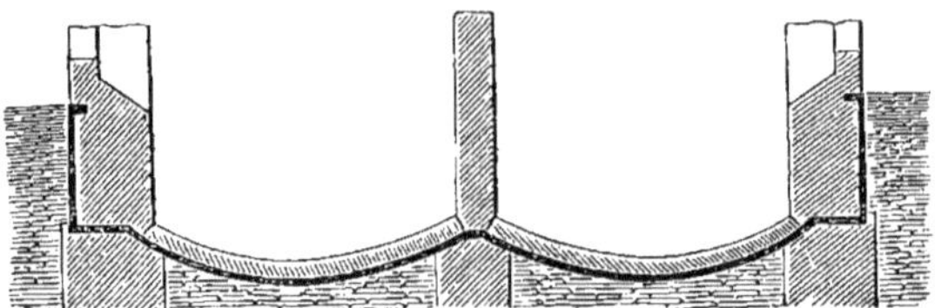

Fig. 3.

Lorsque l'ensemble des constructions doit être établi sur un plateau de béton, avant de couler la dernière couche, on peut disposer les mêmes plaques d'isolation sur toute la surface et les faire remonter le long des parois verticales autant qu'on le juge nécessaire. (Fig. 4.)

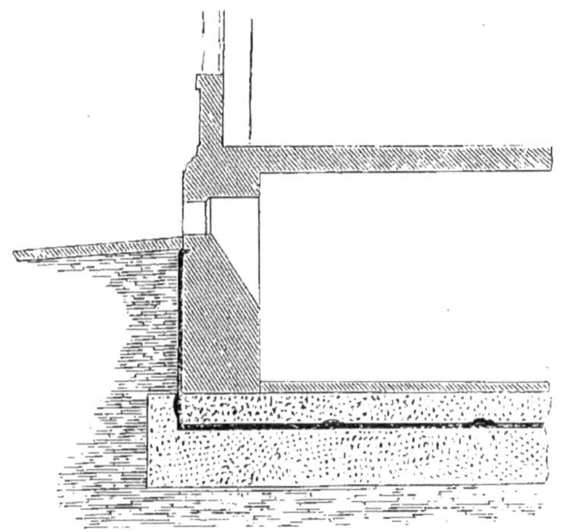

Fig. 4.

Les feutres asphaltiques de « The belgian Neufchatel Asphalt C° » ([1]) s'emploient dans les mêmes conditions et sont également très recommandables; on peut se les procurer de toute longueur sur une largeur de 1 mètre ou moins.

Un peu au-dessus du sol, généralement à quelques pouces de dis-

([1]) Usine et dépôt, 21, quai de Willebroeck, Bruxelles.

tance de la surface, on interposera dans toute l'épaisseur de la maçonnerie une couche de matériaux imperméables. On pourra choisir l'une ou l'autre des méthodes suivantes :

1° Les plaques d'isolation de MM. Büsscher et Hoffmann trouvent encore ici leur application. La fig. 5 montre clairement la façon dont le placement doit se faire.

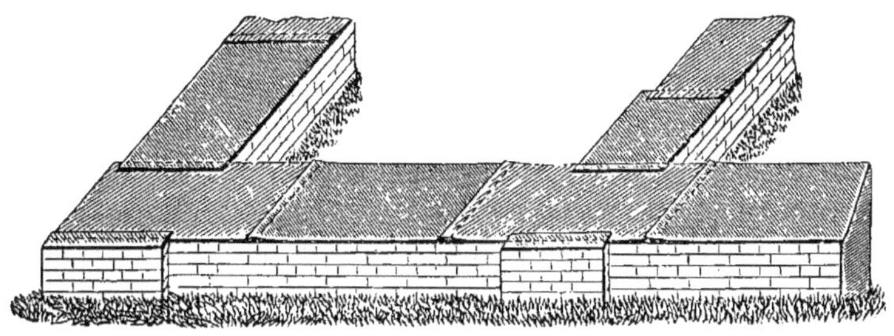

Fig. 5.

On pourra également employer le feutre asphaltique de la « Belgian Neufchâtel Cᵒ » ;

2° Lorsque les fondations ne sont plus éloignées du niveau de la rue que par un intervalle de quelques pouces, on commence par en revêtir toute la surface supérieure d'une couche de mortier au goudron d'un demi-pouce d'épaisseur (¹); on applique alors de minces lames de plomb, qui, au niveau des points où elles sont en contact, doivent se recouvrir de 1 pouce au moins et dépasser de 1-2 pouces les deux faces du mur, de manière à pouvoir être rabattues.

Ces lames de plomb sont préalablement enduites, sur les deux faces, de vernis de caoutchouc, ce qui a pour but d'empêcher l'oxydation du métal.

On dispose ensuite une rangée de briques réunies au moyen de mortier au goudron, puis on continue la maçonnerie d'après la méthode habituelle (L. von Klenze, cité par Keim);

3° Les murs, dépassant d'un demi-pied la surface du sol, reçoivent une couche de bitume à laquelle il suffit de donner deux lignes d'épaisseur; puis on recommence à maçonner (Tölken);

4° Au lieu de lames de plomb, on peut employer avec avantage quelques rangées de briques émaillées et appliquer sur la dernière un enduit imperméable;

(¹) Le mortier au goudron se prépare en mêlant de l'huile de poix bouillante et du sable quartzeux fin jusqu'à consistance du mortier ordinaire.

5° On a encore conseillé deux ou trois rangées de briques imprégnées d'asphalte, sur lesquelles on coule une couche d'asphalte liquide ;

6° Des pierres artificielles, composées de sable et de poix minérale et réunies par de l'asphalte, peuvent rendre le même service ;

7° Il en est de même d'un mélange de cinq parties en poids d'asphalte, d'une partie de goudron minéral et de deux parties de chaux sèche pulvérisée, que l'on emploie à chaud et sur une épaisseur de 1 1/2 à 2 centimètres ;

8° Fischer a conseillé de recouvrir les lames de plomb d'un mortier imperméable, qui est préparé de la manière suivante : du verre et de la houille, en quantités égales, sont grossièrement concassés et mélangés avec de la chaux ordinaire bien éteinte. Ce mortier, qui après dessiccation doit avoir la dureté de la pierre et être indestructible, sert à revêtir la surface externe des fondations; Fischer fait cependant remarquer que, sans les lames de plomb, il n'empêche pas l'ascension de l'humidité ;

9° On fait encore un usage fréquent de plaques d'ardoises disposées sur un lit de béton et rejointoyées avec soin ;

10° Les briques, plaques ou dalles perforées en grès sont un des moyens de protection les plus sûrs. (Fig. 6, 7 et 8.) On en trouve de diverses épaisseurs (de 1 1/2 à 3 pouces), la largeur étant en rapport avec l'épaisseur variable des murailles ([1]).

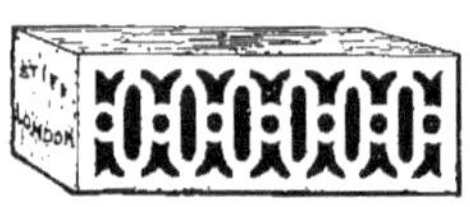
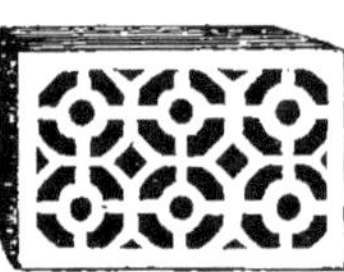
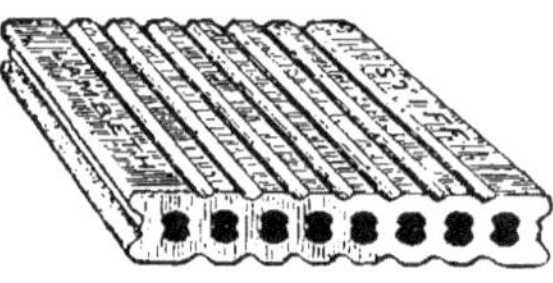

Fig. 6.   Fig. 7.   Fig. 8.

Ce sont là des précautions essentielles, qu'il serait désirable de voir appliquer à toute construction, et qui, on s'en rend aisément compte, ne garantissent pas l'édifice des seules causes d'humidité provenant du sol, mais empêchent également les eaux pluviales qui peuvent éclabousser le pied des murailles de s'y infiltrer.

Si l'on veut empêcher l'eau de monter par capillarité dans les murs

([1]) Celles que fabriquent MM. James Stiff et fils de Lambeth, Londres, S. E., sont très recommandables.

de vieilles maisons, il suffira d'y introduire, sur toute l'épaisseur, des matériaux non hygrométriques (briques de grès vitrifié, etc.).

De même, il sera toujours avantageux, pour les bâtiments qui possèdent des souterrains (et c'est le cas général), de créer, entre leurs fondations et le sol environnant, une aire (area des Anglais) qui s'ouvre librement en haut ou qui soit simplement fermée par une grille, afin que la circulation de l'air n'y subisse aucun obstacle. Cette aire, dont le fond doit être inférieur au niveau du sol des caves et revêtu de béton, sera munie d'un égout spécial avec siphon et de drains placés de manière à entraîner les liquides de rebut et les eaux de la surface qui, autrement, s'y collectionneraient. (Fig. 4, pl. I.)

Si cette disposition ne peut être adoptée, on emploiera une double muraille, de façon à ménager un canal rempli d'air tout autour des fondations, la seconde muraille se réunissant au mur principal immédiatement au-dessus de la surface du sol (fig. 5, pl. I); on construit également le mur extérieur en briques ou en carreaux émaillés ; on le réunit à la muraille principale au moyen de briques creuses de même nature (Eassie), telles que les *briques unissantes de M. Jennings*. (Fig. 9.)

Enfin, on peut se borner à réserver un vide dans toute la partie des fondations qui est enfoncée dans le sol ;

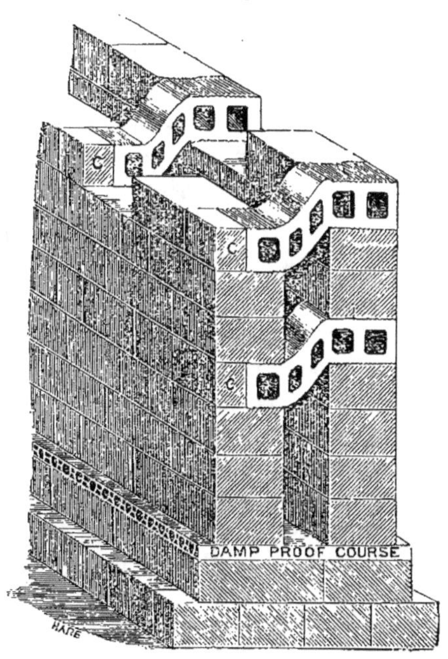

Fig. 9.

mais, dans ce cas, il ne suffit pas d'interposer une couche de matériaux hydrofuges au-dessous des solives du plancher souterrain, il en faut encore une dans la partie extérieure du mur, à quelques pouces au-dessus du niveau du sol. (Fig. 6, pl. I.)

L'espace compris entre les murs ou dans les murs doit être ventilé ; le drainage est aussi essentiel que dans le premier système. Les dessins sont assez clairs en eux-mêmes pour que des explications supplémentaires soient inutiles.   .   3

Lorsque le terrain est argileux, M. B. Denton condamne d'une manière absolue les caves et les sous-sols, car l'argile retient l'eau avec une énergie telle, que le terrain entourant le bâtiment reste toujours humide et froid, malgré le drainage et la création d'une aire. Les habitations construites sur l'argile devraient invariablement s'élever au-dessus de la surface, ce qui permettrait de ventiler activement l'espace compris entre le sol et le rez-de-chaussée.

Quelque fondé que cet arrêt puisse être en théorie, il nous paraît trop rigoureux en pratique, et nous croyons qu'en utilisant les palliatifs qui viennent d'être indiqués, il est possible de se prémunir contre les fâcheux effets de l'humidité.

Air du sol. — Ayant démontré combien il est important de soustraire les habitations à l'humidité du sol et indiqué les précautions à prendre pour arriver à ce résultat, nous examinerons la composition de l'air souterrain, les mouvements auxquels il est soumis, l'influence qu'il peut exercer sur la santé et les dispositions à prendre pour s'en préserver.

Nous l'avons vu plus haut, toutes les roches, même les plus dures, conservent encore un certain degré de porosité [1], et dans divers terrains la somme des pores peut représenter la moitié du volume total, et plus encore.

Les interstices qui existent entre les particules solides peuvent être occupés, nous l'avons dit, par de l'air ou de l'eau.

L'air du sol, comme l'air atmosphérique, est un mélange d'oxygène, d'azote et d'acide carbonique, qui en forment les principes essentiels et s'y rencontrent en proportions variables ; de la vapeur d'eau, divers gaz et des matières organiques et organisées entrent encore dans sa composition.

Il renferme de l'acide carbonique en proportion énorme et d'ailleurs très différente, suivant la profondeur, le temps et le lieu. Dans le gravier de Munich, où l'on ne trouve aucune apparence de végétation et dont la vie semble absolument exclue, à quelques mètres de profondeur, ce gaz est beaucoup plus abondant qu'en des points plus rapprochés de la surface. Si l'assertion est exacte en ce qui concerne le sol des villes, des prairies et des champs fumés, elle ne l'est plus quand il s'agit des bois : le maximum se rencontre ici à 50 centimètres de la surface, la quantité diminuant ensuite avec la profondeur [2].

[1] A *Handbook of house sanitation*. London, 1882, p. 23.
[2] C'est également ce que M. Fodor a observé en ville, au printemps. Les cou-

Si l'on compare entre eux les chiffres obtenus aux différentes saisons pour le même endroit, on constate que le minimum correspond au commencement de l'année et le maximum à l'été et parfois à l'automne. On note, d'ailleurs, de grandes différences d'une année à l'autre, tant au point de vue de l'oscillation que du moment où se montre le maximum et de la durée qu'il présente.

On peut supposer, dit M. Fodor, que les variations annuelles et saisonnières sont dues à la marche de la décomposition, et il n'y a pas lieu de les attribuer à une perméabilité du sol, variable avec les années. Seules les pluies mériteraient d'attirer l'attention : elles modifieraient la perméabilité et ralentiraient la ventilation en certaines saisons ou en certaines années. Mais il faut bien reconnaître que cette influence de la pluie est de si courte durée, qu'elle ne peut expliquer les différences importantes et durables dont il est question.

D'un autre côté, il n'est pas douteux que l'humectation du sol par les pluies et l'élévation de la température déterminent et favorisent l'augmentation de l'acide carbonique dans l'air souterrain, et que la putréfaction à l'intérieur du sol est également sous la dépendance de ces conditions de chaleur et d'humidité.

La proportion d'acide carbonique varie sans relâche d'un jour à l'autre, parfois même dans une mesure fort notable; et ces variations journalières offrent une amplitude très différente suivant la saison et la localité.

La pluie, les vents, les oscillations barométriques apportent, sans aucun doute, des changements dans les courants souterrains et peuvent modifier d'une manière essentielle et rapide la composition de l'air du sol. Mais l'influence de ces facteurs est loin d'être simple : tantôt leurs effets s'additionnent et tantôt ils se neutralisent.

Lorsqu'à la suite d'une pluie les pores de la couche superficielle sont fermés, la ventilation du sol est certainement ralentie, et la proportion d'acide carbonique, accrue; pendant les jours qui suivent, l'eau, s'enfonçant dans les couches profondes, dissout une certaine quantité de gaz qui devient, par conséquent, moins abondant, pour

ches superficielles, étant alors fortement échauffées, entrent rapidement en décomposition et produisent beaucoup d'acide carbonique qui ne peut pénétrer dans les couches profondes, où l'air souterrain est pour ainsi dire immobilisé par le froid ; aussi trouve-t-on parfois en cette saison, et pendant un temps plus ou moins long, plus d'acide carbonique à 1 mètre de la surface qu'à 2 mètres de profondeur. En automne, au contraire, ce gaz s'enfonce plus rapidement dans l'intérieur du sol.

augmenter de nouveau plus tard avec l'intensité des phénomènes de décomposition.

Le vent qui rase la surface du sol favorise la circulation des gaz souterrains et généralement diminue leur contenu en acide carbonique; mais cette influence est de courte durée.

Quant à la pression barométrique, on ne lui reconnaît qu'une importance secondaire au point de vue qui nous occupe. M. Vogt pense que lorsque le baromètre baisse, l'air souterrain se dilate et s'élève ainsi de la profondeur vers la surface. Cependant, comme l'a reconnu M. Fodor, l'augmentation d'acide carbonique est très faible et l'ascension du baromètre est sans action sur la composition de l'atmosphère souterraine.

Enfin, la quantité d'acide carbonique varie considérablement suivant les localités. Ainsi, tandis que von Pettenkofer trouvait à Munich, en 1875, les moyennes suivantes :

A 1 1/2 mètre de profondeur. . . .	maximum, 1.68 p. m.
	minimum, 2.30 —
A 4 mètres de profondeur.	maximum, 17.96 —
	minimum, 3.14 —

Fleck arrivait, à Dresde, aux résultats suivants, qui représentent également des moyennes :

A 2 mètres de profondeur.	maximum, 48.3 p. m.
	minimum, 9.1 —
A 4 id. id.	maximum, 57.8 —
	minimum, 33.6 —
A 6 id. id.	maximum, 63.1 —
	minimum, 37.2 —

et von Fodor obtenait, à Klausenburg, les chiffres que voici :

A 4 mètres de profondeur.	maximum, 143.02 p. m.
	minimum, 68.79 —
A 2 id. id.	maximum, 68.06 —
	minimum, 45.04 —

Les variations sont encore très grandes suivant les endroits d'une même ville.

Voici quelle a été la moyenne des résultats obtenus en 1877, 1878 et 1879, en trois points de la ville de Budapesth :

	1 mètre.	2 mètres.	4 mètres.
Ullöercaserne.	4.8	6.6	28.7
Neugebäude	13.7	14.3	20.1 [1]
Karlscaserne	18.1	28.4	36.5

Il semble tout naturel d'attribuer à la souillure plus ou moins profonde du sol les écarts considérables que l'on a observés d'une station à l'autre : en effet, l'acide carbonique est d'autant plus abondant que le terrain est plus imprégné de matières organiques [2]. Toutefois, il ne faut pas négliger un autre élément important : toutes choses égales d'ailleurs, la quantité d'acide carbonique croît avec la densité du sol ; moins ce dernier est perméable, plus l'air s'y meut avec lenteur, de sorte que, la diffusion et les échanges gazeux étant peu actifs, le gaz carbonique peut s'accumuler. Lorsque l'on compare des terrains de compacité semblable ou très analogue et possédant par suite une perméabilité pour ainsi dire égale, l'acide carbonique peut réellement servir à mesurer le degré de souillure ; mais il faut renoncer à cette méthode lorsque la perméabilité est différente ou inconnue (Fodor).

L'air qui occupe les pores d'un terrain est mobile ; il obéit aux lois de la diffusion des gaz [3] ; il se meut en raison des différences de température qui peuvent exister entre le sol et l'atmosphère ; il est encore mis en mouvement par les vents qui rasent la terre ; enfin, on doit tenir compte des variations de la pression barométrique, de l'influence des pluies et des fluctuations rapides et étendues de la nappe d'eau souterraine. L'air est donc loin de stagner dans le sol ; il est soumis à des mouvements continuels, qui sont analogues à ceux dont l'atmosphère est le siège et n'en diffèrent que par leur lenteur.

Les écarts de température existant entre l'atmosphère et le sol représentent une des conditions les plus importantes de la circulation des gaz souterrains ; en général, ces derniers se dirigent vers le point où ils sont soumis à une pression moindre ; tantôt un air très chargé d'acide carbonique s'élève de la profondeur vers la surface, tantôt

[1] A 3 mètres de profondeur.

[2] D'après von Pettenkofer, l'acide carbonique est dû à la présence de matières organiques dans le sol et à l'influence de processus vitaux dont l'intensité détermine son augmentation et sa diminution. Il est certain que dans les sables du désert, ce gaz n'est pas plus abondant que dans l'air atmosphérique.

Enfin, la proportion d'oxygène diminue en raison de la quantité d'acide carbonique formée.

[3] L'air étant 770 fois plus léger que l'eau, on comprend que son pouvoir de diffusion soit très grand et qu'il puisse circuler avec plus de facilité que l'eau.

l'air des couches superficielles va diluer celui qui occupe les couches profondes.

Les courants les plus importants et les plus généraux s'observent aux saisons où l'écart entre la température du sol et celle de l'air est le plus considérable, c'est-à-dire en automne et au printemps. En automne et également en hiver, le sol est chaud; l'air qui occupe ses pores est léger; aussi se laisse-t-il facilement déplacer par l'air extérieur, froid et lourd, qui pénètre dans le sol, en repoussant les gaz qu'il y rencontre et qui vont alors se dégager en un autre point abrité et convenablement échauffé, tel que l'intérieur d'une habitation.

A cette époque de l'année, l'air souterrain se dirige vers les points élevés, tandis que l'air atmosphérique s'enfonce au même moment dans le sol aux endroits déprimés.

Au printemps, au début de l'été et même en cette saison, l'air souterrain, étant plus froid et plus lourd que l'air atmosphérique, ne présente que peu de tendance à abandonner le sol; il gagne plutôt les points déclives, les caves profondes, par exemple.

Les différences de température qui se présentent d'un jour à l'autre déterminent aussi des courants semblables, mais de moindre importance; pour que cet effet se produise, il faut que des journées fraîches succèdent à une période de chaleurs; pendant les jours chauds, au contraire, l'air souterrain peut être considéré comme à peu près immobile et stagnant.

La ventilation des habitations se fait en partie aux dépens de cet air souterrain ([1]). Pendant la plus grande partie de l'année, un courant s'établit du sol vers l'intérieur des maisons, et il est même assez puissant pour entraîner des poussières contenant des germes de champignons microscopiques. (Renk.)

Comme von Pettenkofer le faisait encore remarquer récemment ([2]), on comprend sans peine que certaines demeures, celles surtout qui sont mal ventilées, puissent tant souffrir de conditions spéciales du

[1] Les recherches de M. Fodor ne permettent plus de douter de la pénétration des gaz souterrains dans les lieux habités. L'air recueilli dans un sous-sol au niveau du parquet est plus riche en acide carbonique que l'air libre; la proportion concorde assez bien avec celle que l'on constate à l'extérieur au voisinage du sol; elle est d'ailleurs différente suivant la saison et elle présente les variations quotidiennes qui ont été reconnues dans la couche la plus inférieure de l'atmosphère. Cette augmentation d'acide carbonique au niveau du sol des caves doit donc être regardée comme le signe de l'entrée des gaz souterrains dans les habitations.

[2] Discours prononcé à Salzburg le 18 septembre 1881, au Congrès des naturalistes et des médecins allemands.

sol. Dans une habitation close, le mouvement de l'air est plusieurs milliers de fois plus faible qu'au dehors; l'air souterrain qui y pénètre s'y dilue infiniment moins et permet aux matières qu'il a entraînées avec lui de se déposer en proportion bien plus forte. Durant la saison froide et même pendant les nuits d'été, nos maisons, possédant une température supérieure à celle de l'atmosphère, agissent comme des cheminées d'appel et, à la façon de ventouses, aspirent l'air souterrain, qui peut entraîner avec lui des germes de maladie.

De temps immémorial on connaît le danger de passer la nuit dans les marais Pontins.

Un homme adulte respire en moyenne dix-huit fois par minute; à chaque inspiration, il introduit dans sa poitrine 500 centimètres cubes d'air, soit 9 litres par minute, et par jour 12,960 litres, ou près de 13 mètres cubes, ce qui correspond à un poids de 1 1/2 kilogrammes. Or, d'après von Pettenkofer, l'air des appartements d'un rez-de-chaussée peut contenir, notamment en hiver, de 10 à 15 p. c. d'air souterrain. On comprend donc les dangers auxquels sont exposés les habitants d'une maison construite sur un sol insalubre.

Certains faits démontrent d'une manière frappante la facilité avec laquelle l'air circule dans le sol et pénètre dans nos logements : à diverses reprises, on a vu le gaz d'éclairage s'introduire la nuit dans les chambres du rez-de-chaussée de certaines maisons qui ne participaient nullement à la distribution et y frapper de mort plusieurs personnes. En recherchant la cause de ces accidents, on reconnut que les tuyaux présentaient une solution de continuité sous le sol de la rue, à une distance parfois considérable de la maison (10 mètres). Le gaz avait donc dû traverser le sol, les fondations, la voûte de la cave et le plancher avant de pouvoir arriver dans les appartements. Chose digne de remarque, ces accidents ont toujours été observés en hiver, c'est-à-dire lorsqu'il existait une différence considérable de température entre l'intérieur et l'extérieur. Ces faits nous démontrent les relations constantes qui s'établissent entre l'air du sol et celui de nos demeures.

Si le gaz d'éclairage peut pénétrer chez nous d'une manière aussi inopinée [1] et provoquer des accidents aussi graves, ne devons-nous

[1] Lorsque le gaz-lumière a traversé une couche de terre suffisamment épaisse, il est dépouillé de ses principes odorants et conserve néanmoins les propriétés toxiques qu'il doit à l'oxyde de carbone; il est alors d'autant plus à craindre que son odeur ne trahit pas sa présence.

pas nous mettre en garde contre d'autres ennemis aussi peu tangibles, mais non moins dangereux? Nous voulons parler des germes de certaines maladies infectieuses, auxquels le sol donne asile, tout doit nous le faire admettre. Comme fait à l'appui de ce qui précède, nous nous bornerons à signaler l'explosion subite d'épidémies à la suite de pluies torrentielles et dans des localités reposant sur un sous-sol à pores fins.

Une pluie abondante qui pénètre dans un terrain ainsi constitué en affaiblit au plus haut point et peut même en anéantir la perméabilité. L'air que le sol contient, avec toutes les substances qu'il transporte et charrie, pénètre alors avec plus de facilité dans les maisons dont les fondations ont été préservées de la pluie; ne pouvant plus s'échapper de la terre, dont les couches superficielles sont devenues imperméables, il s'introduit dans les habitations en traversant des couches qui ont échappé à l'action de l'eau.

Si l'eau, qui jusqu'à un certain niveau occupe les pores du sol, peut faire sentir son action sur nos habitations, l'air qui circule dans ses mailles n'est pas moins redoutable. Il nous faut donc rendre nos demeures complètement indépendantes du sol sur lequel elles reposent; c'est là une absolue nécessité au point de vue de la prophylaxie des maladies infectieuses.

Les précautions précédemment indiquées comme pouvant mettre l'édifice à l'abri des sources d'humidité remplissent un autre but : elles permettent d'éviter la contamination du sol, dont elles assurent, en outre, l'action oxydante et purificatrice, grâce au drainage et à l'aération; et enfin elles empêchent jusqu'à un certain point la pénétration de l'air souterrain.

Ce n'est qu'en faisant reposer la maison tout entière, y compris les fondations (donc toute l'aire qui sera occupée par la construction), sur une couche de matériaux isolants (lit de béton recouvert lui-même d'une couche de bon asphalte) que l'on s'affranchit d'un voisinage compromettant pour la santé.

Pour obtenir une indépendance complète entre l'air souterrain et l'atmosphère des lieux habités, on pourra établir sous toute la surface des caves une chambre de ventilation qui sera séparée du soubassement par un pavement intermédiaire, formé de matériaux imperméables, d'asphalte, par exemple. On donnera à cette chambre un pied de hauteur et on la mettra en relation avec un tuyau de cheminée, de manière à assurer l'évacuation de l'air souterrain. Cette disposition active en même temps la ventilation du sol.

On peut également réserver entre la voûte des souterrains et les planchers du rez-de-chaussée un espace libre communiquant avec l'extérieur à l'aide de briques perforées en grès vitrifié, qui devront être placées dans deux murailles opposées. La circulation qui s'établira d'un côté à l'autre favorisera la dilution immédiate de l'air souterrain qui pourrait avoir franchi la voûte.

Matières organiques du sol. Minéralisation. — Dans l'état actuel de la science, l'origine tellurique des fléaux les plus redoutables à l'homme, de la fièvre typhoïde, de la fièvre intermittente, de la dysenterie, du choléra, de la fièvre jaune, ne semble plus pouvoir être mise en doute ; il est plus que probable qu'à chacune de ces maladies correspond un microbe spécifique, un champignon inférieur microscopique, seul capable de déterminer l'infection ; cette supposition paraît d'autant plus légitime que le bacille du choléra vient d'être découvert par Koch. L'influence essentielle du sol dans le développement épidémique de ces maladies peut s'exercer de deux manières : par l'air souterrain chargé de micro-organismes ou par l'eau potable, qui, dans son passage à travers le sol, aurait entraîné les germes morbides. Que l'on se rallie à l'une ou à l'autre de ces théories, l'importance pathogénique du sol n'en reste pas moins entière, et que l'infection soit due à l'air inspiré ou à l'eau prise comme boisson, toutes les mesures ayant pour objet de prévenir la souillure du sol auront certainement pour conséquence de rendre les épidémies plus rares et moins meurtrières.

La diminution de la mortalité par maladies zymotiques ou infectieuses, qui a été constatée en Angleterre à la suite des grands travaux d'hygiène exécutés depuis trente ans, est un des meilleurs arguments à invoquer en faveur de la doctrine tellurique. Il est permis d'affirmer que la canalisation, le drainage, la distribution d'une eau pure et abondante donneront partout les mêmes bénéfices et qu'il dépend de nous d'atténuer et même d'éloigner plusieurs des maladies qui nous déciment aujourd'hui.

Ce n'est pas ici le lieu d'examiner la valeur des divers systèmes qui se proposent de protéger le sol contre les causes de pollution ; cette étude fera l'objet d'un chapitre spécial. Nous nous bornerons, pour le moment, à indiquer l'origine des matières organiques que recèle toujours le sol habité et à rechercher le sort qui leur est réservé.

Les matières végétales, dit Parkes, se rencontrent dans le sol d'une manière pour ainsi dire constante et sous trois formes principales : à l'état de dépôts, de débris et d'incrustations. Au point de vue qui nous occupe, nous pouvons faire abstraction des dépôts, qui constituent néanmoins les collections de matières végétales les plus importantes ; on les rencontre dans des régions qui ont été recouvertes de vase à la suite d'inondations ; dans les Maremmes de Toscane, par exemple.

Des débris végétaux provenant de la destruction des plantes peuvent se déposer à la surface du sol ou être entraînés par les eaux météoriques à une profondeur parfois considérable. Dans quelques cas, et spécialement dans les plaines sablonneuses, au pied des collines, la pluie charrie des détritus très finement divisés et, en traversant le sol, elle est filtrée, de telle sorte que chaque grain de sable se revêt ou s'incruste d'une pellicule de substance végétale. Si une semblable plaine est exposée à des alternatives de sécheresse et d'humidité, si elle reçoit en même temps une chaleur suffisante, la malaria peut y trouver les conditions les plus favorables à son développement, malgré l'absence de marais, et la sécheresse et la pureté apparentes du sable. (Parkes.)

Des détritus d'origine animale se rencontrent de même dans les couches superficielles de tous les terrains.

Si, dans certains cas, ces débris d'origine animale ou végétale dont le sol est imprégné constituent une cause redoutable d'insalubrité, il n'en est pas moins vrai que le degré de pollution est en général infiniment plus élevé au voisinage des lieux habités, à cause de l'imperfection des procédés que l'homme emploie pour se débarrasser de ses matières excrémentielles et de tous les déchets domestiques. Les fosses fixes, qu'il est impossible de maintenir étanches, les puisards ou puits perdus, les anciens égouts à parois perméables n'ont-ils pas encore, aux yeux de bien des gens, un avantage incomparable ? On peut tout leur confier sans avoir jamais à supporter des frais d'entretien ou de curage. Comme nous le verrons plus loin, la quantité d'urines, de matières fécales et d'eaux sales qui souillent parfois le sol même des habitations est réellement fabuleuse, et l'on peut dire, sans exagération, que les fondations de certaines maisons sont établies dans un véritable cloaque. Quelle atmosphère empestée doivent respirer les hôtes de ces misérables logements !

Mais que deviennent ces matières organiques ? *A priori* déjà, on admet sans peine qu'elles subissent au sein de la terre une élaboration qui doit les rendre inoffensives. Et, en effet, la terre possède un pouvoir purificateur merveilleux ; les matières organiques qu'on lui confie s'y oxydent, s'y brûlent et fournissent, comme derniers termes de leur décomposition, des produits minéraux parfaitement indifférents. Mais, comme nous allons le voir, cette oxydation des substances organiques réclame, pour se produire, certaines conditions.

Le sol ne se borne pas à retenir dans ses couches superficielles les matières finement divisées ; il fixe encore les substances organiques dissoutes, grâce sans doute à l'attraction qu'exerce une grande surface poreuse. Cependant, si la filtration est prolongée pendant longtemps, si le sol reçoit une quantité de liquide trop considérable, les matières organiques ne se condensent plus au voisinage de la surface, mais elles se répartissent également dans les parties profondes. Aussi est-il évident que l'apparition de ces substances non oxydées dans l'eau souterraine ou dans les couches profondes d'un terrain indique la saturation du sol, qui n'est plus en état de les minéraliser ni de les retenir à la surface.

Les eaux météoriques et les eaux telluriques peuvent également entraîner profondément une partie des détritus organiques et des micro-organismes accumulés à la surface ; mais cet effet est très lent et, après un certain trajet, les substances entraînées se fixent de nouveau. La pluie répartit donc les matières organiques sur une grande surface, ce qui facilite leur oxydation. Quant aux bactéries, elles sont surtout entraînées avec rapidité par l'eau souterraine.

Il n'est pas douteux que toute substance organique finit par être décomposée dans le sein de la terre ; mais le temps qu'exige ce travail de destruction est très variable et différent, pour certains corps, suivant le degré de saturation du sol.

Longtemps on a regardé l'oxydation des matières organiques comme un simple phénomène chimique ; mais il est aujourd'hui démontré que cette minéralisation (formation d'acides nitrique, nitreux, carbonique) est due à l'activité de microbes qui habitent le sol en légions innombrables et jouent le rôle de ferments. Diverses considérations démontrent que ces phénomènes doivent être attribués à l'intervention d'organismes inférieurs. C'est ainsi qu'il s'écoule toujours, entre le moment où le sol reçoit les matières organiques et la première apparition de l'acide nitrique, un certain laps de temps, indispensable au développement des microbes et à la manifestation de leur activité vitale. Le chlore, le chloroforme en vapeurs, l'acide phénique, l'acide salicylique arrêtent ou au moins ralentissent la nitrification ; il en est de même lorsque la terre est soumise à la température de l'ébullition ; c'est-à-dire que toutes les conditions qui ont pour effet de tuer ou de paralyser les micro-organismes du sol anéantissent également le pouvoir minéralisant.

La nature du terrain, la température, le degré d'humidité, la perméabilité à l'air ont une influence sur l'oxydation et la décomposition des substances organiques.

Tout d'abord, il est démontré que des résidus organiques se décomposent plus rapidement dans le sol que dans un liquide, ce qui s'explique par l'état de division plus élevé et par le contact avec l'air, réalisé sur une plus grande surface.

Dans un terrain sablonneux, la décomposition est beaucoup plus active que dans l'argile, ce qui constitue pour cette dernière une nouvelle cause d'infériorité, car, dans un sol impropre à oxyder, les substances nuisibles, infectieuses peuvent se conserver longtemps, ce qui rend possible l'infection de l'air et de l'eau.

D'une manière générale, la quantité d'acide carbonique produite (qui donne la mesure de l'énergie des oxydations) augmente avec la température, dont elle suit presque parallèlement les variations ; cependant, lorsque la minéralisation est en train, un refroidissement très notable (— 11°C.) ne la ralentit plus. On peut donc en conclure que, même au cœur des hivers les plus rigoureux, la destruction de la substance organique n'est pas interrompue.

La décomposition, réduite à zéro par la sécheresse absolue du milieu, augmente avec l'humidité ; mais tandis que celle-ci croît suivant une progression géométrique, la production d'acide carbonique ne suit qu'une progression arithmétique. Il suffit, d'ailleurs, que le sol renferme 4 p. c. d'eau pour que la décomposition s'y manifeste avec sa pleine intensité, alors que l'on constate à peine une trace d'acide carbonique dans l'air souterrain, si la proportion d'eau est réduite à 2 p. c. Que l'humidité succède à la sécheresse, et l'oxydation acquiert une énergie tout à fait remarquable et prend une allure en quelque sorte orageuse.

Dans un sol saturé d'eau, la destruction des matières organiques, exprimée par la production d'acide carbonique, se maintiendrait à un degré élevé. Cette observation de M. Fodor contredit l'opinion reçue, d'après laquelle la décomposition cesse dans un terrain complètement submergé ; mais elle confirme les résultats publiés par

M. Schloesing : ce savant a reconnu que la nitrification s'opère encore dans un sol inondé.

La nitrification est surtout intense lorsque le sol, étant très poreux et de grain très fin, permet au liquide de se répartir sur une surface aussi étendue que possible et de multiplier ainsi ses rapports avec l'air et avec certaines autres substances ; et elle apparaît plus tôt lorsque le renouvellement de l'air est activé artificiellement.

On ne peut méconnaître l'influence qu'exerce la ventilation du sol sur la décomposition des matières organiques : toutes choses égales d'ailleurs, les phénomènes de combustion sont deux fois plus actifs dans un terrain où l'air se meut deux fois plus facilement. Ce n'est pas, comme on pourrait le croire, à l'augmentation de l'oxygène que ce résultat doit être rapporté ; la circulation de l'air aurait plutôt pour effet de diluer des produits formés par les microbes, produits qui, en s'accumulant, finissent par exercer une action nuisible et toxique sur les organismes auxquels ils doivent leur origine. Cette influence serait comparable à celle de l'alcool sur la levûre, lorsque sa proportion dépasse une certaine limite dans le liquide en fermentation.

Au lieu de subir la décomposition proprement dite, dont il a été question jusqu'ici, les matières organiques du sol peuvent être saisies par la putréfaction. Dans le premier cas, il y a formation d'acide nitrique et d'acide nitreux ; dans le deuxième cas, d'ammoniaque, d'hydrogène sulfuré et de sulfure ammonique. Des microbes anaérobies (c'est-à-dire capables de se développer et de se multiplier en l'absence de l'oxygène de l'air) jouent un rôle essentiel dans la putréfaction.

L'absence d'air ou son insuffisance, la saturation du sol par des matières organiques représentent les conditions de la putréfaction. Celle-ci se produit fatalement lorsqu'un terrain reçoit plus de substance organique qu'il n'en peut minéraliser, car l'état de saturation finit par être atteint. Le résultat sera encore le même si la perméabilité est diminuée ou détruite.

Le remède à cette situation se trouve dans l'éloignement de la cause : toute souillure ultérieure devra être évitée, et l'on fera en sorte de rétablir la perméabilité du sol.

Il est permis de supposer que la putréfaction des substances organiques dans les pores de la terre a, sur le développement des maladies infectieuses et la formation des foyers épidémiques, une tout autre influence que l'oxydation rapide ; mais jusqu'à présent, tout se borne à des conjectures que des recherches précises n'ont pas encore vérifiées.

Nous clorons ce sujet par quelques remarques pratiques.

Le paragraphe 9 du modèle de règlement relatif aux nouvelles rues et constructions, publié par le « Local Government Board », est ainsi conçu : « Toute personne qui élèvera un nouveau bâtiment n'en asseoira pas les fondations sur un emplacement qui aura été comblé au moyen de matériaux imprégnés de matières fécales ou de n'importe quelles substances animales ou végétales, ou sur lequel des matières de ce genre peuvent avoir été déposées, à moins qu'elles n'en aient été convenablement enlevées par creusement ou autrement. »

M. Knight (¹), qui a annoté ce règlement, rappelle que des expériences des professeurs Burdon Sanderson et Parkes, ayant pour objet de déterminer ce que devient avec le temps la matière organique mélangée à des cendres qui ont servi à corriger des inégalités du sol, ont démontré que l'oxydation des substances les plus aisément destructibles, et entre autres des déchets végétaux, est complète en trois ans ; que le bois et les étoffes de laine résistent davantage. En pratique, on peut donc admettre que trois années suffisent amplement pour faire disparaître par oxydation les matières suspectes contenues dans ces rebuts. S'il s'agit cependant de matières fécales, on devra prendre des précautions plus sévères et même, après un laps de temps beaucoup plus long, tout sol qui a subi cette contamination devrait être déblayé.

M. Rawlinson conseille de recouvrir d'une bonne couche de charbon tout terrain sur lequel on se propose de bâtir et qui a été remblayé antérieurement au moyen de déchets riches en substances organiques.

(¹) *Knight's annotated model by laws of the local Government Board.* 1883, p. 51.

CHAPITRE II.

MATÉRIAUX DE CONSTRUCTION

Les habitations, comme les vêtements, doivent mettre l'homme à l'abri des vicissitudes atmosphériques et, sans l'isoler de l'extérieur, régler ses rapports avec l'atmosphère. Il faut donc que les matériaux de construction se comportent, vis-à-vis de l'air, de l'eau et de la chaleur, comme les étoffes d'habillement ; en d'autres termes, ils doivent être poreux et perméables à l'air, afin d'assurer la ventilation naturelle, perdre avec facilité l'eau qui a pu les pénétrer et enfin préserver des déperditions trop rapides de calorique ou de l'influence trop directe de la chaleur extérieure, assurer, en un mot, un climat artificiel uniforme à l'habitation.

La porosité et la perméabilité des matériaux à l'air, l'influence de l'humidité, les propriétés thermiques seront successivement étudiées.

Perméabilité des matériaux. — Une expérience imaginée par von Pettenkofer démontre d'une manière saisissante la perméabilité des murailles : sur une base imperméable à l'air, on construit, au moyen de briques et de mortier ordinaire, une portion de mur de 1 mètre carré de surface sur 0^m30 d'épaisseur environ.

Sur les grandes faces, on applique un revêtement en métal, muni en son milieu et de chaque côté d'une tubulure ; les faces restées libres reçoivent un enduit imperméable.

Si l'on souffle dans l'un des tubes, le courant qui s'échappe au côté opposé éteint une bougie sans difficulté.

Pour apprécier la perméabilité d'un échantillon isolé, on en rend les parois imperméables, deux exceptées ; à chacune de celles-ci, un entonnoir est adapté, et on fait traverser l'échantillon, d'une face libre à l'autre, par de l'air qui est soumis à une pression déterminée et mesuré au moyen d'un gazomètre.

M. Märker ([1]), dans des expériences sur la ventilation naturelle, a déterminé la perméabilité des différents matériaux de construction. C'est ainsi qu'il a trouvé que des murs de 0^m72 d'épaisseur, construits

([1]) Maerker. *Recherches sur la ventilation naturelle*, etc. (traduit par Leyder). Bruxelles, 1873.

en divers matériaux, laissent passer, par mètre carré et par heure, sous une différence de température de 1 degré centigrade entre l'intérieur et l'extérieur, les volumes d'air indiqués ci-dessous :

Grès	1.69 mèt. cub.
Calcaire	2.32 —
Briques cuites.	2.83 —
Tuf calcaire	3.64 —
Briques d'argile crue (pisé)	5.12 —

Il faut bien remarquer que M. Märker n'attribue pas à ses expériences une précision absolue ; il a voulu simplement établir, dit-il, la valeur approximative de la ventilation naturelle dans les circonstances atmosphériques normales.

Le grès serait donc le plus compact de tous les matériaux soumis à l'examen ; c'est lui qui posséderait le coefficient de perméabilité le moins élevé [1], ce qui s'explique par la porosité moindre de cette pierre et par son hygroscopicité. On s'en rend mieux compte, du reste, si l'on observe que les extrémités des poutres encastrées dans une maçonnerie de grès pourrissent plus promptement que si elles sont enfermées dans un mur construit en d'autres matériaux.

La maçonnerie en moellons de calcaire est beaucoup plus poreuse que la précédente. On se gardera néanmoins d'en conclure que le calcaire possède une porosité supérieure à celle du grès. Si l'on considère le moellon isolé, on le trouve plus compact et moins perméable ; mais on doit tenir compte de la quantité de mortier à employer, qui est d'autant plus grande que les matériaux présentent une forme plus irrégulière [2]. Le mortier étant extrêmement poreux, on comprend qu'un mur de moellons puisse être traversé par des volumes d'air beaucoup plus considérables qu'un mur composé de blocs de grès réguliers.

Il existe entre les résultats de von Pettenkofer et ceux de Märker un écart considérable quant au volume d'air qui peut traverser une muraille en briques dans un temps donné : le premier, en effet, indique seulement, pour la chambre dans laquelle ses expériences ont

---

[1] Märker entend par coefficient de perméabilité le volume d'air que laisse passer en une heure un mètre cube du mur dans les conditions où il opère.

[2] D'après les estimations usuelles, on compte, par mètre cube de maçonnerie, les quantités de mortier suivantes : Moellons de calcaire, 1/3 mètre cube ; pierre de tuf, 3/4 ; briques, 1/6 ; grès taillé, 1/8 à 1/6 mètre cube. (Märker.)

été faites, un coefficient de $0^{m3}4$, et le second arrive à un coefficient de $2^{m3}8$ pour les murs d'étables. M. Märker explique cet écart énorme par la qualité des briques, qui sont mieux choisies et plus denses, par suite moins favorables à la ventilation naturelle, lorsqu'on les emploie dans la construction des habitations; par la couche compacte de plâtre et par le papier qui sont appliqués sur la face interne des murailles; enfin, par le soin qui préside à l'exécution du travail.

Le tuf calcaire (calcaire d'alluvion d'eau douce) est supérieur à la brique au point de vue de la porosité; facile à extraire et à travailler, dit M. Märker, cette pierre possède une résistance relativement grande aux diverses causes de destruction. Son coefficient de perméabilité est plus de deux fois supérieur à celui du grès.

Le pisé, enfin, consistant en briques simplement séchées à l'air, l'emporte considérablement en porosité sur tous les matériaux précédents : l'auteur lui reproche son peu de ténacité et de durée, ce qui en fait rejeter l'usage pour de grandes constructions murales, hormis les cas où d'autres matériaux font défaut.

Parkes nous apprend cependant que dans l'Inde, on fait un usage fréquent de briques séchées au soleil (kutcha), revêtues de ciment ou de briques cuites; et il ajoute que les ruines de Babylone ou de Ninive sont la preuve de l'indestructibilité de ces matériaux, lorsqu'ils sont convenablement protégés.

Un autre défaut, tout aussi grave à notre avis que celui signalé par Märker, résulte de l'humidité que la brique simplement séchée absorbe et retient.

M. Schürmann ([1]) a fait observer que M. Märker n'avait pas tenu compte de l'influence de la température, de la force du vent et de l'épaisseur des murailles. En faisant ces corrections, il est arrivé aux résultats suivants ([2]) :

Murs de briques cuites	0.257
— grès	0.498
— argile	0.510
— tuf calcaire	0.647
— moellon calcaire	0.869

([1]) FLECK. 3. *Jahresbericht der chemischen Centralstelle für öffentliche Gesundheitspflege* (Dresden 1874), pages 45 à 83.

([2]) Ces chiffres indiquent le volume d'air qui traverse en une heure un mur d'un

Il suit de là que les différents matériaux devraient être rangés, au point de vue de la perméabilité, en une série décroissante : grès, tuf calcaire, mortier, briques cuites dures, ciment, plâtre coulé, briques cuites tendres, briques séchées, argile et moellons.

Avant de résumer un important mémoire de M. Lang, nous devons encore signaler les observations de deux expérimentateurs français, MM. Hudelo et Somasco, que M. le professeur Émile Trélat a rappelées dans un discours prononcé au Congrès international d'hygiène de Genève, en 1882 ([1]).

M. Hudelo a expérimenté sur des murs en briques ou en meulière hourdés soit en terre, soit en plâtre, soit en ciment, sous des épaisseurs de 0^m11, 0^m22, 0^m46, 0^m18. Les murs étaient d'ailleurs couverts ou non couverts d'enduits en plâtre ou en ciment. Les pressions génératrices du passage de l'air à travers ces murs variaient de 0^m0021 à 0^m04306 (hauteur d'eau), et les matériaux étaient entretenus tantôt à l'état humide, tantôt à l'état sec.

M. Somasco a expérimenté sur de petits cylindres des matériaux de natures diverses, pierres tendres, briques, marbres, plâtre, sapin, chêne, avec ou sans enduits à l'huile. Il a opéré en évitant autant que possible les joints, qui peuvent être une cause d'erreur, et sous des pressions variant de 0^m001 à 0^m030 d'eau.

Ces deux procédés différents ont fourni des conclusions identiques :

1° Les quantités d'air qui passent à travers les murs ou à travers les matériaux sont sensiblement proportionnelles aux pressions qu'elles subissent ;

2° Le passage de l'air à travers les matériaux perméables est faiblement modifié par l'épaisseur traversée ; dans le même temps et sous une même pression :

Une pierre de liais d'une épaisseur de   1 laissera passer 4 d'air.
    —   —   5   —   2 —
    —   —   25   —   1 —

D'où l'on peut inférer que, des matériaux perméables étant donnés, on peut accroître considérablement leur épaisseur sans réduire considérablement le volume de l'air qui les traverse ;

mètre carré de surface sur un mètre d'épaisseur, sous une pression de 0.1 millimètre d'eau.

([1]) Congrès international d'hygiène et de démographie de Genève. Comptes rendus et mémoires. T. II, p. 361.

3° Sous des pressions variant entre 0^m001 et 0^m030 d'eau, une paroi de pierre tendre de 0^m50 d'épaisseur [1] laisserait passer par mètre carré et par heure des quantités d'air variant entre 12 et 350 litres [2];

4° Quand les matériaux perméables sont mouillés, ils ne laissent guère passer en air que les 0.4 ou les 0.5 de ce qu'ils laissent passer lorsqu'ils sont secs (Hudelo);

5° Les ciments sont très peu perméables (Hudelo). Les marbres et les bois (dans le sens perpendiculaire aux fibres) ne sont pas perméables sous les pressions qui ne dépassent pas 0^m030 d'eau. Le plâtre sec, qui laisse passer à peu près comme le calcaire très tendre, est protégé et rendu presque imperméable par deux couches de peinture à l'huile. (Somasco.)

· M. Lang [3] a trouvé : 1° que le volume d'air qui traverse un corps poreux sous pression est directement proportionnel à une constante de perméabilité qui dépend de la nature du corps; directement proportionnel à la différence de pression entre l'une et l'autre face de la paroi poreuse; — inversement proportionnel à l'épaisseur de la couche poreuse; 2° que les divers matériaux peuvent être groupés comme suit en série décroissante au point de vue de la perméabilité :

	Coefficient de perméabilité.			Coefficient de perméabilité.
1. Tuf calcaire	7.980	6. Briques en laitier, Osnabrück 1871		1.687
2 Briques en laitier, Haardt 1873 [4]	7.596	7. Sapin, bois debout.		1.010
3. Briques anglaises en laitier.	2.633	8. Mortier		0.906
4. " en laitier, Osnabrück 1873	1.890	9. Briques pâles, Osnabrück		0.383
		10. Béton.		0.258
5. Briques en laitier, Osnabrück 1871	1.751	11. Briques à la main très cuites, Munich.		0.203

[1] Épaisseur minimum des murs des habitations en pierre.

[2] Ces chiffres confirment sensiblement les résultats obtenus par von Pettenkofer et contredisent ceux fournis par Märker.

[3] LANG. *Ueb. die Porosität einiger Baumat. in Zeitschr. für Biologie XI. Bd.,* p. 313.

[4] Les scories sont mélangées avec de la chaux éteinte au moyen d'une machine à fabriquer le mortier, puis comprimées et enfin séchées et durcies à l'air. Les briques de cette espèce ne peuvent être nullement comparées, quant à la perméabilité, aux briques vitrifiées que l'on fabrique également au moyen du laitier, et qui sont imperméables à l'air et à l'eau. Les briques de MM. Lürmann, Meyer et Witting, à Osnabrück, possèdent à cet égard des qualités tout opposées. Elles résistent d'ailleurs à de fortes compressions.

	Coefficient de perméabilité.		Coefficient de perméabilité.
12. Briques de four (Klinker) non émaillées	0.145	17. Briques à la main peu cuites. Munich.	0.086
13. Ciment de Portland	0.136	18. Plâtre coulé.	0.040
14. Briques à la machine, Munich.	0.131	19. Chêne, bois debout.	0.006
15. Grès vert (Haute-Bavière)	0.130	20. Briques (Klinker) émaillées.	0
16. — (Suisse)	0.118		

Le plâtre est donc extrêmement compact; aussi les plafonds en stuc et tous les revêtements de plâtre ne sont-ils nullement recommandables, si l'on veut assurer la ventilation naturelle.

Les couleurs et les papiers de tenture diminuent la perméabilité des murs auxquels ils sont appliqués; d'après Lang, on peut à cet égard les ranger comme suit :

1° Le lait de chaux ;

2° La couleur à la colle ;

3° Les papiers glacés ;

4° Les papiers ordinaires [1], la perte de perméabilité étant d'autant plus forte que la couche d'amidon employée pour les coller est plus épaisse ;

5° La couleur à l'huile anéantit complètement la perméabilité, du moins lorsqu'elle a été fraîchement appliquée.

Des expériences ont été faites à l'hôpital militaire de Bonn, en vue d'apprécier jusqu'à quel point la peinture à l'huile peut mettre obstacle à la ventilation naturelle à travers les murs [2].

1° Dans une chambre placée à l'angle d'une rue et tapissée intérieurement, la ventilation naturelle fut déterminée lorsque les murs extérieurs étaient badigeonnés, puis après qu'ils eurent été peints à l'huile, et on la trouva moindre dans le second cas, et dans le rapport de 1 : 0.87 ;

2° La ventilation naturelle d'une chambre peinte à l'huile intérieurement et badigeonnée extérieurement est à celle d'une chambre dont les murs sont également peints à l'huile en dedans et en dehors comme 1 : 0.46 ;

---

[1] Au premier abord, il pourra paraître assez singulier que l'effet soit plus marqué pour les papiers mats que pour les papiers glacés ; mais on remarquera que les premiers sont fabriqués au moyen de papier plus commun, dont les pores, plus nombreux, reçoivent une quantité d'empois plus considérable, qui les bouche après dessiccation.

[2] ROTH et LEX., *loc. cit.*, t. III, p. 596.

3° La ventilation naturelle d'une chambre dont les murs sont tapissés intérieurement et badigeonnés extérieurement est à celle d'une chambre dont les murs sont revêtus de couleur à l'huile aussi bien à l'intérieur qu'à l'extérieur comme 1 : 0.45 ;

4° La ventilation naturelle d'une chambre dont les murs sont tapissés intérieurement et peints à l'huile extérieurement est à celle d'une chambre dont les murs sont peints à l'huile en dedans et badigeonnés en dehors comme 1 : 1.11.

Si l'on veut donc bénéficier des avantages que présentent, au point de vue de la ventilation naturelle, les matériaux dont on a fait choix, on devra éviter l'emploi des couleurs à l'huile, soit à l'intérieur, soit à l'extérieur. Si les couches ne sont pas trop nombreuses, il arrive un moment où la perméabilité est en partie restituée, la peinture se crevassant, surtout lorsqu'elle est soumise aux influences météoriques.

Il est une autre condition qui diminue au plus haut degré la perméabilité des matériaux à l'air ; nous voulons parler de l'humidité. Au fur et à mesure que les pores reçoivent de l'eau, ils cessent de donner passage à l'air ; abstraction faite d'autres désavantages que nous indiquerons plus loin, les murs humides ont donc ce grand inconvénient de ne pas se laisser traverser par l'air. Plus le grain des matériaux est fin, plus l'humidité amoindrit la perméabilité ; aussi une quantité d'eau relativement très minime suffit-elle pour détruire cette propriété dans une substance à grain très fin ([1]). D'autre part, l'air peut se frayer d'autant plus rapidement un nouveau passage, que le grain est plus grossier ; ainsi Märker, ayant constaté par un jour de pluie que la ventilation à travers un mur de briques était de $1^{m3}68$ par mètre carré de surface et par minute, trouva que le lendemain, par un temps sec, elle s'élevait à $2^{m3}83$.

Si la brique s'imprègne facilement d'humidité, elle l'abandonne donc aussi promptement et reprend ainsi en peu de temps son aptitude à la ventilation. Le mortier des murailles, lorsqu'il est devenu humide, exige pour sa dessiccation un temps considérable.

Ce sont les diverses espèces de briques qui absorbent le plus rapide-

([1]) Le tuf calcaire, dont les pores sont très volumineux, ne perd par le mouillage que la moitié environ de sa perméabilité ; celle-ci est, au contraire, pour ainsi dire anéantie dans les briques anglaises en laitier.

L'humectation fait disparaître en grande partie la perméabilité du mortier. Le béton et le ciment qui ont subi l'action prolongée de l'eau deviennent définitivement imperméables.

ment l'eau par capillarité; viennent ensuite les pierres d'Osnabrück comprimées à la main, puis les briques en laitier fabriquées à la machine et de même provenance, et enfin les moellons de grès. (Lang.)

Lang a trouvé qu'un air humide traverse plus difficilement des matériaux secs, dès que leur température est inférieure à la sienne. L'effet est plus marqué que ne le ferait supposer le calcul, ce qui s'explique par cette circonstance qu'en pareil cas, la vapeur d'eau se dépose à la surface du corps.

Dès que des matériaux humides sont exposés à la gelée, ils perdent de leur perméabilité; dans ce cas encore, cette propriété est affaiblie à un degré supérieur à celui qui est prévu par le calcul, et d'autant plus accentué que la substance est plus compacte.

Si, à travers un corps poreux congelé, on fait passer un air parfaitement sec, la perméabilité augmente peu à peu; elle diminue au contraire rapidement si l'air est humide ([1]).

Chacun sait combien, sous certains climats, les situations atmosphériques sont peu durables; il serait donc intéressant et pratique de savoir si la durée de ces variations est généralement suffisante pour permettre aux matériaux de passer de l'état de pénétrabilité à celui d'impénétrabilité ou inversement. Cette question n'a pas été suffisamment étudiée, et nous sommes réduits à en signaler l'importance.

Lang a, d'autre part, déterminé la quantité d'eau (en volume et en poids) que peuvent retenir divers matériaux de construction. Ses résultats sont inscrits en série décroissante dans le tableau suivant :

N^{os} d'ordre.	NATURE ET LIEUX D'ORIGINE DES MATÉRIAUX.	EAU FIXÉE P. C.	
		en volume.	en poids.
1	Briques à la main, Munich	45.72	19.13
2	— à la machine, Munich	35.45	15.09
3	— à la main, peu cuites, Munich	32.7	19.1
4	— à la machine, Munich	28.4	17.1
5	— à la main, très cuites, Munich	28.3	16.5
6	— réfractaires, Regensburg	27.98	12.90

([1]) *Deutsche Vierteljahrsschrift für öffentl. Gesundheitspflege*, 1879, p. 298.

De ces considérations, on peut conclure avec von Pettenkofer qu'il est préférable de chauffer en hiver les chambres à coucher, puisqu' sans cela les murs deviennent rapidement humides et imperméables.

Nᵒˢ d'ordre.	NATURE ET LIEUX D'ORIGINE DES MATÉRIAUX.	EAU FIXÉE P. C.	
		en volume.	en poids.
7	Mortier	26.0	14.8
8	Briques anglaises en laitier	25.8	20.6
9	— . — Haardt, 1873.	24.5	19.6
10	— pâles, Osnabrück	24.4	12.8
11	— en laitier, Osnabrück, 1873	24 4	16.0
12	— — — 1871	22.7	12.6
13	— — — 1871	22.6	12.4
14	— réfractaires, Cobourg	21.54	9.40
15	Tuf calcaire.	20.2	11.8
16	Béton	19 1	11.3
17	Ciment de Portland	17.8	11.0
18	Moellon calcaire, Keilstein (Regensburg)	17.7	7.26
19	— — Irlbach (Haut-Palatinat)	16.94	7 06
20	Dolomie, Poikam (Basse-Bavière)	14.70	6.50
21	Grès vert, Lohstadt (Haut-Palatinat)	10.84	4.34
22	— de la Haute-Bavière	9.7	4.1
23	— de la Suisse	7.03	3.0
24	Klinker non émaillé	6.1	3.6
25	Grès vert de la Haute-Bavière	5.49	2.12
26	— de Pettendorf (Haut-Palatinat).	5.45	2.12
27	Porphyre, Vohenstrauss	2.75	1.05
28	Syénite, Treitlingen-Roding.	1 38	0.50
29	Kalkschiefer (calcaire schisteux), Paenten (Basse-Bavière)	0 93	0.35
30	Granit à grain fin, Tannesberg (Haut-Palatinat) . .	0 61	0 23
31	Marbre blanc, Schlanders (Tyrol)	0.59	0.22
32	Serpentine, Neunburg (Haut-Palatinat)	0.56	0.22
33	Granit à gros grain, Falkenstein	0.45	0.17
34	Marbre blanc-clair, Carrare.	0.22	0.08
35	— gris, Belgique	0.19	0.07
36	— blanc-bai, Carrare	0.11	0.04
37	Granit Sainte-Anne (Belgique)	0.05	0.02
38	Klinker émaillé	0	0

Schürmann a fait connaître les chiffres suivants :

NATURE DES MATÉRIAUX.	VOLUME D'EAU ABSORBÉE P. C.
Plâtre	50.9
Tuf calcaire	32.2
Ciment	26.5
Briques à la machine.	24.9
Mortier	24.2
Grès	18.1
Briques à la main.	17.9

Nous reproduisons également le tableau qui résume les recherches de Witting sur le même sujet et que Lang a publié dans son travail :

Briques en laitier fabriquées à la main	35.93
Id. à la machine	29.86
Grès crayeux	27.68
Briques	21.14
Grès (pierre de taille)	16.73
Grès de Hils	11.94
Grès argileux	11.14
Kohlensandstein. { Mettingen. Ibbenbüren. Rothenberge.	8.95
Calcaire coquillier ou conchilien	2.37
Kohlensandstein (Osnabrück)	1.50

De l'analyse qui précède, il semblerait légitime de conclure que la salubrité d'une habitation dépend en grande partie du choix des matériaux qui ont servi à l'édifier, la perméabilité des murs étant un élément essentiel de la ventilation naturelle. Cette thèse, qui est celle de Pettenkofer, a été attaquée dans ces derniers temps ; on a prétendu que la porosité des parois n'offre aucun avantage au point de vue de l'aération. Cette question est trop importante pour ne pas nous y arrêter.

« L'air qui s'introduit dans nos intérieurs à travers les murs peut-il être considéré comme une ressource notable dans l'aérage ? » Telle est la question que se pose M. E. Trélat dans le travail que nous avons cité plus haut ([1]).

En supposant qu'une chambre ait une capacité cubique de 120 mètres cubes ($5^m \times 6^m \times 4^m$) et qu'elle soit en contact avec l'atmosphère extérieure par deux parois opposées présentant une épaisseur de 0^m50, et percées chacune d'une fenêtre de 2^m50 sur 1^m30, la surface d'accession de l'air à travers les murs sera égale à 33.50. Si l'air était soumis à une pression de 0^m030 d'eau (correspondant à une vitesse de 60 kilomètres à l'heure et à un effort de 30 kilogrammes sur chaque mètre de la superficie du mur), le mur, frappé par le vent, laisserait passer en une heure ([2]) $\dfrac{33.5 \times 350}{2}$ litres $= 5^{m3}862$.

([1]) *Loc. cit.*, p. 364.
([2]) Si l'on admet les chiffres produits par MM. Hudelo et Somasco.

Si l'on compare ce chiffre à la capacité de la pièce, on trouve le rapport $\frac{120^{m3}}{5.862} = 0.049$, c'est-à-dire que le volume d'air nouveau introduit dans la pièce en une heure représente à peine un vingtième de la capacité habitée. L'aérage horaire serait bien réduit encore et tomberait à $0.012, 0.006, 0.003$ du cube de place si, au lieu d'une pression de 30 kilogrammes exercée par un vent qui est déjà la tempête, on supposait les pressions qu'entretiennent les courants ordinaires et qui, rarement supérieures à 7 kilogrammes, tombent le plus souvent à 2 kilogrammes et 1 kilogramme.

M. E. Trélat en conclut qu'on ne saurait considérer les pores des matériaux de nos murailles comme des voies suffisant à la restitution de l'air dont nous épuisons les capacités vitales dans nos habitations.

Mais, comme M. Vallin l'a très bien fait remarquer, Pettenkofer et ses élèves ont obtenu des chiffres notablement supérieurs à ceux de MM. Somasco et Trélat. Pettenkofer a montré que l'énergie de la ventilation interstitielle varie beaucoup avec la différence de température existant entre l'enceinte et l'air extérieur, avec la direction des vents, la pluie et l'humectation des parois. Peut-être les observateurs français n'ont-ils pas suffisamment tenu compte de quelques-unes de ces influences.

Inconvénients et dangers des habitations humides. — L'insalubrité des habitations humides est universellement reconnue, et dans un grand nombre de villes les règlements de police interdisent l'occupation des maisons neuves jusqu'au moment où l'état de siccité des murs est constaté. Ailleurs cependant, des propriétaires peu scrupuleux ont toute liberté pour mettre en location des habitations à peine achevées et pour les céder à bas prix à des personnes qui en *essuyeront les plâtres.*

Mais en admettant même qu'une réglementation vienne théoriquement interdire de tels abus, il faut bien reconnaître qu'il est fort difficile d'en assurer l'observation, à cause des nombreuses formalités qui doivent être remplies.

Il en est, du reste, ainsi pour tous les « logements insalubres »; mal armées par la loi, les autorités communales n'ont pas assez de puissance pour protéger le locataire victime d'une hideuse exploitation.

Les inconvénients et les dangers des habitations humides sont de deux sortes :

1° Nous avons vu plus haut que si les pores des murailles sont bouchés ou rétrécis par de l'eau, la ventilation naturelle en souffre; la diffusion des gaz se fait également avec plus de difficulté et, en fin de compte, l'atmosphère intérieure se corrompt beaucoup plus vite;

2° Les murs humides sont naturellement froids. L'évaporation dont ils sont le siège a pour effet d'abaisser la température; dans leur voisinage, nous perdons, par rayonnement unilatéral et avec rapidité, des quantités de chaleur beaucoup plus élevées. La vapeur d'eau qui se forme en abondance dans l'intérieur des lieux habités (nous aurons plus loin l'occasion d'en indiquer les sources), jointe à celle provenant des murailles, ne peut plus, comme à l'état normal, être évacuée à travers les pores des murs; l'atmosphère des appartements se charge donc d'humidité au point que la santé des habitants finit par en souffrir (¹).

On admet généralement que les conditions les plus favorables à la santé sont réalisées, lorsque l'humidité que renferme l'air est comprise entre 70 et 80 p. c. de la vapeur nécessaire à sa saturation à la température considérée; il est donc désirable que la proportion de vapeur d'eau ne s'écarte pas sensiblement de ces chiffres; jusqu'ici, on n'a pu fixer d'une manière précise le point où les effets nuisibles se manifestent. Quoi qu'il en soit, le séjour dans des logements constamment humides finit par déterminer l'apparition d'affections catarrhales, du rhumatisme et de maladies chroniques des reins (maladie de Bright), de fièvres intermittentes et conduit à l'anémie, à l'étiolement et même à la phtisie. Rien donc n'est plus dangereux que ces influences qui, grandissant insensiblement à notre insu, finissent par amener des conséquences désastreuses. Ces conditions sont également très favorables à la formation de sels muraux, de fleurs de nitre et au développement des végétations organiques, qui pullulent d'autant mieux que l'eau est plus impure. Ces organismes inférieurs ainsi que leurs produits de décomposition peuvent enfin se répandre dans l'air des locaux. « Mais les murs humides et souillés par des liquides putrescibles ne peuvent-ils, comme le sol saturé et imprégné de

______

(¹) Dans les maisons humides la composition de l'air est évidemment toute différente de ce qu'elle est dans les maisons sèches. On est encore loin de savoir quel est le degré d'humidité relative des habitations dans les localités où l'on fait usage de tels ou tels matériaux. On peut néanmoins se rendre compte des différences qui doivent exister à cet égard lorsqu'on songe combien les meubles jouent, lorsqu'ils sont transportés d'un endroit à un autre. Von Pettenkofer a appelé l'attention sur ce point et insisté sur l'intérêt que des déterminations de ce genre offriraient pour l'hygiène.

matières organiques, devenir un foyer d'effluves miasmatiques? » Telle est la question que s'est posée un hygiéniste français. Dans les cas extrêmes, la chose semble possible. On est, dit-il, fort disposé à admettre cette supposition, lorsqu'on connaît par expérience l'état des habitations de la classe ouvrière, que l'on trouve partout malpropres, humides, souvent revêtues intérieurement d'une couche de spores ; — lorsqu'on voit les maladies miasmatiques et zymotiques y régner de préférence ; — lorsqu'on se représente, enfin, la quantité de poussières organiques qui, durant toute l'année, grâce à une ventilation naturelle tantôt très active, tantôt contrariée, doit traverser les murailles et s'y arrêter, au moins en partie, comme dans les pores d'un filtre. A toutes ces considérations, n'omettons pas d'ajouter qu'avec les changements de saison et suivant les circonstances, la quantité d'eau contenue dans le mur peut varier notablement et déterminer, dans des pores remplis de matières putrescibles, cet état d'humidité qui favorise tout particulièrement la décomposition et que l'on considère comme une cause, une origine très probable des processus miasmatiques. On se trouverait donc ici en présence de phénomènes analogues à ceux dont est le siège un sol imprégné de matières organiques et soumis, grâce aux oscillations de la nappe d'eau souterraine, à des alternatives d'humidité et de sécheresse (¹).

A ces inconvénients vient s'en ajouter un autre auquel beaucoup de personnes seront peut-être plus sensibles encore : dans une habitation humide, les pertes anormales de calorique doivent être réparées ; pour maintenir une température convenable, on doit chauffer plus fortement, et il en résulte une dépense plus élevée.

Quel que soit le point de vue auquel on se place, il faut donc redouter les habitations humides ; comme nous venons de le voir, l'air s'y renouvelle difficilement, elles nous soumettent à l'action du froid humide, nous exposent à des maladies souvent très graves et sont, enfin, une cause de dépenses supplémentaires.

Sources de l'humidité des habitations. — Moyens employés pour la combattre. — Voyons maintenant quelle est la quantité d'eau introduite dans un bâtiment pendant la construction.

(¹) Voici comment Lindwurm s'exprime à ce sujet : « Ce qu'est le sol en grand, le parquet des chambres, les murs, les tuyaux des latrines, etc., nous le présentent en petit. Dans les fentes d'un plancher, dans une jointure, dans les fissures du mortier qui réunit les pierres et les briques, le germe du typhus peut trouver les conditions favorables à son développement tout aussi bien que dans le sol. »

Le calcul suivant de von Pettenkofer montre combien elle est considérable.

Supposons une maison comprenant un sous-sol, le rez-de-chaussée et deux étages, composés chacun de cinq chambres et d'une cuisine, et ayant une longueur de 14 mètres sur 16.5 mètres de hauteur, du dallage de la cave à la corniche, et 11 mètres de profondeur. Le bâtiment représente 7,270 mètres cubes de maçonnerie : 167,000 briques et 1,454 hectolitres de mortier, dont un tiers de chaux (485 hectolitres), ont été employés. — A Munich, une brique de dimensions ordinaires pèse environ 5 kilogrammes (¹); bien cuite et de dimensions moyennes, elle peut absorber plus de 10 p. c. de son poids d'eau. En admettant qu'elle n'en prenne que 5 p. c., nous arrivons pour les 167,000 briques au chiffre de 41,750 litres d'eau, ou plus de 41 mètres cubes d'eau. Le mortier, qui représente $^1/_5$ de la masse des murailles, contient en revanche une proportion d'eau beaucoup plus forte ; on n'exagère rien en fixant à 41,750 litres le volume d'eau employé à faire les 1,454 hectolitres de mortier. On arrive ainsi au chiffre total de 83,500 litres, c'est-à-dire $83^{m3}5$; pour que la maison soit habitable, la plus grande partie de cet énorme volume d'eau doit avoir été enlevée par évaporation.

La rapidité avec laquelle l'assèchement est obtenu dépend évidemment du climat et de la saison : l'effet est surtout rapide en été ; malheureusement, lorsque l'assèchement se fait trop vite, la solidité des murs s'en ressent ; aussi les constructions élevées en été ne présentent pas les mêmes garanties de solidité que celles du printemps et de l'automne. L'évaporation étant trop rapide, la formation de carbonate de chaux aux dépens de l'eau de chaux contenue dans le mortier n'est pas assez abondante. Or, le carbonate de chaux contribue beaucoup à établir l'adhérence des matériaux : ses cristaux sont intimement unis, se joignent de même étroitement aux grains de sable du mortier et en assurent la fixité.

On évitera également de construire en hiver, l'eau de chaux du mortier étant exposée à geler ; enfin on ne crépira pas les murs trop tôt, pour ne pas ralentir l'évaporation d'eau. Mais, abstraction faite de l'eau employée pour la bâtisse et qui peut imprégner les matériaux en proportion variable pendant un temps plus ou moins long,

(¹) Brique ancienne : $0^m338 \times 0.164 \times 0.068$.
    Id.   nouvelle : $0^m291 \times 0.14 \times 0.056$.

les murs de nos maisons sont exposés à trois autres sources d'humidité :

1° Si le sol est humide, l'eau peut monter dans les matériaux par capillarité ;

2° Une fraction des eaux pluviales qui fouettent les murs peut y pénétrer ([1]) ;

3° Si les murs sont froids, la vapeur d'eau contenue dans l'air de l'habitation vient s'y condenser ; généralement, on ne mentionne pas cette troisième cause d'humidité, la plus importante cependant, et à laquelle von Pettenkofer a donné sa véritable valeur.

Nous avons exposé au chapitre Ier les précautions dont on doit s'entourer pour se préserver de l'humidité du sol. Pour s'opposer à la pénétration dans les murs des eaux pluviales s'écoulant des toits, il suffit de faire usage de larmiers et de chéneaux imperméables. Mais on doit en surveiller le placement, car, s'ils sont disposés sans intelligence, ils conduiront plutôt l'humidité dans les murs qu'ils ne l'en écarteront. Les égouts en saillie présentent des avantages ; ils protègent d'autant mieux les murs que leur surplomb est plus accentué.

Un mur battu par les pluies peut perdre par évaporation, sous l'action de l'air et de la chaleur, une partie de l'eau qu'il a reçue, tandis que le restant le traverse grâce à l'attraction capillaire, et si les matériaux sont très poreux ou le mur très mince, l'eau ainsi absorbée peut déterminer la saturation des pores.

Le moyen qui permet le plus sûrement de remédier à cette action capillaire consiste à réserver des vides dans l'épaisseur des murs ou à faire usage de murailles creuses, afin que la circulation de l'air puisse entraîner l'humidité ; on y recourra avec avantage dans tous les endroits exposés.

On peut également utiliser les enduits hydrofuges, bien qu'ils n'offrent pas autant de garanties que les doubles murs. Parmi les nombreux moyens qui ont été préconisés, nous nous bornerons à signaler les suivants :

1° Récemment, on a appelé l'attention sur le *tripoli* de B. von Schenk, à Heidelberg ; ce corps réunirait les avantages du plâtre et du ciment, sans en avoir les inconvénients ; en outre, il coûte notablement moins cher que ce dernier ; dans le plus grand nombre des

---

([1]) Nous ne parlerons pas des défauts que peuvent offrir les larmiers, chéneaux et tuyaux de gouttière.

cas, on peut l'obtenir au même prix, si pas à meilleur compte qu'un mortier ordinaire ([1]) ;

2° Procédé de G. Augustin (New-York) : On expose au soleil pendant 24 heures 2 onces de copeaux de bois de chêne ; on les fait ensuite bouillir pendant une demi-heure dans 1 litre 136 d'huile de lin additionnée de 2 onces de colophane et $\frac{1}{2}$ once de vitriol ; on ajoute alors 4 onces d'essence de térébenthine, on mêle bien et on en revêt les murs ;

3° 50 parties de poix, 30 livres de résine, 6 livres de rouge anglais et 12 livres de poudre de brique sont soumises à l'action de la chaleur dans une chaudière en fer, en ayant soin de remuer continuellement le mélange ; on y ajoute ensuite, en mêlant bien, un quart environ du volume d'huile de térébenthine. La masse est appliquée au moyen d'un pinceau raide ;

4° On jette dans un vase en fer 4 parties de verre pulvérisé, 3 parties de poudre de charbon, 2 parties de poudre de pierre ponce, 3 parties de poix, 2 parties de poix navale (zopissa), 1 partie d'huile de lin cuite ; on chauffe à une douce chaleur jusqu'à consistance de bouillie ;

5° W. Reissig a conseillé une solution de stéarate de soude dans l'alcool (50 grammes de stéarate sodique pour 1,000 grammes d'alcool à 66°) ; on pourrait employer de même toutes les solutions alcooliques de savons ; mais le stéarate a pour avantage de former une couche très dure et très solide. Si on le désire, on colore la solution au moyen de sang-dragon, de couleur d'aniline, etc. On peut l'appliquer sur le bois, la chaux, le plâtre et le ciment ; elle n'adhère pas aux couleurs à l'huile. Les murs en pierre calcaire devront être préalablement traités à l'eau de baryte ou de silicate de potassium ([2]) ;

6° La *glu marine* est un composé bitumineux liquide, formé d'huile de goudron, de brai (goudron de gaz purifié) et de blanc de zinc ; il faut environ 1 kilo de glu marine pour recouvrir de deux couches un mètre de surface. Elle sert à garantir de l'humidité les murs construits en plâtre ou en pierre ;

([1]) *Baugewerbe-Zeitung*, Bonn 1881, n° 8, p. 48, et *Neueste Erfindungen und Erfahrungen auf den Gebieten der praktischen Technik, der Gewerbe, Industrie und Chemie, der Land und Hauswirthschaft*. Wien, Hartleben, 3. Heft, 8. Jahrg.

([2]) KEIM. *Loc. cit.*

7° Le *mastic Machabée* se compose de :

Poix grasse de Bordeaux.	60
Gallipot.	2
Bitume de Bastennes.	19
Cire vierge.	4
Suif de Russie.	3
Chaux hydraulique fusée à l'air.	6
Ciment romain.	6
	100

Il peut être appliqué, dit Chateau, sur les plâtres, sur les murs anciens et nouveaux, sur les bois de charpente ou de menuiserie, et en général sur toutes les construction- exposées à l'humidité. 1 kilogramme peut servir à enduire 4 mètres carrés de maçonnerie;

8° *Bitume de Judée de Charton et Hund.* — Il est liquide, ne répand pas d'odeur, s'applique en enduits avec le pinceau et sèche très rapidement. Il ne se laisse pas attaquer par le salpêtre, ce qui est parfois le cas pour les goudrons de gaz qu'on emploie contre l'humidité. Voici, d'après Chateau, quelle est sa composition :

Bitume de Judée naturel.	25
— de Bastennes.	20
Asphalte de Seyssel	25
Cire vierge.	1
Coke réduit en poudre impalpable.	29
	100

Les usages sont à peu près ceux du mastic Machabée. 2 kilogrammes de bitume de Judée peuvent servir à enduire 1 mètre carré de construction;

9° *Enduit hydroplastique de Dondeine.* — Cet enduit consiste en une combinaison d'oxydes métalliques, de chaux hydraulique et de corps gras et résineux. La pâte que l'on obtient ainsi s'applique avec la plus grande facilité, à chaud ou à froid, tant à l'extérieur qu'à l'intérieur des maisons. L'eau glisse à sa surface sans même l'humecter, et au bout d'un certain temps cet enduit finit par acquérir la dureté du métal (Chateau);

10° On étend successivement sur le mur à revêtir deux couches, l'une de blanc de zinc et de colle, l'autre de chlorure de calcium et de colle. Une réaction s'opère : il se forme un oxychlorure de zinc qui a le poli de l'émail de faïence ;

11° Il est un ciment bitumineux qui nous vient d'Angleterre et que nous avons entendu vanter par plusieurs architectes belges ; il porte le nom de *hygeian rock composition* [1] et remplit un double but, car il est hydrofuge et augmente la solidité des murailles. Au lieu de construire, par exemple, un mur d'une brique d'après la méthode ordinaire, on en élève deux d'une demi-brique chacun, séparés par un espace d'un demi-pouce ou davantage, ce que l'on obtient sans peine en plaçant une planche mince dans la cavité et la retirant lorsqu'on a atteint la hauteur voulue, c'est-à-dire la quatrième rangée ; on a soin également de laisser les joints ouverts du côté interne ; le ciment est alors coulé à chaud dans la cavité, et comme il pénètre dans la partie des joints restée libre, la solidité est fort augmentée, à cause de la résistance considérable que possède cette composition ;

12° On se borne parfois à remplir d'asphalte un vide étroit ménagé dans les murs qui sont particulièrement fouettés par les pluies ;

13° On interpose des ardoises entre les deux moitiés du mur, qui présentent un interstice exactement suffisant pour permettre aux ardoises de s'imbriquer et d'opposer ainsi un obstacle absolu au passage de l'eau.

On peut encore citer, parmi tous les enduits hydrofuges qui ont été conseillés : le goudron de gaz appliqué à chaud, l'enduit hydrofuge de Fulgens, — l'enduit Michel Rondeau, — le ciment antinitreux de Candelot, — l'enduit Ruolz, — l'enduit caoutchouc Viard [2], — le badigeon imperméable et incolore de M. Devillier, entrepreneur à Brest, — les produits de la Société des enduits hydrofuges de Gasny (Eure), et notamment les enduits Möller.

Nous avons dit plus haut qu'une autre cause d'humidité, la plus constante des trois, est la condensation de la vapeur d'eau qui se forme en abondance à l'intérieur des lieux habités et dont on trouve l'origine dans la respiration pulmonaire, la perspiration cutanée, la cuisson des aliments, le lessivage, le nettoyage des appartements, etc. Si, à la température considérée, l'air des appartements est à peu

---

[1] Fabriqué par M. William White, Great Western Works, Abergavenny.
[2] Th. CHATEAU. *Technologie du bâtiment*, 1863, t. I, p. 509 et suiv.

près saturé, l'humidité peut se déposer à l'état vésiculaire sur des murs possédant une température inférieure à celle du milieu. On est porté à douter de cet effet ; mais il devient tangible dès qu'au mur on substitue les vitres des fenêtres. Absorbée par les matériaux poreux, l'eau se répartit par capillarité dans leur épaisseur et finit par être enlevée, si les conditions sont favorables. Pour que le mur reste sec, il faut donc que l'eau puisse être transportée rapidement à l'extérieur et de nouveau transformée en vapeur ; cependant, dans le cas où la quantité ainsi condensée est assez abondante pour boucher les pores des murailles, les taches d'humidité apparaissent, et ce brusquement.

Le degré de perméabilité des matériaux a ici une grande importance : construits en matériaux peu perméables, les murs deviennent facilement humides ; des murs en briques sont moins humides que des murs en pierres. On pourrait, il est vrai, corriger ce désavantage en faisant entrer dans ces derniers une quantité de mortier assez forte ; la vapeur d'eau pourrait ainsi être plus aisément évacuée au fur et à mesure de sa production.

Assèchement des habitations. — Avant d'aborder le sujet au point de vue pratique, il nous paraît nécessaire de poser la théorie des phénomènes variés qui se produisent lorsqu'on place un mur humide en présence d'un air plus ou moins chaud, plus ou moins saturé, plus ou moins en mouvement. On sait que la quantité de vapeur d'eau que l'air peut absorber dépend de son état de saturation, de sa température et de la pression barométrique.

1° Si la chaleur rayonnante arrive au mur humide, on peut croire, au premier abord, qu'elle l'échauffe ; c'est le contraire qui arrive, la vaporisation ayant pour effet d'absorber une partie de la chaleur du mur. Cela ne signifie pas que si la chaleur émise est excessivement importante, il n'en résulte en même temps un accroissement de température de la couche liquide extérieure et de celle du mur ; c'est ce qu'on nomme chaleur humide, et, dans ce cas, la couche d'air voisine est saturée ;

2° Si on lance sur le mur considéré un courant d'air non saturé, au contact, il se chargera de vapeur, et la quantité d'eau qu'il entraînera avec lui sera proportionnelle à la vitesse du courant et à la surface léchée ;

3° Si l'on considère les couches d'air qui tendent à se saturer au contact du mur, on constatera que celles qui sont chargées d'humidité céderont d'elles-mêmes, comme plus légères, leur place à de plus lourdes et établiront naturellement un courant de bas en haut ;

4° Lorsque le courant d'air envoyé sur le mur part du bas, il favorise le mouvement précédent ;

5° Si le courant arrive par la partie supérieure, son action contrarie celle signalée au 3° ;

6° Si l'air ambiant est enfermé dans une enceinte, la vapeur enlevée par la couche d'air au contact du mur humide pourra rencontrer une autre paroi de l'enceinte sur laquelle elle viendra se condenser ; dans ce cas, il n'y aura plus dessèchement réel, mais distribution différente de l'humidité ;

7° Dans l'appréciation des faits, il ne faut pas oublier que l'air charrie le calorique, bien qu'il soit mauvais conducteur ; ce mode de transport se fait par convection, c'est-à-dire qu'une couche d'air, s'étant mise en équilibre de température au contact d'un corps plus chaud que l'air ambiant, fera place à une autre couche qui, à son tour, enlèvera une nouvelle quantité de chaleur, et ainsi de suite ; de sorte qu'une couche d'air interposée fera ou non perdre une grande partie de son calorique au corps considéré, selon qu'elle sera située au-dessus ou au-dessous de celui-ci. Dans le premier cas, il y aura convection, comme lorsqu'on chauffe une bouilloire par le dessous ; dans le second cas, il n'y aura que conductibilité, comme si la bouilloire était chauffée par le dessus.

Ces considérations montrent la variété des résultats auxquels on arrive lorsqu'on se propose d'obtenir l'assèchement des murs d'une habitation par le concours de la chaleur et de la circulation de l'air. On conçoit donc que la position relative du foyer, du mur et des ouvertures d'entrée ait de l'influence sur la rapidité de l'assèchement.

Pour assécher rapidement les murs humides d'une maison, il ne suffit pas d'employer généreusement la chaleur des foyers ; on doit en même temps assurer une ventilation énergique. Si, laissant portes et fenêtres closes, on se bornait à entretenir des feux ardents dans les foyers ou dans les poêles, on enlèverait, il est vrai, aux parois des appartements, des quantités d'eau peut-être assez considérables, que l'air chaud entraînerait à l'état de vapeur, mais qui ne tarderaient pas à se déposer sur d'autres points qui n'auraient pas participé à l'échauffement. On aurait ainsi obtenu simplement le transport de l'eau d'un mur à un autre.

Nous avons vu que la quantité de vapeur d'eau que l'air peut entraîner dépend de la température. Ainsi, à 0° C. un mètre cube d'air peut absorber 5^{gr}.4 d'eau, tandis qu'à 10° C. il peut en prendre 9^{gr}.7 et à 20° C. 17^{gr}.1. En élevant donc la température de l'air de 0° à 20° C., nous lui permettons d'absorber en plus 11^{gr}.7 d'eau, qu'il empruntera aux murailles dans le cas dont nous nous occupons.

Si, au début, l'air avait la température moyenne de 10° C. et qu'il fût modérément humide, qu'il contînt, par exemple, la moitié de la vapeur d'eau qu'il possédcrait à l'état de saturation, soit 4^{gr}.85, il serait en état, chauffé à 20° C., d'absorber encore 12^{gr}.25 par mètre cube.

En déterminant donc une élévation marquée de la température dans les locaux que l'on veut assécher et en même temps un renouvellement actif de l'air, on met les murs en contact avec un air chaud et remplacé sans cesse par de nouvelles couches; on peut ainsi entraîner des quantités considérables d'eau.

Les considérations théoriques développées plus haut feront comprendre aisément que les ouvertures d'entrée produiront des effets d'autant plus efficaces qu'elles favoriseront davantage le contact de l'air avec les murs à assécher et sa circulation de bas en haut. C'est donc vers le bas que les orifices d'entrée doivent être pratiqués.

M. Stanislaus von Kosinski a fait connaître une nouvelle méthode d'assèchement rapide des maisons humides ou récemment construites, qu'il a appliquée avec succès à Varsovie. L'appareil qu'il emploie à cet effet se compose de deux parties : une machine destinée à chauffer l'air et que l'on place dans le local que l'on veut assécher, et un ventilateur qu'on laisse au dehors et qui n'est en relation avec l'appareil de chauffage qu'au moyen de tuyaux passant à travers une ouverture de la fenêtre. L'air pris à l'extérieur, ayant été fortement échauffé (jusque 350°), est dirigé contre la muraille au moyen d'un conduit.

L'assèchement est obtenu grâce à l'énergie de la ventilation, à l'action de la chaleur rayonnante et à la raréfaction relative de l'air.

En dix heures, l'appareil enlève à une paroi trente-cinq litres d'eau qu'il envoie au dehors.

On a encore imaginé de brûler du coke sur de vastes grilles

et de diriger sur les murs à sécher les gaz chauds provenant de la combustion; dans une chambre cubant 120 mètres, on installe jusque six foyers qui reçoivent plus d'un hectolitre de coke à l'heure.

Ce procédé n'a qu'un seul effet : il détermine la formation rapide du carbonate de calcium aux dépens de la chaux du mortier, et le déplacement de l'eau d'hydratation qui, dans les conditions ordinaires, ne devient libre que très lentement, sous l'action de l'acide carbonique de l'air; mais il ne fait en aucune façon disparaître l'eau non combinée et beaucoup plus abondante qui imprègne les murailles et que l'aération unie à la chaleur peut seule entraîner.

Époque d'entrée. — Méthodes employées pour déterminer le degré d'humidité des murs. — Il est bien malaisé, dans l'état actuel de nos connaissances, de déterminer le moment où les bâtiments récemment construits peuvent être habités sans danger, et toutes les méthodes jusqu'ici conseillées pour la détermination du degré d'humidité des murs ne possèdent qu'une valeur relative. L'examen auquel on se livre est d'habitude très superficiel : on se borne parfois à rechercher la présence ou l'absence sur les murailles de taches d'humidité ou de moisissure; on constate l'absorption de l'humidité par le linge, l'existence d'une odeur de moisi. Toutes ces constatations permettront évidemment d'affirmer que l'habitation est humide; mais elles n'ont aucun caractère de précision. On peut en dire autant de l'appréciation par la main, qui nous fournit des données bien différentes, suivant l'état de la peau, suivant sa température propre. Enfin, en frappant les murailles au moyen d'un marteau, on n'arrive pas à des résultats plus certains.

Deux méthodes permettent seules une détermination exacte de la quantité d'eau que renferment encore les murailles : la première consiste à rechercher la proportion d'eau contenue dans des échantillons des matériaux, du mortier notamment; dans la seconde, on aspire à travers le mur un grand volume d'air; on en détermine le degré hygrométrique que l'on compare à celui de la chambre. On peut également reconnaître le degré d'humidité de l'air intérieur et de l'air extérieur et par comparaison en déduire la proportion d'eau cédée par les murs.

1. *Méthode de Glässgen* (¹) (*examen du mortier*). — Elle présup-

____

(¹) GLAESSGEN. *Zeitschr. für Biologie*, X, 246.

pose l'égale répartition de l'humidité dans la paroi qui va faire l'objet de la recherche. On enlève une certaine quantité du revêtement interne et du mortier interposé entre les briques ou les pierres, aux murs qui ne sont pas exposés aux rayons du soleil, et on recueille les fragments dans un flacon parfaitement sec et fermé par un bouchon de caoutchouc. Le mélange étant opéré, on le pulvérise grossièrement et on le jette sur un crible dont les mailles ont 0^m001 de diamètre. Les particules les plus fines serviront seules à la détermination. Deux tubes de Liebig en reçoivent environ 25 grammes. D'un gazomètre sort un courant d'air dont on peut à volonté régler l'énergie, et que l'on dépouille d'acide carbonique, en lui faisant traverser un tube contenant de l'eau de baryte — et d'eau, en le faisant circuler à travers un flacon renfermant de la pierre ponce imbibée d'acide sulfurique concentré. Cet air arrive enfin au tube de Liebig, qui repose sur de l'asbeste au fond d'un petit bac en treillis de fer et est alors chauffé doucement au moyen d'une lampe à alcool ou d'un bec de Bunsen. L'eau du mortier se vaporise et vient se condenser vers l'extrémité froide du tube, d'où on l'enlève fréquemment au moyen de papier à filtrer. D'habitude cette opération dure une heure. On écarte la flamme; mais on n'interrompt pas le courant d'air, puis, le refroidissement étant complet, on pèse de nouveau le tube et son contenu. La diminution de poids représente l'eau que contenait le mortier à l'état de liberté.

Il reste à déterminer la quantité d'eau combinée à la chaux sous forme d'hydrate : à travers le deuxième tube on envoie un courant d'anhydride carbonique qui déplace l'eau d'hydratation; par la chaleur on obtient la vaporisation de l'eau, que l'on enlève au point où elle vient se condenser. Une augmentation de poids indique la présence d'eau combinée, dans la proportion de 13 : 9; c'est-à-dire que si l'on constate que le tube a gagné en poids 13 grammes, on conclut que la substance renfermait 9 grammes d'eau combinée.

De petits fragments de mortier et de plâtras enlevés aux divers points des parois ne peuvent représenter les conditions moyennes d'un mur : tel est le reproche que l'on fait à une méthode qui fournira néanmoins des résultats suffisamment concluants, si l'on a soin de choisir les échantillons avec discernement.

« Lassaigne s'est appliqué à résoudre le même problème par l'appréciation directe de la proportion d'eau qui reste interposée dans les parties plâtrées des habitations. La pierre à plâtre contient 20 à 21 p. c. d'eau de cristallisation ou de combinaison ; calcinée sans fusion ignée, elle les perd et constitue le plâtre cuit qui entre dans nos constructions.

« Le plâtre cuit et pulvérisé, puis solidifié par l'absorption d'une certaine quantité de l'eau froide où on le délaye, et appliqué au revêtement d'une muraille, retient sur 100 parties en poids 36 d'eau ou d'humidité tant libre que combinée ; il perd cet excès d'eau par l'exposition à l'air dans un délai qui dépend de la température, des saisons, et à la fin il ne conserve que la proportion d'eau que l'on trouve dans la pierre à plâtre avant sa calcination ; c'est donc à 20 ou 21 p. c. d'humidité dans les plâtres que correspond la salubrité des habitations nouvelles. Le procédé de Lassaigne consiste à prendre, à l'aide d'une vrille ou taraud de 5 à 6 millimètres de grosseur, des portions de plâtre que l'on veut essayer en divers points et à diverses profondeurs de la muraille. Les quantités de plâtre extraites par le forage sont pesées au rouge obscur, pendant trois ou quatre minutes, dans un creuset de platine ou de porcelaine couvert ; un nouveau pesage constate la perte éprouvée par le plâtre calciné et privé d'eau. Lassaigne a été conduit par ses recherches à fixer entre 20 et 22 p. c. la proportion d'eau sur le plâtre, qui coïncide avec l'opportunité de l'entrée dans les habitations récemment construites (¹). »

2. *Méthode de Beer* (²). — Une caisse fermée à l'air et contenant un hygromètre est ouverte d'un côté et appliquée hermétiquement dans ce sens sur une partie limitée de la muraille. On aspire alors de l'air et l'on observe les variations de l'instrument. Cette méthode permet de reconnaître le degré élevé d'humidité de quelques murailles récemment achevées ; mais on est forcé de la condamner au point de vue pratique, tant sont grandes les difficultés que présentent la construction et le maniement de l'appareil.

3. On a encore essayé, dit Flügge, de conclure de l'humidité de l'air dans les appartements à la quantité d'eau contenue dans les murs. Mais il faudrait qu'aucune autre cause d'humidité ne pût agir sur l'air de la chambre ; — que la température intérieure ne fût soumise à aucun abaissement ou à aucune élévation pouvant déterminer une condensation de vapeur d'eau ou une évaporation plus

---

(¹) M. Lévy. *Loc. cit.*, t. I., p. 576.
(²) Flügge. *Lehrbuch der Hygien. Untersuchungsmethoden*, p. 405.

forte; — enfin que l'on connût exactement le volume d'air entrant et son degré hygrométrique. Les précautions dont on doit s'entourer sont donc nombreuses et il est douteux que l'on puisse obtenir des résultats suffisamment exacts.

Comme on le voit, les méthodes dont on dispose pour la détermination du degré d'humidité des murs sont encore bien imparfaites. On ne peut guère les considérer que comme des tentatives qui doivent nous rapprocher du but.

Lorsqu'on est appelé à fixer le temps après lequel une maison neuve peut être habitée, il faut tenir compte du climat, de la nature des matériaux et du mode de construction, ainsi que de la situation du bâtiment; s'il est isolé et exposé de toutes parts aux courants d'air, il se trouve nécessairement dans des conditions bien plus favorables au point de vue de l'assèchement, que si d'autres constructions l'entourent de divers côtés et le rendent peu accessible à l'air.

Propriétés thermiques des matériaux de construction. — S'il nous est loisible de changer de vêtements suivant les saisons et les oscillations de la température, d'autre part, les murs d'une maison présentent une structure invariable qu'il n'est pas possible de modifier. Il est donc indispensable que nos habitations nous préservent des chaleurs de l'été comme des rigueurs de l'hiver, nous abritent, enfin, contre toutes les vicissitudes atmosphériques. Les matériaux de construction généralement employés possèdent heureusement une conductibilité assez faible pour que les variations brusques de température nous soient épargnées, car ils sont aussi aptes à maintenir la maison chaude qu'à s'opposer à la pénétration de la chaleur extérieure. Ils représentent des réservoirs où le calorique s'accumule lentement en quantités considérables, pour en sortir avec la même lenteur, si le milieu devient plus froid. Étant mauvais conducteurs, ils ne suivent que de très loin les variations de température de l'air et même, en donnant aux murs une épaisseur convenable, on pourrait les soustraire à l'influence des saisons. Et si l'on se demande quelle relation existe entre la température de l'air des habitations et celle des parois, on reconnaît que cette dernière conserve une certaine valeur moyenne et, suivant les conditions, contribue à l'échauffement ou au refroidissement de l'air.

La température intérieure d'une habitation dépend en grande

partie de la construction des murs et des matériaux dont ils sont composés. Ceux-ci se laissent, en effet, traverser par le calorique d'une manière très différente. Les exemples suivants, que nous empruntons à D. Galton, montrent le nombre d'unités de chaleur transmises en une heure par une lame de matière d'un pied carré de surface sur un pouce d'épaisseur, une différence de température de 1° Fahrenheit existant entre les deux faces ([1]). Ce tableau fait ressortir les avantages relatifs des divers matériaux au point de vue de la non-transmission du calorique :

Marbre gris à grain fin	28
Marbre blanc à grain grossier	22
Pierre de taille	13.68
Verre	6.6
Maçonnerie de briques	4.83
Plâtre	3.86
Poussière de briques	1.33
Craie en poudre	87
Planches de sapin	1.37

Plus les matériaux sont bons conducteurs de la chaleur, plus il convient de leur donner de l'épaisseur. La déperdition de chaleur par les murailles varie en raison directe du pouvoir conducteur des matériaux et de la différence de température entre la surface intérieure et la surface extérieure du mur, et elle varie en raison inverse de l'épaisseur de ce dernier.

Par pied carré de surface, un mur peu élevé perd plus de calorique qu'un mur élevé. La raison en est évidente; l'air froid, en s'élevant le long du mur, absorbe une quantité de chaleur de moins en moins considérable, puisqu'elle dépend de la différence de température qui existe entre le mur et lui. (Loi de Newton.) En résumé, la quantité totale de chaleur qu'abandonne un mur à l'air qui s'élève le long de sa surface est proportionnelle à la racine carrée de la hauteur de ce mur.

Le tableau suivant indique les pertes de calorique par pied carré et par heure que subissent des murs de briques et de pierre de 40 pieds de hauteur, dans des bâtiments dont une seule face est

______

([1]) Le degré Fahrenheit vaut 5/9 degré centigrade ou 4/9 degré Réaumur.

exposée et pour une différence de température de 1° Fahrenheit entre l'intérieur et l'extérieur :

MAÇONNERIE EN BRIQUES.		PIERRE.	
ÉPAISSEUR.	UNITÉS DE CHALEUR.	ÉPAISSEUR.	UNITÉS DE CHALEUR.
Briques. Pouces.		Pouces.	
0 1/2 = 4 1/2	. 371	6	. 453
1 = 9	. 275	12	. 379
1 1/2 = 14	. 213	18	. 324
2 = 18	. 182	24	. 284
3 = 27	. 136	30	. 257
4 = 36	. 108	36	. 228

Si l'on compare deux murs dont la maçonnerie ait la même épaisseur, le premier compact, le second composé de deux parois séparées par une couche d'air centrale, on reconnaîtra que la transmission du calorique de l'intérieur de l'appartement vers l'air extérieur sera moindre dans le second cas ([1]).

La laine des scories, que l'on obtient en projetant violemment un jet de vapeur contre le courant de scories en fusion, a été préconisée comme matière isolante ; sa structure fibreuse rappelle celle du coton cardé ; au microscope, les fibres se présentent comme de petits tubes de verre pleins d'air, ce qui explique leur remarquable propriété isolante. Une couche de laine de scories de quelques centimètres d'épaisseur garantit déjà l'égalité de la température intérieure.

Enfin, les divers revêtements que l'on a l'habitude d'employer, le

---

([1]) Lorsqu'un mur homogène, d'une épaisseur E, est compris entre deux sources de chaleur de température T^o et t^o, $t^o < T^o$, chaque tranche du mur reçoit de la précédente et cède à la suivante une quantité de calorique proportionnelle à la différence de température des deux couches considérées. Cette quantité dépend de l'espace intermoléculaire compris entre les deux tranches, donc de la nature de la substance, autrement dit de sa conductibilité. — L'équilibre entre les sources calorifiques et le mur n'est établi qu'à partir du moment où la différence entre deux couches consécutives est constante. Cela posé, on comprend que si l'épaisseur du mur devient 2 E, la différence T^o-t^o sera répartie sur une longueur deux fois plus grande. Il existera donc un écart de moitié moindre entre deux tranches qui se suivent, et dès lors la quantité de calorique qui circulera sera deux fois plus faible. — Si le mur n'est pas homogène (tel est le cas lorsqu'une couche d'air est interposée), on se rend compte du phénomène en substituant à la partie hétérogène une épaisseur homogène équivalente.

stuc, le plâtre, le ciment, les papiers diminuent encore le refroidissement.

Les *fenêtres* sont les points faibles de l'enveloppe de l'habitation. On sait, en effet, que le verre est diathermane, c'est-à-dire transparent pour la chaleur ([1]). Les vitrages devront donc attirer spécialement l'attention, lorsqu'il sera question du chauffage des appartements. Si l'on veut se mettre à l'abri des variations de température, l'emploi des doubles fenêtres est nécessaire : une couche d'air est, en effet, emprisonnée et à l'abri de l'action de convection. La perte de calorique augmente un peu avec la distance qui existe entre les deux parois vitrées ; cela est probablement dû à la facilité plus grande qu'éprouvent les courants d'air à se former dans un espace plus large. Ainsi la distance entre les fenêtres étant de 0^m02, la chaleur perdue par une fenêtre simple est à celle perdue par une fenêtre double dans le rapport de 1 : 0.47 ; si la distance est de 0.05, la proportion devient 1 : 0.55 ; elle est enfin 1 : 0.6, si l'intervalle est porté à 0^m07. (Péclet.) Les doubles fenêtres sont donc à recommander contre le froid, dans nos climats, et à la fois contre le chaud et le froid extérieurs dans certaines zones.

Papiers peints et couleurs. — Si l'on se plaçait au seul point de vue de l'hygiène, on rejetterait peut-être d'une manière absolue l'emploi des papiers peints comme revêtement interne. En effet, ils absorbent l'humidité, s'imprègnent des produits volatils des excrétions pulmonaire et cutanée et peuvent, dans certaines circonstances, devenir le réceptacle de germes de maladies. Il est difficile cependant de ne pas tenir compte de la mode et du goût actuels : plus que jamais on recouvre les murs d'étoffes ou de papiers qui les imitent, et les hygiénistes ne peuvent avoir la prétention de réagir contre ces tendances, auxquelles ils se soumettent du reste eux-mêmes. Le mieux est donc, semble-t-il, de signaler certaines erreurs régnantes, dont les conséquences sont parfois sérieuses, et d'indiquer les précautions à prendre, tant dans le choix des papiers que dans la manière de les appliquer.

La présence d'arsenic dans les papiers peints a été fréquemment constatée. S'il est exact que les papiers de couleur verte en contien-

---

([1]) La perte de calorique est due au rayonnement et au contact avec l'air. On peut admettre, s'il s'agit de verre mince, que la température de la surface externe représente une moyenne entre la température de l'intérieur et celle de l'air extérieur. Si le verre est épais, il faut en outre tenir compte de son pouvoir conducteur.

nent d'ordinaire plus que les autres, on doit également reconnaître que ce toxique se rencontre encore, en quantité plus ou moins forte, dans beaucoup d'autres papiers diversement colorés et dans presque tous ceux de qualité inférieure. Il se peut que les couleurs elles-mêmes n'en présentent pas de trace et que l'arsenic existe, soit dans le mordant ([1]), soit dans l'une ou l'autre des substances employées à la fabrication.

Sous forme de combinaisons diverses et plus ou moins dangereuses, il entre d'ailleurs dans la composition de couleurs très variées ; ainsi dans un grand nombre de gris français et de teintes neutres ; certains papiers blancs en sont même aussi chargés que les papiers verts. Le bleu de cobalt en contient beaucoup ; certaines couleurs mauves, rouges, brunes, etc., en renferment également. (Cameron.)

Le danger est plus ou moins grand suivant la quantité d'arsenic que contient la matière colorante et la facilité avec laquelle le poison peut s'en détacher, sous forme de poussière ou de gaz, et être ensuite absorbé par l'homme. L'empoisonnement peut être occasionné par la présence dans le papier de quantités d'arsenic qui sembleraient très minimes et qui pourtant déterminent à la longue des accidents sérieux. Ajoutons que tous les sujets sont loin de montrer pour l'arsenic la même susceptibilité et que la forme sous laquelle le poison est absorbé peut encore expliquer les différences que l'on observe quant à la rapidité et à la gravité de ses effets ; à l'état pulvérulent, il est moins délétère qu'à l'état gazeux.

Le temps n'amoindrit pas le danger; au bout d'un certain nombre d'années, les tapisseries arsénicales sont aussi dangereuses que dans les premiers mois, plus dangereuses même, parce que la couleur a plus de tendance à se convertir en poussière ([2]).

Elles conserveraient même leur influence nuisible après avoir été recouvertes d'un badigeon ou d'autres papiers ([3]). (E. Reichardt.)

On doit tenir compte également des effets de la colle ; car Fleck a démontré qu'il se fait un dégagement d'hydrogène arsénié aux dépens de l'acide arsénieux libre du vert de Schweinfurt, sous l'action de

---

([1]) Ainsi, pour fixer la coralline, cette magnifique couleur rouge pivoine ou des dérivés colorés de l'aniline, on se sert dans certaines fabriques, comme mordant, de l'arséniate d'alumine. (*Annales d'hygiène publique et de médecine légale*, 2ᵉ série t. XLII, p. 166.)

([2]) *Ibid.*, t. XXXIX, p. 427.

([3]) *Archiv. für Pharmacie*, 1883, p. 271.

l'humidité et d'une matière organique, et spécialement de l'empois. Ses recherches ne lui firent pas découvrir de l'arsenic dans l'air qui avait été en contact avec un mélange d'acide arsénieux et d'eau en l'absence de matière organique. L'arsenic peut donc être absorbé, non seulement à l'état pulvérulent, mais encore à l'état gazeux, sous forme d'hydrogène arsénié, éminemment toxique.

Frappé de la fréquence des accidents dus aux tapisseries arséniquées, un hygiéniste anglais a conseillé de faire analyser un échantillon du papier avant de s'en servir et quelle que soit sa couleur. Il émettait également le vœu que l'absence du poison fût garantie par les fabricants ; depuis lors, plusieurs maisons anglaises se sont spontanément soumises à cette obligation. Ainsi M. Woollams, 110, Highstreet, Manchester Square, à Londres, a adopté les couleurs végétales, au lieu des matières minérales colorantes toxiques. Ces couleurs sont aussi agréables à l'œil qu'elles sont inoffensives, et les papiers qu'il produit sont parfaits à tous égards et véritablement artistiques. M. William Cooke, de Grove Works, à Leeds, et MM. Cotterell frères livrent également au public des papiers de tenture absolument dépourvus du poison dont il est question. Il est donc établi que l'emploi de l'arsenic dans la fabrication des papiers peints ne s'impose pas et que les teintes les plus délicates comme les plus éclatantes et les plus riches peuvent être obtenues en l'absence de ce toxique (¹).

L'acide arsénieux ne met pas obstacle au développement des champignons de moisissure, ainsi qu'on l'a cru longtemps ; cela n'empêche qu'on en fait parfois usage pour prévenir la décomposition de la colle ou de l'empois. Cette pratique est à la fois inutile et dangereuse, puisqu'elle ne mettra pas obstacle à la fermentation, qu'elle exposera à un dégagement d'hydrogène arsénié, et que, dans tous les cas, la substance remplira les pores du papier, d'où elle pourra passer, à un moment donné, dans l'air de l'appartement.

Disons un mot de l'application des papiers. Trop souvent on les superpose aux tentures anciennes et il peut en résulter qu'au bout

---

(¹) La vente des marchandises colorées par des pigments arsénicaux est absolument interdite en Bavière depuis 1845. En Prusse, la circulaire du 29 novembre 1854 tolérait sous certaines conditions l'emploi des couleurs arsénicales pour l'impression des papiers de tenture ; mais cette disposition a été rapportée d'une manière formelle par l'arrêté du 19 novembre 1877. En Suède, la proportion d'arsenic tolérée dans les papiers et les étoffes est extrêmement faible.

d'un certain nombre d'années des couches très nombreuses revêtent les murs. On accumule ainsi des poussières, des germes, des parasites, des matières fermentescibles, car la colle dont on fait usage est un terrain très favorable au développement de la putréfaction, et les papiers eux-mêmes, lorsqu'ils sont de qualité inférieure, renferment des matières susceptibles de fermenter.

Le plus souvent, il est vrai, toutes ces substances organiques sont à l'état de dessiccation, et leur décomposition est impossible; mais que les conditions d'humidité et de chaleur se rencontrent et le processus entrera en pleine activité.

Cette influence nuisible de la superposition des papiers a été observée à différentes reprises. Ainsi les officiers logés à la caserne de Knightsbridge, à Londres, se plaignirent, dans le courant de l'année 1869, d'une odeur « dégoûtante », et ils éprouvèrent, en outre, des nausées, des maux de tête, de l'insomnie. Toute autre cause d'insalubrité des logements ayant été écartée, on reconnut que les papiers avaient été fréquemment renouvelés (dans une chambre on compta jusque 14 couches); en raison de leur épaisseur, on avait fait usage d'une grande quantité de colle dont on retrouva des amas infects où s'étaient développés des moisissures et même des vers. Les papiers ayant été arrachés, les murailles lavées et désinfectées, aucune indisposition ne fut plus observée chez les officiers qui habitèrent ces locaux.

Vallin a observé des accidents d'une nature plus aiguë chez une personne logée dans un appartement dont on changeait les papiers : l'air des chambres avait une odeur infecte, qui provenait des papiers de tenture appliqués les jours précédents; la colle dont on avait fait usage était en pleine putréfaction ([1]).

Il serait à désirer que les conseils donnés par cet auteur fussent généralement adoptés :

1° Les architectes et les personnes intéressées pourraient veiller à ce que les peintres n'emploient pas de liquides corrompus pour fixer les papiers, comme cela a trop souvent lieu en été, par suite de négligence et par l'effet de la chaleur ;

2° Pour prévenir l'altération, soit immédiate, soit *ultérieure* de la matière employée, on ferait usage de borate de soude ou mieux d'acide borique, qui serait ajouté à la colle dans la proportion de 15 grammes

______

([1]) *Revue d'hygiène et de police sanitaire*, t. II, p. 481.

par kilogramme. Cette substance est inoffensive, elle est à vil prix et prévient assez bien la putréfaction. — Un autre agent excellent, très efficace, c'est l'acide salicylique; il est malheureusement plus cher que l'acide borique.

Dans les couleurs en détrempe, l'arsenic se rencontre fréquemment; la présence de la colle peut alors donner lieu à un dégagement d'hydrogène arsénié, si les murs sont humides. Il serait donc à désirer que dans toute couleur à la gélatine ou à la colle de Flandre on introduisît une substance antiseptique, et particulièrement de l'acide salicylique (2 grammes par litre), ce qui ne présenterait aucune difficulté et permettrait d'éviter l'odeur infecte que prend en été cette solution de gélatine, lorsqu'elle n'est pas de date récente. (Vallin.)

Il serait également fort désirable qu'au lieu de faire un usage aussi fréquent de couleurs blanches renfermant du plomb, on s'astreignît à n'employer que des matières colorantes inoffensives, par exemple le kaolin additionné d'une petite proportion de blanc de zinc, le blanc de zinc ordinaire ou oxyde de zinc, ou mieux encore le blanc de zinc de Griffiths, qui remplaceraient avec avantage le carbonate de plomb.

Le blanc de zinc, proposé depuis un siècle, est moins cher que le blanc de céruse, et dépourvu de toute propriété délétère; il couvre plus de surface que la céruse, dans la proportion de 1.20 à 1.30 pour 1, ce qui représente un avantage de 5 à 14 p. c. D'après M. Paliard, la peinture au blanc de zinc est d'un emploi qui demande, il est vrai, plus de soin, plus de délicatesse que celle au blanc de céruse; et la fraude est plus aisée avec ce dernier, qu'on mélange plus facilement de 70 p. c. de baryte, quand ce n'est pas du blanc de Meudon. — La commission des architectes de la ville de Paris a depuis longtemps émis l'avis que la peinture au blanc de zinc étant plus économique, plus belle, plus durable que celle à la céruse, il conviendrait d'inviter les architectes à l'adopter dans leurs travaux. — Il serait fort à désirer que ce conseil fût suivi et que l'on employât uniquement la peinture au blanc de zinc, qui a l'avantage d'être salubre, économique et de mettre mieux le public à l'abri des fraudes.

Le blanc de zinc breveté de Griffiths ne coûte pas plus que le carbonate de plomb, qui est toxique, et il possède deux fois plus de « corps », il couvre deux fois plus de surface que le carbonate de plomb ou l'oxyde de zinc. Ainsi, abstraction faite du point de vue hygiénique, il y aurait encore économie à l'employer.

Un autre succédané de la céruse est le blanc de Charlton, un oxy-sulfure de zinc tout à fait inoffensif, que l'hydrogène sulfuré n'affecte pas et·qui reste complètement neutre au contact du fer; le « Charlton White » se laisse mélanger aux couleurs que la céruse détruit et, au point de vue du corps, il est de 25 p. c. plus avantageux.

Il faudrait également renoncer à certaines autres couleurs émi-nemment toxiques, telles que le vert de Vienne, le vert de Scheele, le vert émeraude, que l'on peut remplacer par le vert de Brunswick, le vert minéral et le vert de chrome. Le vermillon est souvent falsifié par le minium. On s'assure de sa pureté en le chauffant dans un tube d'essai; s'il est pur, il. se volatilise entièrement.

Une compagnie anglaise, « The Silicate Paint Cº », fabrique une série de produits préparés au moyen d'une silice pure provenant de l'ouest de l'Angleterre, broyée, calcinée et mélangée avec des sub-stances résineuses ; elle a complètement renoncé aux sels de plomb, d'arsenic, de cuivre et d'antimoine que l'on emploie d'habitude pour donner de l'éclat à un grand nombre de couleurs. A poids égal, ces couleurs couvrent deux fois plus de surface. Elles n'exercent aucune action chimique sur les métaux. Une sorte de badigeon, le *Duresco*, préparé avec le « Charlton White », durcit la surface de la pierre, des briques ou du plâtre sur lequel on l'applique. Ce produit, qui est fabriqué par la même Compagnie, présente un triple avantage : il peut être lavé, n'est pas toxique et empêche la pénétration de l'humi-dité (¹).

CHAPITRE III.

LA MAISON ET SES DÉPENDANCES.

La salubrité des habitations ne dépend pas seulement du milieu, de la nature du sol, du choix des matériaux et de leur mise en œuvre ; la surface affectée en moyenne à chaque individu, la largeur de la rue, son orientation sont encore des conditions qu'il est essen-

(¹) S.-F. Murphy, *Our homes and how to make them healthy*. London, 1883, p. 123 et suiv.

tiel de considérer avant qu'il puisse être question de la distribution intérieure.

En Angleterre, en Belgique et en Hollande, une maison sert habituellement à loger une seule famille ; en France et en Allemagne, au contraire, on construit le plus souvent dans les villes de grands bâtiments dont chaque étage représente un ou plusieurs appartements complets. En d'autres termes, on répartit la population dans des logements qui se superposent au lieu de s'accoler dans le sens horizontal ; on donne aux bâtiments une hauteur exagérée et l'on restreint le plus possible la surface dont chaque habitant dispose. Si l'on établit un parallèle entre ces deux genres de constructions, l'hésitation n'est pas permise, et l'on accordera la préférence à nos demeures, qui, plus salubres, sont également plus confortables et nous isolent mieux de nos voisins. La multiplicité des étages, a dit M. Lévy, favorise entre les habitants d'une même maison un échange de méphitisme ; les maladies contagieuses trouvent, en effet, des conditions de propagation des plus favorables, grâce aux rapports indirects qui existent entre les diverses familles logées sous le même toit, abstraction faite de la porosité des murs et des plafonds, qui sont loin d'offrir aux miasmes et aux germes morbides une barrière infranchissable. La superposition des étages n'est, en réalité, qu'un mode d'encombrement.

Au moyen âge, alors que les villes étaient fortifiées et étroitement enserrées par des murailles, l'accroissement régulier de la population sur des surfaces limitées par les enceintes avait pour conséquence forcée la construction de maisons élevées et l'étroitesse des rues ; mais, de nos jours, les villes ne rencontrent plus d'obstacles à leur extension, les communications entre les divers quartiers sont devenues si faciles et si peu coûteuses, que le développement en surface ne présente pas d'inconvénients.

Si les maisons sont fort élevées, on doit augmenter en proportion la largeur des rues et donner aux cours des dimensions également considérables. Or, on s'y résigne difficilement, car cette hauteur exagérée des bâtiments n'a d'autre cause que la cherté des terrains ; on cherche à multiplier le plus possible les constructions sur une surface donnée, et l'on restreint à un minimum l'espace réservé aux cours et à la voirie. Mais en supposant même que l'on consente à donner aux rues une largeur en rapport avec l'élévation des constructions qui les bordent, le nombre des voies de communication serait forcément diminué, et par contre les blocs deviendraient trop étendus ; on n'aurait donc réalisé aucun avantage. Pour ne pas contrevenir aux lois de l'hygiène, on adoptera les constructions de dimensions moyennes, destinées à une seule famille, ce qui permettra de donner aux rues l'ampleur nécessaire sans tomber dans l'excès.

Généralement, des règlements de police limitent la hauteur des maisons d'après la largeur de la voie ; en principe, on doit se féliciter de ces mesures restrictives, qui n'ont d'autre objet que l'intérêt public et privé ; mais si l'on cherche à se rendre compte de la valeur pratique de ces règlements, on la trouve bien inférieure à ce que l'on serait en droit d'attendre. Les administrations communales, tout en reconnaissant la nécessité d'établir un rapport entre la hauteur des habitations et la largeur des rues, se montrent bien moins exigeantes qu'elles ne devraient l'être, et elles ont adopté fort arbitrairement des chiffres qui ne satisfont pas les hygiénistes. On comprend, d'ailleurs, qu'en prenant des mesures plus radicales on s'exposerait à léser les propriétaires.

Supposons, en effet, une maison de trois étages dépassant l'alignement dans une rue où l'application du règlement interdit les habitations de plus de deux étages. Le propriétaire, voulant opérer un changement à son habitation, devra démolir, céder une partie de son terrain à la voirie, créer une cour, s'il n'en possède pas, enfin, supprimer un étage, ce qui diminuera considérablement la valeur locative de son immeuble.

C'est pour obéir à des considérations de l'espèce que les règlements communaux sont généralement insuffisants.

Mais s'il s'agit de quartiers neufs, de nouvelles percées, les administrations sont réellement coupables lorsqu'elles n'adoptent pas des largeurs d'avenue, car elles font preuve d'imprévoyance et elles lèguent aux générations futures l'onéreuse obligation de compléter, au prix de sacrifices énormes, des travaux qu'un examen attentif eût rendus irréprochables.

Prenons comme exemple Paris et Liége, et mettons en regard les limites fixées dans ces deux villes.

A Paris, les maisons ne peuvent avoir une hauteur supérieure à 11^m70 dans les rues ayant moins de 7^m80 de large ; à 14^m75 dans les rues ayant moins de 9^m75 ; à 17^m55 dans les rues au-dessus de 9^m75. Sur les boulevards et dans les rues de 20 mètres, la hauteur peut être portée à 20 mètres.

6

A Liége, la hauteur ne peut excéder, y compris les entablements, attiques et toutes les constructions à plomb du mur de face : 8 mètres pour les rues au-dessous de 4 mètres de largeur ; 11 mètres pour les voies publiques de 4 à 8 mètres exclusivement ; 13 mètres pour les voies de 8 à 10 mètres exclusivement ; 15 mètres pour les voies de 10 à 12 mètres exclusivement ; 17 mètres pour les voies de 12 à 14 mètres exclusivement ; 18 mètres pour les voies de 14 à 16 mètres exclusivement ; 19 mètres pour les rues, places ou boulevards ayant au moins 16 mètres de largeur, ainsi que pour les quais. Dans les rues ou boulevards de 20 mètres et au-dessus, la hauteur des bâtiments pourra être portée à 20 mètres ; mais les constructeurs ne pourront faire en aucun cas, au-dessus du rez-de-chaussée, plus de quatre étages carrés, entresol compris.

Que le lecteur, pour se rendre compte de l'insuffisance de ces règlements, fasse le croquis lui donnant la coupe de ces rues, et il reconnaîtra que des rues bordées de maisons aussi élevées ne peuvent être que des couloirs tristement éclairés d'un jour douteux, si l'orientation ne vient, *par hasard,* sauver la situation.

Jusqu'en ces dernières années, on n'avait que des idées très vagues relativement à l'orientation et à la largeur des rues ; les données scientifiques précises qui devraient servir de base à la rédaction des instructions officielles faisaient presque complètement défaut. Un travail d'Ad. Vogt (de Berne) (¹) est venu combler cette lacune et permettra de rompre avec l'empirisme. Nous donnerons les principaux traits de ce remarquable mémoire.

Dans tous les règlements sur les bâtisses, on cherche à assurer aux habitations l'air et la lumière, mais il y est à peine question de la chaleur solaire, à laquelle nous attachons cependant tant de prix lorsque nous faisons choix d'une habitation.

Si l'on veut apprécier exactement les conditions de l'insolation, on doit avant tout déterminer mathématiquement l'angle d'incidence des rayons solaires aux divers moments de la journée et aux différentes saisons. Supposons qu'ils doivent frapper les murs d'une habitation de dix heures du matin à deux heures de relevée, c'est-à-dire

(¹) Ueber die Richtung städtischer Strassen nach der Himmelsgegend und das Verhältniss ihrer Breite zur Häuserhöhe, nebst Anwendung auf den Neubau eines Kantonsspitals in Bern. (*Zeitschr. für Biologie,* XV, p. 319.)

Resultate von Versuchen über die Einwirkung der Wärmestrahlen auf die Hauswandungen. (*Ibid.,* XV, p. 605.)

pendant quatre heures, on obtient par le calcul les valeurs suivantes pour l'angle d'incidence, α, à dix heures et à deux heures :

	Au jour le plus court.	Aux équinoxes.	Au jour le plus long.
Sous le 40ᵉ degré de latitude $\alpha =$	20°39'23″	41°33'39″	59°49' 9″
— 45° — — =	16°16'49″	37°45'41″	57°28'53″
Pour Berne ($\varphi = 46°57'$) — =	14°33'55″	36°14'27″	56°25'40″
Sous le 50ᵉ degré de latitude— =	11°52'30″	33°49'33″	54°38'40″
— 55ᵉ — — =	7°26'59″	29°47' 2″	51°25' 8″
— 60ᵉ — — =	3° 0'43″	25°39'32″	47°53'45″

On voit déjà qu'en admettant comme minimum pour la lumière diffuse un angle de 45° que l'on obtient en donnant aux rues une largeur égale à la hauteur des maisons, les conditions d'insolation sont, dans le plus grand nombre des cas, tout à fait insuffisantes. Si l'on se transporte au milieu de la zone tempérée, au 45ᵉ degré de latitude, la longueur de l'ombre portée ne sera égale à la hauteur de l'objet qui porte ombre qu'à l'époque où il y a égalité des jours et des nuits et seulement à l'heure de midi ; dans les rues dirigées de l'est à l'ouest et ayant une largeur égale à la hauteur des maisons, le pied des bâtiments exposés au soleil n'en recevra les rayons que pendant un instant, tandis que durant toute la moitié froide de l'année le fait ne se renouvellera plus, et au jour le plus court, les 2/5 environ de la hauteur des bâtiments situés du côté éclairé par le soleil resteront dans l'ombre, même à midi. C'est en hiver cependant que la chaleur du soleil est surtout désirable ; aussi Vogt détermine-t-il les conditions dans lesquelles on doit se placer pour que, au 21 décembre, les habitations soient visitées par le soleil pendant quatre heures (ce qui n'est certes pas exagéré), la façade occidentale et la façade orientale étant frappées chacune pendant deux heures. L'auteur a calculé, pour une durée d'insolation variable, l'angle d'incidence sous différentes latitudes de la zone tempérée et la longueur correspondante de l'ombre portée.

(α) angle d'incidence des rayons solaires pour une durée d'insolation quotidienne variable sous les différentes latitudes (φ), et rapport de la hauteur (H) de l'objet qui porte ombre à la longueur maximum de l'ombre (L).

Pour une durée d'insolation	φ = 40° Angle d'incidence α =	H : L = 1 :	φ = 45° Angle d'incidence α =	H : L = 1 :	φ = 50° Angle d'incidence α =	H : L = 1 :	φ = 55° Angle d'incidence α =	H : L = 1 :	φ = 60° Angle d'incidence α =	H : L = 1 :
de 10 minutes	26°32′ 6″	2,003	21°32′13″	2,534	16°32′15″	3,368	11°32′19″	4,898	6°32′22″	8,723
» 20 »	26 27 43	2,009	21 28 16	2,542	16 28 48	3,380	11 20 18	4,920	6 29 47	8,782
» 40 »	26 22 29	2,017	21 23 38	2,553	16 24 42	3,395	11 25 43	4,947	6 26 40	8,853
» 1 heure	26 9 41	2,036	21 12 16	2,578	16 14 40	3,432	11 16 58	5,012	6 19 10	9,030
» 1 h. 20′	25 51 50	2,063	20 56 24	2,613	16 0 40	3,485	11 4 43	5,107	6 8 39	9,290
» 1 h. 40′	25 29 1	2,098	20 36 6	2,660	15 42 44	3,555	10 49 2	5,234	5 55 9	9,645
» 2 heures	25 1 19	2,143	20 11 26	2,719	15 20 54	3,643	10 29 58	5,396	5 38 43	10,117
» 2 h. 20′	24 28 51	2,196	19 42 28	2,792	14 55 16	3,753	10 7 30	5,600	5 19 22	10,733
» 2 h. 40′	23 51 42	2,261	19 9 18	2,879	14 25 53	3,886	9 41 45	5,853	4 57 10	11,540
» 3 heures	23 10 3	2,337	18 32 2	2,983	13 52 50	4,047	9 12 45	6,166	4 32 9	12,606
» 3 h. 20′	22 23 0	2,428	17 50 47	3,106	13 16 11	4,240	8 40 35	6,553	4 4 22	14,045
» 3 h. 40′	21 33 44	2,531	17 5 41	3,252	12 36 3	4,473	8 5 17	7,037	3 33 52	16,054
» 4 heures	20 39 23	2,653	16 16 49	3,424	11 52 30	4,756	7 26 59	7,648	3 0 43	19,005
» 4 h. 20′	19 41 8	2,795	15 24 13	3,630	11 4 8	5,112	6 45 43	8,434	2 24 59	23,697
» 4 h. 40′	18 39 8	2,963	14 28 24	3,874	10 15 41	5,524	6 1 36	9,472	1 46 44	32,197
» 5 heures	17 33 33	3,160	13 29 6	4,170	9 22 36	6,056	5 14 42	10,893	1 6 3	52,045
» 5 h. 20′	16 24 34	3,396	12 26 38	4,532	8 26 34	6,737	4 25 8	12,941	0 22 51	150,458
» 5 h. 40′	15 12 20	3,679	11 21 4	4,981	7 24 40	7,688	3 32 58	16,122		
» 6 heures	13 32 54	4,150	10 12 35	5,552	6 26 44	8,852	2 38 19	21,699		
» 6 h. 20′	12 38 47	4,457	9 1 17	6,298	5 21 51	10,650	1 41 16	33,940		
» 6 h. 40′	11 17 46	5,006	7 47 21	7,311	4 15 7	13,451	0 41 55	82,026		
» 7 heures	9 54 8	5,728	6 30 52	8,757	3 5 59	18,466				
» 7 h. 20′	8 28 2	6,717	5 11 59	10,989	1 54 36	29,988				
» 7 h. 40′	6 59 35	8,153	3 50 50	14,867	0 41 2	83,772				
» 8 heures	5 28 56	10,419	2 27 32	23,287						

La longueur de l'ombre portée permet de calculer, pour toutes les orientations, la largeur à donner à la rue. Appelons méridionales les rues qui vont du nord au sud, et équatoriales celles qui se dirigent parallèlement à l'équateur. Représentons par α l'angle d'incidence, par φ l'angle que la rue forme avec le méridien, par L la longueur de l'ombre portée, c'est-à-dire la largeur de la rue, et par H la hauteur de la maison. Nous obtiendrons, pour les rues méridionales où $\delta = 0$:

$$\frac{L}{H} = \frac{\sin (30°)}{\tang \alpha} = 1/2 \cot \alpha$$

et pour les rues équatoriales ($\delta = 90°$) :

$$\frac{L}{H} = \frac{(\cos 30°)}{\tang \alpha} = \sqrt{3/4} \cot \alpha.$$

D'où l'on trouve sous les différentes latitudes les rapports suivants entre la hauteur des maisons et la largeur des voies :

			Rues méridionales.		Rues équatoriales.
Sous 40° lat.	H : L	=	1 : 1,3263	=	1 : 2,2971
— 45° »	H : L	=	1 : 1,7121	=	1 : 2,9654
A Berne	H : L	=	1 : 1,9243	=	1 : 3,3333
Sous 50° lat.	H : L	=	1 : 2,3778	=	1 : 4,1184
— 55° »	H : L	=	1 : 3,8238	=	1 : 6,6230
— 60° »	H : L	=	1 : 9,5027	=	1 : 16,4591

Si l'on donne aux bâtiments une hauteur égale à la largeur de la rue, sous nos latitudes, l'insolation n'est jamais complète à l'époque où elle serait le plus nécessaire. Dans les rues équatoriales, la moitié des habitants, ceux qui occupent les maisons exposées au nord, sont condamnés à ne jamais être visités par le soleil, et il en est à peu près de même dans toutes les rues qui dévient du méridien de 30° ; aussi est-il difficile de comprendre comment on a pu conseiller de tracer les rues du S.-E. au N.-O., c'est-à-dire suivant une moyenne entre la direction équatoriale et la méridionale.

Les formules de Vogt permettront de calculer la largeur à donner à une rue, en tenant compte de la latitude, de la direction de la voie, de la durée d'insolation désirée ; elles feront également connaître la hauteur à laquelle les rayons du soleil ne frapperont plus les bâtiments.

Pour faire comprendre l'importance accordée par tous les hygiénistes à la chaleur solaire, quelques mots d'explication ne seront pas superflus. Nous ne ferons que signaler la salutaire influence de la lumière sur le moral. En pénétrant dans les appartements à travers les vitres des croisées, en tombant sur les murailles, les rayons de soleil les échauffent, et la quantité de calorique absorbée dépend en partie de la nature des matériaux, des qualités de leur surface et de leur couleur, et en partie enfin de l'angle d'incidence. Les murs échauffés deviennent ainsi, pour les couches d'air voisines, une cause de mouvement, et l'aération ne se fait pas seulement mieux dans la rue, mais encore à l'intérieur des habitations, où le frottement occasionné par le mouvement ascensionnel de la couche d'air et l'augmentation de température de la paroi ont pour effet d'accélérer les échanges à travers les matériaux poreux; les conditions de la ventilation naturelle sont d'autant plus favorables que les matériaux sont plus secs.

Vogt a pu s'assurer qu'à Berne, où les rues du centre ont une direction presque exactement équatoriale, la mortalité est moins élevée du côté exposé au soleil. L'auteur fait remarquer fort judicieusement que si le soleil est parfois gênant, on peut, grâce à divers moyens, se garantir de ses rayons, tandis que si l'orientation est vicieuse, on doit renoncer à les voir pénétrer dans les appartements. Nous avons dit avec quelle rapidité tout un côté rentre dans l'ombre pendant la mauvaise saison, si la direction s'écarte notablement de celle du méridien. Lors de la création de nouveaux quartiers, il conviendrait, d'après Vogt, de tracer les voies principales du nord au sud, en proportionnant leur largeur à la hauteur des maisons; la chaleur solaire serait ainsi également partagée entre les habitations des deux côtés; les voies transversales ou équatoriales seraient très courtes et très larges, l'ampleur à leur donner étant calculée au moyen de la formule de l'auteur (¹).

Il convient de remarquer que le travail si intéressant de Vogt ne doit être considéré que comme un acheminement vers les règles pré-

---

(¹) Dans la section d'hygiène du Congrès des naturalistes allemands qui s'est tenu à Fribourg en 1883, M. Knauff a soumis les idées de M. Vogt à un examen critique très approfondi. Tenant compte de la position du soleil aux différentes époques de l'année, de la grandeur et de la direction du cône lumineux, il a montré, à l'aide de démonstrations mathématiques et physiques, que ce n'est pas le côté est, mais le côté sud qui, en hiver, est le plus exposé aux rayons du soleil, tandis qu'en été il en est relativement moins atteint. C'est donc à la répartition relative de la lumière et de la chaleur variable avec les saisons qu'il faut attacher le plus d'importance, lorsqu'il s'agit de choisir l'orientation; par contre, la quantité absolue de calorique reçue dans le cours d'une année, qui est certainement le plus considérable pour une exposition à l'est, ne peut être prise en considération. L'exposition méridionale serait la plus hygiénique, tandis que l'orientale serait non seulement moins favorable, mais même inférieure à l'occidentale. (*Deutsche Vierteljahrsschr. f. öffentl. Gesundheitspflege,* Bd. XVI, p. 133.)

cises qui (le jour où la science sera assez avancée pour remplacer ses formes dubitatives par des affirmations) détermineront le véritable objectif que l'on doit avoir en vue lorsqu'il s'agit du tracé des nouvelles rues et des nouveaux quartiers.

Jusqu'aujourd'hui, l'étude du savant Bernois n'est qu'une théorie dont l'application rencontrera le plus souvent des obstacles insurmontables. En effet, ce ne sont pas des considérations théoriques, mais les exigences locales qui détermineront le tracé des rues dans l'immense majorité des cas, puisque les voies de communication principales auront toujours pour but de relier aussi directement que possible l'intérieur des villes aux routes qui conduisent aux villages voisins ou bien encore de mettre en relation divers points importants de l'agglomération.

Sous-sols. — Les effets nuisibles du froid humide sur la santé, les dangers auxquels nous expose la pénétration de l'air souterrain dans les habitations ont été signalés plus haut avec assez d'insistance pour que l'insalubrité des logements souterrains puisse être admise *à priori*. En supposant même que toutes les précautions aient été prises pour se prémunir contre ces influences mauvaises, les soussols n'en restent pas moins des lieux d'habitation fort défectueux et que l'hygiène condamne d'une manière absolue, surtout lorsqu'ils ne sont pas simplement destinés à servir de cuisines, d'ateliers, etc., mais qu'on les utilise comme demeure permanente. Suivant nous, il serait même désirable qu'on renonçât définitivement à les occuper.

Généralement, leur éclairage est insuffisant : d'abord, en raison de leur situation, ils sont soustraits à l'action directe de la lumière et de la chaleur solaires (et ce mal est sans remède). Les fenêtres, qui sont toujours basses et souvent même grillagées, sont un second obstacle à un éclairage convenable. Si l'on ajoute à cela que la ventilation naturelle se fait d'une façon tout anormale, puisque les échanges gazeux avec l'atmosphère ne sont possibles qu'à travers la seule partie des murailles qui émerge de terre, et que les segments inférieurs en contact avec la terre voisine permettent simplement la pénétration de l'air souterrain ; d'autre part, si l'on a assuré l'imperméabilité des murs, il n'est plus question de ventilation interstitielle ; cette dernière est anéantie (¹). On ne peut donc plus compter

______

(¹) Lorsque la température extérieure est supérieure à la température du soussol, en admettant même que portes et fenêtres soient ouvertes, la ventilation ne se fait pas, car il ne se produit pas de courant ascensionnel.

que sur l'ouverture des fenêtres et des portes, qui, tout en exposant les habitants à des courants désagréables, n'offre pas encore l'efficacité voulue, en raison du peu de hauteur des premières, qui ne permet qu'un renouvellement presque toujours insuffisant, et de la mauvaise disposition des corridors et des escaliers, rarement placés de manière à contribuer efficacement à l'aération des locaux souterrains. Pour corriger ces défauts dans la mesure du possible, il faudrait donc que les fenêtres fussent beaucoup plus hautes, les plafonds plus élevés, les communications avec le corridor de la maison plus larges et mieux entendues.

Avant tout, un sous-sol dont on veut faire un lieu de séjour intermittent doit être à l'abri des inondations. On a fixé à un mètre la distance qui doit exister entre le niveau maximum de l'eau souterraine et le sol du local, mais cette distance dépend évidemment des dispositions que l'on a prises pour éviter l'ascension des eaux souterraines par capillarité et de la nature du sol sur lequel on construit. L'orientation nord doit être absolument évitée.

Pour déterminer si des locaux de ce genre sont admissibles, on devra tenir grand compte de la largeur des rues, de la profondeur des cours ou jardins et bien se pénétrer des indications données par Vogt en vue d'assurer aux habitations une insolation suffisante. On ménagera entre les fondations et le sol voisin un espace libre de 0^m80 au moins ; de la sorte, l'air pourra circuler entre les murs principaux et une deuxième muraille extérieure ; le fond de cette aire descendra au-dessous du sol des locaux. Le soubassement tout entier reposera sur une couche de béton recouverte d'asphalte.

Les chambres doivent avoir une hauteur minimum de 2^m60, et les ouvertures des fenêtres s'élever à 1 mètre au moins au-dessus du niveau du sol voisin ; les murs seront cimentés et peints à l'huile.

Sauf dans les cuisines, le dallage ou carrelage sera remplacé, comme trop froid, par un plancher ou un parquet posé sur poutrelles, de manière à le séparer de la couche isolante d'asphalte. Mais nous ne pouvons conseiller cette disposition que s'il existe une aire sèche, parce qu'alors on peut assurer la circulation de l'air sous le plancher et prévenir ainsi la pourriture du bois. Si l'on veut éviter le refroidissement des membres inférieurs, l'emploi des parquets de MM. Damman et Cassard ([1]) se trouve indiqué. Ainsi que le montrent

[1] Bruxelles, 75, rue de la Clinique.

les figures 10, 11, 12 et 13, ces parquets se composent de deux parties distinctes : le carrelage et le revêtement en bois. Le carrelage se fait en pierres dures percées de trous coniques ; elles se placent au bain de ciment. C'est sur cette base solide que repose le

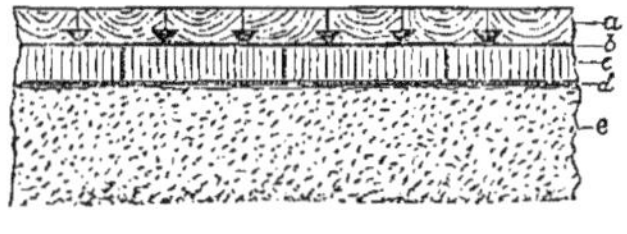

Fig. 10.

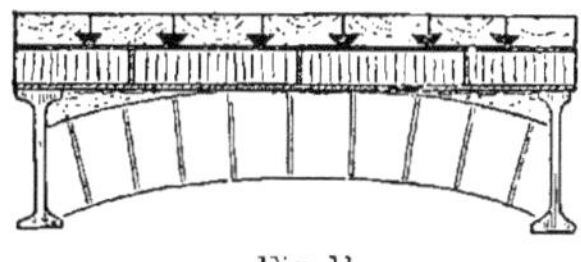

Fig. 11.

revêtement en bois, dont les pièces détachées sont façonnées à rainures et à queue d'aronde. On coule du bitume sur le carrelage ; les trous de bitume s'emplissent, et lorsque les pièces du parquet sont posées dans le produit encore bouillant, celui-ci pénètre dans les queues d'aronde, de manière que le revêtement se trouve rivé au carrelage.

La figure 10 montre un parquet hydrofuge posé directement sur le sol ; la figure 11, le même parquet posé sur voûtes.

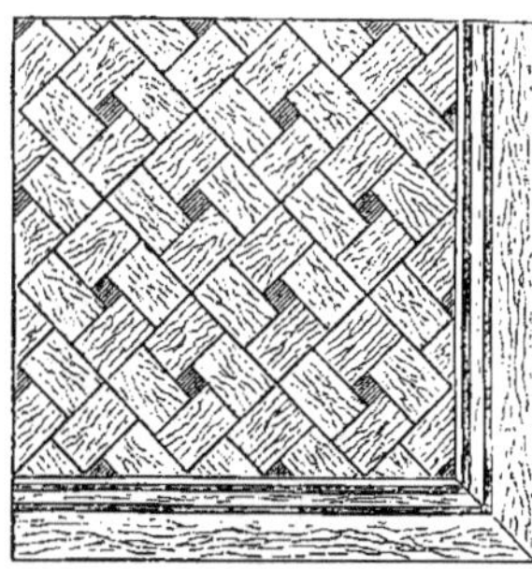

Fig. 12.

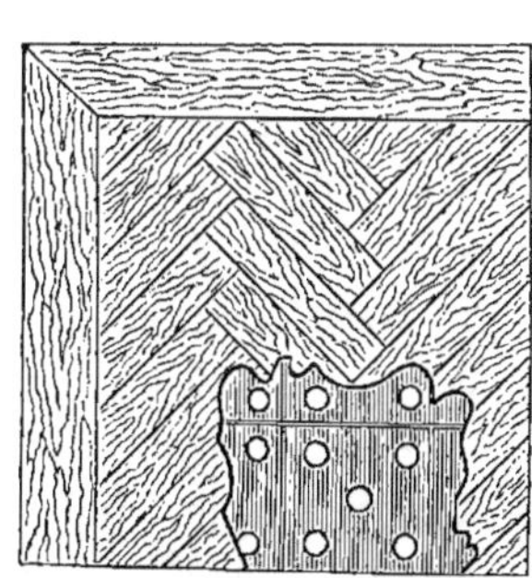

Fig. 13.

D'une manière générale, les auteurs attribuent aux habitations souterraines un rôle marqué dans la genèse du rhumatisme, des fièvres intermittentes, des affections diarrhéiques, scrofuleuses et tuberculeuses. Les maladies épidémiques frapperaient également de préférence les individus logés dans les sous-sols.

On ne s'est pas borné à des affirmations aussi générales ; plusieurs auteurs ont demandé à la statistique la confirmation des idées reçues et ils ont recueilli des chiffres qui, sans être absolument décisifs, offrent néanmoins un véritable intérêt.

Ainsi Lehnerdt a trouvé, pour Berlin, que sur 25,171 personnes atteintes de maladies épidémiques, 2,247 cas (89 p. m.) avaient été observés dans des logements souterrains, alors que la population qui vit dans ces locaux représente 91.8 p. m. de la population totale. Cette statistique ne démontrerait pas l'insalubrité relative des sous-sols, si la coqueluche, le typhus, la diphtérie, le choléra, la scarlatine, la fièvre puerpérale n'y figuraient pour des chiffres supérieurs à la moyenne.

Hirsch a également observé que, pendant le choléra de 1866, dans la population en général, la mortalité était de 9.2 habitants sur 1,000, tandis que l'on comptait 11.6 cas mortels par 1,000 habitants parmi les gens logés dans les caves.

Enfin, d'après Schwabe, la mortalité annuelle se répartit, selon les étages, de la manière suivante :

Souterrains	25.3 p. m.
Rez-de-chaussée	22
1er étage	21.6
2e —	21.0
3e —	22.6
4e — et au-dessus . .	28.2

Il est à remarquer qu'à Berlin, les habitations souterraines sont occupées, dans 68 p. c. des cas, par des individus qui jouissent d'une aisance relative ; ce sont de petits boutiquiers, cabaretiers et artisans, vivant dans des conditions bien supérieures à celles qui entourent les journaliers, manœuvres, commissionnaires, etc., logés au 4e étage. Si, parmi ces derniers, la mortalité est plus forte, cela ne signifie pas que les souterrains représentent des logements plus salubres ; l'aisance des habitants explique sans doute pourquoi les décès y sont moins nombreux. On se trouve donc en présence d'un second facteur, qu'on ne peut malheureusement éliminer, et qui ne permet plus d'apprécier nettement l'influence du logement.

Fait remarquable : de 1860 à 1873, la mortalité par maladies épidémiques a suivi, à Berlin, une progression ascendante, et tandis qu'elle augmentait de 39.5 p. c. chez les habitants des caves, elle gagnait seulement 34.4 p. c. dans le reste de la population. Les maladies infectieuses, la phtisie, la diarrhée, ont été les causes principales de cet accroissement des décès dans les logements souterrains.

Nos conclusions seront formelles : De sérieux motifs doivent faire rejeter les sous-sols comme habitations temporaires ou permanentes. Si néanmoins les convenances ou les nécessités les font admettre, on recourra à toutes les mesures préventives indiquées précédemment, et l'on combinera l'éclairage, le chauffage et la ventilation de manière à écarter autant que possible les causes d'insalubrité. Mais nous maintiendrons cependant que *les sous-sols se trouvent toujours, vis-à-vis des étages, dans une situation d'infériorité à laquelle tous les correctifs ne remédieront qu'incomplètement.*

Mansardes. — Leur position élevée permet d'espérer un large renouvellement de l'air, mais généralement leur construction laisse trop à désirer pour que l'on puisse considérer cet avantage comme bien réel. Les alternatives du chaud et du froid s'y font trop sentir pour qu'on puisse les regarder comme des logements vraiment salubres : la température y est torride en été et glaciale en hiver. On devrait donc songer à les aménager d'une manière plus soigneuse.

Nous ne dirons rien de la ventilation ; il suffit, en effet, que les fenêtres du toit soient plus grandes ; on y arrivera en supprimant les tabatières pour les remplacer par des lucarnes, qui donnent un aspect plus coquet aux toitures. Quant à la sensibilité aux alternatives de la température extérieure, elle provient de la conductibilité trop grande des matériaux de recouvrement de la toiture et de son peu d'épaisseur ; aussi pourra-t-on y remédier en employant la disposition suivante, qui a l'avantage d'être facilement réalisable et d'exiger peu de frais supplémentaires. On connaît le faible pouvoir conducteur de l'air pour la chaleur : un coussin d'air que l'on interposera entre la toiture proprement dite et la paroi de la mansarde garantira donc contre le passage trop brusque de la température d'un extrême à l'autre.

On peut également loger une forte couche de *laine de scories* entre le plafond et la couverture métallique. M. Bourrit (de Genève) recommande même l'interposition de cet isolant entre les chevrons de n'importe quel genre de toiture, afin de garantir les combles des températures extrêmes de l'hiver et de l'été. Cette matière, étant fort légère, ne charge pas les plafonds. Le calfeutrage en laine de scories coûterait de 3 fr. 50 à 4 fr. 30 par mètre de surface ([1]).

Le « ciment ligneux », invention de M. C.-F. Weber, de Leipzig, ou celui de M. K. Häusler, de Hirschberg (Silésie), sont des corps mauvais conducteurs que l'on emploie comme couverture lorsqu'on veut se garer des mêmes inconvénients.

([1]) Congrès international d'hygiène de Genève, t. II, p. 378.

Les combles sont toujours occupés par la classe pauvre, généralement très peu soucieuse des soins de propreté, trop ignorante d'habitude pour essayer de compenser par l'ampleur du logis les défauts qu'il présente. D'ailleurs, un budget déjà trop limité serait ainsi grevé d'une manière disproportionnée. S'agit-il des domestiques, un égoïsme mal entendu, en les plaçant dans un milieu peu favorable, risque de compromettre la valeur hygiénique des installations destinées aux maîtres; pendant la journée, leurs occupations les retiennent à l'office, c'est-à-dire souvent dans les souterrains; le soir, ils prennent leur repos sous les toits. Ne doit-on pas craindre le voisinage de gens qui, vivant dans des conditions d'hygiène médiocres, peuvent offrir quelque jour une susceptibilité plus grande à diverses maladies? D'ailleurs, les relations étroites qui s'établissent entre les divers locaux d'une habitation nous montrent assez qu'il faut assurer scrupuleusement la salubrité de toutes les parties de nos demeures, et qu'en cette matière on doit autant que possible éviter toute inégalité entre les maîtres et les domestiques.

On semble également perdre de vue que le cubage de place et la ventilation doivent être d'autant mieux assurés que l'on a des motifs de croire à des soins de propreté peu minutieux. Il conviendrait donc de donner tout d'abord plus d'ampleur aux mansardes, d'en mieux régler la ventilation et les alternatives de la chaleur, et peut-être, ne fût-ce que pour des motifs d'esthétique, d'en revenir aux combles à la Mansard, qui, en augmentant l'effet décoratif que nos corniches permettent si peu, seront bien plus favorables au point de vue hygiénique. La hauteur des mansardes ne devrait jamais être inférieure à 2^{m}50. Les fenêtres ou les autres orifices de ventilation devront être disposés de manière à prévenir la stagnation de l'air au voisinage du plafond et à permettre la prompte évacuation de l'air vicié et échauffé qui a gagné les couches supérieures; si on lui donne le temps de se refroidir, les impuretés retombent et se mélangent de nouveau à l'air.

Bien que, en raison du petit nombre de faits observés, les idées ne soient pas encore parfaitement assises en ce qui regarde la salubrité relative des différents étages, il est néanmoins un point que l'on peut considérer comme définitivement établi. Il est hors de doute que la salubrité générale croît avec la surface moyenne affectée à chaque individu dans les villes, et il s'ensuit que plus une maison sera élevée, plus large devra être sa base, car donner à un édifice de nombreux étages, c'est admettre implicitement qu'il recevra beaucoup de locataires. Mais il est rare que l'on satisfasse à ce desideratum, et les règlements locaux sur les bâtisses témoignent partout d'une tolérance en opposition directe avec les règles de l'hygiène. L'intérêt général étant ici en jeu, il serait fort à désirer que les administrations que la chose concerne tinssent moins compte des intérêts privés et que, pour les nouveaux quartiers du moins, l'espace libre réservé fût mesuré moins parcimonieusement.

Lorsque nous traiterons de la ventilation, nous verrons qu'un espace de 25 mètres cubes par tête doit être considéré comme indispensable, abstraction faite des nécessités du renouvellement de l'air. Les règles ainsi posées ne s'adressent évidemment qu'aux pièces dans lesquelles on fait un séjour prolongé, c'est-à-dire aux chambres à coucher, aux chambres de travail, au salon où la famille se tient réunie. Généralement, la tendance au luxe, le désir de la représentation, sont en conflit ouvert avec l'hygiène; le salon de réception, la salle à manger, les seuls appartements, enfin, où l'on passe un minimum de temps, sont précisément ceux auxquels on donne le plus d'ampleur, et les chambres de travail, les chambres à coucher, se ressentent de la gêne que l'on s'est imposée pour conserver un salon spacieux.

Quel que soit l'étage où se trouve une chambre, on ne devrait jamais lui donner moins de 3^m50 de hauteur; les couches d'air supérieures d'un appartement habité présentant le maximum de viciation, on doit s'efforcer d'éloigner le plus possible les causes d'infection des organes respiratoires.

Tolérer, comme cela se fait trop souvent, une hauteur de 2^m50 pour les entresols, c'est aller au devant du danger et s'exposer à respirer un air qui a déjà passé par d'autres poumons, en un mot, à le ruminer ([1]).

Il ne faut cependant pas dépasser le but et donner aux appartements une hauteur supérieure à 4^m50, car ce serait créer des difficultés pour le chauffage des pièces.

Nous avons déjà dit le rôle des tapisseries et des enduits dans la ventilation interstitielle; faire usage de la peinture à l'huile pour les

---

([1]) Le nouveau règlement de la ville de Bruxelles fixe comme minimum 2^m80 pour les étages, 2^m60 pour les mansardes et 3^m00 pour le rez-de-chaussée.

murs des chambres ne nous paraît pas rationnel ; cependant, il convient de signaler un cas où elle sera employée avec avantage. Nous entendons parler de la *chambre de malade*. Celle-ci, qui devrait exister dans toute maison particulière, sera située à l'étage le plus élevé et ne communiquera que d'une manière indirecte avec les appartements voisins, car, en cas d'affection contagieuse, la première mesure à prendre est d'isoler celui qui en est atteint. D'autre part, le va-et-vient dans l'escalier, les corridors ou les chambres voisines est une cause de fatigue, d'ennuis que l'on amoindrit ainsi de beaucoup. Les bruits de la rue y arrivent presque éteints, si l'on a soin de choisir l'emplacement sur la façade postérieure, l'air y pénètre plus pur, et, chose précieuse, les agents infectieux ont moins de tendance à se répandre dans la maison.

Pour éviter la formation de dépôts de poussières, tous les angles seront arrondis, tant aux points d'intersection des murs qu'au voisinage du plafond.

Les murs et le plafond seront recouverts de ciment anglais (plâtre aluné) ou de stuc parfaitement poli (¹), ce qui permettra de les nettoyer fréquemment au moyen de grosses éponges humides trempées dans de l'eau de savon ou dans un liquide désinfectant et de les essuyer immédiatement avec des éponges ou des linges secs. Leurs surfaces polies, dit M. Lévy, ne s'imprégneront point, comme les murs plâtrés, de la vapeur d'eau qui sert de véhicule à des matières organiques putréfiées, et ne se tapisseront pas de poussières organiques (²). Depuis longtemps déjà, les Anglais ont reconnu les avantages de ce système et ont employé le stuc comme revêtement interne des murs dans un grand nombre d'hôpitaux.

Le ciment de Paros (plâtre durci au moyen de borax) est très répandu en Angleterre ; mais son prix est élevé et on l'accuse de se crevasser facilement. On ne peut l'obtenir que blanc ; au bout de quelques années, il fonce en couleur et finit par prendre un aspect malpropre qui ne peut être corrigé que par la peinture à l'huile. Par mesure d'économie, on pourra peindre les murs à l'huile ; on choisira de préférence une teinte assez tendre pour égayer l'œil sans le fatiguer, le havane clair ou le gris perle, par exemple.

(¹) Comme l'humidité provenant du lavage des murailles altérerait le plâtre que contiennent souvent les stucs, on le remplacera avec avantage par des pouzzolanes ou des tuileaux broyés.

(²) M. Lévy, *loc. cit.*, t. II, p. 531.

Le plancher sera rendu imperméable par l'application de plusieurs couches d'huile de lin bouillante.

Ici encore, les planchers Damman et Cassard sont très recommandables.

Le plafond devra présenter la même imperméabilité que les autres parois, être aussi uni que possible et ne pas être traversé par des poutres en saillie.

Alcôves. — Dans le but de cacher à la vue le désordre du lit, on construit des alcôves fermées par des rideaux, quelquefois même par une porte. L'hygiène condamne d'une manière absolue cette pratique, qui tend heureusement à disparaître. Rien n'est plus détestable que de soustraire à la lumière solaire, à la salutaire influence de l'atmosphère, les literies, qui se chargent, par la transpiration et la respiration du poumon et de la peau, de déchets organiques qui ne deviennent indifférents qu'à la condition d'être rapidement oxydés. De plus, en supposant même que les rideaux soient ouverts pendant la nuit, les alcôves placent le dormeur dans une atmosphère confinée et bientôt viciée par sa respiration. Elles doivent donc être abandonnées.

Il en est de même des armoires pratiquées dans l'épaisseur des murs ; elles sont, il est vrai, l'orgueil des ménagères, mais qu'elles soient destinées à recevoir du linge, des habits ou des provisions, l'air y circule et s'y renouvelle difficilement, par là se corrompt bientôt et peut devenir une source de dangers.

Corridors et escaliers. — Il faut assurer aux corridors et escaliers des conditions hygiéniques de premier ordre, puisque c'est en partie par leur intermédiaire que l'air affluera dans les appartements et qu'il y arrivera à l'état de pureté, si l'on a tenu compte des exigences de l'hygiène.

On peut les comparer à un vaste appareil ventilateur destiné à assainir la maison tout entière. Pour cela, ils doivent être larges, spacieux, et une fois encore l'architecture et l'hygiène ont un intérêt commun.

Si l'escalier s'étend d'une façade à l'autre et peut être largement ventilé et éclairé par de nombreuses fenêtres donnant sur les paliers, et même par un lanterneau à parois mobiles, on se sera placé dans d'excellentes conditions. Est-il rien de plus mesquin, de plus incommode et en même temps de plus malsain que ces escaliers en colimaçon, étroits, obscurs, où, le jour ne jetant qu'une clarté douteuse, on cherche à tâtons son chemin, où l'on est obligé de s'effacer pour livrer passage aux personnes qui descendent, alors qu'on gravit les marches?

Construits avec ampleur, ils permettent à l'air et à la lumière de pénétrer à flots dans les habitations.

Nous ferons également remarquer que les escaliers en pierre donnent moins de poussière que les escaliers en bois, qu'on leur préfère généralement par raison d'économie, et qu'ensuite, en cas d'incendie, ils offrent une chance de salut en plus.

Comme les convenances personnelles des locataires décident seules de l'emplacement des chambres à coucher, des salons, etc., nous ne croyons pas devoir en parler, car le constructeur n'y est point intéressé.

Toiture. — Le toit est le couvre-chef de la maison; en la mettant à l'abri des intempéries, il doit cependant permettre à l'air chaud et vicié provenant des différentes chambres habitées de s'échapper dans l'atmosphère. Aujourd'hui, on donne au toit une inclinaison moins forte qu'autrefois, parce qu'on fait usage pour les recouvrements de matériaux plus lisses, qui rendent plus facile l'écoulement des eaux pluviales; c'est un tort. Dans nos contrées, où la saison pluvieuse représente la majeure partie de l'année, on ne peut prendre trop de précautions pour s'affranchir de l'humidité provenant de cette source.

Les matériaux généralement employés pour le recouvrement des toitures sont : les tuiles, les ardoises, le zinc, le plomb et la tôle. On doit poser en règle générale que moins les matériaux de toitures sont perméables à l'air, plus il convient de multiplier les ouvertures (lucarnes, fenêtres, etc.). Les tuiles, à cause de leur porosité, favorisent la ventilation naturelle, et comme les joints sont fermés à l'aide de mortier, le passage de l'air se fait sans difficulté à travers ces toitures; cependant, comme elles sont très poreuses, l'eau les traverserait si l'on n'avait soin de donner au toit une pente considérable; l'inclinaison devra varier entre 40 et 60 degrés.

L'ardoise est compacte, solide, peu altérable par l'air et par l'eau; de plus, elle est très lisse; elle offre donc de sérieux avantages au point de vue de l'écoulement des eaux; une pente de 28 à 45 degrés sera suffisante, lorsqu'on fera usage d'ardoises ordinaires; si l'on emploie des ardoises de grand modèle, on pourra descendre à l'inclinaison de 15 à 23 degrés. Il faut remarquer que l'ardoise étant peu perméable à l'air, la ventilation naturelle se fera plus difficilement ; il y aura donc lieu de surmonter le toit d'un lanterneau, qui pourra en même temps servir à l'éclairage de l'escalier. On réglera ses dimensions suivant la grandeur de la maison ; il pourra être fermé latéralement, soit par des jalousies fixes ou mobiles, soit par des fenêtres basculantes.

Si l'escalier est éclairé par le haut, ce lanterneau sera extrêmement utile pour la ventilation. Lorsque la toiture n'a que deux pentes, on pourra également employer un surtoit que des montants verticaux réuniront seuls au toit principal ; on aura soin de donner aux bords du surtoit un surplomb assez prononcé, pour que la pluie ou la neige chassées obliquement par le vent ne puissent pénétrer dans le grenier.

Le zinc est fort employé aujourd'hui, le plomb l'est plus rarement, et si nous n'avons pas mentionné le cuivre, c'est parce qu'il forme une exception réelle.

Avec le zinc, une inclinaison de 18 à 21 degrés est suffisante pour assurer le parfait écoulement des eaux pluviales ; il en est de même pour la tôle ondulée galvanisée.

Le zinc et la tôle, on le sait, se dilatent trop sous l'influence de la chaleur pour qu'on puisse songer aux soudures et aux rivures. Il en résulte que les conditions hygiéniques de la maison n'en sont que meilleures. On a reproché au zinc, dit le colonel Belmas, l'inconvénient de s'enflammer avec déflagration lorsqu'il est porté à un haut degré de température et l'on a manifesté la crainte qu'il ne contribuât à la propagation des incendies ; mais cette objection n'est pas fondée, et des expériences faites à Liége et à Paris ont prouvé que dès que la chaleur atteint 360°, point de fusion du zinc, il coule à la manière du plomb (le plomb fond à 334°), et va se figer dans les cendres ou sur le sol (¹). A cet égard, il n'y a donc pas de raison de préférer la tôle au zinc.

Au chapitre Iᵉʳ, nous avons attiré l'attention sur les causes évitables d'humidité du sous-sol des maisons et signalé les inconvénients qui peuvent résulter de l'absence de chéneaux et gouttières et de l'écoulement direct des eaux recueillies sur le sol. Aujourd'hui, dans les villes, des règlements de police sont destinés à prévenir de semblables abus.

Les tuyaux de décharge seront l'objet d'un soin tout particulier ;

____

(¹) Chateau. *Technologie du bâtiment*, 1866, t. II, p. 289.

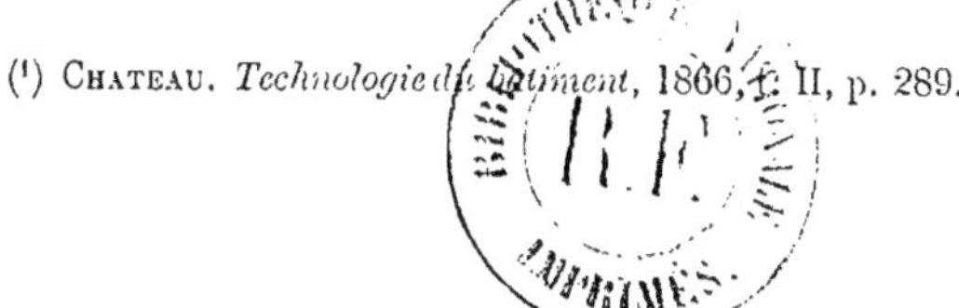

que l'on emploie pour leur confection du zinc, de la tôle ou de la fonte, on s'assurera qu'ils sont parfaitement étanches dans toute leur étendue.

On les fixera à 5-8 centimètres de distance du mur, afin que, s'ils venaient à être obstrués et à déborder, l'eau ne puisse s'écouler le long des murailles.

Nous n'examinerons pas ici la façon dont les eaux pluviales doivent se rendre à l'égout, car nous aurons l'occasion d'y revenir dans un prochain chapitre.

Parquets et planchers. — Les parquets et les planchers doivent être parfaitement joints, de manière que l'espace compris entre les gîtes ne devienne pas un lieu de collectionnement des débris et des poussières organiques qui peuvent passer à travers les fentes. Pour les parquets et planchers, on rejettera les bois tendres qui s'imprègnent d'impuretés de toutes sortes, et l'on fera usage de bois durs (chêne, teck) qui n'ont pas ce défaut.

Lorsqu'il s'agit de maisons neuves, on doit, après un certain temps, relever les planchers pour compenser les contractions qu'amène le séchage des bois ; on fera bien alors de procéder à la désinfection du hourdis.

Les couches de peinture, la cire que l'on étend souvent sur les planchers diminuent beaucoup les chances d'infection par suite des fermentations dont le bois est le siège après les lavages ; elles préviennent, en outre, le passage de l'air à travers les plafonds des étages inférieurs, et nous savons que ces échanges sont souvent compromettants pour la santé.

La laine des scories trouve encore son application dans les planchers des rez-de-chaussée qui sont le siège d'une notable déperdition de calorique ; on doit éviter de la loger directement sous le parquet, car elle pourrait s'échapper par les joints et répandre dans l'atmosphère des appartements une poussière nuisible aux organes respiratoires ; on la relègue plus bas, entre les solives, et on lui superpose une légère couche de plâtre ou de bitume. (Bourrit.)

Cuisines. — En Belgique, on installe fréquemment les cuisines dans les sous-sols pour isoler le personnel des habitants de la maison. Nous avons vu les inconvénients et les dangers que présentent les souterrains habités d'une manière continue ; il est inutile de revenir de nouveau sur ce point. D'autres motifs doivent encore faire condamner les cuisines souterraines.

Les corridors, l'escalier sont, nous l'avons dit, les cheminées d'aérage de la maison, mais encore faut-il, pour qu'ils remplissent convenablement ce but, que l'air qu'ils répandront dans les appartements soit aussi pur que possible.

Les cuisines souterraines enverront dans la cage de l'escalier (à moins qu'elles n'en soient complètement isolées) un contingent d'odeurs fort peu agréables et de nature à vicier l'air. Elles déterminent, en outre, le surchauffement des appartements sus-jacents et sont pour eux et le sous-sol une source d'humidité d'autant plus nuisible que l'on doit tenir compte de la présence de détritus organiques.

Il existe donc des motifs sérieux pour reporter la cuisine au rez-de-chaussée et pour l'isoler d'une manière aussi complète que possible de l'habitation proprement dite.

On y arrive en la plaçant dans une annexe accolée dont la porte donne dans un petit couloir vitré parfaitement ventilé et mis en communication avec le corridor principal de la maison.

De cette manière, la promptitude du service sera assurée et la maison mise à l'abri des émanations insalubres.

On ne peut évidemment songer à établir la cuisine sous les toits, comme cela se fait parfois en Angleterre ; il y a là, en effet, une source d'inconvénients qui deviendraient bientôt insupportables dans la plupart des habitations privées et, quel que soit le bénéfice qu'il y ait à faire balayer directement le local par les courants d'air, on ne peut conseiller cette solution au point de vue pratique.

On réalisera les conditions exigées, en construisant une cuisine spacieuse, bien éclairée, où la ventilation soit assez active pour permettre l'évacuation rapide des vapeurs provenant de la cuisson des aliments.

N'accorder à la cuisine que des dimensions insuffisantes, c'est créer un foyer d'insalubrité aux portes de la maison ; quelque bien entendue que soit la ventilation, elle ne pourra s'exercer qu'en produisant des courants d'air désagréables auxquels les domestiques s'opposeront bientôt ; le remède sera pire que le mal, car on tombera d'un excès dans un autre non moins fâcheux.

On le voit, la question d'espace cubique est un facteur qu'il n'est pas permis de négliger.

L'éclairage par le haut, à l'aide d'une toiture vitrée qui pourra être faite de verres dépolis ou d'un lanterneau à parois mobiles, assure la ventilation énergique, si nécessaire dans les cuisines ; de plus, on isole ainsi le personnel de la maison et l'on est à l'abri des regards indiscrets.

Mais il n'est pas rare que l'on donne à l'annexe dont la cuisine occupe le rez-de-chaussée un étage où l'on établit une salle de bains ; il faut alors éclairer la cuisine par des fenêtres placées, autant que possible, au nord ou au nord-est, et s'élevant jusqu'au niveau du plafond. Des briques perforées, encastrées à la partie inférieure et à la partie supérieure des murs, assureront la circulation de l'air à travers le local.

Pour évacuer au fur et à mesure de leur production les vapeurs aqueuses et odorantes qui se dégagent en abondance, Degen recommande l'emploi du manteau de cheminée : le tuyau de fumée est entouré d'un manteau de maçonnerie qui en reste écarté de 0^m25 environ. Le foyer lui-même (ou la cuisinière) est couvert d'une hotte en tôle de fer distante du sol de 2 mètres ; sous la hotte, une ouverture de 0^m4 environ est pratiquée dans le manteau. L'espace compris entre ce dernier et le tuyau de fumée étant toujours chauffé, le tirage s'y fait avec énergie et les vapeurs sont rapidement enlevées ; mais ce résultat n'est obtenu qu'à la condition d'admettre dans la cuisine un volume d'air neuf égal à celui que l'on évacue. Peu importe, d'ailleurs, que l'introduction de l'air neuf se fasse par le haut, à l'aide d'une ouverture pratiquée dans la toiture, ou par le bas, au moyen d'une tôle perforée formant panneau dans la porte, ou enfin par un orifice de 0^m30 — 0^m40 disposé au même endroit et pouvant être ouvert ou fermé à volonté. Une trappe munie d'une chaîne et d'un contrepoids permet de régler la bouche d'évacuation ; des jalousies mobiles peuvent remplir le même office [1].

On fait également usage du dispositif suivant, qui n'est qu'une application du ventilateur de Mac Kinnel, dont nous aurons bientôt l'occasion de reparler : une cheminée divisée en trois canaux prismatiques est destinée à provoquer la sortie de l'air vicié et l'entrée de l'air neuf ; le canal central s'épanouit en un manteau et reçoit les vapeurs ; l'air frais pénètre par les tuyaux latéraux. Les résultats que l'on obtient sont des plus satisfaisants. Enfin, si l'on emploie l'éclairage au gaz, on pourra l'utiliser pour la ventilation, en adop-

---

[1] DEGEN. *Der Bau der Krankenhäuser*, p. 222.

tant la disposition recommandée par le général Morin : « Dans les
cuisines éclairées au gaz, lorsque les fourneaux sont déjà établis à la
manière ordinaire, l'allumage au bas de la cheminée et près de son
tuyau de fumée d'un ou deux becs de gaz que l'on ferait brûler seulement pendant le temps de la préparation des aliments serait, pour la
plupart des cas, suffisant pour produire un appel susceptible d'enlever
toutes les odeurs.

« Exemple. Une cuisine d'appartement, à Paris, a déjà des
dimensions relativement grandes, quand avec 3 mètres de largeur,
4 mètres de longueur et 3^m50 de hauteur, elle offre une capacité
totale de 42 mètres cubes.

« Or, il résulte d'expériences diverses, qu'avec l'aide d'un seul bec
de gaz brûlant $0^{m3}040$ par heure et allumé seulement pendant les
heures de la préparation des repas, c'est-à-dire au plus six heures par
jour, on pourrait déterminer par heure, avec des conduits en tôle de
0^m24 de diamètre et des

hauteurs de	16^m00	12^m00	10^m00	8^m00
l'évacuation de	$50^{m3}00$	$41^{m3}76$	$39^{m3}84$	$35^{m3}60$

qui, joints à la ventilation naturelle que produit la chaleur des foyers,
suffiraient largement pour renouveler plus d'une fois par heure
l'air d'une semblable cuisine.

« La dépense pour un séjour de toute l'année, à raison de six
heures d'allumage par jour, d'un petit bec de gaz consommant
$0^{m3}040$ par heure, serait de 0^m24 de gaz par jour ou de $87^{m3}60$
par an qui, à raison de 30 centimes par mètre cube, coûteraient
26 fr. 28 c., dépense bien modique pour éviter un désagrément
nauséabond subi deux fois par jour.

« On doit ajouter que les résultats précédents sont relatifs à des
tuyaux en métal établis à l'extérieur et exposés au refroidissement,
tandis qu'en général les tuyaux de ventilation analogues peuvent et
doivent être construits en poterie et logés dans les épaisseurs des
murs ou dans l'intérieur des bâtiments, ce qui, en les exposant moins
au refroidissement, tend à augmenter l'effet obtenu. S'il s'agissait de
grandes cuisines ayant de larges hottes et dont les fourneaux fonc-
tionneraient avec activité et plus longtemps, l'établissement d'une
grille au bas du tuyau de fumée et vers le sommet de la hotte, alimenté avec de la houille, serait plus économique et constituerait

d'ailleurs, dans les habitations de campagne, le moyen le plus simple et le plus direct (¹). »

Les tuyaux de Doulton, combinés pour l'extraction de la fumée et de l'air, tels qu'ils sont décrits au chapitre V, assureraient également la ventilation, surtout si la cuisine était installée dans une annexe spéciale.

— Le sol des cuisines sera parfaitement dallé, asphalté ou cimenté, de façon à prévenir toute infiltration d'eau chargée de matières organiques. De cette manière, on pourra procéder à de nombreux lavages et faire entrer dans la circulation continue les déchets provenant de ces laboratoires domestiques. Quant aux murailles, on les garnira comme jadis jusqu'à une hauteur de 1ᵐ50 environ de carreaux de faïence émaillée ou plus économiquement de plaques d'ardoise ou de petit granit, qui ne permettront pas la pénétration des matières organiques. L'emploi des briques vitrifiées ou du ciment de Paros est également recommandable.

Nous ne décrirons pas ici les dispositions à prendre pour les éviers, car nous aurons l'occasion d'y revenir au chapitre traitant de l'évacuation des immondices.

Buanderie. — Souvent une buanderie est annexée à la cuisine ; comme il s'y produit naturellement des vapeurs en abondance et des odeurs désagréables, une ventilation énergique y est de toute nécessité. Le sol en sera dallé, cimenté ou asphalté pour éviter toute infiltration par les eaux du lessivage. On lui donnera une pente légère, qui conduira les eaux dans un évier spécial.

Salle de bains. — La salle de bains, que l'on placera de préférence au voisinage de la chambre de malade, sera également dallée ; les murs seront recouverts jusqu'à 1ᵐ50 de hauteur environ d'ardoise simple ou émaillée, de petit granit, de carreaux émaillés, de stuc dans lequel le plâtre aura été remplacé par des pouzzolanes ou des tuileaux, de ciment de Paros ou de ciment anglais (plâtre aluné).

Cabinets d'aisances. — Quoique nous devions nous étendre longuement sur ce sujet au chapitre VIII, il sera cependant utile de dire ici quelques mots de cette annexe si importante des habitations privées.

La séparation complète, absolue des cabinets d'aisances et du corps de logis est de toute première nécessité. Si, comme nous l'avons fait

(¹) Général MORIN. *Manuel pratique du chauffage et de la ventilation*, p. 288.

ressortir, il est utile de placer les cuisines dans une annexe spéciale, parce qu'elles sont le siège d'émanations malsaines et un lieu de production de déchets organiques, à plus forte raison doit-il en être ainsi des latrines destinées à recevoir les produits excrémentitiels ; on ne peut entrer en composition avec un tel ennemi ; il faut qu'il soit hors de la place.

La porte d'un cabinet d'aisances ne peut s'ouvrir directement sur le corridor et le palier ; elle doit communiquer avec un petit vestibule bien ventilé, et qu'une porte sépare du reste de l'habitation. Cette disposition peut, du reste, être modifiée de diverses manières ; chaque emplacement donnera une solution nouvelle. La quantité énorme de gaz que dégagent les matières excrémentitielles rend ces précautions indispensables. Dans ce vestibule pourrait être placé un bassin scellé à la muraille, muni d'un robinet de la distribution d'eau et d'un tuyau de décharge.

Les murs et le plafond seront revêtus de stuc, de ciment de Paros ou de ciment anglais, d'ardoises ou de carreaux émaillés ([1]) ; le sol sera dallé, le siège peint à l'huile ou verni ; de cette manière on pourra faire de nombreux lavages sans avoir à craindre de dégradations.

Les cabinets d'aisances réclament plus d'air et de lumière et, par conséquent, des fenêtres relativement plus grandes que les autres locaux ; aussi un œil-de-bœuf est-il tout à fait insuffisant. Si l'on adopte, comme nous le conseillons, une annexe qui se détache du bâtiment principal, une sorte de tourelle, on pourra l'éclairer par deux fenêtres qui, placées à droite et à gauche du siège, permettront à l'air de balayer le closet.

Dans le cas où l'habitation posséderait une cour ou un jardin, on pourrait y établir un second cabinet d'aisances dont on ferait usage aux heures de la journée, le premier ne devant servir que la nuit. Tout en se plaçant dans les meilleures conditions d'hygiène, on parerait ainsi à toutes les éventualités.

Ecuries. — Toutes les garanties dont on s'entoure lorsqu'on fait choix d'un emplacement d'habitation doivent être également recherchées pour les écuries ; la santé des animaux est à ce prix. D'ailleurs, il ne faut pas oublier que ce voisinage pourrait exercer une influence fâcheuse sur la salubrité de la maison elle-même.

Les écuries doivent être installées dans un bâtiment complètement

---

([1]) Le plâtre n'est pas ici un bon enduit, à cause de la possibilité des éclaboussures.

isolé ; si l'espace restreint dont on dispose oblige à les placer dans un bâtiment-annexe, leur porte d'entrée sera complètement séparée de celle de l'habitation. — Les façades regarderont de préférence l'est et l'ouest. — Les matériaux seront de bonne qualité ; on évitera ceux qui subissent l'action de l'humidité ou l'influence des changements de température et des émanations animales ; on tiendra compte de leur degré de perméabilité à l'air et du rôle qu'ils peuvent jouer dans la ventilation naturelle. Il sera préférable de ne revêtir les murs ni intérieurement ni extérieurement, le crépi au mortier de chaux étant très rapidement détruit sous l'influence de l'ammoniaque ; le rejointoiement sera exécuté d'une manière aussi parfaite que possible. Pour la peinture des stalles, on évitera la couleur blanche, qui éblouit les chevaux et les prédispose aux maux d'yeux ; une teinte jaune clair est moins fatigante. Le blanchiment à la chaux ne convient pas pour les boiseries, en raison de son peu de durée ; la peinture à l'huile contribuerait, à la vérité, à la conservation du bois, mais comme elle se laisse attaquer par l'ammoniaque, on devrait la renouveler fréquemment, ce qui occasionnerait des frais assez élevés. Tout bien considéré, il est donc encore préférable de renoncer à l'emploi des couleurs.

On construira les plafonds en voûtelettes sur poutrelles en I ou double T.

Le pavé des écuries doit être résistant, imperméable, facile à nettoyer et ne doit pas devenir glissant.

Le sol recevra d'abord une couche de béton de 6 pouces d'épaisseur, sur laquelle on posera des pierres artificielles de même épaisseur, superficiellement séparées les unes des autres par des sillons tranchants qui offriront un point d'appui aux pieds des chevaux ; une excellente pierre artificielle est celle composée de sable granit et de ciment Portland. La commission qui a été chargée de proposer les améliorations à introduire dans les casernes et les hôpitaux anglais déclare qu'un pavé ainsi établi doit résister pendant 30 à 40 ans à l'action corrosive du purin sans s'imprégner, et peut être maintenu en parfait état de propreté (¹). De la sorte, on sera donc à l'abri de l'humidité du sol et l'on évitera l'infiltration des liquides putrescibles, qui aurait pour conséquence inévitable d'empoisonner l'eau souterraine, d'altérer le sol et l'air et de mettre en péril la santé des animaux et celle de l'homme.

(¹) Report of the Barraks and Hospitals improvement Commission on ventilation of Cavalry stables. London, 1864.

Nous ne pouvons recommander autant les briques émaillées posées de champ, non plus que les pierres taillées. Si l'on emploie les briques, il faut remarquer qu'elles ne doivent jamais être placées suivant la largeur de la stalle, mais dirigées dans le sens de la longueur.

L'asphalte a été également conseillée ; la surface doit en être quadrillée, pour donner le plus de prise possible aux pieds des animaux.

Du râtelier à l'arrière-train, le sol doit avoir une inclinaison totale de 7 à 8 centimètres environ vers la rigole, qui sera faite en matériaux analogues à ceux conseillés pour le pavement, mais parfaitement lisses et unis ; on évitera de multiplier les joints et l'on accordera une attention toute spéciale à la construction de cette rigole, que l'on dirigera vers l'extérieur en ligne droite et par le plus court chemin. Elle sera légèrement excavée, ce qui permettra de la balayer et de la laver soigneusement. On accentuera autant que possible son inclinaison, afin de favoriser l'écoulement des liquides vers l'extérieur. La rigole aboutira à un regard muni d'un siphon qui s'opposera au reflux des gaz et d'une grille qui mettra obstacle à la pénétration de la paille dans le canal souterrain cimenté ; si cela est possible, on évitera de faire passer ce dernier sous le bâtiment.

Les tuyaux de gouttière s'ouvriront librement au-dessus du même regard.

On ne peut trop se préoccuper de la ventilation des écuries. Tout d'abord nous dirons quelques mots de l'espace cubique qu'il faut affecter à chaque cheval.

« La capacité des écuries et des étables, dit Morin, doit être de 50 mètres cubes par tête d'animal ; c'est la proportion adoptée depuis 1841 par le ministère de la guerre pour les chevaux de la cavalerie. Dans toutes celles qui ont été construites depuis cette époque pour le service de l'armée, la largeur allouée à chaque cheval est de 1^{m}45, Cette augmentation de l'espace a produit, de 1835 à 1858, une réduction des pertes sur 1,000 chevaux, de 51 morts par la morve pendant la période de 1835 à 1845, à 10 seulement pendant la période de 1848 à 1858, et de 94 morts de toutes maladies de 1835 à 1845, à 22 seulement de 1848 à 1858.

« Les grandes administrations de service public, telles que la Compagnie générale des omnibus et celles des chemins de fer, ont donc tort de réduire à 20 ou à 25 mètres cubes par cheval la capacité de leurs écuries [1]. »

(1) MORIN. *Manuel pratique du chauffage et de la ventilation*, p. 340.

La surface réservée à chaque cheval variera naturellement avec la hauteur de l'écurie. Elle sera plus étendue si des greniers à fourrages ou des logements existent dans la partie supérieure, et elle pourra être moindre s'il s'agit d'un bâtiment sans étage et dont le toit à double pente est visible intérieurement. Supposons que l'écurie n'ait que 3^m50 de hauteur ; pour donner 50 mètres cubes par tête, il sera nécessaire d'affecter à chaque cheval 14^{m2}80 ; si la hauteur est portée à 4 mètres, la surface pourra être réduite à 12^{m2}50 ; si enfin les murs ont une hauteur de 3^m65 et que la distance du pavé au faîte du toit soit de 6^m25, une surface de 10^{m2}10 deviendra suffisante.

Comme le dit D. Galton, lorsqu'il s'agit des écuries, on ne devrait jamais perdre de vue ce principe, que la libre circulation de l'air doit être assurée dans toute leur étendue, au-dessus et autour des chevaux lorsqu'ils sont debout, et dans tous les angles entre le sol et les murs lorsqu'ils sont couchés, chaque animal disposant d'un volume d'air suffisant pour ne pas être obligé de respirer l'air vicié par ses voisins.

Dans les pays chauds, les chevaux sont abrités sous des hangars ouverts ; autant que possible, on devrait imiter ce système dans nos climats, tout en protégeant les animaux contre le vent et les grands froids ; rien ne serait plus favorable à la salubrité des écuries [1].

La commission anglaise a proposé et réalisé à Woolwich, dans les écuries du train, le système de ventilation qui nous paraît le plus recommandable. Le toit est visible à la partie supérieure de l'écurie ; sa pente est assez faible ; au centre et le long du faîte il est ouvert, et au-dessus de cette solution de continuité s'élèvent des parois latérales en forme de jalousies, hautes de plusieurs pieds et supportant un surtoit. Ces jalousies latérales (*louvres*) restent toujours ouvertes, ce qui permet l'évacuation continuelle de l'air vicié ; peut-être serait-il préférable de les rendre mobiles et de les fermer en partie par les mauvais temps. En tout cas, dans ces écuries l'air est infiniment plus pur que dans les autres. — La partie supérieure des jalousies peut être remplacée par des fenêtres qui, régnant sur toute la longueur et des deux côtés, assurent au local une lumière abondante [2].

---

[1] D. Galton. *Loc. cit.*, p. 117.

[2] En Angleterre, l'élève des chevaux est l'objet de soins si minutieux, tant de la part des administrations publiques et privées que des particuliers, qu'il faut attacher une grande importance à l'opinion des auteurs anglais en tout ce qui concerne la construction des écuries.

Chaque stalle possède une fenêtre de $1^m00 \times 0^m76$, percée dans la muraille le plus haut possible, pour que le courant d'air ne frappe pas les chevaux, que les rayons du soleil et la lumière ne leur tombent pas directement dans les yeux ; elle doit être mobile autour d'un axe transversal, de telle sorte qu'on puisse lui donner le degré d'inclinaison voulu. Immédiatement au-dessous du toit, on introduit dans les murs une rangée de briques creuses qui offrent à l'air frais de nombreux orifices d'entrée dirigés vers le haut pour que les courants ne puissent frapper les chevaux.

Entre deux stalles, à 0^m15 au-dessus du sol, se trouve intercalée dans la muraille une brique creuse avec orifices d'entrée pour l'air frais, que le cheval reçoit ainsi lorsqu'il est couché ; autrement, il respirerait l'air vicié des couches inférieures.

La surface totale de toutes les bouches d'entrée pour l'air pur représente $0^{m2}0929$ par cheval ([1]).

Très souvent, et c'est même le cas le plus général, on dispose au-dessus des écuries des greniers à fourrages et les chambres de domestiques ; il ne peut être alors question de faire usage d'un surtoit pour la ventilation, et l'on est obligé d'adopter un autre système. A chacun des quatre angles de l'écurie, s'ouvre un tuyau absolument imperméable que l'on conduit au-dessus du toit et auquel on peut donner inférieurement la forme d'entonnoir. La section totale des quatre tuyaux doit représenter $0^{m2}00774$ par cheval. — Au-dessous du plafond, on dispose en outre, dans les murs et au niveau de chaque stalle, un orifice d'entrée pour l'air frais, de 0^m25 à 0^m30 de largeur, et on le munit d'une valve.

Hoffmann a conseillé un système très simple : 4 tuyaux juxtaposés s'élèvent au-dessus du toit à des hauteurs différentes et s'ouvrent sous le plafond de l'écurie, de telle sorte que ceux qui arrivent au niveau le plus élevé extérieurement descendent le plus bas à l'intérieur, la différence de longueur n'étant d'ailleurs que de quelques pouces. — Une section totale de 1 pied carré suffirait pour ventiler une écurie de 20,000 pieds cubes et pour maintenir sa température entre 10 et $12\frac{1}{2}°$ C., en supposant que l'air extérieur fût même à $0°$; les fenêtres pourraient rester fermées sans inconvénients.

Nous ne possédons pas au sujet de cette méthode des éléments d'appréciation suffisants et nous ne pouvons en recommander l'emploi.

([1]) Roth und Lex. *Loc. cit.*, t. 1, p. 635.

« Lorsque les écuries et les étables ne sont pas disposées de manière à introduire l'air sur toute la longueur et sur les deux faces opposées, il convient d'établir, dit Morin, à partir du plafond, soit au milieu des allées, si elles sont doubles, soit au-dessus du passage, en arrière des chevaux, des cheminées d'évacuation construites, s'il se peut, en briques, et assez larges pour assurer une évacuation de 180 à 200 mètres cubes d'air par heure et par cheval, à la vitesse de 0^m70 en une seconde, que l'on peut déterminer par une différence de température de 6 à 7° entre l'air extérieur et l'air intérieur de l'écurie. Cela conduit à donner à ces cheminées $0^{m2}07$ à $0^{m2}08$ de section par tête de cheval ([1]). »

Un auteur auquel on doit des recherches spéciales sur la ventilation des étables, et que nous avons déjà eu l'occasion de citer, Märker, fixe pour le renouvellement de l'air des chiffres qui s'écartent notablement de ceux indiqués par Morin ; il suffirait, d'après lui, que l'on introduisît par heure et par tête 50—60 mètres cubes d'air, attendu que l'on peut tolérer dans l'air des étables une proportion d'acide carbonique infiniment plus élevée que dans l'atmosphère des habitations. Il considère, en effet, comme normale, et même comme désirable dans le premier cas, une proportion d'acide carbonique de 2.5 à 3 p. mille et comme limite extrême tolérable 4 p. mille. Dans nos demeures, on ne tolère au contraire que 0.6—0.7 et tout au plus 1 p. mille.

Märker est également d'avis que par l'installation rationnelle d'un nombre convenable de ventilateurs d'aspiration il est facile de ventiler convenablement les étables. Les cheminées d'aspiration verticales méritent, dit-il, dans toutes les circonstances, la préférence sur les ouvertures de ventilation horizontales. Avec une hauteur de 6 à 9 mètres et une différence de température de 16 à 20° C. entre l'air extérieur et l'air des étables, les ventilateurs verticaux fournissent à l'heure 1,500 mètres cubes d'air par mètre carré de section. Ici encore ses chiffres sont assez notablement inférieurs à ceux de Morin. Il déconseille, d'ailleurs, l'emploi des ventilateurs de Muir et de Mac Kinnel et considère comme superflu, et probablement même comme défavorable, de prolonger les cheminées d'aération vers le bas des étables.

Pour que l'action soit uniforme, il importe de munir les têtes des

---

([1]) Morin. *Loc. cit.*, p. 342.

cheminées de ventilation d'appareils pouvant remédier à l'influence empêchante du vent.

Grâce aux ventilateurs verticaux, on peut introduire par heure un volume d'air égal à la capacité de l'étable, dont la température ne subira aucune influence défavorable. Märker a trouvé le système horizontal beaucoup moins avantageux à cet égard.

S'il est regrettable que les domestiques soient souvent logés au-dessus des écuries, il est inadmissible qu'on les installe dans une annexe en communication directe avec elles. Nous signalons là un grave oubli des règles les plus élémentaires de l'hygiène ; car l'air de ces logements est fatalement chargé d'émanations dangereuses pour la santé. Il faudrait donc séparer complètement l'écurie des chambres de domestiques, et si, pour des motifs quelconques, on ne le peut pas, on fera usage de la disposition suivante, qui n'a pas encore été proposée, du moins à notre connaissance. Le plafond de l'écurie et le plancher du logement sont séparés par un espace libre de 0^m15 de hauteur environ, que l'on peut appeler chambre de ventilation. Cet espace est mis en communication avec l'atmosphère par de nombreux canaux constitués soit par des briques perforées, soit par des vides ménagés dans la maçonnerie.

Quelque soin que l'on prenne dans la construction des plafonds d'écurie, ils s'imprègnent à la longue de matières organiques, qui trouvent un jour ou l'autre les conditions de leur décomposition. La disposition que nous préconisons permettra aux courants atmosphériques de balayer l'air qui aura traversé le plancher et empêchera ainsi sa pénétration dans les chambres supérieures.

Le fumier ne doit pas être déposé au voisinage des portes et des fenêtres et moins encore contre les murs extérieurs de l'écurie, car il attire la vermine, corrompt l'air et produit la carie des murailles. Avant tout la fosse doit être parfaitement étanche, et l'on obtient le plus sûrement ce résultat au moyen d'une double paroi bien cimentée, dont l'espace libre (0^m30) est rempli d'argile plastique ou de béton. Le fond en sera régulièrement concave et présentera au centre une profondeur de 0^m6 à 1^m00 ; de trois côtés, elle sera limitée extérieurement par des murs qui dépasseront de 0^m65 la surface du sol, du quatrième côté, elle sera libre. Le purin s'écoulera dans des canaux imperméables qui le conduiront à l'égout. Dans aucun cas, on ne le déversera dans un puisard.

On pourrait également faire usage de caisses en tôle de fer, ce qui aurait l'avantage de ne pas permettre l'accumulation du fumier au voisinage immédiat des habitations pendant des semaines et des mois consécutifs; dès qu'une caisse serait pleine, l'entrepreneur la ferait enlever.

Cours. — L'insalubrité d'une localité croît en partie avec la densité de la population; les conditions sont d'autant plus favorables que la surface moyenne dont chaque individu dispose est plus étendue. Nous avons montré la nécessité de donner aux rues une largeur variant avec leur orientation et permettant aux rayons du soleil de frapper chaque jour les murs des habitations pendant un certain nombre d'heures. Ce qui a été dit des façades antérieures s'applique naturellement aux façades postérieures, auxquelles la chaleur solaire, la lumière et l'aération ne sont pas moins nécessaires. En principe, il serait désirable que, tenant compte des formules de Vogt, on donnât aux cours ou jardins une ampleur en rapport avec la hauteur des bâtiments et leur orientation.

Dans un grand nombre de villes, des règlements déterminent l'étendue de la surface qui doit rester libre, c'est-à-dire être conservée à l'état de cours ou jardins; on évite ainsi dans une certaine mesure le rapprochement exagéré des bâtiments. Très souvent cette surface doit représenter au moins 20-40 p. c. du terrain (¹).

Quelque avantageuses que ces prescriptions paraissent à première vue, on n'en obtiendra pas toujours le résultat qu'on en attend, l'espace réservé pouvant être inutilement dépensé en recoins et petites bandes insignifiantes, de telle sorte que maintes fenêtres et murailles ne recevront pas l'air et la lumière au degré voulu. — Ailleurs, on a limité à 20-30 mètres la profondeur des bâtiments et l'on a interdit les arrière-corps dans les blocs qui ne présentent pas une certaine profondeur. Baumeister considère ces dernières restrictions comme

---

(¹) A Liége, on est moins exigeant. L'article 68 du règlement sur les bâtisses et les logements adopté, en séance du conseil communal du 20 juin 1879 est ainsi conçu :

« Les habitations qui seront construites le long de la voie publique devront, dans les nouvelles rues, être suivies de cours ou de courettes. Il en sera de même de celles qui seront reconstruites ou modifiées notablement dans les anciennes rues, pour autant que les terrains le permettent.

« La superficie de la cour ou courette ne pourra pas être inférieure au dixième de celle de la construction à rue. Le Collège des bourgmestre et échevins pourra exceptionnellement autoriser à les couvrir jusqu'au niveau du plancher du premier étage.

« Un des côtés de ces espaces vides devra toujours avoir au moins 2 mètres de longueur. »

exagérées, les règlements devant simplement garantir la lumière et l'aérage nécessaires. — Le même auteur trouve qu'il est superflu de fixer l'étendue relative des cours, dès que l'on établit un rapport convenable entre la hauteur des bâtiments et leur écartement ; on soustrait ainsi à la bâtisse une surface tout aussi étendue et même plus vaste, et l'espace se répartit en raison des besoins spéciaux aux diverses constructions [1].

En 1875, la Société allemande d'hygiène publique s'est occupée des nécessités auxquelles doivent satisfaire, au point de vue de la salubrité, les nouvelles constructions, surtout dans les quartiers neufs des grandes villes. Voici, en résumé, les propositions qu'elle a admises :

Il suffirait de réserver entre les façades postérieures de deux bâtiments une distance égale à la hauteur du plus élevé, pour que la ventilation et l'éclairage fussent convenablement assurés et que la lumière pût arriver aux fenêtres du rez-de-chaussée sous un angle de 45°. — Un mur dans lequel sont percées les fenêtres d'appartements devrait être séparé du bâtiment opposé par un intervalle au moins égal à la hauteur de ce dernier. Si toutes les fenêtres éclairent des locaux où l'on ne séjourne pas d'une façon suivie (escaliers, magasins, etc.), on peut ne pas tenir compte de la hauteur des murailles et réduire à 5 mètres la distance entre les constructions. — Si les deux murs considérés possèdent des fenêtres, les règles qui viennent d'être exposées doivent s'appliquer à chacun d'eux. Dans le cas où l'un des murs aurait une longueur inférieure à 8 mètres, la distance pourra être réduite aux deux tiers du chiffre résultant des déterminations précédentes. Il y aurait encore lieu d'apporter des restrictions au principe posé plus haut, si le rez-de-chaussée était occupé par des magasins ou d'autres locaux qui ne seraient pas utilisés d'une manière suivie ; l'intervalle pourrait, en pareil cas, être simplement égal à la hauteur des étages servant d'habitation. — Dans les vieux quartiers, où la population est très dense, il sera parfois impossible d'appliquer ces prescriptions et l'on devra se contenter de maintenir entre les bâtiments une distance qui représentera au moins la moitié de la hauteur du mur le plus élevé et ne sera dans aucun cas inférieure à 5 mètres [2].

---

[1] R. BAUMEISTER. *Normale Bauordnung nebst Erläuterungen*, 1880.

[2] *Ueber die hygienischen Anforderungen an Neubauten zunächst in neuen Quartieren grösserer Städte — Bericht des Ausschusses über die 3te Versamml. des deutsch. Vereins für öffentl. Gesundheitspflege zu München. (Deutsche Vierteljahr. für öff. Gesundh.* VIII, 1876.)

Il se peut qu'en tenant compte de ces données on réalise un progrès dans certaines circonstances, en Allemagne surtout, où les habitations sont le plus souvent destinées à plusieurs familles; mais nous croyons qu'en Belgique, où les maisons de dimensions moyennes sont de beaucoup les plus nombreuses, surtout dans les nouveaux quartiers, on devrait se montrer plus exigeant et donner aux cours et jardins une étendue relative notablement plus considérable.

Il est à déplorer que dans les quartiers populeux des grandes villes on autorise si facilement les propriétaires à utiliser pour la bâtisse la presque totalité de leurs terrains; les cours, réduites à des proportions absolument insuffisantes, ne semblent plus destinées qu'à permettre la construction de bâtiments formant les parois d'une sorte de puits, au fond duquel la lumière et l'air pénètrent à peine. Il arrive ainsi que les grands travaux d'assainissement ne produisent pas le bien qu'on en espérait; de grandes artères ont, à la vérité, remplacé des rues étroites et tortueuses, mais elles sont bordées de constructions qui laissent fort à désirer au point de vue de l'hygiène.

Pour la ventilation des petites cours, le général Morin propose le moyen suivant :

« Il y a, à Paris surtout, dans les maisons à loyer, de petites cours intérieures, qui sont des dépendances des magasins du rez-de-chaussée et qui présentent pour la salubrité des étages supérieurs des inconvénients graves.

« Les boucheries, les restaurants, les charcuteries, les teintureries, les pharmacies, les parfumeries, etc., développent des odeurs désagréables ou nuisibles qui, en montant, incommodent les autres habitants de la maison et déprécient l'immeuble.

« L'on peut remédier facilement à ces inconvénients de la manière suivante :

« La cour sera couverte d'une toiture vitrée, en partie ou en totalité, et formée par un seul plan incliné, établi entre le rez-de-chaussée et l'étage au-dessus.

« Dans un angle et à la partie supérieure de cette toiture, on construira une cheminée montant jusqu'au-dessus de la corniche supérieure, et dont la section sera calculée de manière qu'à la vitesse d'un mètre environ en une seconde l'air de la cour soit renouvelé une ou même deux fois par heure.

« Vers la partie inférieure de cette cheminée, on établira un bec de gaz brûlant seulement 0^{m}700 par heure. La vitesse étant assez faible et la cheminée haute, l'on pourra faire évacuer par cette cheminée environ 1,800 à 2,000 mètres cubes d'air par mètre cube de gaz brûlé, et obtenir ainsi un assainissement régulier de ces cours.

« Lorsque les dispositions locales s'y prêteront, il suffira de diriger un tuyau de fumée dans cette cheminée, ou d'y allumer un petit poêle à coke, pour y produire le tirage (¹). »

Les cours doivent être pavées ou dallées, offrir une pente suffisante pour assurer le rapide écoulement des eaux pluviales et être drainées au besoin (²). La communication du conduit d'évacuation des eaux météoriques avec l'égout fera ultérieurement l'objet d'observations spéciales.

CHAPITRE IV

CHAUFFAGE.

Quel que soit le milieu où l'homme est placé, qu'il vive sous l'équateur, dans la zone torride ou dans les régions polaires, sa chaleur propre est la même à l'état de santé, et se maintient au voisinage de 37°13 C. Il ne supporte sans dommage que les variations faibles et passagères de sa température, qui peut varier en moyenne de 1°2 C.

D'autre part, on sait que, suivant les climats et les saisons, la température extérieure varie dans des limites très étendues. Comment, au milieu de conditions si opposées, exposé à subir des degrés de chaleur et de froid parfois excessifs, l'homme peut-il maintenir sa température à un chiffre constant ?

On trouve la réponse à cette question en examinant les dispositions qui président à la production et à la déperdition du calorique. Deux causes surtout sont favorables à la production : l'abaissement de la

---

(¹) MORIN. *Loc. cit.*, p. 287.

(²) Les auteurs se rappellent avoir visité un bâtiment construit en apparence selon toutes les règles de l'hygiène et présentant cependant un haut degré d'insalubrité. La cause ne pouvait en être attribuée qu'aux inégalités du niveau, qui faisaient du jardin, assez grand néanmoins, la partie la plus basse, et pour ainsi dire le centre du drainage naturel. La question du niveau des différentes parties d'un bâtiment ou d'un bloc a donc une importance très considérable ; ne pas en tenir compte annulerait souvent les autres précautions.

température extérieure a généralement pour effet d'augmenter l'appétit, de rendre nécessaire une alimentation plus abondante, et par suite d'activer le mouvement nutritif et les oxydations, la combustion interne qui en sont la conséquence; l'activité musculaire agit dans le même sens, la contraction des muscles étant accompagnée d'un dégagement de chaleur.

D'un autre côté, les déperditions de calorique sont réglées, en premier lieu, par les sensations de froid et de chaud, qui nous invitent à nous couvrir de vêtements appropriés, destinés à enrayer dans des limites plus ou moins étendues nos pertes de chaleur, et à rechercher dans nos habitations un air frais ou chaud selon les circonstances. La respiration et la circulation se font, d'ailleurs, avec une énergie variable : lorsque la température extérieure s'élève, le réseau des vaisseaux capillaires de la peau reçoit plus de sang, la peau devient plus chaude, et la perte de calorique par rayonnement, par contact et par convection (^{1}) est accrue. La sueur étant sécrétée en plus grande quantité, l'évaporation dont la surface cutanée est le siège est augmentée et il en résulte un refroidissement considérable.

Les nerfs qui sont chargés de régler le calibre des vaisseaux et, par suite, la quantité de sang que doivent recevoir les tissus, étant irrités par le froid, déterminent le rétrécissement des petites artères de la peau, ce qui a pour effet de diminuer les pertes de chaleur par la surface du corps; la chaleur produit l'effet diamétralement opposé; il semble que ces nerfs régulateurs, étant à moitié paralysés, permettent aux vaisseaux de se dilater et, par suite, à la peau de recevoir plus de sang et de perdre plus de calorique.

Nous rappellerons enfin que toute attitude qui a pour effet de diminuer la surface du corps ralentit le rayonnement, les pertes par convection et celles qui résultent de l'évaporation.

On évalue à 3 millions de calories-grammes la quantité de chaleur produite en 24 heures par un homme adulte ; on appréciera mieux la puissance de cette production si l'on songe que cette chaleur suffirait pour élever la température de 30 litres d'eau de 0° à 100° C. De cette énorme quantité de calorique, la plus grande partie est utilisée pour maintenir constante la température propre du corps, une très petite fraction seulement étant transformée en travail mécanique.

(^{1}) Le refroidissement par convection est aidé, comme on le comprend, par tout ce qui favorise le renouvellement des couches d'air.

Nous perdons le calorique par rayonnement, par contact et par convection et par le refroidissement qu'entraîne l'évaporation de la sueur. Dans les conditions habituelles, on peut évaluer la perte par rayonnement à 50 p. c. de la déperdition totale, celle par convection à 25 p. c. et celle par évaporation à 25 p. c. A mesure que les pertes par rayonnement et par convection diminuent, celles par évaporation augmentent dans la même proportion.

La peau est donc le régulateur principal de la chaleur animale. Elle n'exerce cependant cette fonction que dans certaines limites ; aussi, dans nos climats, les vêtements, les habitations et le chauffage nous sont indispensables pour lutter contre les intempéries.

Le chauffage des habitations a pour but de placer l'homme dans les conditions de température les plus favorables, de le mettre à même de régler et de supporter ses pertes de calorique et de le préserver de tout refroidissement rapide et unilatéral.

Le système de chauffage le plus hygiénique et le plus rationnel consisterait sans doute à chauffer les parois froides des habitations de façon à compenser ou à atténuer les pertes de chaleur qu'elles subissent et à introduire en même temps dans les locaux de l'air modérément chauffé. Dans un semblable milieu, l'homme ne serait pas exposé à un refroidissement unilatéral et il respirerait un air dense et oxygéné. On lui procurerait ainsi tous les avantages du calorique rayonnant, tel qu'il est fourni par les foyers et par les poêles, tout en évitant les nombreux inconvénients qu'entraîne ce dernier mode de chauffage, et l'on assurerait une température plus uniforme aux diverses couches horizontales d'un même local.

Le degré de chaleur nécessaire varie beaucoup d'après l'âge, la susceptibilité individuelle, l'habitude, l'état de santé ou de maladie. L'enfant et le vieillard sont beaucoup plus sensibles au froid que l'adulte et réclament un température plus élevée. L'habitude où sont certaines personnes menant une vie sédentaire de chauffer à un haut degré leurs appartements finit par les rendre très sensibles aux variations et au moindre abaissement de la température extérieure; la vie à l'air libre, l'activité corporelle, l'usage de l'eau froide en lotions ou en bains assurent, au contraire, une résistance remarquable au froid en améliorant la nutrition. Enfin, certaines maladies rendent tout à fait nécessaire le séjour dans un air possédant une température régulière et élevée; il n'en est cependant pas ainsi de toutes les affections, et l'on peut dire qu'une atmosphère fraîche est tout aussi, sinon plus favorable aux blessés et à divers groupes de malades. Nous ne pouvons exposer ici ces cas particuliers, où la décision doit être abandonnée au médecin, et nous nous bornons à constater qu'à l'état de santé l'homme se trouve bien d'une température de 10 à 20° C.

Le chauffage doit satisfaire à plusieurs conditions générales. D'abord il faut que la chaleur se répartisse le plus également possible dans tous les points du local, ce qui est assez difficile à obtenir, parce que l'air chaud, plus léger, s'élève et occupe les couches supérieures, tandis que l'air froid, plus lourd, qui pénètre de diverses parts, descend au voisinage du plancher. La différence de température entre les couches inférieures et celles qui sont à la hauteur de la tête ne devrait jamais être supérieure à 2° ou 2°5 C. (¹).

La température ne doit pas être sujette à des oscillations sensibles. De même, il ne faut pas que le chauffage modifie notablement, soit en plus, soit en moins, le degré hygrométrique de l'air. Nous l'avons dit dans un chapitre précédent, un air qui, froid, était relativement humide, est bien plus éloigné de son point de saturation lorsque sa température s'élève, et nous donne une impression de sécheresse parfois très pénible. Il est donc souvent utile qu'un air élevé d'un certain nombre de degrés trouve sur son passage une source d'humidité à laquelle il puisse emprunter la vapeur d'eau nécessaire pour que le degré hygrométrique le plus favorable soit maintenu, sinon il l'enlève aux parois des canaux qu'il traverse, aux murs et aux meubles des appartements ou à l'homme lui-même, avec d'autant plus d'énergie que sa température est plus élevée et sa vitesse plus grande. Au commencement de l'hiver, comme le milieu habité renferme encore une assez forte provision d'eau, les inconvénients d'un air sec ne sont pas ressentis au même degré que plus tard, lorsque le chauffage a enlevé aux locaux et à leur contenu toute l'eau qu'ils pouvaient céder et qui a contribué, pendant la première période, à rendre à l'air un degré hygrométrique convenable. Ce fait, qui

(¹) Généralement on se représente la température des couches d'air d'une chambre comme plus homogène qu'elle ne l'est en réalité. Von Bezold et Voit ont trouvé entre les couches inférieures et moyennes une différence de 13° C. Or, lorsque la peau est soumise à l'action d'une irritation calorique locale, la sensation s'étend à toute sa surface ; lorsqu'on a les pieds froids, on ressent une impression de froid général, on éprouve beaucoup de peine à se réchauffer. Dans d'autres cas, c'est la tête qui est soumise à l'influence directe du calorique et l'impression désagréable que l'on éprouve est généralisée à toute la surface cutanée.

s'observe à la température normale des appartements, devient plus apparent encore si la chaleur se répartit d'une manière inégale (ce qui est le cas chaque fois que le chauffage est mal installé), car on est alors enveloppé par un courant d'air surchauffé. Or, il ne faut pas perdre de vue que si l'air sec ne trouve pas sur son passage d'autre source d'humidité, il emprunte de l'eau à l'organisme vivant.

Jusqu'à présent, on ne possède pas de données permettant de fixer avec précision le degré hygrométrique convenable pour des conditions déterminées ; les limites admises sont très étendues, puisqu'il est généralement reçu que l'humidité relative peut osciller entre 40 et 75 p. c. C'est là un écart bien considérable. En attendant que l'on puisse s'appuyer sur les résultats de l'expérience et de la pratique, M. Wolffhügel conseille d'admettre, comme limites de l'humectation de l'air dans des locaux chauffés par des poêles et occupés par un nombre modéré de personnes, 40 — 60 p. c. ; s'il s'agit du chauffage local combiné à la ventilation, 45 — 65 p. c. ; si le chauffage est central et la ventilation convenable, 50 — 70 p. c., la température des appartements étant de 19° C. Lorsqu'un grand nombre de personnes sont réunies dans un espace relativement restreint ou lorsqu'on se livre à des travaux qui exigent beaucoup d'activité musculaire, la proportion d'eau doit se rapprocher de la limite inférieure et descendre même au-dessous ([1]).

Il convient que le chauffage soit un des éléments essentiels de la ventilation. Dans les habitations privées, la dépendance du chauffage et de la ventilation est presque toujours complète pendant la saison froide, et quoique aujourd'hui certains auteurs se déclarent hostiles à toute connexion entre ces deux grands facteurs de la salubrité des lieux habités, il faut cependant remarquer, et nous aurons soin d'insister sur ce point dans le courant de ce chapitre, que toutes les solutions proposées pour établir l'indépendance du chauffage et de la ventilation sont défectueuses. Nous n'avons pas, toutefois, l'intention de nier la possibilité d'arriver à ce résultat ; nous voulons simplement établir que le problème n'a pas encore été résolu d'une manière satisfaisante au double point de vue de la salubrité et de l'économie.

Enfin, le chauffage ne doit pas introduire dans l'atmosphère des appartements des substances étrangères nuisibles, à l'état de pous-

___

([1]). EULENBERG. *Handbuch des öffentl. Gesundheitswesens*. Berlin 1882. II. Bd. p. 51.

sières ou de gaz, en un mot, il ne doit pas être une cause de viciation de l'air. — Les poussières se mêlent à l'air à l'occasion du chargement, du tisonnage et du nettoyage des foyers, si le chauffage est local ; comme conséquence de la mauvaise disposition de la prise d'air, si le chauffage est central ou si l'appareil employé pour le chauffage local assure en même temps la ventilation (¹). — Les gaz que l'on a surtout à craindre sont l'acide carbonique, l'oxyde de carbone, l'ammoniaque, l'acide cyanhydrique, l'acide sulfureux et l'hydrogène sulfuré. Nous verrons que le meilleur moyen de s'opposer à leur pénétration dans l'atmosphère des lieux habités est de rendre la combustion aussi parfaite que possible et d'assurer, par une ventilation énergique, la prompte et régulière évacuation des gaz provenant de la combustion. Enfin, il peut arriver que l'air soit empoisonné par le gaz d'éclairage servant de combustible.

Il est bien entendu que le point de vue hygiénique ne doit pas faire oublier le côté économique.

MATÉRIAUX DE CHAUFFAGE. — COMBUSTIBLES.

On entend par combustion la combinaison d'un corps avec l'oxygène, quand cette combinaison est accompagnée d'un dégagement de chaleur et de lumière, et par combustibles les corps qui donnent lieu à ces phénomènes. Le carbone et l'hydrogène représentent les éléments essentiels des combustibles ; en se combinant avec l'oxygène, ils dégagent du calorique et fournissent de l'acide carbonique et de la vapeur d'eau, en même temps que des produits variés, résultat d'une combustion incomplète.

La valeur calorifique du combustible dépend naturellement de la proportion de carbone et d'hydrogène qui s'y trouve contenue et de la facilité avec laquelle ils se dégagent.

Les combustibles se distinguent :

1° Par la facilité avec laquelle ils entrent en ignition avec ou sans flamme ;

2° Par leur puissance calorifique absolue, c'est-à-dire par le nombre de calories que dégage la combustion d'un kilogramme de matière ;

3° Au point de vue de l'effet calorifique spécifique, qui est le

---

(¹) Il est à remarquer que la proportion de poussières introduites augmente généralement avec l'énergie de la ventilation. On a cherché à purifier l'air en le filtrant à travers des substances sèches ou humides, ou bien encore en le lavant par une pluie artificielle.

résultat que l'on obtient en comparant les quantités de calorique que
fournit un volume déterminé des divers combustibles ;

4° Au point de vue de la température produite par la combustion
(effet calorifique pyrométrique). La température de combustion est
l'effet maximum que l'on peut réaliser à l'aide du combustible ;

5° Au point de vue de leur pouvoir rayonnant, les combustibles
qui brûlent sans flamme, tels que le coke et le charbon de bois, jouissent d'un pouvoir rayonnant supérieur à celui que possèdent les autres
combustibles.

Les combustibles dont on fait usage sont solides, liquides ou
gazeux.

Les premiers sont le bois, la tourbe, le charbon de bois et le
charbon de tourbe, le charbon de terre, le coke et les agglomérés ;
les seconds sont les pétroles ; le gaz d'éclairage est le représentant
de la troisième catégorie.

Bois. — On les distingue en bois durs : chêne, hêtre, orme, bou-
leau et frêne.

Demi-durs : érable, aulne, mélèze, pin.

Tendres : sapin, tilleul, peuplier, saule.

Tous les bois produisent la même quantité de chaleur, lorsqu'ils
sont amenés au même état de dessiccation ; seulement, comme les
bois tendres contiennent généralement une proportion d'eau plus
forte, leur puissance calorifique est moins élevée, une partie de la
chaleur étant utilisée à l'évaporation de l'eau. D'après Winkler, le
pouvoir calorifique d'une corde de bois de pin peut être égalé par

1.07 corde de tilleul.		0.665 corde de bouleau.	
0.92	— peuplier.	0.65	— érable.
0.91	— saule.	0.635	— orme.
0.89	— sapin.	0.59	— chêne.
0.70	— bêtre.		

Les bois tendres sont plus inflammables que les bois durs ; à cet
égard, les bois résineux doivent être mis au premier rang, mais la
fumée abondante et l'odeur qu'ils répandent en brûlant en fait
souvent rejeter l'emploi. Très secs, les bois s'enflamment vers 300°
(Marbach) et leur état de division a pour effet d'augmenter le rendement calorifique. Le bois amené artificiellement à un état de
dessiccation parfaite dégage en brûlant environ 4,000 calories par

kilogramme (¹); le bois qui renferme de 25 à 30 p. c. d'eau n'en dégage plus que 2,600 à 2,800.

Charbon de bois. — La carbonisation du bois s'opère soit en vase clos, soit par le procédé des meules. Soumis à la distillation sèche à une température de 340°, le bois abandonne une partie de son carbone sous forme de charbon de bois, tandis qu'un grand nombre de produits, parmi lesquels nous citerons l'acide pyroligneux et le goudron, sont mis en liberté. — Si le bois qui sert à la fabrication est dense, le charbon pèse 15—20 p. c. en plus que s'il est fourni par un bois léger : dans le premier cas, l'hectolitre pèse de 24 à 25 kilogrammes; dans le second cas, 20 à 21 kilogrammes seulement.

La tourbe est le produit de la décomposition spontanée de certains végétaux croissant dans les marais; suivant que la décomposition est plus ou moins avancée, on la distingue en tourbe compacte et tourbe herbacée. Souvent la tourbe renferme une forte proportion de matières minérales (sable, argile, chaux, pyrite, etc.) qui peut aller de 8 à 29 et même 40 p. c. ; aussi est-il toujours prudent de faire un dosage quantitatif des cendres avant d'acheter. Ce combustible contient une quantité d'eau très considérable; desséchée à l'air, elle en retient 25 et même 30 p. c. ; on peut encore la sécher au four ou la soumettre à l'action de la presse. La qualité de la tourbe dépend de la nature des plantes qui ont servi à la former et du degré de décomposition que les substances végétales ont atteint; enfin, de la nature et de la proportion des matières minérales et de sa teneur en eau. L'emploi de la tourbe comme combustible donne lieu à des inconvénients : son volume est fort considérable, comparé à sa puissance calorifique, et elle dégage des produits odorants désagréables, une odeur spécifique qui se communique même aux aliments. Un mètre cube de tourbe à 20 p. c. d'eau pèse de 210 à 230 kilogrammes, tandis que la tourbe comprimée peut peser de 500 à 600 kilogrammes. La tourbe s'enflamme vers 250°.

Charbon de tourbe. — On l'obtient par la carbonisation en meules de la tourbe. Sa composition est très variable; il peut contenir de 34 à 86 p. c. de carbone; un inconvénient sérieux de son emploi, c'est la grande quantité de cendres pulvérulentes qu'il abandonne en brûlant. Son pouvoir calorifique varie nécessairement avec la proportion des cendres. On admet que le charbon de tourbes d'Essonnes, qui donne

______

(¹) Le bois desséché à 140° reçoit le nom de *ligneux* ou de *bois torréfié.*

en moyenne 18.2 p. c. de cendres, fournit 6,600 calories par kilogramme.

Charbons de terre (lignites, houilles, anthracites).

Les lignites proviennent de l'altération plus ou moins avancée des parties ligneuses. On les rencontre dans les terrains secondaires et dans ceux d'une époque plus récente, jamais dans le terrain houiller ni dans le terrain de transition. (Leymerie.) On en distingue un grand nombre de variétés. La proportion de cendres qu'ils fournissent est très variable; en moyenne, on peut l'évaluer à 5—10 p. c.; l'eau hygroscopique peut représenter 50 p. c. au moment de l'extraction; elle se réduit à 20 p. c. par dessiccation à l'air; néanmoins, le lignite extrait depuis peu doit être préféré à celui qui a été emmagasiné pendant un certain temps, parce que ce dernier a subi une combustion lente sous l'influence de l'air et de l'oxygène. Certains lignites sont pyritifères. — Voici la composition moyenne de ce combustible : Carbone, 48 à 56; hydrogène, 1 à 2; eau combinée, 31 à 32; eau hygroscopique, 20 p. c. Le lignite s'allume facilement, brûle avec une flamme longue, fumeuse et répand une odeur spéciale, bitumineuse ou fétide. Le lignite séché à l'air aurait un effet calorifique spécifique deux fois plus élevé que celui du meilleur bois; l'effet calorifique absolu est également double de celui du bois séché au four. (Scheerer.) — Le lignite convient pour le chauffage des poêles.

Houilles. — Les houilles ont une composition très variable. D'après Malaise, elles renferment de 77 à 93 parties de carbone, 1 à 8 d'hydrogène, 3 à 21 d'oxygène, 1 à 14 d'azote, 0.20 à 20 p. c. de cendres. Certaines houilles donneraient jusqu'à 52 p. c. de cendres. En général, les combustibles fossiles laissent beaucoup plus de cendres que le bois. Cependant le coke obtenu au moyen de certaines houilles liégeoises donne moins de cendres que le charbon de bois. (Valérius.) — La proportion d'eau hygrométrique que contiennent les houilles varie suivant leur nature : elle est moins élevée dans les houilles compactes que dans les houilles maigres. Généralement on en trouve de 2 à 3 p. c., mais parfois bien davantage et jusqu'à 12 et 15 p. c.

Au point de vue qui nous occupe, on distingue les houilles en trois espèces principales qui sont : les houilles grasses ou bitumineuses, les houilles maigres et les houilles sèches.

M. H. Valérius leur assigne les caractères suivants :

La houille grasse brûle rapidement avec une flamme longue et blanche très fuligineuse ; en même temps ses fragments se gonflent, se ramollissent et s'agglutinent ; elle donne un coke léger, boursouflé et laissant peu de cendres.

Les houilles grasses maréchales (Saint-Étienne, fine-forge de Mons), très recherchées pour la forge, ne conviennent pas pour les calorifères, car elles forment en s'agglutinant une masse solide qui s'oppose au passage de l'air et qui devrait être brisée avec le tisonnier.

Les houilles grasses, fortes ou dures sont plus riches en carbone et moins fusibles que les précédentes ; elles fournissent le meilleur coke ; très friables, elles ne doivent leur nom qu'à leur résistance au feu.

Les houilles grasses à longue flamme ou demi-grasses (Cannel-coal du Lancashire, Sinterkohlen des Allemands, Flénu de Mons) conviennent parfaitement pour le chauffage domestique et sont également préférées pour la fabrication du gaz d'éclairage ; leur coke est souvent de bonne qualité.

La houille maigre est plus dure que la houille grasse ; elle s'enflamme plus difficilement et brûle avec une flamme moins lumineuse, moins blanche, et en augmentant très peu de volume ; ses fragments ont beaucoup moins de tendance à s'agglutiner et le coke est presque compact.

La houille sèche ou anthraciteuse est plus dure que les espèces précédentes ; elle s'enflamme difficilement, brûle avec une flamme bleuâtre, et, loin de se gonfler en brûlant, elle diminue même de volume. Le coke qu'elle fournit est très compact, ne brûle qu'à une température très élevée et laisse d'habitude beaucoup de cendres.

L'anthracite représente du carbone presque pur ; il s'enflamme difficilement et ne brûle bien que si les fragments sont entassés sur une certaine hauteur. Il dégage une chaleur très considérable ; mais il réclame, pour que sa combustion soit parfaite, un courant d'air énergique.

L'hectolitre de houille pèse de 75 à 88 kilogrammes, l'hectolitre d'anthracite jusqu'à 90 kilogrammes.

La houille *éventée*, c'est-à-dire qui a été exposée à l'air pendant un certain temps, a perdu de sa valeur par suite d'une oxydation lente : en 12 mois la perte en principes utiles (carbone et hydrogène) peut s'élever à 8 p. c. (Grundman.)

Suivant les dimensions des fragments, on distingue diverses qualités de charbons : le *tout-venant* est la houille telle qu'elle se présente au sortir de la mine, avant le triage ; les fragments dont les dimensions sont supérieures à 0ᵐ10 dans tous les sens sont appelés *houille, gros, pérat* ou *roche ;* lorsqu'ils mesurent 0ᵐ05 à 0ᵐ10 et ont la grosseur du poing, ils forment la *gaillette ;* de 1 à 5 centimètres, la *gailletterie* ou *petite gaillette ;* enfin, le *menu* est formé par les fragments ayant moins de 1 1/2 centimètre de côté, mélangés avec le poussier. (Valérius.)

Le coke est le charbon que l'on obtient comme résidu de la distillation de la houille ; on en distingue nécessairement un certain nombre de variétés, d'après la nature du charbon qui l'a fourni. Étant dépouillé des matières bitumineuses, sulfureuses, etc., il brûle en ne donnant que très peu d'odeur et de fumée et fournit une quantité de chaleur considérable. Sa puissance calorifique (à 2 p. c. d'eau et 4 — 15 de cendres) varie entre 7,600 et 6,700 ; mais comme il est privé de gaz combustibles, il s'allume difficilement et ne continue à brûler qu'à la condition de se trouver dans le foyer en quantité assez considérable et de recevoir un courant d'air vif.

Pour apprécier sa valeur, on détermine sa teneur en cendres ; s'il en donne plus de 10 à 12 p. c., on le considère comme de mauvaise qualité. — Pour le chauffage des habitations, on préfère le coke des usines à gaz.

Les agglomérés de houille s'obtiennent en agglomérant le menu au moyen de terre glaise, de goudron de houille ou de ses dérivés, le brai gras et le brai sec ; fréquemment on ajoute au charbon du tan épuisé. L'argile employée représente ordinairement le dixième de la houille ; aussi la proportion de cendres peut s'élever à 15 — 20 p. c. Il est inutile d'insister sur les inconvénients de ce ciment. Aujourd'hui, le goudron et le brai gras ne sont plus guère utilisés et on fait surtout usage du brai sec, qui a l'avantage de fournir immédiatement des briquettes dures, dégageant peu d'odeur et de fumée. — D'après Valérius, « les agglomérés doivent être durs, sonores, homogènes, peu hygrométriques, à peu près dépourvus d'odeur et être fabriqués avec des menus de bonne qualité, de fraîche extraction et lavés avec soin. Leur densité ne doit pas être inférieure à 1.19. Ils doivent s'allumer facilement et brûler avec une flamme vive et claire, sans se désagréger au feu et en ne produisant qu'une fumée grise et légère. La proportion des cendres et des résidus ne doit pas excéder 6 à 7 p. c. »

Le pouvoir calorifique des briquettes de l'usine de Gosselies serait de 7,362 calories, et celui des briquettes de l'usine de Montigny-sur-Sambre de 7,289 calories. (De Marsilly cité par Valérius.)

Le charbon de Paris est fabriqué avec du goudron brut et des combustibles menus de toute espèce ; les briquettes que l'on obtient ainsi sont calcinées en vase clos jusqu'au rouge, et perdent par là tous les éléments volatils.

Le pétrole a une puissance calorifique de 10,000 environ. Jusqu'à présent, on ne l'utilise pas pour le chauffage des habitations, mais on en fait parfois usage pour obtenir la chaleur nécessaire aux préparations culinaires.

Le gaz d'éclairage fournit par mètre cube 7,700 calories et par kilogramme 11,000 calories, si l'on peut en condenser les vapeurs, et 9,734 calories sans condensation. Sa cherté ne permet pas de l'employer comme combustible d'une manière générale.

Lorsqu'on compare les divers combustibles, on ne doit pas négliger de mettre en regard de leurs puissances calorifiques leurs pouvoirs rayonnants, la quantité totale de chaleur produite étant désignée par 1 ([1]) :

Désignation des combustibles.	Puissances calorifiques.	Pouvoirs rayonnants.
Bois sec	3600	0.28
Bois ordinaire à 0.20 d'eau .	2800	0.25
Charbon de bois.	7000	0.50
Tourbe sèche.	4800	0.25
Tourbe à 0.20 d'eau . . .	3600	0.25
Charbon de tourbe	5800	0.50
Houille moyenne	7500	Plus que le charbon de bois.
Coke à 0.15 de cendre . . .	6000	Id.

Enfin, le point de vue économique étant un des plus importants, on doit pouvoir apprécier la cherté relative des divers combustibles.

Connaissant le prix moyen de chacun d'eux et le nombre de calories que fournit un kilogramme de matière, on calcule le prix de

---

([1]) Néanmoins il faut remarquer que le pouvoir rayonnant des combustibles croît plus rapidement que la température. Les résultats obtenus ne sont donc pas applicables à tous les cas pour une température déterminée, et ils ne permettent nullement d'apprécier la quantité de chaleur rayonnée aux températures élevées que l'on réalise dans les foyers ordinaires. (Valérius.)

revient de 1,000 calories et l'on dresse un tableau qui variera naturellement suivant les localités.

Suivant que l'appareil où la combustion s'opère est ou n'est pas placé dans la pièce à chauffer, le chauffage est appelé local ou central. Dans le premier cas, le calorique peut être fourni par le rayonnement lumineux d'un foyer qui, sans échauffer l'air, élève la température des parois de l'appartement et des meubles qui y sont contenus; la chaleur ainsi emmagasinée est alors cédée par rayonnement sombre. Les poêles dont l'enveloppe a acquis une température élevée abandonnent de même du calorique par rayonnement sombre et aussi par conductibilité ou plutôt par contact. Dans le second cas, lorsque le chauffage est central, s'il s'agit de calorifères, l'air est chauffé surtout par contact et est distribué dans les divers locaux. Mais le calorique dégagé par le combustible peut être absorbé par l'eau ou la vapeur d'eau en circulation : le chauffage est alors obtenu par contact ou par rayonnement et parfois des deux manières.

La chaleur rayonnante offre ce grand avantage qu'elle ne modifie pas l'air d'une manière appréciable ; mais elle a l'inconvénient de ne pas échauffer également tous les points des locaux qu'elle traverse, son action diminuant en raison directe du carré de la distance. Tel qu'il est généralement entendu, ce mode de chauffage est le plus coûteux; cependant, grâce à certains dispositifs, il est possible de récupérer une grande partie de la chaleur perdue.

Les appareils qui fournissent de la chaleur rayonnante sombre chauffent en même temps l'air par contact ; tels sont les poêles.

Enfin, grâce aux divers modes de chauffage central, on donne aux habitations un climat artificiel qui peut être réglé suivant les besoins; si les appareils sont bien établis, l'air chauffé, lancé dans les appartements, leur assure une température uniforme qu'il est impossible d'obtenir au moyen des poêles et des foyers ordinaires, et l'on peut se procurer, en outre, les avantages du rayonnement sombre.

A. — Chauffage local.

Le chauffage local est le plus généralement adopté; il est obtenu soit par des cheminées, qui se divisent en cheminées ordinaires et cheminées ventilatrices, soit par des poêles ordinaires, calorifères ou ventilateurs.

Cette première division établie, voyons les avantages et les inconvénients que comportent les divers systèmes de chauffage local :

A. *Cheminées ordinaires.* — De tous les modes de chauffage, le foyer ouvert est certainement le plus hygiénique et le plus agréable, lorsqu'il est bien conçu : la chaleur rayonnante traverse une couche d'air d'épaisseur modérée sans élever sensiblement sa température ; dans le cas que nous considérons, l'échauffement de l'air n'est donc pas dû à l'action directe de la chaleur rayonnante dégagée par la flamme, mais à son contact avec les corps qui ont intercepté les rayons calorifiques ; d'autre part, la ventilation étant toujours très active, il en résulte que l'air conserve une fraîcheur relative, ce qui est une condition physiologique très favorable. Les foyers ouverts représentent un mode de chauffage des plus hygiéniques, puisque la chaleur développée par la combustion détermine l'évacuation de quantités d'air énormes, bien supérieures à celles qu'exigerait l'oxydation. Comme le dit M. Lévy, la chaleur rayonnante des foyers ouverts procure, en outre, un sentiment de bien-être, de satisfaction, auquel personne n'échappe quand, au cœur de l'hiver, on entre dans une salle où un feu vif, clair et pétillant semble inviter à la sociabilité. Le calorique rayonnant exerce une action stimulante, et l'accumulation de la chaleur sur les organes supérieurs étant moindre, le danger de la transition, lorsqu'on passe à l'air extérieur, est considérablement diminué.

Si l'on n'avait donc à envisager que le seul côté de la salubrité des habitations, le chauffage des appartements devrait être demandé aux foyers ouverts ; mais, au point de vue économique, la solution est trop peu satisfaisante pour qu'elle puisse être admise. En effet, la cheminée ordinaire n'introduit dans l'appartement que le quart environ de la chaleur rayonnée par le combustible ; et comme la chaleur rayonnée ne représente que 0.25 de la chaleur totale dégagée pour le bois, 0.50 pour le charbon de bois, la houille et le coke, la chaleur utilisée dans les foyers découverts est à peu près égale à 0.06 de la chaleur totale pour le bois et 0.12 pour les trois autres combustibles. (Péclet.)

On le voit, le rendement calorifique est très faible, et le chauffage et la ventilation ne sont pas obtenus assez économiquement.

Nous nous bornerons donc à rappeler brièvement les données de Rumford, relatives à la construction des cheminées qui portent son nom et dont le type, parfois très malmené par les architectes, est généralement mis en usage.

Rumford rétrécit le passage de l'âtre à la cheminée de manière à ne lui donner que 12 à 15 centimètres d'ouverture; ainsi le tirage est diminué et l'air affluant est mieux utilisé pour la combustion, qui devient plus complète; le volume d'air qui passe est cependant encore assez considérable pour déterminer une ventilation active. La largeur de la paroi postérieure est égale à la profondeur du foyer et elle ne représente qu'un tiers de l'ouverture du chambranle; les parois latérales forment avec ce dernier un angle de 45°. Grâce à cette disposition, une partie de la chaleur qui dans les anciens foyers carrés s'échappait par la cheminée est réfléchie vers l'intérieur de l'appartement. La grille est reportée le plus possible en avant, mais elle se trouve encore sous le tuyau de fumée. Les parois latérales et la paroi postérieure, ainsi que le fond, sont composés de matériaux mauvais conducteurs et revêtus de carreaux émaillés. Comme nous le disions tantôt, à part quelques modifications, ces cheminées sont encore en usage aujourd'hui, quoique empreintes d'un défaut capital, qui est de laisser dans l'oubli la prise d'air nécessaire à la combustion et à la ventilation qui en est la conséquence forcée.

Supposons, en effet, une maison bien construite, dont les boiseries ont été assez soignées pour que les portes et les fenêtres ferment presque hermétiquement; comment l'air nécessaire à la combustion et à la ventilation pourra-t-il pénétrer dans la chambre? Où sera la source d'air nouveau, en admettant que les fissures inévitables soient assez nombreuses et assez étendues pour rendre possible le phénomène de la combustion? La ventilation interstitielle ne peut être considérée comme suffisante, si l'on tient compte des volumes énormes d'air qui sont nécessaires.

C'est l'absence de bouches d'entrée pour l'air neuf qui nous explique en grande partie pourquoi les cheminées de Rumford sont sujettes à fumer et, en admettant même qu'elles échappent à ce désagréable inconvénient, il faut remarquer que plus la combustion est active, plus les courants émanant des joints des portes deviennent insupportables. Ce ne serait qu'un demi-mal si la cuisine, les latrines ne débouchaient pas directement sur les corridors, car l'air affluant serait pur, et les courants d'air n'exposeraient qu'aux inconvénients d'une ventilation mal conçue; mais, dans la plupart des cas, il faut bien reconnaître que la distribution intérieure des maisons n'est pas assez bien entendue pour que l'on soit autorisé à admettre que l'atmosphère des corridors et escaliers n'est pas chargée de principes nuisibles. Il faudrait donc, en admettant que l'on voulût conserver un appareil aussi dispendieux, mais en soi fort hygiénique, y combiner un mode de ventilation, et pour cela établir sous les planchers des conduits qui, s'ouvrant dans les murs de façade, seraient destinés à amener l'air neuf. Cependant on se heurte ici à un nouvel inconvénient, celui d'introduire dans l'appartement un air trop froid. Il conviendait, pour lui donner auparavant une température supportable, de conduire ces tuyaux le long de la cheminée en les encastrant dans l'épaisseur du mur, et de n'opérer le déversement de l'air dont on aurait ainsi enlevé la crudité, qu'au voisinage des plafonds. Généralement, lorsqu'on emploie ces conduits d'entrée, on leur donne une section trop faible, et ils remplissent mal leur but. Il ne s'agit pas, en effet, d'introduire seulement l'air nécessaire à la combustion, ce serait faire les choses à demi, il faut encore renouveler l'air de l'appartement, et ce n'est pas avec des canaux d'entrée de quelques centimètres carrés que l'on atteindra ce résultat. Nous aurons bientôt l'occasion de revenir sur ce sujet.

Malgré l'immense progrès réalisé par Rumford, il faut remarquer que le chauffage par les cheminées-foyers a été mal compris ; la preuve en est dans leur rendement même qui, dans les conditions générales, ne représente que 12 p. c. de la chaleur dégagée, et dans ce fait que la chaleur rayonnante est seule utilisée.

Le général Morin le dit avec raison [1] : « Si, au lieu d'être engagés complètement dans la maçonnerie, les foyers des cheminées étaient faits entièrement en fonte, garnis intérieurement de pierres réfractaires et entièrement isolés des murs, il serait facile, même quand on ne pourrait pas adopter complètement le dispositif des cheminées ventilatrices, de laisser à l'extérieur des passages assez larges pour qu'ils puissent absorber et utiliser une partie notable de la chaleur qui passerait à travers les parois du foyer. »

C'est partant de cette idée que M. Ch. Joly a inventé la cheminée qui porte son nom.

Cheminée Joly. — Cet appareil se compose d'un âtre en fonte dont la coupe horizontale affecte la forme d'un trapèze à angles arrondis. Les trois faces se recourbant en forme de dôme, se réunissent vers le haut pour constituer un conduit rectangulaire mis en communication soit avec une chambre de chaleur, soit directement avec la

---

[1] *Manuel pratique du chauffage et de la ventilation*, p. 64.

cheminée. Cette disposition est représentée fig. 14 et 15. La surface de l'âtre, ou coquille, est lisse à l'intérieur; à l'extérieur, elle est ondulée et munie de nombreuses nervures qui ont pour but d'augmenter les surfaces de transmission et d'empêcher que le métal soit porté au rouge. Une trappe mobile permet de régler le tirage. Le dessin représente une cheminée Joly pour bois; mais la forme de l'âtre est combinée de manière à pouvoir recevoir des chenêts ou une grille; on peut donc y brûler également de la houille et du coke. La prise d'air est indiquée à la partie inférieure; on voit comment l'air, après

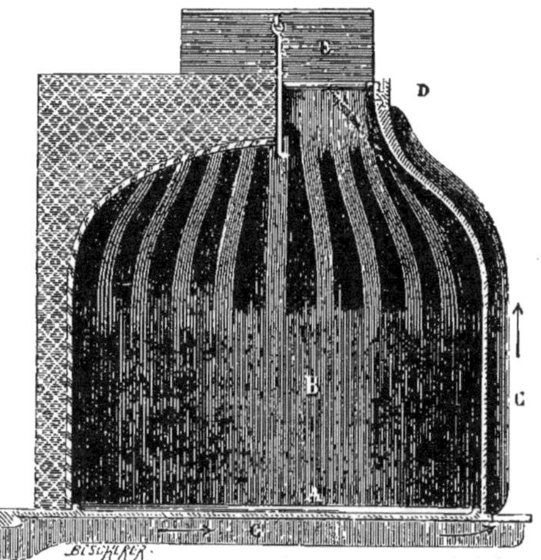

Fig. 14.

avoir léché toutes les surfaces chauffées, s'échappe par des bouches de chaleur placées sous la tablette de la cheminée. (Pl. II, fig. 1.)

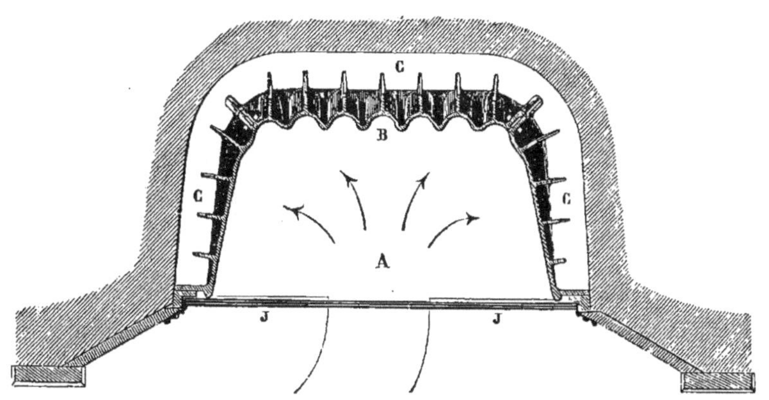

Fig. 15.

Ainsi que le fait observer M. Joly, bien des personnes reculent devant une dépense première de 30 à 40 francs, brûlent pendant l'hiver, tout en se chauffant mal, une somme considérable de combustible qu'elles envoient sur le toit en forme de fumée. Un mauvais foyer, ajoute-t-il, est comme une voiture à l'heure : la dépense court toujours, tandis qu'avec un appareil bien fait, on sait où l'on va, le chauffage est salubre, et finalement plus économique.

Nous poursuivrons cette étude par la détermination de la section à donner aux cheminées et aux mitres pour assurer le tirage et obtenir un renouvellement d'air suffisant, question des plus importantes. Voici, d'après Morin, comment pourront être réglées les dimensions qu'il convient d'adopter pour les habitations privées, de ville ou de campagne, où il n'y a qu'un petit nombre d'étages et où les murs qui reçoivent les tuyaux de fumée ont des épaisseurs suffisantes pour construire ces tuyaux en briques (¹).

Capacité des pièces.	Volume à évacuer et à introduire par heure.	Conduits de fumée				Mitres			
		Section.	rectangulaires		cylind.	Section.	rectangulaires		cylind.
			Larg.	Long.	Diam.		Larg.	Long.	Diam.
mc	mc	mq	m.	m.	m.	mq	m.	m.	m.
100	500	0.0926	0.25	0.37	0.27	0.0463	0.14	0.33	0.19
120	600	0.1110	0.30	0.37	0.30	0.0555	0.15	0.37	0.21
150	750	0.1388	0.30	0.46	0.33	0.0694	0.20	0.35	0.23
180	900	0.1666	0.30	0.55	0.37	0.0833	0.20	0 40	0.26
220	1100	0.2036	0.35	0.58	0.40	0.1018	0.20	0.50	0.28
260	1300	0.2406	0.40	0.60	0.44	0.1203	0.20	0.60	0.31
300	1500	0.2776	0.40	0.66	0.47	0.1388	0.23	0.60	0.33

On voit à l'inspection du tableau que la section des cheminées ne doit pas être calculée de manière à permettre simplement le passage de la quantité d'air nécessaire à la combustion, mais qu'elle doit en même temps être suffisante pour assurer le renouvellement complet de l'atmosphère de l'appartement cinq fois par heure. En adoptant ces dimensions, on est en mesure de faire face aux éventualités ; car tel salon, lieu de séjour de deux ou trois personnes en temps ordinaire, pourra, à certains moments, recevoir un grand nombre

(¹) *Manuel pratique du chauffage et de la ventilation.* p. 46.

d'invités qui s'y trouveraient mal à l'aise si l'on avait seulement tenu compte du cube de l'appartement, sans se préoccuper des volumes d'air à introduire et à extraire en un temps donné. Il nous reste actuellement à déterminer la section des conduits d'entrée de l'air neuf qui, nous l'avons dit plus haut, sont presque toujours trop étroits pour l'office qu'ils doivent remplir.

Nous dirons tout d'abord que les conduits d'entrée doivent déboucher à la partie supérieure des appartements ; ils peuvent être verticaux ou horizontaux ; dans le premier cas, la vitesse de l'air neuf ne peut dépasser 0^{m}50 par seconde, tandis que dans le second elle peut atteindre 1 mètre ([1]). Le tableau précédent contient les volumes d'air à introduire par heure suivant la capacité des locaux ; de ces données, et en prenant note de la remarque qui vient d'être faite, il est aisé de calculer les sections cherchées.

Nous en donnerons un exemple : soit une salle de 180 mètres cubes à laquelle il faille fournir par heure 900 mètres cubes d'air neuf à la vitesse de 0^{m}50 par seconde (le tuyau étant supposé déboucher verticalement).

Le côté a du conduit est donné par :

$$60 \times 60 \times 0,50 \times a^2 = 900$$

$$a = \sqrt{\frac{1}{2}} = \frac{1}{1,414} \quad a = 0^m,70$$

C'est-à-dire que la section totale des orifices d'admission de l'air neuf est représentée par un carré de 0^{m}70 de côté.

En outre, il faut bien remarquer que cette section est calculée en supposant que tous ces orifices sont réunis en un seul et en admettant qu'aucun grillage ne s'oppose à l'entrée de l'air vers la façade ou à son admission à l'intérieur des appartements. La multiplicité des conduits augmente, en effet, les résistances dues au frottement dans de grandes proportions, dont nous donnons la valeur au chapitre V. Comme les orifices sont généralement pourvus de plaques de métal perforées, il faudra les évaser et faire la somme des vides créés dans la surface métallique égale à la section trouvée par le calcul. En établissant une relation directe entre l'atmosphère et l'intérieur des

____

[1] Cette disposition d'entrée de l'air neuf à la partie supérieure des appartements semble en contradiction avec ce que nous dirons au chapitre V, en traitant de la ventilation ; mais il y a lieu d'observer que l'appel d'air se fait par le bas, dans le cas qui nous occupe.

appartements au moyen d'un canal, on introduit dans les locaux de l'air froid en quantité d'autant plus considérable qu'il y a entre l'intérieur et l'extérieur une différence de température plus marquée. Évidemment, dans bien des cas, l'impression ressentie sera assez désagréable pour que l'on se décide à fermer les orifices d'entrée. Il serait donc préférable de prendre aux corridors et à la cage d'escalier ([1]) l'air nécessaire, qui a pu être chauffé par un poêle ou un calorifère et qui, dans tous les cas, a déjà perdu en partie sa crudité. On ne doit pas se le dissimuler, les cheminées ordinaires présentent de sérieux inconvénients : d'abord elles ne permettent d'utiliser que 0.12 du calorique dégagé ; ensuite, au point de vue de la ventilation, elles ne produisent pas toujours tout l'effet qu'on en attend : elles provoquent certainement un appel énergique, mais ordinairement l'air se rend d'une manière trop directe et trop rapide du point d'entrée à la cheminée par laquelle il doit s'échapper ; aussi, malgré l'introduction de volumes d'air considérables, le renouvellement complet laisse-t-il souvent à désirer.

Nous devons encore exposer brièvement les causes pour lesquelles les cheminées fument et les mesures à prendre pour se mettre à l'abri de ce sérieux inconvénient :

1° L'insuffisance des orifices destinés à l'introduction de l'air neuf explique la fumée dans le plus grand nombre de cas. Plus la construction du bâtiment a été soignée, plus cet effet est à craindre en l'absence d'ouvertures spéciales, car l'air ne peut même s'insinuer en quantité convenable par les fentes des portes et des fenêtres ; cette voie lui étant fermée, l'air que réclame la combustion ne peut plus être fourni que par un courant descendant, ce qui a pour conséquence la pénétration de la fumée dans l'appartement. La première condition à remplir, lorsqu'on veut éviter la fumée, est donc de disposer pour l'entrée de l'air neuf une ouverture au moins égale à celle qui sert à l'évacuation des produits de la combustion ;

2° Les dimensions exagérées du foyer en largeur ou en hauteur entraînent le même inconvénient ; mais cette cause est moins fréquente ;

3° Le tuyau de fumée peut être trop court. Dans ce cas, on rétrécira son orifice inférieur de manière que tout l'air qui s'y rend ait préalablement traversé le feu ou passé dans son voisinage immédiat ;

([1]) Nous supposons les corridors et la cage de l'escalier disposés d'une manière rationnelle et à l'abri des émanations insalubres des cuisines et des cabinets d'aisances.

ou mieux encore on exhaussera la cheminée; une hauteur de 8 à 10 mètres est généralement considérée comme nécessaire;

4° Le tuyau de fumée peut être trop élevé, ce qui provoque le refroidissement de la fumée;

5° Il se peut que le tuyau de cheminée soit trop étroit et que le seul remède consiste dans l'emploi des poêles, du chauffage par le gaz ou d'un foyer très rétréci où l'on brûlera du coke; en un mot, on s'efforcera de réduire la production de fumée à un minimum. — Si, au contraire, le tuyau est trop large, on pourra le rétrécir à ses deux extrémités ou y introduire un tuyau spécial en poterie. — En tout cas, on doit éviter que la section ait la forme d'un rectangle allongé, qui expose aux courants de retour, par suite du refroidissement du contenu sur les parties latérales;

6° Dans le cas de tuyaux unitaires[1], la fumée reflue aisément dans

[1] Nous ne pouvons passer sous silence un mode de construction des cheminées proposé par le capitaine du génie français Belmas, dans un mémoire des plus remarquables inséré dans le *Mémorial de l'officier du génie*, en 1832.

« Supposons (pl. II, fig. 2) que plusieurs foyers de cheminées distribués aux divers étages d'une maison se trouvent adossés ou seulement voisins d'un tuyau vertical qui peut leur être commun; que la conduite de chacun de ces foyers débouche dans ce tuyau, en s'élevant d'abord dans l'appartement par un tuyau en fonte ou en tôle de 0^m20 de diamètre, dont la naissance soit aussi rapprochée que possible du combustible, et qui se raccorde avec les faces du foyer par une espèce de tronc de pyramide en métal ou en maçonnerie; ce tuyau, se trouvant à l'extérieur du mur, ne sera pas exposé à être brisé par la dilatation ou la contraction, et permettra d'utiliser une partie de la chaleur de la fumée. Le rétrécissement de ce tuyau diminuera beaucoup la masse d'air froid appelée dans la cheminée, car pour une même vitesse, cette masse est proportionnelle à la section du tuyau.

Il peut arriver qu'on fasse du feu dans tous les foyers à la fois, ou qu'une partie des foyers étant allumés, les autres soient fermés ou restent ouverts selon le plus ou moins de soins qu'auront les personnes qui habitent à chaque étage. Si l'on fait du feu dans tous les foyers à la fois, ce qui aura lieu le plus ordinairement en hiver, le tirage se trouvera dans les circonstances les plus favorables et sera beaucoup meilleur que si chaque foyer avait un tuyau distinct et d'inégale hauteur : car tous ces foyers versant à chaque étage de l'air chaud dans le tuyau commun, la température y sera beaucoup plus élevée, et il s'y établira une vitesse moyenne indépendante de la hauteur partielle de chaque cheminée, aussi grande pour le foyer le plus rapproché du toit, que pour le foyer situé au rez-de-chaussée : le tirage même, dans ce cas, pourrait devenir trop fort, mais chaque habitant sera maître de le régler au moyen du registre de sa cheminée, suivant qu'il s'apercevra que son combustible brûle trop vite, et d'après le degré du feu qu'il voudra obtenir.

Supposons qu'on ne fasse du feu que dans l'un quelconque des foyers et que les registres de tous les autres soient fermés; le problème rentre évidemment dans le cas général d'une cheminée qui aurait un tuyau isolé d'une hauteur égale à la distance verticale du foyer allumé au sommet du tuyau commun; et comme d'ailleurs

les chambres sans feu, lorsqu'on a omis de fermer la trappe. Un appartement chauffé n'est pas davantage à l'abri de cet inconvénient; car s'il est situé aux étages inférieurs, l'air froid qui provient des étages supérieurs et pénètre dans le tuyau unitaire refroidit le courant chaud ascendant et diminue le tirage; et si c'est à l'étage supérieur que le feu est allumé, le tuyau de fumée n'est pas assez élevé pour assurer le tirage. — On doit veiller soigneusement à la fermeture des trappes;

7° S'il existe deux foyers allumés dans la même chambre ou dans deux pièces voisines, et que les portes et fenêtres soient closes, celui où la combustion s'opère avec le plus d'énergie peut déterminer un appel assez puissant pour que le deuxième foyer soit parcouru par un courant descendant d'air et de fumée. — Cet état de choses décèle une ventilation insuffisante ([1]);

8° Lorsque l'extrémité d'une cheminée est dominée par des bâtiments plus élevés, le mieux est de l'exhausser, de manière à lui faire

la conduite de ce foyer se trouve réduite à sa naissance à une très petite section, tandis que le tuyau commun est au contraire très grand, le tirage sera encore meilleur que dans le cas d'un tuyau isolé de même hauteur et d'une section uniforme, égale à celle du registre. Le cas le plus défavorable serait celui où par négligence les conduites des foyers non allumés resteraient ouvertes; mais comme leur section sera toujours beaucoup moindre que celle du principal, il en résulte qu'en somme il entrera encore moins d'air froid dans le tuyau commun que si celui-ci appartenait à une cheminée ordinaire non rétrécie par le bas. D'ailleurs, comme la masse d'air froid introduite n'arrive que partiellement à différentes hauteurs, la température moyenne de la fumée sera plus élevée, et le tirage sera meilleur. »

Le capitaine Belmas fait suivre cette description de l'analyse du fonctionnement du système qu'il propose; puis il montre la facilité avec laquelle on procédera au nettoyage de la cheminée générale et des conduites particulières.

« Le ramonage de la cheminée commune pourra se faire comme à l'ordinaire en pratiquant sur le tuyau, soit au contre-cœur même du foyer, soit dans le grenier ou mieux encore au rez-de-chaussée, une ouverture qui sera fermée habituellement par une porte en fer masquée dans le lambris, ou de toute autre manière. Quant aux conduites particulières de chaque foyer, il sera très facile de les nettoyer au moyen d'un écouvillon ou d'une racloire en fer, montée sur une hampe plus ou moins longue, brisée à charnière, ou composée de bâtons creux enfilés par une corde, afin de suivre les sinuosités des conduites. »

On reproche à ce mode de construction de faire servir la cheminée générale de véritable tuyau acoustique et d'être une cause d'introduction de fumée dans les chambres où l'on aurait négligé de fermer l'orifice d'évacuation de la fumée; d'autre part, certains calorifères exigent pour leur bon fonctionnement une cheminée affectée à leur seul usage.

([1]) Si l'on veut chauffer une chambre au moyen de deux foyers, on les place du même côté, à moins que l'appartement n'ait des dimensions très considérables.

atteindre le sommet des murs voisins ; pour cet usage, les tuyaux de poterie, plus mauvais conducteurs de la chaleur que les tuyaux métalliques, doivent être préférés. — Mais il n'est pas toujours possible de se conformer à cet avis, et l'on est parfois obligé de recourir aux mitrons percés à jour ou aux capes à vent. On pourrait également, dit M. Joly, employer un foyer à flamme renversée, qui irait rejoindre sous le sol un tuyau d'un bâtiment voisin ;

9° Les rayons solaires, en chauffant les souches unilatéralement, déterminent la formation d'un double courant, la fumée ayant une tendance à descendre du côté froid. — D'autre part, d'après Valérius, si le soleil échauffe la façade d'une maison, un courant d'air ascendant s'établira le long du mur et pourra aspirer l'air des chambres et nuire au tirage des cheminées. Si l'air neuf est introduit en quantités suffisantes, cet effet ne peut se produire ;

10° Si une cheminée est plus froide que l'air de l'appartement avec lequel elle communique, il peut s'établir un courant descendant qui rabat dans la chambre non seulement une odeur de suie, mais encore la fumée d'une cheminée voisine ;

11° La pluie peut contrarier le tirage, soit qu'elle mouille l'extérieur de la cheminée et que l'évaporation subséquente détermine un refroidissement, soit qu'elle pénètre dans son intérieur et que, pour être ensuite transformée en vapeur, elle absorbe du calorique ;

12° Si une cheminée occupe un angle formé par des bâtiments qui la dominent, le vent, en la frappant de haut en bas, peut y faire refluer la fumée ; il faut alors l'élever au-dessus du niveau des constructions voisines. Mais l'inconvénient que nous signalons peut encore se présenter si une cheminée est peu élevée. Les capes à vent sont ici le remède indiqué. Elles doivent protéger l'orifice supérieur sans être un obstacle marqué à l'écoulement des gaz. Ce ne sont pas à proprement parler des « aspirateurs », dont l'activité croît avec la puissance des courants atmosphériques, ce sont des « déflecteurs », qui neutralisent l'influence du vent, quelles que soient sa direction et son énergie, et qui permettent au tirage de se faire aussi régulièrement que par le temps le plus calme.

Ce résultat peut être obtenu au moyen d'appareils de formes très variées, le plus souvent construits en tôle de fer ou de zinc ou encore en fonte. La plupart des fabricants prétendent utiliser la force aspiratrice du vent. On distingue les capes fixes et les capes mobiles ; on accorde généralement la préférence aux premières. Il serait aussi fastidieux qu'inutile d'énumérer tous les modèles qui ont été proposés. Nous nous bornerons à en indiquer deux.

L'aspirateur de Wolpert (fig. 16) [1] se compose d'un tube dont l'extrémité supérieure supporte une caisse d'aspiration conique que protège un couvercle horizontal. Entre le tuyau et la caisse d'aspiration, de même qu'entre celle-ci et le couvercle, est ménagé un intervalle circulaire suffisant pour l'évacuation de la fumée. Cet appareil empêche le vent, la pluie et les rayons du soleil de pénétrer dans le tuyau de fumée, quelle que soit leur direction.

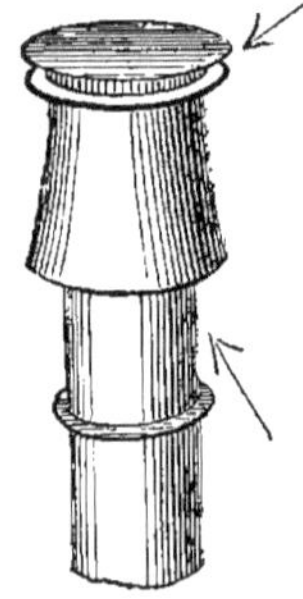
Fig. 16.

On trouvera représenté (pl. III, fig. 5) un système très recommandé : le vent s'engouffre dans l'entonnoir A, traverse avec une grande rapidité le rétrécissement C [2], détermine l'appel de l'air contenu dans le tuyau et se répand dans l'entonnoir B, où il subit lui-même une dilatation qui réagit sur le contenu du tuyau. L'effet est encore augmenté par le passage du vent sur les bords de l'entonnoir B. La mobilité de cet appareil lui enlève de sa solidité et devient une cause de bruit.

Lorsque l'expérience eut démontré les inconvénients des cheminées-foyers ordinaires et leur faible rendement calorifique, les efforts des constructeurs se dirigèrent vers la recherche de solutions destinées à augmenter ce rendement et à supprimer les désavantages que l'on observait dans la ventilation. Ces recherches conduisirent à des types nombreux de cheminées ventilatrices.

Il ne peut être question de suivre la filière par laquelle on passa, et nous devons nous contenter de décrire les types qui paraissent réaliser le mieux le but que l'on se proposait.

B. — Cheminées ventilatrices.

Cheminée ventilatrice Douglas Galton. — Le principe de cette cheminée ventilatrice a été proposé par le capitaine du génie français Belmas; plus tard, le capitaine du génie anglais Douglas

---

[1] Eisenwerk Kaiserslautern (Rheinpfalz).

[2] Pour éviter que la pression produise un effet contraire à celui qu'on attend, le point le plus étroit au niveau duquel les deux entonnoirs communiquent ne correspond pas au centre du tuyau, mais il est reporté vers A.

Galton lui a donné une disposition plus rationnelle et en même temps plus simple, représentée fig. 17 et 18.

En voici la description d'après le dernier ouvrage de l'auteur (¹) :

L'air neuf est admis dans une chambre placée à la partie posté-

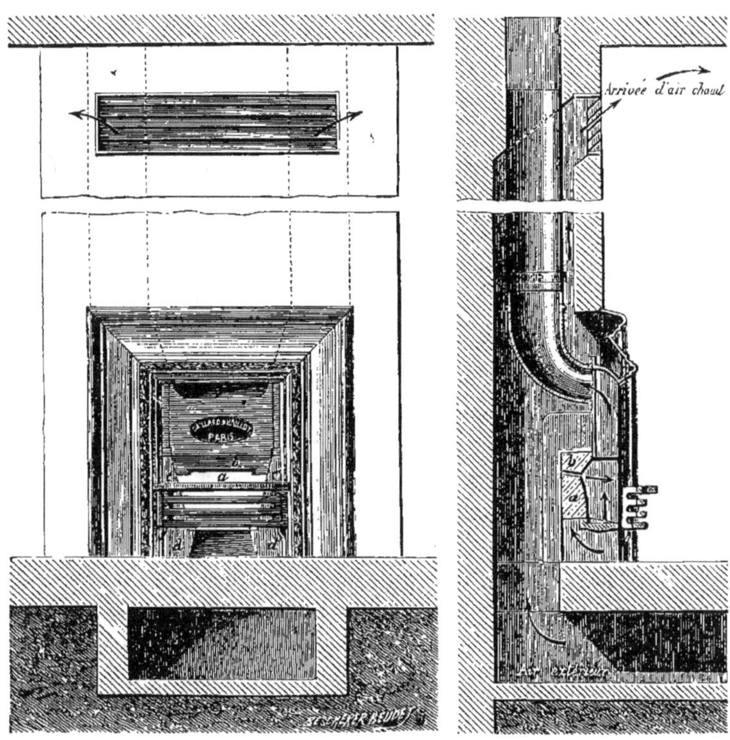

Fig. 17.   Fig. 18.

rieure du foyer et où il est amené à une température modérée par une large surface de chauffe ; de là, il s'élève dans un conduit en maçonnerie qui entoure le tuyau de fumée et se termine au voisinage du plafond, et il pénètre enfin dans l'appartement par une ouverture garnie de directrices qui l'obligent à se diriger vers le haut de la pièce. Une trappe à ressorts ou à coulisses permet d'ouvrir ou de fermer l'ouverture à volonté.

Le corps du foyer est en fonte et consiste en trois pièces exactement réunies par des boulons : la première forme le chambranle en

(¹) D. GALTON. *Observations on the construction of healthy dwellings*, 1880, p. 124.

saillie; la seconde le corps du foyer, et la troisième la bouche qui s'unit au tuyau de fumée, dont le bord inférieur est boulonné à la partie postérieure du foyer. Les foyers sont de trois modèles qui ont respectivement 0^m53 — 0^m43 — 0^m38 environ d'ouverture en largeur et sont destinés à des pièces de 200 à 300 mètres cubes, — de 100 à 200 mètres cubes, — et enfin de 100 mètres cubes et au-dessous. Le foyer possède un revêtement de carreaux réfractaires en cinq pièces, deux latérales, une postérieure et deux inférieures ; cette garniture a pour but de prévenir le contact du métal et du combustible incandescent et de maintenir au voisinage de ce dernier une température élevée uniforme qui favorise la combustion. La partie inférieure du foyer est formée de deux carreaux placés à droite et à gauche et supportant une grille en fonte qui n'occupe qu'un tiers environ du fond ; ainsi le tirage est ralenti et la consommation du charbon réduite, la grille permettant néanmoins à l'air de passer en quantité suffisante pour assurer une combustion parfaite. — Entre la paroi postérieure en terre réfractaire et la surface métallique, on a ménagé un vide d'un demi-pouce, à travers lequel l'air venant du cendrier passe sous la grille et, par une fente de la brique, arrive au feu en haut et en arrière. L'air ainsi mis en contact avec le charbon en ignition possède une haute température, puisqu'il a traversé la pierre chauffée, et il est mis en contact avec le gaz du charbon, grâce à l'inclinaison de la pièce réfractaire, qui s'avance au-dessus du feu à la partie postérieure du foyer ; la combustion peut donc s'opérer plus complètement que dans un foyer ordinaire et la production de fumée est presque nulle. — Tandis que l'on évite le contact du combustible en ignition et des flammes avec le fond métallique du foyer, les gaz échauffés qui proviennent de la combustion et la petite quantité de fumée, grâce à la forme qu'affecte le foyer en arrière et à la disposition de la partie métallique du tuyau de fumée, rencontrent une large surface de chauffe, et peuvent abandonner, avant d'arriver dans la cheminée, une quantité considérable de chaleur qui est employée à chauffer l'air pris directement à l'extérieur. La paroi postérieure du foyer ainsi que le tuyau de fumée sont munis de nervures qui ont pour but d'augmenter la surface de transmission, qui représente 18 pieds carrés dans le cas du foyer n° 1 et est suffisante pour éviter l'échauffement exagéré du métal et l'altération de l'air.

En vue de faciliter le nettoyage de la chambre à air et des canaux qui sont en communication avec elle, le foyer est simplement boulonné et peut être aisément enlevé, rendant ainsi les conduits accessibles.

Le mode d'admission de l'air extérieur dans la chambre à air dépend des conditions locales. Si le foyer est construit dans un mur extérieur, l'orifice d'entrée peut être placé en arrière; s'il est construit dans un mur intérieur, il devient nécessaire de réserver un canal soit entre le plancher de la chambre et les lambourdes de l'étage inférieur (si les lambourdes sont indépendantes), soit entre les planchers et le plafond de la chambre inférieure; on peut encore conduire un tuyau ou une poutre creuse sous le plafond de l'appartement, ou bien, ce qui est souvent mieux, derrière les lambris de la chambre où est placé le foyer.

D. Galton fixe à $0^{m2}05418$, $0^{m2}0587$ et $0^{m2}02322$, la surface de section de ces canaux horizontaux pour chacun des trois modèles de foyers; la somme des vides présentés par la grille qui ferme extérieurement l'ouverture devrait être égale à la surface de section du conduit. Enfin, l'auteur fait remarquer que si les canaux ont une longueur considérable et présentent des coudes, il convient de leur donner une section un peu plus forte, afin de compenser les pertes dues au frottement; si la communication avec l'extérieur est directe, on peut, au contraire, diminuer quelque peu la section. Pendant les grands froids, il pourra être nécessaire de diminuer momentanément les dimensions de l'orifice d'entrée. Le volume d'air neuf qui pénètre dans l'appartement varie un peu avec la direction du vent; il est plus considérable lorsque les portes, les fenêtres et les autres ouvertures sont fermées. La ventilation pourrait donc se faire uniquement par l'intermédiaire du foyer; mais on ne doit pas perdre de vue que le renouvellement de l'air ne peut être obtenu que dans certaines limites, et qu'en choisissant les dimensions d'un foyer pour une chambre déterminée, il faut tenir compte de sa destination et du nombre de personnes qui peuvent s'y trouver réunies en certaines occasions. — Un autre point mérite une attention spéciale : la prise d'air doit se faire dans un endroit où l'on n'ait pas à craindre des causes de viciation, et les conduits seront disposés de telle sorte qu'on puisse les inspecter et les nettoyer complètement au moins une fois par an. Les seules conditions locales que l'installation du foyer Galton exige sont la possibilité de disposer une prise d'air suffisante à l'extérieur et d'établir la gaîne que le tuyau de fumée doit parcourir. Les proportions que l'on pourra adopter pour leur établissement sont indiquées dans le tableau suivant, que nous empruntons au général Morin :

Capacité des pièces à chauffer.	Volume d'air à évacuer et à introduire par heure.	Section des conduits de fumée.	Aire de passage de la mitre.	Section totale de la gaîne de passage de l'air nouveau.
100	500	0.050	0.025	0.140
120	600	0.060	0.050	0.168
150	750	0.075	0.038	0.210
180	900	0.090	0.045	0.152
220	1100	0.110	0.051	0.308
260	1300	0.130	0.065	0.364
300	1500	0.150	0.065	0.420

Voici, en résumé, quels sont les avantages du foyer Galton :

1° La ventilation, tout en étant très énergique, est obtenue sans courants d'air ;

2° La température est égale dans toutes les parties de l'appartement ;

3° Le degré hygrométrique de l'air est très peu modifié ;

4° L'introduction d'air chaud, jointe au chauffage par le rayonnement du foyer, augmente beaucoup l'effet calorifique, qui s'élève à 0.30, 0.32 et même à 0.355 de la chaleur développée par le combustible, tandis que les cheminées ordinaires n'en utilisent que 0.10 à 0.12 ;

5° Il y a économie de combustible, puisque l'on utilise une partie de la chaleur qui s'échappe par la cheminée, et que le foyer est construit de manière à assurer une combustion plus complète et à diminuer la fumée ; pour élever à la même température l'air d'un appartement, il suffit de brûler le tiers de la quantité de charbon que consommerait un foyer ordinaire ;

6° La fumée est évitée, grâce au volume considérable d'air chaud introduit dans la chambre et au tirage créé au col de la cheminée ;

7° Le foyer Galton permet de chauffer deux chambres superposées : il suffit pour cela de prolonger la gaîne jusqu'à l'étage supérieur et de la munir dans chaque chambre d'un registre permettant de distribuer l'air chaud à volonté.

Cheminée ventilatrice Wazon. — M. Wazon est l'inventeur d'une cheminée dont les dispositions sont très ingénieuses (pl. II, fig. 3); nous en empruntons la description à l'intéressante brochure publiée par l'inventeur ([1]) :

« Nous avons simplement pratiqué une seule ouverture au bas du dossier de la grille ordinaire, à houille, des foyers découverts; à cette unique ouverture nous avons boulonné un seul et unique conduit métallique récupérateur montant verticalement dans un coffrage spécial d'air nouveau, jusqu'à la hauteur du plafond de la pièce; ce conduit métallique est muni d'une soupape réglant le tirage du feu.

« En ouvrant cette soupape, tous les gaz brûlants du foyer passent à travers la masse du combustible porté au rouge et se précipitent dans le conduit métallique récupérateur qu'ils échauffent très fortement, puisqu'aucune portion d'air froid ne peut s'y introduire sans avoir traversé le combustible du bas de la grille, toujours porté au rouge. Il est également impossible qu'aucune parcelle de fumée ou de suie s'y introduise, car on a vu que l'ouverture de départ des gaz est placée au bas du dossier de la grille; le combustible étant toujours chargé par-dessus, il en résulte que toute la fumée produite par le combustible frais est forcée de passer à la base du foyer, au travers du combustible de la charge précédente, qui est, on le sait, toujours portée à la chaleur rouge. Cette fumée se brûle donc complètement sans produire d'oxyde de carbone, car elle est portée à une haute température et mise au contact de l'oxygène qui afflue suffisamment par-dessous la grille.

« Notre système de cheminée satisfait donc, en entier, aux conditions indispensables à une bonne récupération pour l'air nouveau introduit de l'extérieur, qui sont : suppression des dépôts de fumée et de suie dans le conduit récupérateur, et haute température de ce conduit. Cette disposition rationnelle, évitant la sujétion des nombreux et incommodes nettoyages, a, de plus, le précieux avantage de procurer un tirage maximum extrêmement énergique, permettant de brûler, dans les meilleures conditions : le menu de houille, le coke et l'anthracite; combustibles qu'il est très difficile d'employer dans les foyers ordinaires à faible tirage.

« Pour compléter cette disposition fondamentale, il nous a fallu

([1]) A. WAZON. *Ventilation et chauffage.* Paris, 1877, p. 13.

satisfaire à d'autres conditions importantes : il faut d'abord éviter avec soin que l'air pur récupérant s'échauffe à un trop haut point. Nous y avons pourvu par l'emploi d'un large et haut coffrage d'accès disposé verticalement et de toute la hauteur de la pièce, ce qui a pour effet d'augmenter la vitesse de l'air chaud introduit.

« Nous avons muni la prise d'air extérieur d'un registre réglant l'entrée de cet air.

« On a aussi disposé dans le coffrage un vase à eau, afin de charger l'air chaud de la vapeur qui pourrait lui faire défaut par des temps secs.

« La température de cet air introduit peut être instantanément modifiée par la très simple manœuvre de la soupape du conduit de chauffage, conduit qui peut être tenu froid en fermant complètement sa soupape.

« Nous obtenons par cette simple manœuvre un résultat précieux, qui consiste dans l'indépendance instantanée du chauffage et de la ventilation, indépendance qui peut rendre de grands services dans beaucoup de locaux exposés à de fortes et brusques accumulations de personnes ou de lumières, comme les salons de réception, les cercles, les cafés et restaurants, etc. Car si, par une cause quelconque, la température de ces locaux vient à s'échauffer ou à se refroidir brusquement, brusquement aussi on peut rafraîchir ou réchauffer l'air neuf introduit.

« Dans les pièces très encombrées ou très éclairées qu'on désire rafraîchir énergiquement, il devient nécessaire d'extraire l'air chaud et vicié par en haut; car, en se bornant dans ce cas, comme on le fait presque toujours, à extraire l'air par le bas de la pièce, on n'en tire que l'air le plus frais, qui se tient toujours au ras du sol, vu sa plus forte densité, et le plus pur, car c'est au plafond que se portent de préférence l'air chaud vicié de la respiration, ainsi que les gaz produits par la combustion des lumières; contrairement à l'opinion vulgaire, qui prétend prouver, sans expériences et par simple appréciation des densités respectives des différents gaz, que l'air vicié et l'acide carbonique sont plus abondants au niveau des planchers. »

Voici, d'après l'inventeur, les résultats des expériences sur l'effet utile de cette cheminée :

« Consommation de houille, par heure = 2 k. 5.

Nombre total de calories ou d'unités de chaleur dépensées, 2 k. 5 × 8000 = 20,000 cal. = Z.

Température du local = + 21 degrés.

Température de l'air extérieur = + 2° C.

Température de l'air introduit = + 37° C.

Nombre de degrés acquis par cet air = 37 — 2 = 35°.

Section libre de la prise d'air extérieur = 0^{m2}13.

Formule de l'anémomètre Secretan, n° 36 (aluminium, axe monté sur pierre) V = 0^{m}12 + 0.136 × N.

Nombre de tours moyen par seconde dans les expériences N = 18, d'où l'on tire V = 0^{m}12 + 0.136 × 18 = 2^{m}56.

Vitesse V de l'air introduit par seconde V = 2^{m}56.

Volume S d'air introduit par seconde S = 2.56 × 0.13 = 0^{m3}333.

Volume H d'air introduit par heure H = 0^{m3}333 × 3600″ = 1198^{m3}.

Poids P de ce volume H à la température de + 2° = 1198 × 1 k. 285 = P = 153 k. Chaleur D apportée par cet air par degré D = 153 × 0 cal., 237 = 364, 7 cal.

Chaleur totale C de cet air ayant acquis 35° C. = 364.7 × 35 = 12766 calories

Rayonnement R direct du foyer ouvert R = $\dfrac{20,000}{10}$ = 2000 c.

Somme T des utilisations. Par l'air entré C = 12766

Par rayonnement R = 2000

Somme T = 14766 cal.

Rapport à la chaleur totale Z dépensée.

$\dfrac{T}{z} = \dfrac{14,766}{20,000}$ = 0.738 = U = utilisation rapportée à l'unité.

Utilisation ordinaire des cheminées à houille = u = 0,12, d'où l'on tire $\dfrac{U}{u}$

= $\dfrac{0.738}{0,12}$ = 6.1. Il résulte donc de ces expériences que l'utilisation du combustible dans notre cheminée est au moins six fois celle des cheminées ordinaires à la houille, et que nous avons ainsi sextuplé cette utilisation.

Pour trouver l'utilisation de la chaleur du bois par notre cheminée, il faut : de 0.73 retrancher le rayonnement 0.10 de la houille ; il vient 0.73 — 0.10 = 0.63. Si l'on ajoute à ce nombre le rayonnement du bois = 0.06, il vient : 0.63 + 0.06 = 0,69. L'utilisation totale par le bois est donc 0.69.

En divisant cette utilisation totale par l'utilisation ordinaire il vient : $\dfrac{0.69}{0.06}$ = 11.5.

On voit donc que nous sommes autorisés à dire que l'utilisation du bois est plus que décuplée par l'emploi de notre cheminée. »

C. — Chauffage par les poêles.

Poêles ordinaires. — Dans un poêle fermé, les parois en contact avec le feu et les gaz de la combustion absorbent le calorique dégagé par le combustible, le transmettent à leur face externe qui est en rapport avec l'air, échauffent ainsi ce dernier et, si la température atteint un degré élevé, le poêle émet en outre de la chaleur rayonnante qui traverse l'air pour aller échauffer tous les corps, murs, meubles ou individus, sur lesquels tombent les rayons. Les poêles sont des appareils de chauffage essentiellement économiques ; leur rendement peut atteindre, lorsqu'ils sont bien construits et lorsque la longueur des tuyaux est convenablement réglée, jusqu'à 94 p. c. de la chaleur développée par le combustible. Mais à côté de cet avantage, ce mode de chauffage présente de nombreux inconvénients et, dans certaines circonstances, peut même devenir une source de danger. L'appel d'air est réduit au volume strictement nécessaire à la combustion ; celle-ci n'exigeant que 5 mètres cubes d'air neuf par kilogramme de bois, 12 à 15 mètres cubes par kilogramme de houille et 10 à 15 mètres cubes par kilogramme de coke brûlé, ce qui ne correspond, dans les circonstances les plus favorables, qu'au renouvellement du dixième environ du cube de l'appartement à chauffer, ces poêles constituent un système de chauffage insalubre. (Morin.)

On emploie généralement pour la confection des poêles, la fonte, le fer, la tôle, les briques ou la faïence ; on le voit, on met en œuvre et des matériaux bons conducteurs, et des matériaux mauvais conducteurs de la chaleur ; aussi en résulte-t-il des différences essentielles dans le mode d'action des appareils. Construits en matériaux bons conducteurs, les poêles s'échauffent rapidement et se refroidissent de même suivant l'énergie de la combustion ; leur action sur l'air et sur les personnes placées dans leur voisinage est donc inégale, et pour en obtenir le fonctionnement régulier, il faut les surveiller d'une manière incessante. Aussitôt que les surfaces métalliques atteignent, et le cas est fréquent, une température élevée, il en résulte une odeur empyreumatique désagréable qui est due à la carbonisation des matières organiques de l'air ; en outre, l'atmosphère se dessèche à un haut degré. Ces inconvénients disparaissent en grande partie lorsque la surface extérieure est munie de nervures.

Construits en matériaux mauvais conducteurs, ils ne s'échauffent que lentement, ne perdent qu'insensiblement leur chaleur et entretiennent ainsi une température égale ([1]).

Il convient que dans les poêles en métal la combustion s'opère

---

([1]) Les poêles de céramique à parois minces cèdent par heure et par mètre carré de surface de chauffe 1,000,000 à 1,500,000 de calories-grammes ; leur rendement est moindre lorsque leurs parois sont épaisses. Les poêles métalliques donnent 1,500,000 à 2,500,000 de calories-grammes par heure et par mètre carré de surface de chauffe ; la présence d'ailettes a pour effet d'augmenter le rendement de 600,000 à 1,000,000 de calories-grammes.

d'une manière lente et régulière; dans les poêles en poterie, au contraire, on allume de temps à autre un feu énergique qui détermine l'échauffement rapide des parois; puis on ferme les portes et les étouffoirs, afin d'éviter le tirage et le passage du calorique dans la cheminée; la surface de chauffe doit être ici plus étendue, ce qui s'obtient en faisant circuler les gaz de la combustion dans des canaux coudés, disposés à l'intérieur même du poêle; la masse du foyer, plus considérable, représente un véritable réservoir de calorique.

Quant aux appareils dans la fabrication desquels on fait entrer les deux espèces de matériaux, ils réunissent les avantages des poêles métalliques et des poêles en céramique; on peut donc en obtenir une chauffe rapide et en même temps mieux conserver la chaleur. En tout cas, il est toujours plus avantageux de donner un revêtement intérieur en briques à un poêle que de faire usage d'un écran extérieur qui n'a d'autre effet que d'arrêter la chaleur rayonnante; tandis que le revêtement intérieur a pour but d'empêcher le fer ou la fonte de prendre une température trop élevée, ce qui assure sa conservation et empêche la transsudation des gaz.

Se basant sur ce fait que la fonte portée au rouge devient perméable à l'oxyde de carbone, certains auteurs ont prétendu que les poêles de fonte se laissent traverser par ce gaz éminemment toxique et que leur emploi peut provoquer des accidents redoutables. On a même supposé que les parois d'un poêle chauffé au rouge peuvent donner lieu à une production d'oxyde de carbone, soit par dissociation de l'acide carbonique de l'air ou par oxydation du carbone contenu dans la fonte par l'oxygène de l'air, soit par distillation sèche des poussières organiques qui se déposent sur les surfaces de chauffe.

Il n'est pas douteux que les appareils de chauffage peuvent céder de l'oxyde de carbone à l'air des locaux, mais il y a tout lieu de croire qu'il n'en peut résulter aucun danger pour la santé. D'abord, la proportion de ce gaz ainsi dégagée est extrêmement faible et l'aérage n'en permet pas l'accumulation. A-t-on jamais accusé, d'ailleurs, la fumée de tabac et l'éclairage par le gaz de déterminer des phénomènes toxiques? Et cependant, dans ces conditions, la production d'oxyde de carbone est pour le moins aussi forte que par l'emploi des poêles en fonte.

En présence des cas où la respiration prolongée de petites quantités d'oxyde de carbone n'a pas provoqué d'accidents, on est bien forcé d'admettre que ce gaz n'est toxique qu'à une certaine dose; les recherches les plus récentes nous paraissent établir qu'à la dilution de 0.02 et peut-être même de 0.05 p. c. l'oxyde de carbone n'est plus à craindre, et qu'une proportion qui n'est pas décélée par la méthode de M. Fodor peut être considérée comme absolument inoffensive. M. Fodor détermine le contenu de l'air en oxyde de carbone en agitant pendant 15-20 minutes 10 à 20 litres d'air avec du sang modérément dilué et en conduisant dans une solution neutre de chlorure de Palladium l'oxyde de carbone dégagé du sang par la température de l'eau bouillante.

Même en employant ce procédé de recherches, qui est très sensible, M. Gruber n'a pu reconnaître la présence d'oxyde de carbone dans l'air d'appartements qui étaient chauffés par des poêles amenés au rouge. L'emploi des poêles et des calorifères en fonte n'expose donc pas nécessairement au danger que certains auteurs redoutent. Lorsque ces appareils dégagent de l'oxyde de carbone, on peut affirmer qu'ils présentent un défaut de construction ou qu'ils sont mal entretenus.

Bien que l'on ne puisse attribuer une action nuisible à de l'air renfermant une très petite proportion de ce gaz, il faut néanmoins s'entourer de toutes les précautions qui permettent de diminuer les chances d'intoxication. Revêtues de matériaux réfractaires, les parois métalliques ne peuvent être portées au rouge : la transsudation et la formation d'oxyde de carbone sont ainsi empêchées, à la condition, bien entendu, qu'il n'existe pas de fissures et que le tirage soit suffisant.

Nous ajouterons que les accidents auxquels le chauffage par les poêles de fonte a donné lieu sont infiniment moins nombreux que la théorie ne le ferait supposer et que plusieurs auteurs, Michel Lévy entre autres, les ont expliqués par les brusques transitions de température et par l'odeur spéciale de la fonte incandescente.

D'un autre côté, il est indispensable que le réglage des poêles se fasse à l'entrée de l'air dans le foyer et non à sa sortie, qu'il soit établi à la partie inférieure du poêle et non dans le tuyau d'échappement des gaz du feu. Pour modérer la combustion, on ralentira le passage de l'air en disposant les portes du foyer et du cendrier de telle sorte que la fermeture puisse être rendue hermétique (¹).

(¹) On a reproché à ce mode de réglage de produire du goudron dans les cheminées et de déterminer des explosions. Il y a lieu d'admettre, dit M. Wolffhügel, dans son excellent article sur le chauffage (*Eulenbergs Handb. des öffentl. Gesundheitswesens*, II Bd., p. 39), que si un poêle est fréquemment fermé peu de temps après avoir été chargé (surtout si le combustible contient une forte proportion d'eau), il peut se former sur les parois froides de la cheminée un dépôt d'eau et de produits

On rejettera d'une manière absolue l'emploi des soupapes placées sur le tuyau de fumée, car, en faisant refluer dans l'appartement les gaz de la combustion, notamment l'acide carbonique et l'oxyde de carbone, qui ne décèlent pas leur présence, comme la fumée, par une odeur spéciale et l'irritation des voies respiratoires, elles sont fréquemment la cause d'asphyxies ([1]). Cette observation s'applique aussi bien aux poêles céramiques qu'aux poêles métalliques.

Les soupapes perforées doivent être repoussées comme les autres.

Il est un dispositif permettant de régler la température, qui mérite d'être décrit : c'est le *tuyau de ventilation de M. Meidinger*. Au niveau de son premier coude, le tuyau de fumée est prolongé vers le bas et muni inférieurement d'un couvercle. Celui-ci, comme la partie du tuyau qui s'y adapte, présente des fentes latérales de même forme et de mêmes dimensions qui se recouvrent complètement lorsque l'on fait tourner le couvercle ; ces fentes constituent des orifices de ventilation. Lorsqu'elles sont ouvertes, l'air de la chambre pénètre dans le tuyau de fumée, ce qui diminue d'une manière marquée le tirage du poêle. On a reproché à ce dispositif de permettre, dans certaines circonstances, la pénétration de la fumée et de la suie dans les appartements.

Les poêles à double enveloppe ne possèdent pas d'avantages sur les

de la distillation sèche qui finit par apparaître dans la chambre au niveau du tuyau du poêle ; les murailles sont alors souillées par un liquide d'un brun noir qui répand une odeur désagréable. Mais on n'observe ce fait que dans des conditions exceptionnelles, et on l'évitera si l'on attend, pour fermer la porte, que la distillation sèche soit terminée et que le combustible ait été amené au rouge.

En ce qui concerne la deuxième objection, il faut remarquer que les poêles céramiques récemment établis contiennent encore une grande quantité d'eau que le chauffage expulse et dont la plus grande partie se dirige vers l'intérieur de la cheminée. La fermeture prématurée de la porte peut avoir pour effet la dislocation des briques accompagnée de petites explosions. Il faut donc se garder d'utiliser l'appareil de fermeture d'un poêle céramique neuf pendant les premiers temps de son emploi. Au surplus, le danger d'explosion ne nous semble nullement augmenté par ce système de réglage ; les soupapes placées sur le tuyau de fumée présentaient certainement les mêmes inconvénients et aucune statistique ne démontre l'infériorité du nouveau dispositif.

([1]) En quatre années (de 1867 à 1870), 170 cas d'intoxication ont été observés dans l'armée prussienne et 43 se sont terminés par la mort. En 1876, il y a eu à Berlin 47 cas de mort par la vapeur de charbon, dont 30 au moins peuvent être rapportées avec quelque certitude à l'emploi imprudent des soupapes placées sur le tuyau de fumée ; sur ces 47 cas, il n'y eut en réalité que 9 suicides.

A Berlin, une ordonnance de police du 29 novembre 1879 a fixé au 1er janvier 1881 le dernier délai pour la suppression de ces soupapes. En Bavière, leur emploi est interdit par le § 31 du règlement sur les bâtisses du 30 août 1877.

poêles ordinaires, si l'intervalle entre ces enveloppes n'est pas mis en communication avec une prise d'air extérieur.

C'est par des expériences directes qu'il convient d'apprécier la valeur de tous les appareils dits ventilateurs (foyers, poêles, etc.). Les calculs dans lesquels on fait entrer la chaleur perdue renferment malheureusement certains coefficients que les constructeurs rendent très élastiques; aussi n'est-il pas étonnant que la pratique soit souvent en contradiction avec la théorie.

En tout cas, il faut que les bouches destinées à déverser l'air chauffé dans l'appartement aient une section assez grande, et on ne doit pas oublier que le but à atteindre n'est pas de lancer dans le local un courant violent d'air surchauffé, mais bien d'introduire de grandes quantités d'air à une température peu élevée (¹).

C'est assez dire que la section à donner aux tuyaux de prise d'air sera calculée en se basant sur l'hypothèse que 1 kilogramme de houille en brûlant peut élever de 20° la température de 900 mètres cubes d'air, sa vitesse étant supposée de 2 mètres à la seconde. Telles sont les conclusions de Darcet dans un article qu'il a publié dans les *Annales d'hygiène*. Il arrive ainsi à admettre que les bouches de chaleur des poêles doivent avoir 12.50 décimètres carrés de surface pour chaque kilogramme de houille à brûler par heure. Mais comme les conduits pratiqués dans l'épaisseur des murs ou sous les planchers et destinés à amener l'air neuf ne peuvent avoir dès lors une section moindre, Péclet pense qu'il serait difficile d'arriver à les établir à cause de leur grandeur, et il estime qu'une section deux fois plus petite serait bien suffisante. Néanmoins, chaque fois que l'architecte pourra le faire, il agira sagement en s'en rapportant au chiffre fixé plus haut.

(¹) MM. Geneste et Herscher (de Paris) ont imaginé un système de chauffage et de ventilation qui a a été adopté par la ville de Paris pour ses écoles et qui pourrait être appliqué avec avantage dans certains locaux des habitations particulières. Un foyer distinct, construit en matériaux réfractaires dégageant peu de chaleur, est installé dans chaque salle. Les produits de la combustion traversent un tuyau en fonte, horizontal, muni de nombreuses nervures et s'étendant sur toute la longueur de la paroi la plus refroidissante, c'est-à-dire en contre-bas des fenêtres, pour s'élever ensuite dans un conduit vertical établi dans l'axe d'une gaîne réservée pour l'évacuation de l'air vicié. L'air pur, amené directement de l'extérieur, arrive en abondance dans un coffrage métallique ajouré qui enveloppe la surface de chauffe, passe sur des vases à eau, se charge d'humidité et pénètre enfin dans la salle sur toute la longueur du soubassement. Ainsi disposée, la surface de chauffe permet de combattre l'action du courant d'air froid qui descend le long des parois vitrées et assure, en outre, l'entrée de grands volumes d'air pur modérément chauffé.

Nous signalerons ici un fait que l'on perd trop souvent de vue lors de l'installation des systèmes de chauffage et de ventilation, c'est que par cela même que l'on introduit dans un appartement un volume d'air considérable en se servant comme moteur de la chaleur engendrée par un appareil de chauffage, on doit lui ménager des issues pour la sortie. Et cela est surtout vrai dans le cas actuel, puisqu'il s'agit d'un poêle qui, nous venons de le dire, n'évacue que la quantité d'air nécessaire à la combustion. Lorsqu'il s'agit de cheminées-foyers ou de cheminées ventilatrices, la quantité énorme d'air qu'elles lancent au dehors pendant le phénomène de la combustion et même lorsqu'elles ne sont pas en activité, répond à l'objection; mais il n'en est pas de même lorsqu'on fait usage de poêles, quels qu'ils soient. Nous aurons l'occasion de revenir sur ce sujet lorsqu'il sera question de la ventilation.

En ce qui concerne le calcul des dimensions à donner aux poêles, Valérius admet :

1° Que les poêles transmettent, par heure et par mètre carré de surface exposée à l'action du feu ou au contact de la fumée, 3,000 calories ([1]) ;

2° Que pour chaque kilogramme de houille à brûler par heure, il faut une surface de chauffe d'environ 2 mètres carrés ; — que le bois exige une surface de chauffe deux fois moindre ;

3° Que pour 1 kilogramme de houille à brûler par heure, il faut 2 décimètres carrés de section des tuyaux de fumée et 5 décimètres carrés de grille ;

4° Qu'en pratique il convient de donner 4 à 6 mètres carrés de surface de chauffe au poêle proprement dit et 2 mètres carrés de surface aux tuyaux de fumée pour 1,000 mètres cubes de capacité à chauffer.

Une autre observation s'adresse aux constructeurs. Dans les notes qu'ils fournissent sur les systèmes qu'ils présentent, on trouve presque toujours l'indication du cube de place que peuvent chauffer leurs appareils. Il évident que, fussent-ils de la même grandeur, deux appartements ne comportent pas pour cela les mêmes nécessités au point de vue du chauffage. Dans l'un, les portes et les fenêtres peuvent être nombreuses ; dans l'autre, la surface et l'épaisseur des murailles (en contact avec l'atmosphère) plus étendue. Il en résulte que l'appareil à installer pour chauffer le premier peut ne pas suffire pour placer l'autre dans de bonnes conditions thermiques. La situa-

([1]) VALERIUS. *Les applications de la chaleur.* 3ᵉ édition, pp. 271 et suivantes.

tion isolée, au centre d'une agglomération, le climat, sont autant de nouveaux points qui mériteraient d'être considérés.

Les poêles métalliques ordinaires, quelle que soit d'ailleurs leur forme, présentent l'inconvénient de devoir être constamment surveillés, si l'on veut éviter que le feu s'éteigne; et pendant la durée de la combustion ils chauffent généralement trop. Ce défaut est actuellement évité par beaucoup de constructeurs. — Le poêle ou calorifère à alimentation continue reçoit en une fois le combustible qui lui est nécessaire pour un certain nombre d'heures (6 à 12 heures) et la combustion peut être réglée à volonté, rendue active ou très modérée. Le plus souvent ces appareils possèdent un dispositif qui permet de diminuer le rayonnement de leur surface et de favoriser le chauffage et la ventilation en augmentant la circulation de l'air. Souvent encore ils sont ventilateurs. Le réglage est obtenu par des portes à occlusion hermétique. Dans certains poêles, le combustible (coke ou houille) est introduit, puis allumé par la partie supérieure. Fait-on usage de charbon, on doit attendre, avant de recharger l'appareil, que la combustion soit terminée, puis allumer de nouveau par le haut; l'emploi du coke permet, au contraire, d'entretenir indéfiniment le feu par l'introduction de nouveau combustible. Dans d'autres systèmes, le charbon brûle de bas en haut; il en est, enfin, qui permettent à la combustion de se faire soit dans un sens, soit dans l'autre.

Parmi les types innombrables qui ont été proposés, nous signalerons les suivants, sans méconnaître, cependant, qu'il en est beaucoup d'autres auxquels on peut accorder une égale confiance.

Poêle ventilateur simple Geneste et Herscher[1](fig. 18). — Cet appareil, entièrement métallique, se compose essentiellement d'un foyer fondu avec nervures extérieures, d'une cloche allongée, superposée audit foyer et également nervée, et d'une enveloppe extérieure exposée de manière à offrir une section de passage large et continue à l'air neuf introduit. Un double vase d'eau placé sur le parcours de cet air, des orifices d'émission munis de fermetures mobiles et d'une porte de cendrier, réglant à volonté l'intensité de la combustion, complètent cet appareil, à la fois portatif, simple et commode, d'un excellent usage et particulièrement recommandable lorsqu'on veut pouvoir chauffer promptement.

La maison Geneste et Herscher construit également des poêles

[1] Paris, 42, rue du Chemin-Vert.

analogues (fig. 19), dont l'enveloppe extérieure est céramique et le foyer facultativement ouvert.

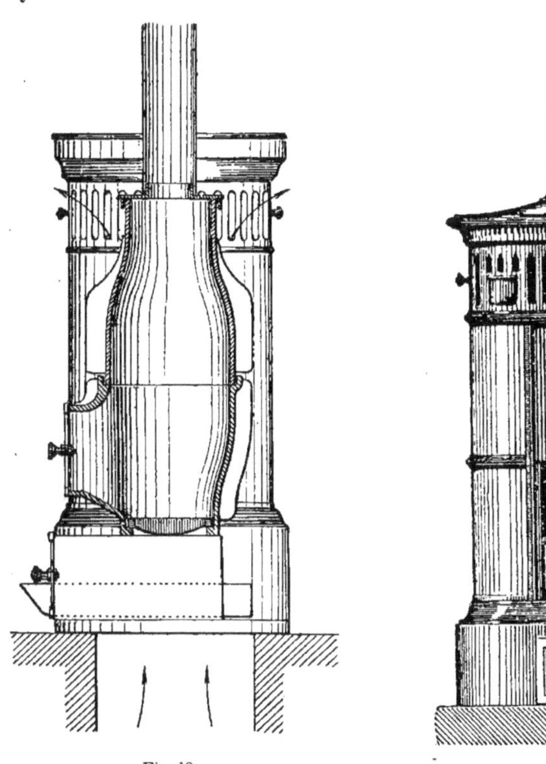

Fig. 18.

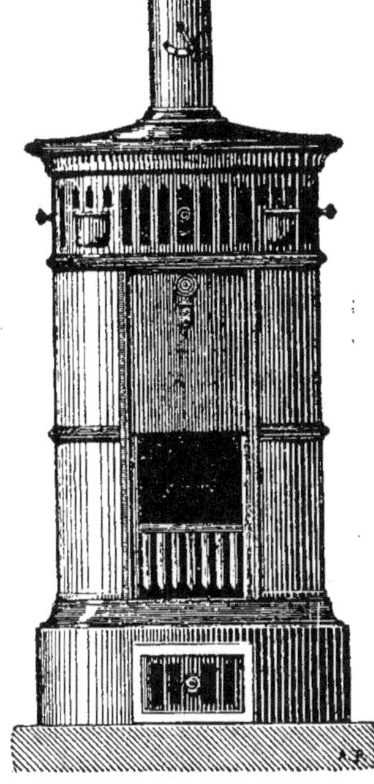

Fig. 19.

Thermo-conservateur Geneste et Herscher (fig. 20). — Voici la description que Péclet en donne : « Il est formé d'une cloche légèrement conique, où s'accumule le combustible qu'on introduit par une porte de chargement placée à l'avant et à la partie supérieure de la cloche; il y a, de plus, une porte qui sert à nettoyer la grille et une porte pour le cendrier; à la partie inférieure, le foyer se rétrécit et se termine par une grille étroite; la porte du foyer, qui est en contact avec le combustible incandescent, est seule garnie de nervures; afin de diminuer encore la tendance qu'a la trémie à s'échauffer, les gaz de la combustion, au lieu de s'élever dans cette trémie et d'en élever la température, se rendent dans une série de tubes isolés, placés autour de l'appareil et qui aboutissent à la cheminée, placée directement au-dessus de la trémie; ces tubes, entourés par l'air qui doit s'échauffer, se refroidissent rapidement et augmen-

tent la surface de chauffe. L'enveloppe, dans la partie de sa hauteur
qui entoure la trémie, est double et l'espace annulaire compris entre les deux enve- loppes est rempli d'une substance mauvaise conductrice de la chaleur. Cette disposition empêche le rayonnement direct du poêle, qui est un véritable inconvénient et souvent une souffrance pour les personnes qui sont placées près de lui. Enfin, à la partie supé- rieure, un vase annulaire entoure l'origine de la cheminée, et l'air qui vient de l'exté- rieur, après s'être échauffé au contact du poêle, se trouve au contact de l'eau échauf- fée et entraîne une certaine quantité de vapeur d'eau... (¹). »

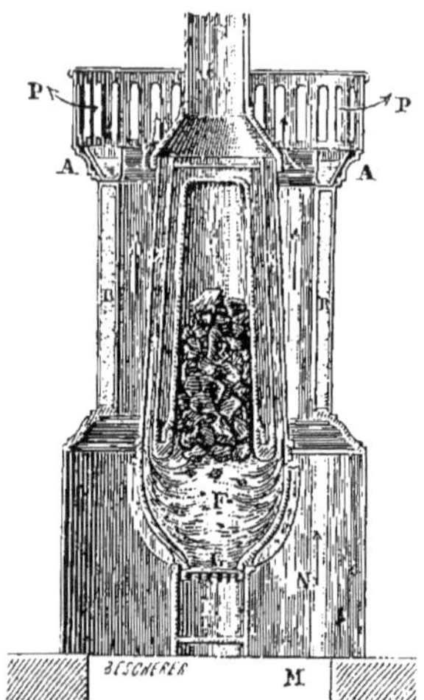

Fig. 20.

Le **poêle de Meidinger** (²) (fig. 21) est très répandu en Allemagne. On peut y brûler du coke lavé ou de l'anthracite. Il se compose essentiellement d'un cylindre en fonte dont la surface est munie de ner-

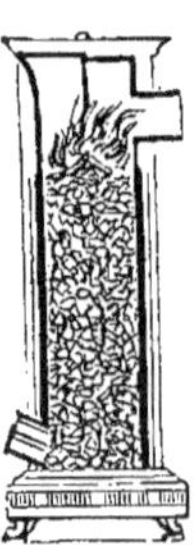

vures, d'un socle en fonte et d'un double manteau en tôle. Le cylindre central est composé de plusieurs anneaux dont l'inférieur repose sur une plaque de fer et présente le col obliquement ascendant. A son entrée, le col, destiné à conduire l'air au foyer, possède une porte de réglage fer- mant hermétiquement. L'anneau cylindrique supérieur reçoit le tuyau de fumée; il est fermé par un couvercle dont une moitié, comme la partie correspondante du cou-

Fig. 21.

vercle du manteau, peut être relevée pour le chargement. Le manteau intérieur ne répond pas à toute la hauteur du poêle; il a pour but de protéger contre la chaleur rayonnante du cylindre où s'opère la combustion. L'enveloppe extérieure entoure la totalité de ce cylindre.

L'air de la chambre pénètre à travers les ouvertures du socle dans l'espace compris entre les deux enveloppes, s'échauffe et s'échappe en haut par les orifices du couvercle qui termine le manteau extérieur.

Un deuxième appareil (fig. 22), également fabriqué par l'usine de Kaiserslautern, reçoit en une fois, comme le précédent, une grande

(¹) Péclet. *Traité de la chaleur*, 4ᵉ édition, tome II, page 484.
(²) Eisenwerk Kaiserslautern (Rheinpfalz).

quantité de combustible; il n'est donc nécessaire de l'alimenter qu'à
d'assez longs intervalles. Il a ceci de particulier
que, non seulement on peut y brûler toute espèce
de combustibles, mais qu'il est possible de le
recharger à n'importe quel moment. La combustion s'opère de bas en haut et l'allumage
s'obtient comme dans les poêles ordinaires. Un
cylindre, formé de plusieurs anneaux de fonte,
représente la partie centrale de l'appareil; de
l'anneau inférieur s'élève obliquement le long
col de chargement L; une grille mobile établit
la limite du côté du cendrier. La porte du cendrier permet le réglage. Dans les angles supé-

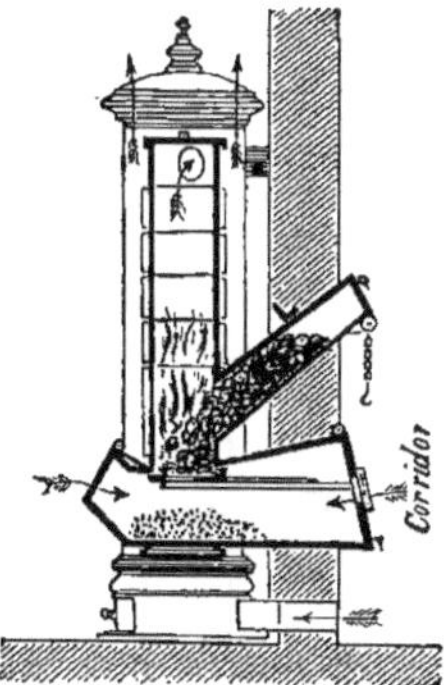

Fig. 22.

rieurs de la caisse de chargement sont ménagés des canaux prismatiques triangulaires qui descendent jusqu'au niveau du charbon et
conduisent au foyer de l'air qui favorise le processus de la combustion; les orifices de ces canaux restent libres, alors même que la
porte de la caisse de chargement est fermée, excepté lorsque l'on
brûle du coke.

Le service de ce poêle se fait par le corridor et le réglage par la
chambre même. L'espace compris entre les deux
enveloppes communique avec l'extérieur par un
canal; cet appareil est donc ventilateur.

Le **poêle du Palatinat** (fig. 23), que l'on
fabrique au même endroit, réunit les principes
et les avantages des deux poêles précédents. On
peut y brûler aussi bien du coke et de l'anthracite que du lignite et de la houille. Il possède
deux cols de chargement, ce qui permet de
l'utiliser pour un chauffage passager ou continu.
Dans le premier cas, on se sert du col inférieur
et l'on procède à l'allumage comme il a été dit
à l'occasion de l'appareil précédent. Dans le

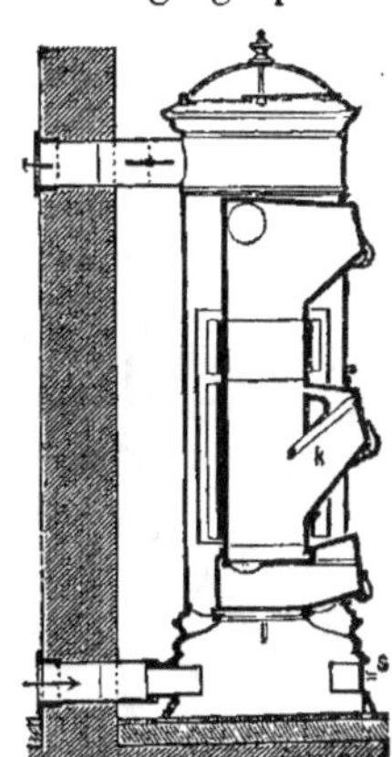

Fig. 23.

deuxième cas, le charbon est introduit dans le col supérieur et
allumé par le haut. La porte du col inférieur K (qui possède les
deux canaux angulaires d'aération que nous avons mentionnés en
décrivant le deuxième poêle) reste fermée. C'est encore par la porte
du cendrier que l'on obtient le réglage. Un canal communiquant
avec l'extérieur introduit l'air neuf entre les deux enveloppes du poêle.

Dans le **poêle francfortois** (¹) (fig. 24), les gaz de la combustion ne traversent pas le combustible, mais pénètrent en bas, au-dessus de la grille, dans un canal où ils se mélangent à de l'air préalablement échauffé. L'air de l'appartement ou l'air amené du dehors entre latéralement, à la partie inférieure, dans le manteau du poêle et, après s'être échauffé, pénètre par le haut dans la chambre. Le rayonnement direct que donne de trois côtés la partie inférieure du poêle est modéré et peut être comparé à celui d'un poêle céramique.

Poêle-ventilateur Gaillard-Haillot (fig. 25). — Dans ce poêle-ventilateur, les coudes et les étranglements étant supprimés, on peut, sans diminuer sensiblement le tirage, mêler à la fumée un certain volume d'air vicié, lequel est extrait soit par des canaux pratiqués dans l'épaisseur du plancher, soit par le socle de l'appareil qui est alors percé d'un certain nombre d'ouvertures grillagées.

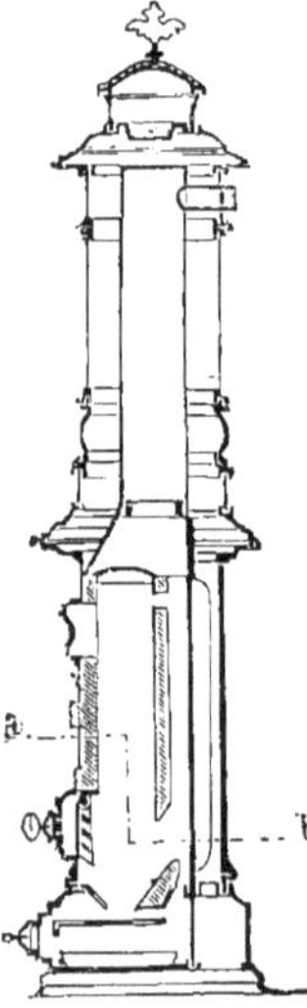

Fig. 24.

On voit par la direction des flèches que l'air vicié, aspiré sur différents points de la salle, pénètre entre les deux enveloppes, parcourt l'appareil dans toute sa hauteur verticale et se mêle au courant de fumée sortant du tube à feu dans l'embase qui termine le poêle à sa partie supérieure ; le mélange de fumée et d'air vicié se rend ensuite dans une cheminée de section ordinaire, dans laquelle, grâce à l'ensemble de ces dispositions, la vitesse peut atteindre 3 et 4 mètres par seconde.

Le tube à feu A du poêle, surmonté de la cloche B, est muni d'ailettes verticales venues

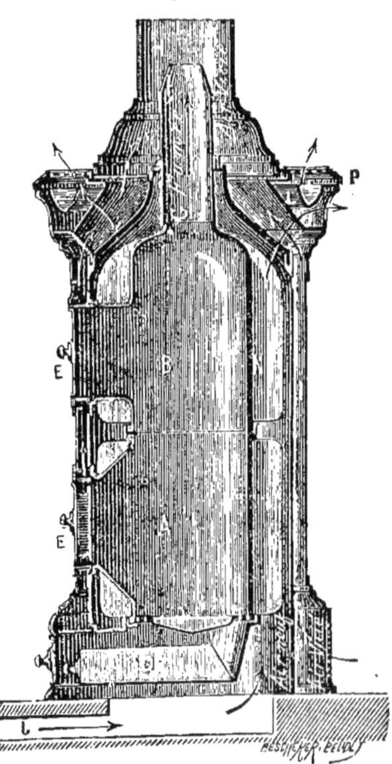

Fig. 25

(¹) Usine de Kaiserslautern.

en fonte avec lui. Les deux portes E permettent de ne charger le combustible qu'une seule fois par jour. Le poêle est à double enveloppe ; l'air pur, pris au dehors, circule et s'échauffe en passant entre le tube à feu et l'enveloppe intérieure ; il sort par le dessus grillagé du couvercle. Un vase annulaire d'évaporation, en L, complète l'appareil.

Poêles à circulation ou poêles-calorifères. — Les poêles-calorifères sont, leur nom l'indique, ce que l'on pourrait appeler des appareils de transition. Ils sont basés, pour la plupart, sur l'idée de la récupération de la chaleur, que l'on obtient en obligeant la fumée à céder son calorique à des surfaces métalliques ou autres qu'elles rencontrent avant de s'engouffrer dans le conduit de cheminée. Toute une série de dispositifs réalisent plus ou moins ce but. La plupart ne différant que par la construction du foyer ou par la circulation de l'air, il ne peut entrer dans nos vues d'analyser toutes les solutions qui ont été proposées ; nous nous contenterons de décrire quelques appareils.

Poêle-calorifère Musgrave, de Belfast. — Il est représenté en coupe figure 26. La combustion y étant ralentie par la fermeture de l'orifice d'entrée de l'air, fermeture que l'on peut rendre presque hermétique, la surveillance est facilitée, puisque cette disposition permet de ne s'occuper du chargement qu'à des intervalles

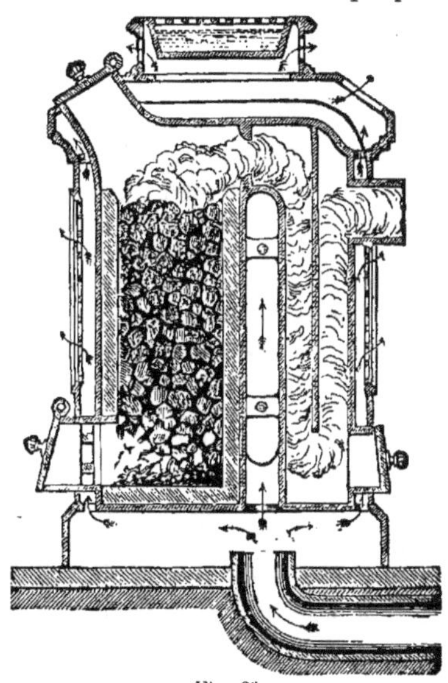

Fig. 26.

éloignés. C'est ainsi que, d'après les constructeurs, la durée de la combustion peut être de huit à vingt-quatre heures. Le foyer est cloisonné en briques réfractaires, ce qui offre l'avantage de ne pas exposer l'enveloppe de fonte à rougir ; on évite par là une des causes de production du gaz oxyde de carbone. La porte supérieure sert à l'alimentation ; l'inférieure, à glissière mobile, permet l'admission de l'air et l'enlèvement des cendres. La fumée et les gaz chauffés passent par deux chambres ou calorifères secondaires, où ils se dépouillent presque entièrement de leur chaleur et ne conservent que ce qui leur est nécessaire pour s'échapper par le tuyau de cheminée. Entre le foyer et les chambres, est ménagé un espace libre mis en communication avec une prise d'air ; celui-ci s'échauffe et se répand dans l'appartement. Les poêles-calorifères Musgrave peuvent être revêtus d'une enveloppe dont les panneaux sont formés des carreaux émaillés et être rendus ainsi très élégants ; ils peuvent être employés au chauffage des appartements, des vestibules, cages d'escaliers et corridors des maisons particulières.

Un inconvénient de ces poêles-calorifères est d'exiger du coke pour leur alimentation, car la combustion étant très lente, il se produirait des agglomérés empêchant le tirage, si l'on employait la houille. Le poêle-calorifère Musgrave est très bien entendu sous le rapport de l'économie, mais nous croyons que l'admission de l'air neuf étant proportionnée à l'intensité du feu, la ventilation ne sera vraiment efficace qu'à la condition que le tirage soit assez énergique.

On remarque chez la plupart des constructeurs d'appareils une tendance à viser au côté économique, tendance très prononcée, parce qu'elle entraîne facilement à sacrifier le côté hygiénique. Il y a là un tort grave et un malentendu sur les questions de chauffage. Trop souvent, en effet, on semble perdre de vue la corrélation qui existe entre le cube d'air introduit et sa température, pour un poids donné de combustible brûlé ; c'est-à-dire que si on élève à une température de 15° un volume de 200 mètres cubes d'air en brûlant n kilogrammes de combustible, on ne pourra élever à la température de 20°

qu'un volume de $\dfrac{15}{20} \times 200 = 150$ mètres cubes. Il y a donc là un

équivalent de la chaleur développée. Il s'ensuit qu'à un ralentissement de la combustion correspond, toutes choses égales d'ailleurs, un affaiblissement proportionnel de la ventilation ou un abaissement de température de l'air admis. Heureusement, le poêle calorifère Musgrave, tout en permettant un réglage par lequel on obtient une combustion lente, est disposé de manière à provoquer, si on le veut, un tirage énergique.

Poêle-ventilateur céramique (Gaillard et Haillot. — La figure 27 montre le chemin parcouru par la flamme, l'air chaud et l'air vicié ; l'aspiration de l'air vicié se fait par une grille M placée au pied de l'appareil ; mais l'extraction peut très bien se faire par des bouches convenablement réparties sur la surface de la pièce ; toutes les bouches doivent être réunies au barillet d'air vicié, H, par des petits canaux passant sous le parquet et aboutissant au point M.

La masse de l'appareil est formée de poteries creuses, en terre
réfractaire, placées verticalement, posées à joints croisés et accolées
les unes aux autres par une garniture d'argile liquide. Moitié environ de ces tubes servent au passage de la fumée, les autres au passage de l'air pur à chauffer qui se répand dans la pièce par la grille

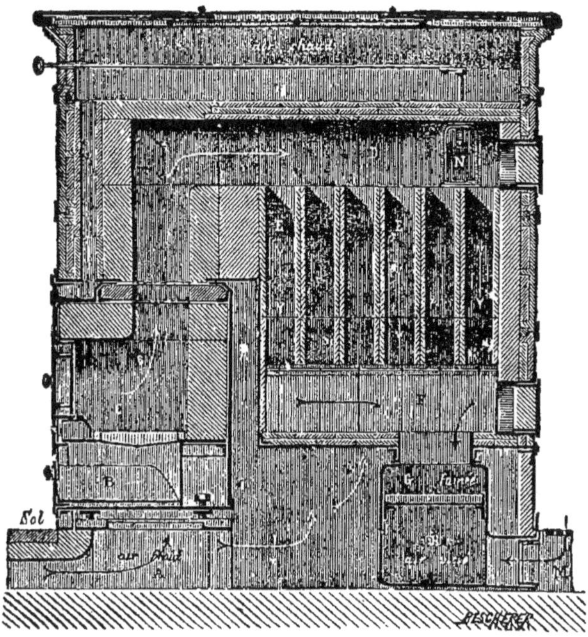

Fig. 27.

supérieure qu'on peut fermer, pour empêcher le refroidissement de
l'appareil, pendant les heures où le chauffage et la ventilation
doivent être suspendus. Le foyer C est garni de pierres réfractaires
épaisses, maintenues par une enveloppe fermée, en forte tôle. Ce
foyer est doublement mobile; il peut être mis en place et démonté
très facilement, au moyen de quatre vis protégées par le cendrier;
ces vis servent à faire pression sur le joint supérieur garni d'argile
liquide, et assurent son étanchéité.

Le poêle est revêtu d'une enveloppe en faïence; il est muni de tampons pour le nettoyage de tous les conduits, et consolidé d'ailleurs
par des cercles en fer qui le rendent indéformable.

**Poêle calorifère céramique à surfaces étanches et lisses
(Geneste et Herscher)** (fig. 28). — Cet appareil est caractérisé
par ce fait, que l'air chauffé, en traversant le poêle, est en contact

avec des surfaces métalliques lisses et étanches, protégées elles-mêmes contre l'action directe du foyer et des gaz chauds qui s'en dégagent par des parois intérieures réfractaires, lesquelles peuvent impunément subir des mouvements quelconques et même présenter des fissures sans aucun danger.

Ce poêle offre ainsi des dispositions hygiéniques recommandables, surtout lorsque, par surcroît, comme le représente le dessin, le foyer peut être ouvert et rayonnant à volonté.

Poêle ouvert ventilateur hydro-thermique Potter et fils (fig. 29 et 30). — Un foyer ouvert est entouré de trois côtés et supérieurement par une chambre en fer forgé, contenant de l'eau ; celle-ci, étant chauffée par le feu, circule à travers des rangées de tuyaux disposés verticalement de chaque côté. Le foyer est en tôle, et tout l'espace situé au-dessous de la grille et des tuyaux constitue une chambre à air qui communique avec l'extérieur. L'air neuf ainsi admis s'élève et, avant de pénétrer dans l'appartement, il s'échauffe au contact des parois du réservoir et des tuyaux à eau chaude, sans pouvoir être brûlé ou amené à une température supérieure à celle de l'eau bouillante ; l'eau contenue dans le vase étant légèrement chauffée s'évapore et doit maintenir l'air à un degré de saturation convenable. — Il existe de nombreux modèles de cet appareil de chauffage, qui peut être placé tout aussi bien dans les appartements que dans les vestibules.

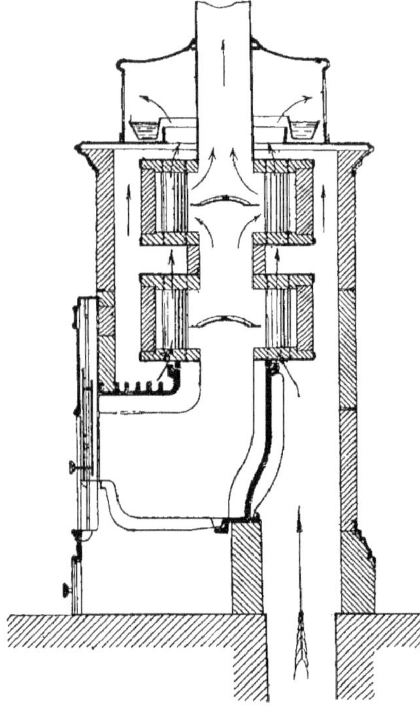

Fig. 28.

CHAUFFAGE PAR LE GAZ.

Le chauffage au gaz offre de grands avantages par la facilité qu'il donne d'allumer ou d'éteindre le foyer instantanément, propriété

importante dans des contrées qui, comme la Belgique et la France,
sont soumises à de brusques alternatives de chaleur et de froid. Si le
gaz représente un combustible d'un prix élevé, lorsqu'il est employé
à chauffer les habitations d'une manière continue, il est plutôt écono-

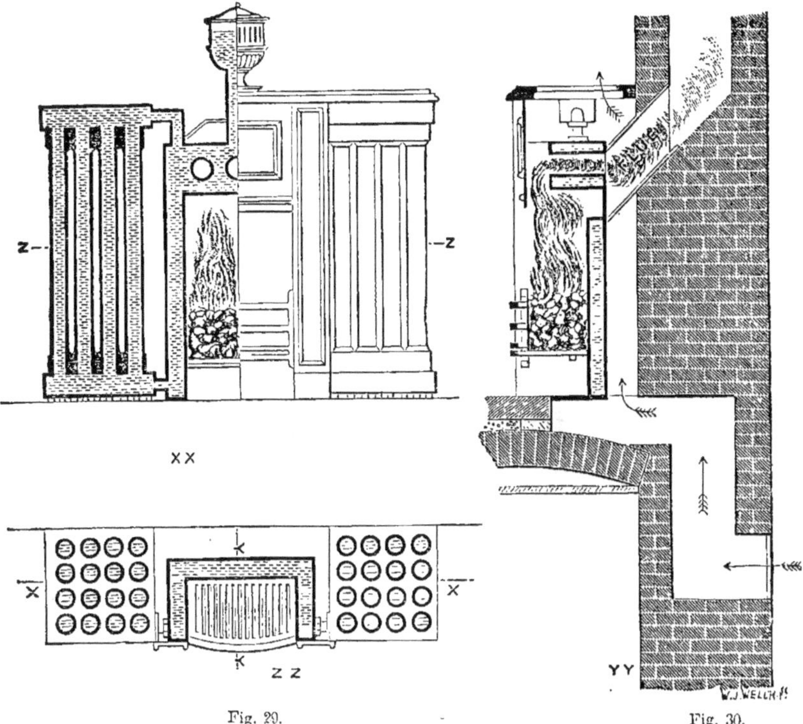

Fig. 29.   Fig. 30.

mique, lorsque le chauffage est réellement intermittent et que l'on
désire élever rapidement et pour un temps assez court, la température d'une chambre (¹). Il faut que la ventilation soit énergique, car
le gaz, en brûlant, met en liberté des volumes considérables d'acide
carbonique et de vapeur d'eau; le dégagement d'oxyde de carbone
n'est évité que si l'on fournit par mètre cube de gaz brûlé, 53 mètres
cubes d'air neuf (Péclet).

Il s'ensuit que l'évacuation des produits de la combustion doit être

(¹) Il est très probable qu'il ne se passera plus longtemps avant que le gaz trouve
son application fréquente dans bien des opérations domestiques : à Londres, la
cuisson au gaz d'une pièce de viande de 12 livres ne coûte qu'un penny (10 c.); le
chauffage de l'eau des bains, des fers destinés au repassage peut être également
obtenu à des conditions très économiques. Ne faut-il pas d'ailleurs tenir compte de
l'absence de fumée et de poussière et enfin du temps gagné par les domestiques?

assurée et que l'adoption des poêles-ventilateurs est spécialement recommandable. En effet, sans surveillance spéciale, ces appareils introduisent constamment dans les appartements de l'air pur et chaud et maintiennent avec une égalité parfaite la température que l'on désire.

Les expériences qui ont été faites au moyen des poêles exposés à Londres, en 1881, ont démontré que toute chambre de dimensions moyennes peut être convenablement chauffée grâce à une consommation de gaz ne dépassant pas 10 à 15 pieds cubes par heure ; mais il a été également reconnu que quelques appareils exigent, pour produire le même effet, trois fois autant de gaz que d'autres ([1]).

Poêle à gaz de M. Vanderkelen. — Cet appareil, représenté par la figure 31, est, à notre avis, très recommandable. Nous en extrayons la description de l'ouvrage de M. Valérius : « Il se compose d'un cylindre en tôle, monté sur un socle. Dans l'intérieur de ce cylindre se trouve une espèce de double tronc de cône C, également en tôle et qui se termine inférieurement par un tuyau cylindrique E. En BB, au-dessous du tronc de cône C, se trouve une couronne pour brûler le gaz qui arrive par le tuyau A. Les produits de la combustion circulent autour de l'enveloppe C, lui cèdent la majeure partie de leur chaleur et s'échappent ensuite par le tuyau D, qui les conduit dans une cheminée. L'air froid de la salle, ou mieux, l'air extérieur, arrive par le tuyau E, dans l'intérieur de l'enveloppe C, s'y échauffe et s'écoule ensuite en F, ou par des bouches de chaleur latérales, dans la pièce à chauffer. G, robinet pour régler l'écoulement du gaz ([2]). »

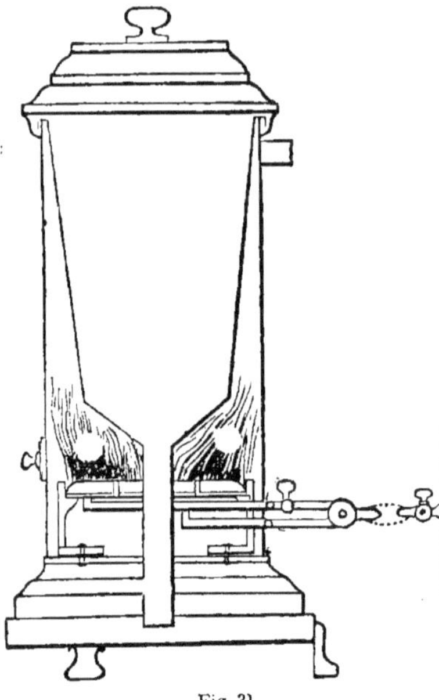

Fig. 31.

([1]) D'après Elsner, il faut brûler 800 litres de gaz par heure pour que la température d'une chambre de 100 mètres cubes soit élevée de 12°5 C. et maintenue à ce niveau.

([2]) *Loc. cit.*, page 276.

Nous empruntons à un travail de M. D. Galton la description des appareils qui ont donné les meilleurs résultats à l'Exposition de Londres ([1]).

Poêle à gaz ventilateur de Cox. — Il est formé d'un cylindre vertical revêtu d'une substance non conductrice et chauffé par des jets lumineux de gaz qui brûlent à la partie inférieure ; les produits de la combustion montent dans l'intérieur et s'échappent en arrière et en bas. L'air neuf, pris au dehors, est introduit à la partie inférieure, s'élève et s'échauffe dans des tubes verticaux, d'où il est recueilli dans une chambre perforée disposée au sommet du poêle ; de là il est déversé dans l'appartement.

Poêle à gaz ventilateur euthermique du docteur Bond (modèle B). — Il consiste en quatre cylindres concentriques verticaux, formant une chambre centrale cylindrique et trois espaces annulaires. L'air du local est admis dans l'espace central et dans la seconde chambre annulaire par la partie inférieure, s'élève vers le sommet et s'échappe dans l'appartement après avoir été chauffé. Un brûleur circulaire est placé à l'extrémité inférieure de la première chambre annulaire ; les produits gazeux chauds montent vers le sommet, puis descendent par la chambre annulaire extérieure et de là arrivent dans la cheminée. L'air qui traverse le poêle s'échauffe par conduction dans les cylindres intermédiaires. Le cylindre externe ou fourreau est ondulé, ce qui augmente la surface rayonnante et conductrice.

Poêle à gaz du docteur Bond (modèle A). — Dans un cylindre métallique ondulé, disposé verticalement, est fixé un cône renversé dans lequel l'air frais pénètre par le sommet, s'élève vers le haut et est introduit dans l'appartement. Le calorique est fourni par un brûleur annulaire de gaz atmosphérique, placé à l'extrémité inférieure et entourant le cône renversé. Les produits de la combustion s'élèvent et remplissent le fourreau qui entoure le cône. Du sommet, ils descendent par une série de tubes disposés en dehors du fourreau et gagnent enfin un tuyau de cheminée. L'air, en s'élevant dans le cône renversé, s'échauffe, tandis que la gaîne cède également du calorique par rayonnement et conduction.

Par l'emploi combiné du gaz et d'un combustible solide, on a cherché à obtenir un chauffage à la fois gai, propre et économique.

([1]) S. F. MURPHY. *Our homes and how to make them healthy.* London, 1883, page 577.

Au nombre des systèmes les plus connus, il faut citer celui du docteur Siemens, qui permet de brûler à la fois du gaz et du coke. Nous ne décrirons pas cependant ces appareils, auxquels le jury de la « Smoke Abatement Exhibition » ne semble avoir reconnu aucun avantage spécial au delà du fait que, par le secours occasionnel du gaz, la combustion du coke peut être entretenue d'une manière plus satisfaisante et dans des conditions de tirage moins favorables.

Nous nous bornerons de même à indiquer l'emploi de l'asbeste dans la construction des foyers à gaz destinés à donner de la chaleur rayonnante (système Hislop ; système Leoni et Cie).

Quant aux appareils qui permettent à la combustion de s'opérer entièrement dans l'appartement, sans aucune communication avec l'extérieur, nous ne pouvons les admettre, alors même qu'ils permettent de condenser ou d'absorber une partie des produits délétères fournis par la combustion.

B. — Chauffage central.

Lorsque le chauffage central est obtenu par un *calorifère destiné à verser de l'air chaud dans les appartements,* la distance horizontale que peut franchir l'air avant de pénétrer dans les locaux est de 12 à 15 mètres au maximum, ce qui limite son emploi. Toutefois, il faut bien remarquer que dans les habitations privées, il est rare que l'on rencontre cette difficulté, à moins qu'il ne s'agisse d'hôtels énormes.

Les avantages du chauffage par l'air chaud sont très sérieux, si l'on a soin de le combiner à la ventilation et d'assurer l'extraction de l'air vicié dans la même mesure que l'entrée de l'air chaud. Dès lors, il devient évident que les orifices accidentels, les fissures des portes, les joints des fenêtres, ne suffisent pas pour placer l'appartement dans de bonnes conditions, que les cheminées même, telles qu'elles sont habituellement construites, sont insuffisantes pour remplir convenablement ce rôle, et qu'il est indispensable de ménager à l'air des orifices spéciaux de sortie. Dans ce but, on établit des conduits d'évacuation qui peuvent s'élever directement vers le toit, longer le tuyau de fumée du calorifère, ou enfin suivre un trajet descendant et conduire l'air extrait de l'appartement sous la grille du foyer.

Lorsque le chauffage central est obtenu à l'aide *d'appareils à eau chaude ou à vapeur chargés de chauffer par contact l'air neuf qui est ensuite distribué dans les appartements,* comme c'est le cas pour les calorifères en fonte ou céramiques, les effets restent les mêmes et la ventilation doit être assurée dans des conditions identiques. Mais si le chauffage se fait par des *appareils placés dans les locaux à chauffer* (tuyaux ou poêles à eau chaude ou mixtes), la ventilation doit être l'objet de mesures spéciales, puisque la source de chaleur ne comporte plus nécessairement l'entrée de l'air neuf ; on doit alors ménager des orifices d'entrée et de sortie, et l'on se trouve placé dans les mêmes conditions que si l'on fait usage de poêles quelconques, à part, toutefois, la suppression des dangers que nous avons signalés dans leur emploi ; on est, d'un autre côté, sous le coup d'autres accidents qui peuvent survenir plus soudainement, lorsque les appareils sont mal conditionnés.

Il était nécessaire de bien établir ces distinctions avant de procéder à la description des appareils de chauffage central.

A. — Calorifères a air chaud.

Un calorifère à air chaud est, en réalité, un poêle ventilateur qui, au lieu d'être placé dans le local à chauffer, est installé dans une autre partie de l'habitation, d'où l'air chaud est distribué selon les besoins. Ses parties constituantes essentielles sont : Un foyer avec tuyaux de fumée, une chambre de chaleur limitée par une enveloppe, une prise d'air et des conduites d'air chaud.

Les divers systèmes se distinguent soit par la construction du foyer, soit par la forme du corps de chauffe et par la manière dont ces deux organes se continuent l'un dans l'autre. Tantôt le foyer doit être fréquemment alimenté, tantôt il reçoit une charge qui sert à la consommation de plusieurs heures. Il arrive que le corps de chauffe seul fait saillie dans la chambre de chaleur, tandis qu'ailleurs le calorifère tout entier s'y trouve engagé.

Le corps de chauffe a la forme d'un coffre ou d'un cylindre, et il est ordinairement muni d'ailettes qui augmentent sa surface de transmission. Le plus souvent il est constitué par des tuyaux horizontaux ou verticaux garnis de nervures, disposés en serpentin, dans lesquels les gaz de la combustion circulent de haut en bas, tandis que dans la chambre de chauffe l'air suit une direction inverse. Les tuyaux peuvent être disposés verticalement ou horizontalement ; mais la première combinaison est la plus favorable.

Les surfaces de chauffe sont métalliques ou céramiques ; les premières ont généralement 2 mètres carrés par kilogramme de houille brûlée par heure ; les secondes 6 à 10 mètres carrés pour le même poids de combustible. On peut résumer comme suit les avantages et les inconvénients des calorifères à air chaud, suivant qu'ils sont métalliques ou céramiques :

Pour la construction des calorifères métalliques, on emploie généralement la fonte ; nous avons dit qu'elle offre des inconvénients lorsque les surfaces de chauffe sont portées en rouge ; pour obvier à ce défaut, on emploie un revêtement intérieur en terre réfractaire ou l'on arme les parois d'ailettes de métal qui remplissent un double but : 1° empêcher la fonte de rougir ; 2° faciliter la transmission de la chaleur. Certains constructeurs font même tremper les extrémités des ailettes dans l'eau que contient une rigole faisant corps avec l'appareil ; mais ce surcroît de précautions offre un inconvénient : il occasionne fréquemment la rupture des appendices en fonte, lorsque, le liquide étant évaporé, on introduit de l'eau dans la rigole.

Enfin, certains calorifères en fonte sont coulés en plusieurs pièces ; on évite ainsi, il est vrai, des dilatations inégales qui pourraient provoquer la rupture du métal, mais, par contre, malgré toutes les précautions que l'on peut prendre pour la réunion des segments (d'habitude on fait usage de sable), l'entrée de l'oxyde de carbone dans les appartements n'est pas rigoureusement interdite. Lorsqu'on fait choix d'un calorifère en fonte, il y a donc lieu d'adopter de préférence un appareil coulé d'une pièce.

Les calorifères céramiques bien construits sont exempts des inconvénients qui viennent d'être signalés ; mais, comme rien n'est parfait en ce monde, ils en offrent d'autres assez sérieux.

Tout d'abord, ils sont généralement plus fragiles ; ensuite, ils exigent pour leur installation un espace considérable.

Quel que soit le système employé, il est mieux de régler le tirage du foyer par une porte à laquelle on donne le degré d'ouverture convenable, plutôt que par une soupape adaptée au tuyau de fumée.

Comme les conduites d'air chaud ne peuvent guère s'écarter de la direction verticale, il convient de placer le calorifère aussi profondément que possible dans les souterrains, tout en s'assurant que sa base ne pourra être atteinte par l'eau souterraine.

La chambre de chaleur sera construite en maçonnerie et protégée contre les déperditions de calorique par une couche isolante (¹) ; sa

____

(¹) On peut encore lui donner de doubles parois et employer les briques creuses. M. Joly conseille avec raison de faire descendre l'air frais de haut en bas entre les deux couches de briques et de l'amener ainsi à la partie inférieure de la chambre de chaleur.

surface interne ne sera pas revêtue de mortier, mais de carreaux bien lisses, rejointoyés avec soin; elle sera assez vaste pour qu'en cas de nécessité on puisse avoir accès au calorifère proprement dit par un trou d'homme muni d'une porte double.

La prise d'air doit se faire en un point où l'on soit absolument certain qu'aucune cause de viciation n'est à craindre. Dans aucun cas, il n'est permis de l'établir dans les caves, où l'on puiserait un air vicié par son mélange avec les gaz souterrains, les émanations des cuisines, etc.; de même on évitera de prendre l'air des cours ou jardins à la surface du sol, ainsi que cela se voit trop souvent : en pareil cas, des poussières, des feuilles mortes, des débris de nature diverse pénètrent fréquemment dans le conduit, s'y décomposent et altèrent ainsi la pureté de l'air. Nous conseillons donc vivement de prolonger le conduit, qui sera formé de tuyaux de poterie, jusqu'à une certaine distance du sol, de manière à n'introduire dans l'habitation qu'un air parfaitement pur. Mais il convient alors que la chambre de chaleur ait une grande ampleur, et le conduit d'amenée, une section considérable, sans quoi on s'exposerait à extraire l'air des chambres et à l'envoyer vers le calorifère, d'où il s'échapperait par le canal d'entrée comme par une cheminée d'appel.

Il importe également, au plus haut point, que la prise d'air et la chambre de chaleur soient entretenues dans le plus parfait état de propreté, sinon les poussières organiques, au contact de la surface de chauffe, se brûlent et dégagent des substances volatiles qui possèdent une odeur empyreumatique; irritent les yeux et l'appareil respiratoire, causent dans la gorge une sensation de brûlure et provoquent le crachotement. Une quantité extrêmement minime de matières organiques détermine déjà ces effets désagréables. Lorsque la température de la surface de chauffe ne dépasse pas 100° C., la distillation sèche de la poussière n'est pas à craindre; mais à 150° C., on constate déjà le dégagement de produits irritants. On évitera donc l'échauffement prolongé des surfaces à 150° C. et au delà. Mais la construction rationnelle des calorifères ne donne pas une garantie absolue contre l'inconvénient que nous signalons; on a vu, en effet, des systèmes irréprochables à cet égard déterminer la viciation de l'air lorsqu'on permettait aux poussières de s'accumuler. On doit donc veiller à la propreté absolue des surfaces de chauffe et des canaux de transmission de la chaleur et assurer par un nettoyage régulier l'enlèvement des dépôts qui n'ont pu être évités.

La chambre de chaleur doit avoir des dimensions suffisantes pour que de grands volumes d'air puissent la traverser en n'acquérant qu'une température modérée ; le but à atteindre, nous l'avons déjà dit, consiste à introduire dans les appartements de grandes quantités d'air à une température de 30° à 40° C., et non un petit volume d'air surchauffé. Mais voici ce que l'on observe fréquemment : Tel appareil réputé parfait ne fournit pas l'air neuf chauffé en quantité suffisante pour satisfaire aux exigences de salubrité ; en réalité, il ne sert que d'appareil de transmission pour la chaleur ; dès lors, les bouches envoient dans les appartements des courants tellement surchauffés qu'ils seraient intolérables, si l'on s'y trouvait directement exposé. Si l'on ne s'aperçoit pas du défaut autrement que par des maux de tête, résultat d'un séjour dans une atmosphère confinée, c'est parce qu'un supplément d'air, suffisant pour abaisser la température au degré normal, mais insuffisant pour la salubrité, est fourni, tout comme pour les poêles ou les cheminées ordinaires, par les fissures des portes et des fenêtres. S'il n'en était pas ainsi et si, conformément aux serments des constructeurs, les calorifères lançaient dans les appartements le cube d'air qu'ils promettent, aux températures que l'on observe aux bouches d'entrée, nos salons deviendraient bientôt de véritables étuves à dessiccation.

Les dimensions des calorifères étant réglées de manière à leur permettre de fournir, pendant les froids les plus rigoureux, un volume d'air considérable à une température déterminée, il peut arriver qu'en certaines circonstances l'habitation soit chauffée au delà du nécessaire et qu'il faille modérer l'activité du chauffage. On y arrive soit par le réglage du foyer (ce qui ne suffit pas toujours, et présente l'inconvénient de ralentir la ventilation), soit en mélangeant l'air chaud avec de l'air frais pris à l'extérieur par un ou plusieurs orifices munis de registres et amené dans une *chambre de mélange*, placée au-dessus ou à côté de la chambre de chaleur ; grâce à ce dispositif, on peut régler la température de l'air et continuer à le lancer dans les appartements en quantité convenable. — Récemment, M. G. Raven a imaginé d'introduire dans l'orifice du canal d'air chaud qui se trouve sous le plafond de la chambre de chauffe un tuyau mobile que l'on peut abaisser ou élever au moyen d'une chaîne roulant sur une poulie, suivant que l'on désire un air plus frais ou plus chaud. — M. Wazon conseille de faire déboucher la conduite d'air chaud dans une conduite plus large, munie d'une prise directe d'air frais et d'une soupape, le tout formant chambre de mélange. De cette manière, la ventilation des pièces reste indépendante du chauffage, que l'on peut modérer sans diminuer la quantité totale d'air introduit. On pourra encore créer des cheminées de dérivation qui lanceront à l'extérieur la chaleur supplémentaire en activant la ventilation ; il suffira pour cela d'établir, entre le conduit de chaleur et la cheminée, une communication pourvue d'un registre.

L'homme qui vit dans la zone tempérée éprouve plus de bien-être lorsque l'air ambiant renferme 70 p. c. environ de la vapeur d'eau qui serait nécessaire à sa saturation à la température considérée. Il est donc rationnel d'admettre que le climat artificiel que l'on cherche à obtenir par le chauffage des habitations ne doit pas offrir un degré d'humidité sensiblement différent. C'est ce que beaucoup de constructeurs ont tenté de réaliser au moyen de divers dispositifs. Le plus souvent, on se borne à placer dans la chambre de chauffe du calorifère un bassin plein d'eau, auquel on donne parfois la forme d'un cône renversé ; on peut ainsi, en le remplissant plus ou moins, modifier à volonté l'étendue de la surface d'évaporation. — On emploie encore des mèches qui plongent dans l'eau par une de leurs extrémités et qui abandonnent à l'air le liquide dont elles se chargent par capillarité. — Une petite roue garnie de minces palettes de tôle repose sur un flotteur dans un bassin plein d'eau ; l'appareil, étant placé dans l'orifice de la conduite de chaleur, est mis en mouvement par le courant d'air, et les extrémités des palettes projettent de toutes parts de fines gouttelettes de liquide (usine de Kaiserslautern). — M. Müller emploie des cartons d'asbeste, qu'il dispose dans les orifices des canaux d'air frais ; ces cartons plongent dans des vases pleins d'eau et cèdent de l'humidité à l'air qui passe entre eux. — Un appareil automatique, imaginé par MM. Rietschel et Henneberg (de Berlin), met en jeu un pulvérisateur ou en arrête l'action, suivant les nécessités. Cet effet est obtenu au moyen d'un hygromètre à cheveu, qui forme un courant électrique ([1]).

Il ne faut pas, néanmoins, se faire d'illusions sur les résultats que procure l'humectation artificielle de l'air. Que l'on suppose, en effet, une habitation privée dont les salons, les corridors et l'escalier doivent recevoir par heure 800 mètres cubes d'air neuf chauffé à la température de 17°, l'air extérieur étant à 0°.

([1]) UFFELMANN. *Bericht über die hygienische Ausstellung zu Berlin*, in Deutsch. Vierteljahrsschr. f. öffentl. Gesundh., XVI. Bd., p. 262.

Si l'on consulte le premier tableau du chapitre « ventilation », on voit que :

A 0°, l'air peut dissoudre 4.8 grammes d'eau ;

A 17°,   —   14.3   —   , ce qui signifie que,

A 0° et à la teneur de 70 p. c., l'air contient 3.36 grammes d'eau ;

A 17°   —   70 p. c.,   —   10.01   —

Différence :   6.65 grammes d'eau.

C'est cette différence de 6.65 grammes par mètre cube d'air introduit qu'il faut combler par l'évaporation de l'eau contenue dans le vase saturateur.

Que l'on admette, en outre, la chauffe conduite de 8 heures du matin à 11 heures du soir, soit 15 heures par jour :

$$800 \times 15 \times 6.65 = 79,800,$$

soit 79^l·800 représentent la quantité d'eau à évaporer pour obtenir un bon résultat. Ce chiffre montre que les moyens primitifs dont on dispose aujourd'hui sont bien loin d'être suffisants pour atteindre le but. Il est fort difficile, d'ailleurs, d'apprécier d'une manière exacte leur activité ; au lieu de contrôler le degré hygrométrique au moment où l'air pénètre dans les locaux, on fait d'habitude ces déterminations dans l'air des appartements, qui emprunte une bonne partie de son eau aux murs, aux meubles et aux personnes.

M. Wolffhügel reproche encore à ces appareils de fournir de la vapeur d'eau sans qu'il soit tenu compte des variations de l'humidité relative dans l'atmosphère habitée et des besoins variables des habitants ; il en résulterait, suivant lui, que le chiffre nécessaire est souvent dépassé. Nous ne pouvons nous associer à cette conclusion, que nos observations sont loin de confirmer.

Les canaux de transmission de l'air chaud, munis chacun à leur origine d'une soupape avec clef de réglage, doivent être en nombre au moins égal à celui des étages à chauffer ; il serait même à désirer qu'il y en eût autant que de chambres. Leur direction se rapprochera le plus possible de la verticale : dans les canaux horizontaux, le mouvement de l'air est plus lent et le frottement plus considérable ; aussi leur donnera-t-on un diamètre plus fort. L'air destiné aux parties les plus éloignées et les plus basses de l'habitation sera pris au sommet de la chambre de chaleur, tandis qu'on prendra plus bas celui qui se rend aux appartements les plus rapprochés ou à ceux des étages supérieurs.

La distribution uniforme de la chaleur dans les diverses parties d'une maison est encore mieux assurée lorsque la chambre de chaleur présente autant de subdivisions qu'il y a de locaux à chauffer et que des conduits spéciaux amènent l'air frais dans chacune d'elles.

Les canaux de chaleur et de ventilation, devant être protégés contre le refroidissement, seront, autant que possible, placés dans les murs de refend ou dans les murs mitoyens. Alors même que l'on ne redouterait pas un surcroît de dépense, il ne serait guère possible de disposer les tuyaux de chaleur dans les murs de façade et d'ouvrir les bouches dans les allèges des fenêtres, en vue d'interposer un rideau d'air chaud entre les habitants et les surfaces refroidissantes représentées par les fenêtres, et de lutter contre les courants d'air froid qui descendent le long des surfaces vitrées. En effet, dans la dernière partie de leur trajet, les conduites devraient s'écarter notablement de la direction verticale et, au niveau des coudes ainsi formés, il se produirait un ralentissement très notable du courant d'air chaud. Et d'ailleurs, cette disposition ne compromettrait-elle pas la solidité des murailles ?

Il faut préférer aux tuyaux en métal, qui s'oxydent à la longue [1], qui permettent une déperdition plus grande de la chaleur et exposent au danger d'incendie, les conduites en poterie vernissée ou en ciment comprimé, à surface interne parfaitement lisse ; on conseille de laisser entre eux et la maçonnerie des espaces pleins d'air, clos de toutes parts, ce qui ralentit le refroidissement.

Il est à désirer que la vitesse de l'air chaud dans les conduites ne soit pas supérieure à 1^m80-2^m00 par seconde [2].

Il nous reste à déterminer l'emplacement qu'il convient de donner aux bouches d'entrée de l'air neuf chauffé et aux orifices d'extraction

---

[1] Pour empêcher l'usure des tuyaux en fer, certains constructeurs les enduisent de minium extérieurement et intérieurement. M. H. Fonsny, de Verviers, a signalé le danger auquel expose cette pratique. Sous l'action de la chaleur, l'enduit s'écaille, se réduit en poussière et celle-ci, entraînée par l'air, pénètre avec lui dans les organes respiratoires et devient une cause d'intoxication saturnine. Ayant disposé devant une des bouches de chaleur d'un calorifère établi depuis 3 mois, un linge serré servant à tamiser l'air chaud et à retenir au passage les poussières les plus volumineuses, M. Fonsny a pu recueillir, au bout de dix-huit heures, 18 centigrammes de plomb. Et, comme il le fait remarquer, une proportion tout aussi considérable du toxique avait pu traverser les mailles du tissu sous forme de poussière plus ténue. (Ann. de la Soc. médico-chir. de Liége, 1883, p. 12.)

[2] M. H. Rösicke (de Berlin) a construit un appareil qui permet au chauffeur de régler, en connaissance de cause, l'entrée de l'air dans la conduite principale.

de l'air vicié. Il existe sur ces points la plus grande divergence d'opinions : c'est ainsi que, suivant certains constructeurs, les premières doivent se trouver à 2 mètres ou 2^{m}50 au-dessus, et les secondes, au niveau du plancher ; que, suivant d'autres, les orifices d'entrée et de sortie seront mieux placés s'ils se trouvent immédiatement sous le plafond, et qu'une opinion qui a cours également les installe à la partie inférieure des parois.

En disposant les bouches d'air chaud à 2 mètres ou 2^{m}50 de hauteur, on a pour but de supprimer les causes de dégradation de l'ameublement ; mais cet effet n'est à craindre que dans le cas de l'envoi d'un air surchauffé. Pénétrant dans un milieu plus dense, l'air neuf est bientôt entraîné vers le plafond, où s'effectue son mélange avec les produits exhalés par le poumon, et c'est ce mélange, lentement refroidi et refoulé vers le bas par les couches nouvelles d'air qui forment un courant continu, qui servira à la respiration.

Si les quantités d'air neuf lancées dans les appartements sont énormes, il n'en résulte d'autre inconvénient qu'une dépense exagérée, car, nous l'avons dit en commençant : « La perte de chaleur causée par la ventilation d'un édifice est proportionnelle au volume d'air extrait, et il est avantageux de réduire la ventilation au volume rigoureusement nécessaire à la salubrité. »

Ce minimum est largement dépassé par la solution précédente.

Si, les bouches d'entrée étant à 2^{m}50, les orifices d'extraction se trouvent à hauteur du plafond, il peut se produire un simple courant supérieur qui laisse dans l'oubli la couche d'air dans laquelle vit l'habitant. Placer les orifices d'entrée et de sortie immédiatement au-dessus du plancher, c'est amener, sans différence sensible, les résultats de la première solution.

Voyons actuellement ce qui se passe lorsque, les bouches d'entrée étant vers le bas, les orifices d'extraction sont placés à la partie supérieure. L'air vicié exhalé par le poumon est rapidement entraîné vers le haut et trouve pour s'échapper les conduits d'évacuation ; l'air neuf chauffé, émanant de sources nombreuses, enveloppe les personnes et, souillé par leur contact, s'échappe par la même voie. La perte de chaleur est la même que dans la première solution, mais l'air respiré est complètement pur.

Nous conseillons donc l'entrée vers le bas, la sortie vers le haut.

Mais il ne faut pas faire les choses à demi, il ne faut pas qu'une seule bouche d'air soit chargée de chauffer et de ventiler un appartement, qu'un seul orifice d'évacuation ait l'office d'entraîner au dehors l'air vicié ; quelque surface que puisse offrir la section d'un tel canal, il ne remplirait d'autre fonction que de créer un courant traversant l'appartement sans bénéfice pour la ventilation.

Calorifère Gurney (fig. 32). — De construction très simple, il est formé par un cylindre en fonte, armé de nervures ou ailettes dont l'extrémité plonge dans un bassin d'eau. Le cylindre s'échauffe sans jamais rougir, le foyer n'étant pas en contact direct avec lui ; l'eau du bassin se vaporise lentement et rend à l'air un degré hygrométrique convenable.

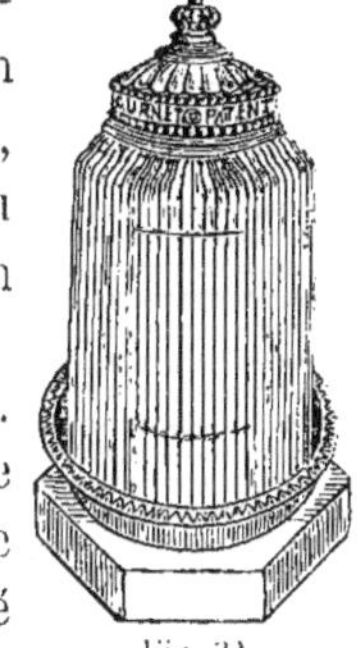

Fig. 32.

Calorifère d'Euler ou de Kaiserslautern. — Comme dans le poêle représenté figure 12, le combustible est introduit par un col de remplissage dans une caisse inclinée qui peut contenir la quantité nécessaire pour un certain nombre d'heures. Ce réservoir s'ouvre inférieurement à une distance de la grille telle que la couche de charbon conserve toujours la même épaisseur. L'air entre par

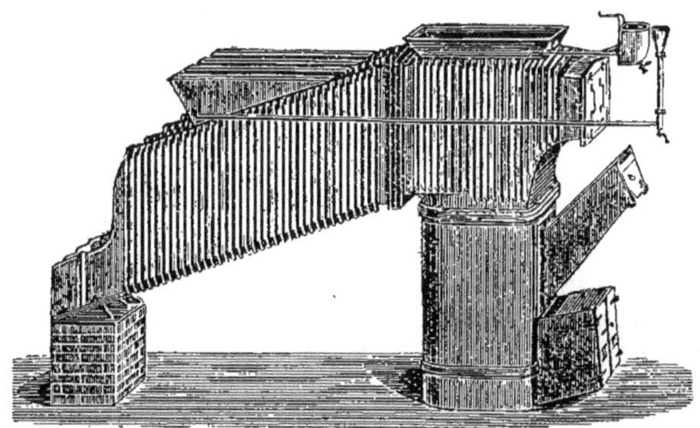

Fig. 33.

les fentes de la grille, par un espace réservé derrière elle et, enfin, par deux canaux prismatiques ménagés dans les angles du réservoir. (Cette dernière disposition est identique à celle que nous avons signalée en décrivant le poêle rappelé plus haut.) Comme le charbon se trouve en couche moins épaisse vers la partie postérieure de la grille que vers sa partie antérieure, il en résulte que l'air et aussi les gaz de la combustion passent plus facilement au niveau du premier point. La chaleur développée détermine la transformation en coke du charbon qui est déposé sur la partie antérieure de la grille. Les gaz de la combustion, rencontrant l'air qui est entré par les canaux prismatiques du réservoir, et qui s'est échauffé dans ce trajet, sont finalement brûlés. Au fur et à mesure que le charbon déposé sur la partie postérieure de la grille est consumé, le glissement en amène d'autre déjà transformé en coke, ce qui favorise la combustion et réduit la fumée à un minimum.

Dans la plupart des calorifères, les gaz circulent dans une série de tuyaux avant d'arriver à la cheminée; ici, ils y sont conduits directement. Cependant, ils sont suffisamment refroidis (la température moyenne dans la cheminée serait de 30 à 50° C. seulement), parce que l'étendue de la grille est exactement en rapport avec le développement des surfaces de chauffe. Le refroidissement des gaz ne dépend pas de la longueur du chemin qu'ils ont à parcourir, mais de la surface de transmission avec laquelle ils sont mis en contact. L'effet utile représente 70 p. c. de la puissance calorifique absolue du combustible. La disposition et la forme des surfaces sont d'ailleurs favorables à la transmission : les gaz chauds se dirigent vers le bas, tandis que l'air s'élève. Pour éviter les dépôts de poussières, les surfaces horizontales sont relativement peu développées ; les autres sont verticales et peuvent être aisément nettoyées. Comme le foyer proprement dit est revêtu de matériaux réfractaires, le surchauffement du métal est évité. Le calorifère est formé d'un certain nombre de pièces, et la dilatation peut se faire dans tous les sens sans que les joints

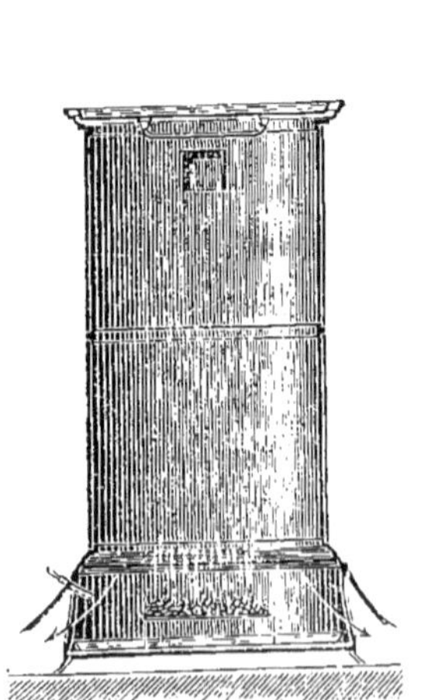

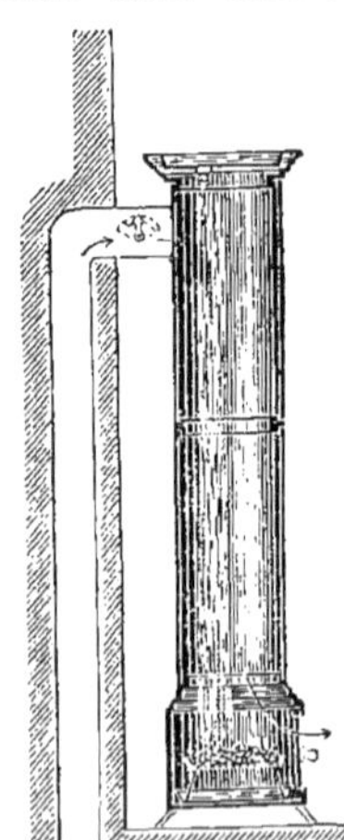

laissent échapper les gaz. Le service et le nettoyage sont des plus faciles. L'évaporation de l'eau peut être réglée suivant les besoins.

Ces calorifères ont de 3, 6 à 64 mètres carrés de surface de chauffe et de 1 à 6 tuyaux de chaleur.

Poêle à air de Wolpert (fig. 34 et 35). — Dans ce système, la conduite de chaleur qui s'élève de la chambre de chauffe ne s'ouvre pas directement

Fig. 34.   Fig. 35.

dans le local à chauffer, mais dans un poêle de forme variable;

l'air y pénétrant par le haut y est lavé et humecté par une pluie fine qui tombe d'un vase à eau contenu dans le couvercle ; il abandonne dans ce trajet une grande partie de son calorique aux parois du poêle, qui le rend au local par rayonnement sombre, et il entre enfin dans la chambre par la partie inférieure.

L'eau qui ne s'est pas évaporée est reçue dans un bassin placé au fond du poêle et rempli de crin de cheval, qui amortit le bruit de la chute.

Calorifère de cave métallique Geneste et Herscher (fig. 36). — Ce système comporte un foyer métallique garni inté-

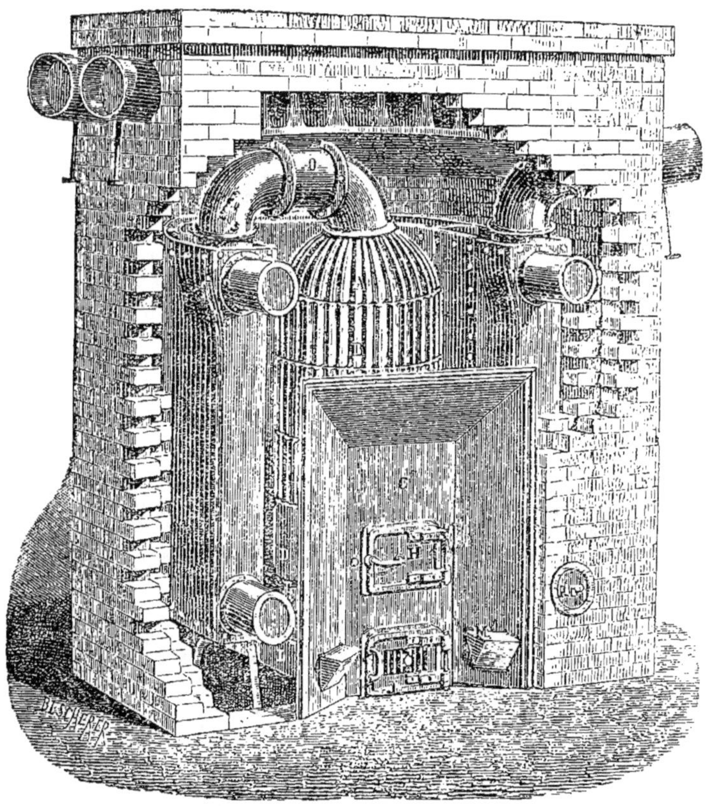

Fig. 36.

rieurement d'une paroi céramique réfractaire ; au-dessus du foyer, une cloche relativement vaste, élevée et nervée extérieurement ; puis, comme surface de chauffe complémentaire, une sorte de coffre en hémicycle à parois chauffantes verticales enveloppant la cloche, en laissant, toutefois, un large intervalle pour le passage de l'air à chauffer. Une porte de foyer perforée facilite la combustion des gaz; une porte de cendrier munie d'une coulisse de réglage et, enfin, deux vases d'eau complètent l'appareil, lequel, combiné pour une circulation facile et méthodique des gaz du foyer et aussi de l'air neuf à fournir, présente un ensemble recommandable.

La verticalité des divers éléments de l'appareil, outre qu'elle est favorable à la circulation des gaz et de l'air neuf, est également convenable au point de vue de la libre dilatation et contraction desdits éléments.

Calorifère céramique Gaillard et Haillot (fig. 37 et 38). — MM. Gaillard et Haillot, dans la construction de leur calorifère,

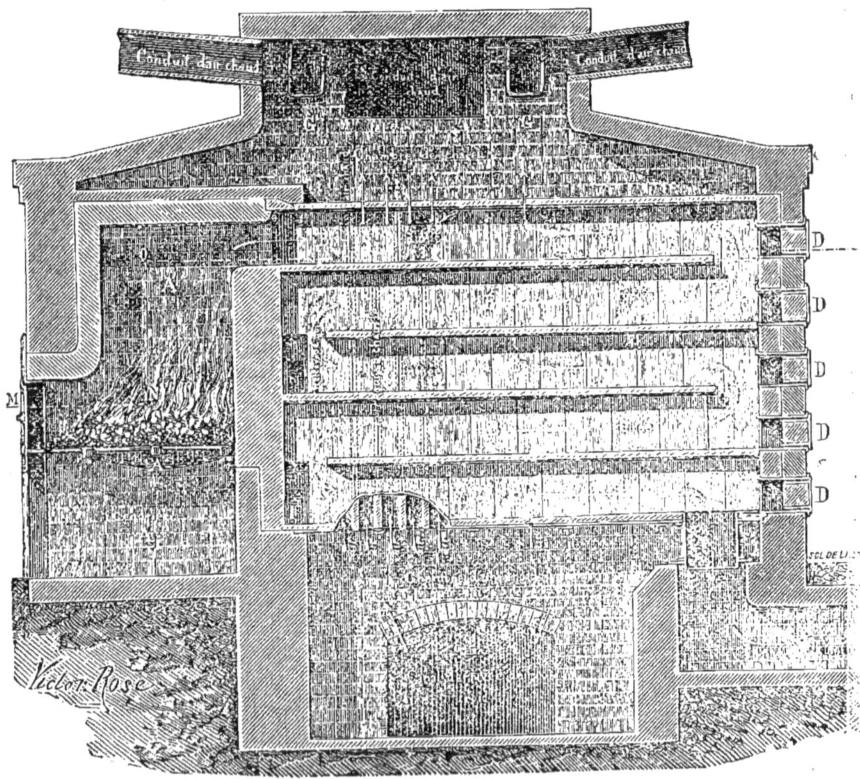

Fig. 37.

écartent d'une manière absolue la fonte et le fer; ils suppriment

par là tous les dangers qui résultent d'une chauffe menée trop vivement.

« L'air destiné à entretenir la combustion arrive sous la grille A
par le cendrier, traverse le combustible, s'échauffe et s'élève en fumée
dans un premier conduit vertical A′, très large, entouré d'un massif
de briques réfractaires jusqu'aux conduits supérieurs et horizontaux B, en nombre variable suivant la proportion de l'appareil, et
entre lesquels il se partage. Parvenue à l'extrémité des conduits
supérieurs B, la fumée trouve des orifices par lesquels elle se rend
dans le second rang B′ de conduits horizontaux, les parcourt dans
leur longueur, en sens contraire de son premier mouvement, passe
dans les conduits B_2, de là, dans les conduits B_3 et B_4, et gagne par
des passages verticaux le canal inférieur de fumée C, qui la dirige
vers la base de la cheminée. Les rangs de conduits de fumée B, B_1,
B_2, B_3, B_4, etc., ne sont séparés dans le sens horizontal que par des
languettes en briques réfractaires de 0^m04 d'épaisseur. A l'extrémité
de chacun des conduits, des tampons mobiles de nettoyage D permettent de débarrasser complètement l'intérieur de la suie qui s'y
serait déposée. Le nettoyage est aussi facile que dans les calorifères
ordinaires à tuyaux horizontaux.

« On remarquera la que seule partie du foyer qui soit exposée à une
température susceptible d'altérer les matériaux de la construction est
la cheminée en briques réfractaires pleines du conduit vertical A′ placé
au-dessus de la grille, et que si, après un long usage, elle se trouvait

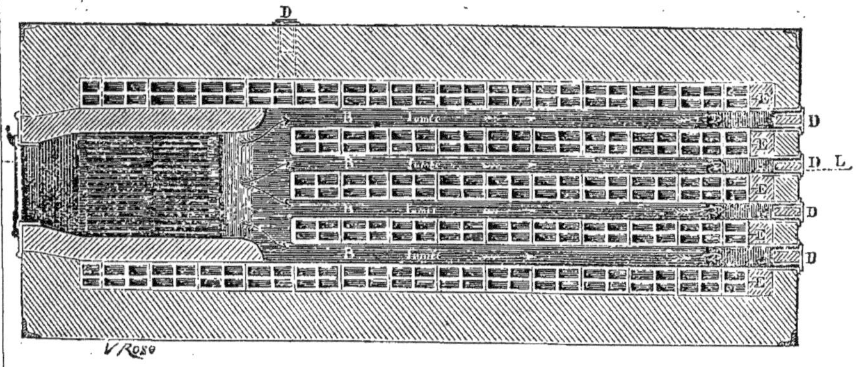

Fig. 38.

un peu dégradée, son remplacement n'offrirait aucune difficulté. Le
reste des conduits de fumée ne paraît pas susceptible d'éprouver

d'autres altérations que celles qui proviendraient de la dilatation et du retrait des briques creuses qui les composent, effet qui est peu sensible d'après les observations recueillies.

« Les rangées horizontales des conduits de fumée B, B_1, B_2, B_3, etc., sont séparées par des cloisons verticales EE..... en briques creuses réfractaires, ainsi que les parois latérales et extrêmes de ces mêmes conduits. Le tout est entouré d'une chemise en briques ordinaires, de 0^m22 d'épaisseur, du côté qui n'est pas en contact avec les murs du bâtiment. Les briques creuses qui forment les cloisons sont posées debout, de manière que les joints d'une assise correspondent aux pleins de la suivante. A l'aide de ces dispositions, les pertes de chaleur par les parois du calorifère peuvent être rendues extrêmement faibles.

« L'air extérieur destiné à être chauffé et introduit dans les salles habitées arrive sous le calorifère par une sorte de chambre inférieure FF, qui communique avec tous les conduits verticaux EE, formés par les vides de chacune des briques creuses et présentant ensemble une section considérable. Il s'élève ensuite dans une chambre supérieure GG, d'où il est conduit dans les diverses ramifications de la distribution d'air chaud ([1]). »

Tel est le calorifère Gaillard et Haillot, qui, on le voit, est le type véritable du calorifère céramique.

Le général Morin a fait une série d'expériences sur cet appareil; elles ont prouvé que le rendement calorifique, pour les calorifères bien construits et établis dans de bonnes conditions, peut s'élever à 0.80 et même 0.85 de la chaleur développée ; enfin que, par la combustion de 2 k. 250 de bon coke, ils peuvent fournir 700 calories de chaleur utilisable par heure et par mètre carré de surface de chauffe des conduits intérieurs des briques creuses.

Un autre résultat très remarquable est que, si, par suite d'un accident, un de ces conduits venait à être fissuré, la fumée et les gaz de la combustion ne pénétreraient pas dans les appartements avec l'air échauffé, mais que, au contraire, l'air chaud serait entraîné dans les conduits de fumée.

On voit donc que le calorifère céramique de MM. Gaillard et Haillot constitue une application des plus complètes des règles de l'hygiène à la science du chauffage.

([1]) *Annales du Conservatoire*, t. VII, rapport de M. Tresca.

Calorifère de cave à parois céramiques et à surfaces de chauffe étanches et lisses (Geneste et Herscher) (fig. 39). — Cet appareil, — dont le dessin fait comprendre la construction, — en même temps qu'il est disposé en vue de la circulation méthodique des gaz du foyer et de l'air neuf chauffé au contact de surfaces verticales, en même temps aussi qu'il participe aux avantages des calo-

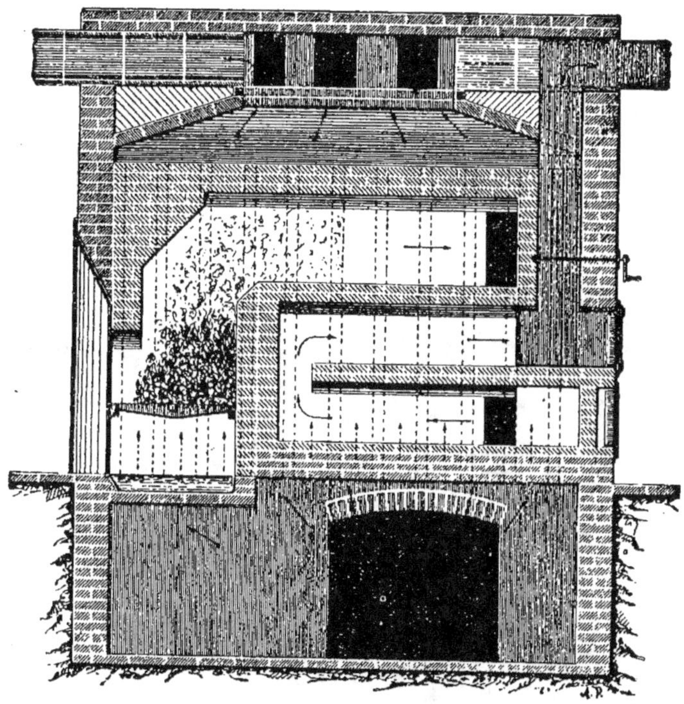

Fig. 39.

rifères dans lesquels les surfaces de chauffe sont séparées des gaz du foyer par une certaine épaisseur de matière céramique ; cet appareil, disons-nous, est combiné en vue d'éviter les graves inconvénients pouvant résulter des fissures multipliées souvent invisibles, et impossibles à empêcher, qui se manifestent dans les matériaux céramiques exposés à des températures inégales. Dans l'appareil de MM. Geneste et Herscher, l'existence de ces fissures ne donne lieu à aucun inconvénient, la surface de chauffe proprement dite étant exclusivement fournie par des tubes métalliques verticaux étanches et lisses et pour lesquels la matière céramique sert seulement d'écran de garantie contre l'action directe de la chaleur, en même temps que de volant emmagasineur de calorique. La préoccupation qui a guidé les constructeurs est des plus louables; d'autre part, la surface lisse des tubes métalliques verticaux est également convenable au point de vue de l'hygiène, en ce sens que cette surface est défavorable au dépôt des poussières de l'air.

Calorifère Michel Perret. — Le calorifère Perret se compose :

1° D'un foyer à étages, alimenté avec de la poussière de coke des usines à gaz ;

2° D'une série de tuyaux dans lesquels passent les produits de la combustion, et autour desquels s'échauffe l'air destiné au chauffage ;

3° D'une chambre de chaleur enveloppant le tout et du sommet de laquelle partent les gaînes de distribution d'air chaud.

Foyer. — Le foyer, à étages multiples, qui forme la partie essen-

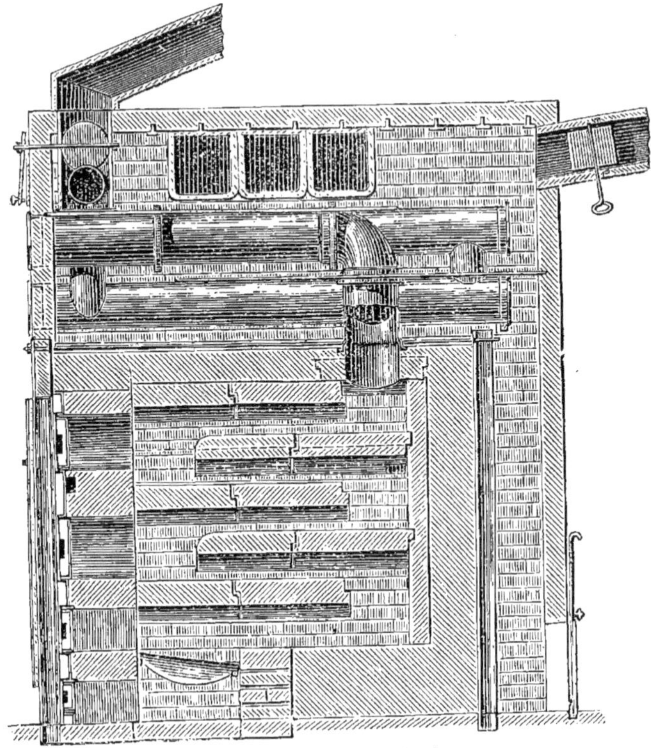

Coupe longitudinale.

Fig. 40.

tielle de l'invention, est représenté figures 40, 41 et 42 ; il se compose de quatre étages en dalles réfractaires, légèrement cintrées, et d'un cendrier. La façade est percée de quatre ouvertures superposées, garnies de portes. Ces portes servent à l'introduction et à la manœuvre du combustible sur les étages, et à l'extraction des résidus du cendrier.

Les dalles sont supportées par les parois latérales du foyer, aussi en matériaux réfractaires, le tout étant entouré d'un massif en briques ordinaires destinées à éviter la déperdition de la chaleur et à consolider tout l'ensemble, maintenu, en outre, par un système général d'armatures métalliques.

La combustion s'opère à l'air chaud. A cet effet, pour utiliser le rayonnement de la plaque de devanture en fonte, une porte en tôle faisant fonction d'écran est placée devant la première, et l'air d'ali-

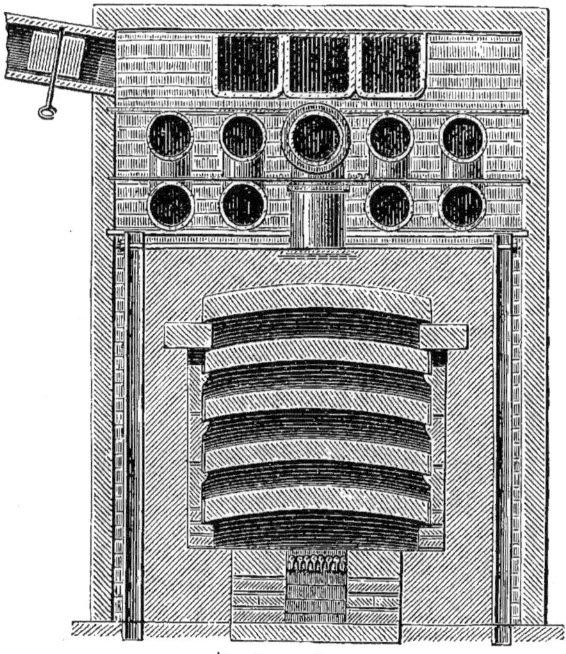

Coupe transversale.

Fig. 41.

mentation est forcé de passer entre ces deux plaques. Il est ensuite introduit, par un registre qui permet d'en régler le volume, dans deux carneaux logés dans les parois latérales du foyer en matériaux réfractaires. Là il s'échauffe plus complètement pour venir déboucher dans le fond du foyer. Les produits de la combustion s'échappent par la partie supérieure du foyer et sont dirigés dans des appareils destinés à en utiliser la chaleur. Ils circulent dans une série de tuyaux composée de deux rangs de quatre tuyaux chacun. Les gaz chauds commencent par parcourir à la fois les quatre tuyaux du rang inférieur, avant de se rendre dans la cheminée. Cette disposition descendante a pour but d'égaliser la circulation des gaz dans tous les tuyaux.

Le foyer tout entier, ainsi que la surface métallique placée au-dessus, sont entourés d'une maçonnerie de briques creuses formant la chambre de chaleur.

Des plaques de tôle formant chicanes et placées sur les deux séries de tuyaux, forcent l'air à suivre les tuyaux dans toute leur longueur et à épuiser méthodiquement leur chaleur. L'air ainsi chauffé arrive

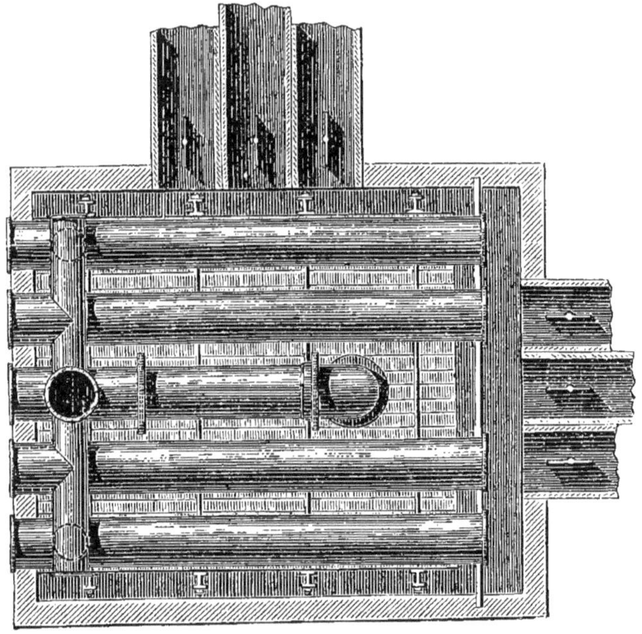

Plan.

Fig. 42.

dans le compartiment supérieur de la chambre de chaleur, d'où il est distribué par des gaînes en poterie entourées de plâtre dans les diverses parties du bâtiment.

L'entrée de l'air froid est réglée par un registre spécial ; chaque gaîne d'air chaud est également munie d'un registre.

Dans l'intérieur de la chambre de chaleur, on place un petit réservoir en tôle galvanisée, muni d'un niveau d'eau extérieur ; on met de l'eau dans ce réservoir, pour éviter l'envoi d'air trop sec dans les appartements.

Fonctionnement de l'appareil. — Pour la mise en train, on fait, dans le cendrier ou dans le foyer à grilles, qui y est disposé pour cet usage, du feu, soit avec du bois, soit avec du combustible en morceaux, de manière à porter au rouge tout l'ensemble des étages. A ce moment, on les garnit tous d'une première couche de combustible en poussière qui, au contact des dalles portées au rouge, entre en ignition. La manœuvre régulière consiste alors à faire descendre le combustible d'étage en étage. De la dalle inférieure il est rejeté dans le cendrier ; cette dalle, devenue libre, reçoit le combustible de la dalle située directement au-dessus, et ainsi de suite. La dalle formant l'étage le plus élevé devient libre et reçoit alors la charge de combustible neuf. Sur chaque dalle, le combustible est étalé en une couche égale, de manière à laisser bien libre la circulation de l'air entre les divers étages. Cette opération de chargement se renouvelle à des intervalles réguliers plus ou moins éloignés, suivant la production de chaleur à obtenir.

On peut s'expliquer aisément comment le foyer à étages multiples peut produire la combustion jusqu'à épuisement des combustibles pulvérulents maigres et pauvres. La combustion s'y fait d'une manière tout à fait analogue à ce qu'elle est dans le moufle d'un four d'incinération d'essais de laboratoire, et donne les mêmes résultats. Le combustible ayant à parcourir successivement cinq étages, y compris le cendrier, séjourne dans le foyer pendant un temps égal au moins à cinq fois l'intervalle de deux chargements, soit cinq jours entiers, lorsqu'on ne fait qu'une charge par vingt-quatre heures, et trente heures lorsque les charges se font quatre fois par jour. L'air d'alimentation n'arrive dans le milieu en ignition qu'après avoir été échauffé à 300 degrés environ. Celui qui pénètre par la partie inférieure s'échauffe aussi progressivement en bénéficiant de la chaleur contenue dans les cendres, tout en continuant à épuiser les matières combustibles qui peuvent encore y être contenues. Dans les foyers à étages, aucun obstacle ne s'opposant à la marche ascensionnelle de l'air, le tirage peut être réduit à son extrême limite, et l'introduction de l'air être réglée d'une manière tout à fait précise. Dans les foyers ordinaires à grille, l'air arrive forcément en grand excès, il arrive froid et ne fait que traverser une couche mince de combustible de 10 à 20 centimètres. Dans le foyer à étages, l'air chemine à la surface du combustible étalé sur les dalles et se trouve en contact avec cette surface portée au rouge, pendant un parcours de 5 à 10 mètres, suivant l'importance de l'appareil.

Nous avons vu fonctionner ce calorifère; il fournit une chaleur agréable et, ce qui n'est pas à dédaigner, il brûle sans préparation les résidus sans valeur, tels que les poussières de charbons maigres, d'anthracite, les boues et schistes provenant du lavage des houilles, le poussier de coke, de lignites, la tourbe-menue, le fraisil des forges, les suies de locomotives, les résidus de foyers.

<h3 style="text-align:center">CHAUFFAGE PAR L'EAU CHAUDE.</h3>

Pour élever 1 kilogramme d'eau de 0 à 100°, il faut la même chaleur que pour élever 4.2 kilogrammes d'air à la même température. On peut en conclure que 1 kilogramme d'eau, en perdant 1 degré, sera capable d'élever de 1 degré 4.2 kilogrammes d'air; et comme l'eau est 770 fois plus dense que l'air, 1 litre d'eau, en perdant 1 degré, pourra échauffer : $770 \times 4.2 = 3^{m3}234$ d'air de 1 degré; et si la température de l'eau descend de 100 à 20°, elle échauffera de 20 degrés $12^{m3}936$. On voit donc que par la perte de son calorique, un faible volume d'eau peut élever la température d'un volume énorme d'air.

C'est à l'ingénieur français Bonnemain que revient l'honneur d'avoir présenté, en 1777, la première solution pratique du chauffage par l'eau chaude.

Ce mode de chauffage est fondé sur le principe suivant (pl. II, fig. 4) : Soit un circuit formé par des tuyaux pleins d'eau et dans lequel une chaudière est intercalée en A et un vase d'expansion en D; si l'on chauffe le liquide contenu dans la chaudière, devenu moins dense, il s'élève dans le tube ascendant B C, gagne le point le plus élevé du système, descend ensuite dans les tuyaux de répartition et de retour E E E, s'y refroidit, devient ainsi plus lourd et retourne enfin à la chaudière. La circulation s'établit donc suivant la direction des flèches.

On ne connaissait d'abord que deux systèmes : le chauffage à basse pression, dans lequel la température de l'eau ne dépassait pas 100° C., et le chauffage à haute pression, dans lequel la température s'élevait à 200° C. et au delà. On voulut ensuite réunir autant que possible les avantages des deux systèmes et éviter les inconvénients résultant du surchauffement, et on imagina de soumettre l'eau à une pression moyenne permettant de dépasser la température de l'ébullition sans excéder néanmoins 125 à 150° C. C'est ainsi que l'on en est arrivé à distinguer les trois systèmes suivants :

1. Chauffage par l'eau chaude à basse pression : la température de l'ébullition n'est pas atteinte.

2. Chauffage par l'eau chaude à pression moyenne : dans la chaudière, la température est de 100 à 130° C.

3. Chauffage par l'eau chaude à haute pression. Il convient d'établir ici une subdivision ; en effet, dans le système Bacon, la température maximum de l'eau ne dépasse pas 150° C., tandis qu'elle varie entre 150 et 200° C. dans le système Perkins.

1. — Chauffage par l'eau chaude a basse pression.

Du sommet de la chaudière s'élève un tuyau vertical (*tuyau d'ascension*) qui se rend directement à un réservoir ouvert (*vase d'expansion*), lequel permet la dilatation du liquide et le dégagement de l'air et limite l'activité du système. Au tuyau d'ascension s'embranchent les *tuyaux de distribution*, qui conduisent l'eau dans les points où la chaleur doit être utilisée. Dans les locaux à chauffer, on place d'habitude des *poêles à eau* dont la surface doit être aussi développée que possible ; l'eau chaude y entre par le haut, se refroidit, gagne en densité et sort par le bas. Les tuyaux qui servent à l'écoulement de l'eau froide se réunissent pour constituer la *conduite de retour*, qui se termine à la partie inférieure de la chaudière.

L'eau étant chauffée à l'air libre, sa température dans la chaudière ne dépasse pas 95° à 100° C., les différences que l'on observe dépendant en partie de la hauteur des bâtiments et de la pression qu'exerce sur la chaudière le contenu du tuyau d'ascension.

Le mouvement de l'eau dans le système est d'autant plus accentué que le tuyau ascendant suit un trajet plus direct et que les tubes descendants présentent plus de développement ; la circulation continue, d'ailleurs, alors même qu'il n'existe plus qu'un écart peu marqué entre la température de l'eau contenue dans le conduit d'ascension et celle du liquide ramené par le tuyau de retour. Comme le système renferme de notables quantités d'eau, qui possèdent une grande réserve de calorique, il conserve encore son activité après l'extinction du feu et jusqu'au moment où le contenu des appareils de chauffe a pris la température de l'air ambiant.

Le degré d'activité des divers appareils dépend en grande partie de la chaudière, qui doit être construite de manière :

1° A exposer au feu la plus grande surface possible dans le plus petit espace;

2° A récupérer la chaleur dégagée par le combustible et à réduire à un minimum ce qui se perd dans la cheminée;

3° A permettre la libre circulation de l'eau dans toute son étendue;

4° A ne pas se déranger lorsqu'on en fait constamment usage ([1]).

En Belgique et en France, on semble avoir complètement abandonné la fonte, pour la tôle et le cuivre, dans la construction des chaudières, tandis qu'en Angleterre et en Allemagne, la fonte est encore très employée.

La quantité de combustible consommée dépendra surtout des dimensions de la grille du foyer et du volume d'air arrivant au combustible. Le rendement calorifique n'est satisfaisant qu'à la condition que 1 kilogramme de houille élève la température de 39 litres d'eau de 0 à 100° C.

L'eau, possédant une chaleur spécifique très élevée, ne se refroidit que fort lentement; l'allure du refroidissement dépend surtout du volume d'eau contenu dans l'appareil, eu égard à l'étendue de la surface exposée et, en outre, de la différence de température entre l'appareil et l'air ambiant. Si l'on désire conserver la chaleur longtemps après l'extinction du feu, on fait plutôt usage de tuyaux de grand diamètre. M. Tomlinson conseille de ne jamais employer de conduites ayant un diamètre supérieur à 0^m10, parce qu'elles exigent un temps très long avant de donner le degré de chaleur convenable. Pour les habitations privées, les tuyaux de 0^m050 à 0^m067 suffisent; ils conservent la chaleur pendant assez longtemps et acquièrent une température élevée plus rapidement que les gros tuyaux. Aussi est-il souvent possible d'en diminuer le nombre ([2]).

Comme on doit chercher à économiser la chaleur qui est transmise

---

([1]) L'évaporation étant très faible, on peut se dispenser de nettoyer la chaudière pendant plusieurs années, à la condition de faire usage d'eau douce ou d'eau de pluie; les eaux dures, au contraire, déterminent la formation de sédiments qui doivent être enlevés de temps à autre.

([2]) CH. TOMLINSON. *A rudimentary treatise on warming and ventilation*, 8th edition, 1878, p. 173.

par le tuyau ascendant, on ne lui donne un diamètre supérieur à celui des conduits secondaires que si ces derniers ont une longueur. très considérable.

Dans tous les points où l'on veut éviter les déperditions de chaleur, on entoure les tuyaux de substances mauvaises conductrices, telles que la paille, l'argile, la masse brevetée de Leroy, la laine des scories, etc.

Pour établir la circulation de l'eau à travers les divers étages, on a le choix entre trois dispositifs dont nous indiquerons les traits principaux :

1. Le tuyau de distribution se sépare de la partie la plus élevée du tuyau d'ascension immédiatement au-dessous du vase d'expansion (et non de ce dernier, comme cela se pratiquait jadis) ; il suit avec une légère inclinaison le plancher des combles ; des tuyaux verticaux s'y embranchent, se rendant aux poêles des divers étages. La figure 5 de la planche II, empruntée à l'ouvrage de M. Scholtz (¹), servira d'exemple ; en voici la légende : A, chaudière ; B, tuyau d'ascension ; C, vase d'expansion ; E, tuyau de distribution ; F, tuyau vertical se rendant aux deux poêles G (le nombre de ces tuyaux verticaux est égal à celui des séries de poêles superposés) ; H, tuyau ramenant l'eau des poêles à la conduite de retour.

2. Le tuyau de distribution se place sous la voûte de la cave, et les conduites secondaires s'élèvent verticalement. M. Scholtz considère cette deuxième disposition comme plus économique ; mais la première offre plus de sécurité. (Pl. II, fig. 6.)

3. On peut faire parcourir chaque étage par un embranchement qui se détache du tronc principal et se dirige ensuite vers la chaudière, où il pénètre isolément ou après s'être réuni à d'autres. Mais on doit se garder de greffer simplement le tuyau secondaire sur le principal, car le courant d'eau chaude ne dévierait pas de sa direction verticale pour s'engager dans les conduites horizontales. On est donc obligé de recourir à une disposition spéciale que représente la figure 7 de la planche II, empruntée à Tomlinson. Le courant qui s'élève de la chaudière B subit en *b* et en *c* un temps d'arrêt très court, et néanmoins suffisant pour déterminer sa division et l'entrée de l'eau dans les tuyaux horizontaux. Pour exclure de la circulation

---

(¹) SCHOLTZ. *Die Feuerungs- und Ventilationsanlagen.* Stuttgart, 1881, p. 163 et suiv.

l'un ou l'autre étage, il suffit de tourner les robinets correspondants *s* et *t*.

Le tuyau d'ascension s'ouvre librement dans le vase d'expansion à 0^m10 environ au-dessus du fond, ce qui ne permet pas aux impuretés qui se sont déposées dans le réservoir de rentrer dans les tuyaux lors du refroidissement. — On donne au vase d'expansion 0^m10 de hauteur de plus qu'il n'est strictement nécessaire. — La constance du niveau y est obtenue automatiquement.

Les appareils de chauffage doivent être parfaitement étanches. On les divise en poêles (cylindriques ou tubulaires), registres (horizontaux ou verticaux), tuyaux (lisses ou nervés).

Poêles cylindriques. — Généralement en forme de colonne creuse, ils sont constitués par deux cylindres en tôle dans l'intervalle desquels circule l'eau chaude ; ils présentent ainsi deux grandes surfaces de chauffe, l'une interne, l'autre externe. Suivant les dimensions du local et la surface de chauffe nécessaire, le diamètre du poêle varie entre 0^m40 et 0^m65 ; sa hauteur est proportionnée à son diamètre. Pour mieux utiliser la chaleur, on fait traverser le poêle par un certain nombre de tuyaux (5 à 14) destinés au passage de l'air de la pièce ou de l'air frais amené du dehors.

L'eau entre dans l'appareil par le haut et en sort par le bas. Des robinets adaptés aux tuyaux d'arrivée et de départ permettent d'en régler la dépense, d'obtenir, par suite, un chauffage plus ou moins actif et, enfin, d'exclure certains poêles de la circulation et même de les enlever si on doit les réparer.

Les *poêles tubulaires* sont constitués par des faisceaux de tuyaux dans lesquels l'eau suit également une direction descendante. Comme les précédents, ils peuvent être utilisés pour l'introduction d'air neuf.

Les *registres* sont des tuyaux en fer forgé, horizontaux ou verticaux, réunis dans des caisses communes en fonte ; on les applique contre les murs, dans des niches ou dans les embrasures des fenêtres. Ici encore, l'eau entre en haut et sort en bas. Le réglage et la fermeture sont obtenus au moyen d'une clef à vis. Une grille soustrait le registre à la vue.

On emploie les *tuyaux* dans tous les cas où la disposition des lieux, un motif d'économie ou toute autre cause doivent faire renoncer à l'usage des poêles ou des registres. Lorsque, en raison des conditions locales, on ne peut développer suffisamment les conduites, on substitue aux tuyaux lisses les tuyaux à ailettes, qui portent ici le nom de *batteries*. Celles-ci, comme les registres, se placent derrière des grilles en fer qui doivent permettre le libre passage de l'air et le nettoyage des surfaces de chauffe. Une disposition très recommandable consiste à dissimuler les registres et les batteries dans les allèges des fenêtres, une grille ménagée dans les appuis permettant à l'air chaud de s'élever verticalement le long de la surface vitrée et de neutraliser le courant descendant d'air froid qui tend à s'établir au niveau des fenêtres.

Les avantages de ce mode de chauffage peuvent être résumés comme suit :

1° La température de la surface de chauffe restant toujours inférieure à 100° C., l'air n'acquiert à son contact qu'une chaleur modérée ;

2° Il en résulte que le degré hygrométrique de l'air est moins modifié que par les systèmes qui permettent la dissociation de la vapeur d'eau par des surfaces dont la température est très élevée ;

3° La distillation des poussières organiques au contact des surfaces métalliques chauffées est impossible ; jamais il ne se développe d'odeur empyreumatique ;

4° L'altération de l'air par l'oxyde de carbone est évitée ;

5° L'eau se refroidissant très lentement, ce mode de chauffage est fort constant : une douce chaleur est entretenue dans les locaux pendant plusieurs heures après l'extinction du feu ;

6° Les tuyaux peuvent être disposés de manière à assurer la ventilation ;

7° La dépense journalière est minime ;

8° Ce mode de chauffage ne donne pas lieu à la production de poussières et offre des avantages sérieux au point de vue de la propreté ;

9° Il est applicable à des bâtiments anciens ;

10° Il est simple et n'offre pas de danger.

En revanche, on adresse au chauffage par l'eau chaude à basse pression des reproches plus ou moins fondés : ainsi, les frais d'installation sont supérieurs à ceux des calorifères à air chaud ; il ne faut cependant pas oublier que si la dépense première est plus élevée, elle est bientôt compensée par l'économie journalière que l'on réalise.

Le nombre et le volume des tuyaux qui circulent dans l'intérieur de l'habitation effrayent certaines personnes, qui redoutent cette complication ; mais il est facile de dissimuler ces conduites dans des gaînes verticales ménagées dans l'épaisseur des murs.

Les fuites, la rupture des tuyaux sont des accidents tout à fait exceptionnels et que l'on peut conjurer par la bonne construction des appareils et des épreuves préalables.

En hiver, l'eau, étant soumise à l'action de la gelée, pourrait occasionner la rupture des tuyaux ou des poêles. Cet accident serait uniquement le fait d'une négligence, car il suffit de vider les appareils, lorsqu'ils ne doivent pas servir pendant un certain temps, pour être à l'abri de toute éventualité ; on n'a d'ailleurs rien à craindre s'ils sont employés journellement et si les conduites et le vase d'expansion ont reçu un revêtement de substances mauvaises conductrices.

Le poids considérable des poêles à eau chaude ne compromet en aucune façon la solidité des bâtiments, du moment que le calcul des résistances a été bien établi.

Comme il faut un temps assez notable avant que la masse d'eau qui remplit le système ait atteint une température élevée et entre en circulation régulière, ce système de chauffage ne convient pas lorsqu'il s'agit de chauffer rapidement une habitation.

Jusqu'ici, il n'a été question que du chauffage des habitations par la circulation de l'eau chaude dans les divers locaux ; il nous reste à parler des calorifères à eau chaude, c'est-à-dire des appareils chargés de chauffer par contact l'air neuf qui est ensuite distribué dans les appartements.

Nous nous bornerons à signaler le système de M. H.-C. Price, qui est assez répandu en Angleterre (¹) ; le système d'Hamelincourt et celui de Savalle, auxquels un homme d'une haute compétence, M. A. Wazon, accorde les plus grands éloges (²), et nous décrirons un hydro-calorifère qui a été appliqué dans plusieurs établissements publics de Liége.

Système W. Libert (de Liége). — M. Libert chauffe l'air en lui faisant lécher les surfaces d'un faisceau tubulaire dans lequel circule de l'eau chaude à une température maximum de 100° C. Élevé à une température de 30 à 50°, suivant les nécessités, l'air reçoit le degré d'humidité convenable en passant au-dessus de bacs

---

(¹) PÉCLET. *Traité de la chaleur*, 4ᵉ édition, t. II, p. 358.

(²) A. WAZON. *Chauffage et ventilation des édifices privés et publics*, dans les *Études sur l'Exposition de 1878.*

pleins d'eau chauffés par le seul contact du faisceau tubulaire. La chambre de chaleur où se trouve celui-ci est disposée de manière que toutes les gaînes verticales qui doivent conduire l'air chaud dans les appartements y prennent directement naissance; il n'existe pas de branchements. — Quant à l'appel de l'air vicié, il peut être obtenu de deux manières différentes :

1° Par les cheminées ordinaires des appartements, auxquelles on donne des sections en rapport avec le volume d'air à évacuer; ce cube est évidemment beaucoup plus grand que dans les-systèmes où l'air chaud arrive souvent à une température de 150° ;

2° Par une cheminée spéciale ménagée dans l'épaisseur d'un mur intérieur et dans laquelle circulent toutes les gaînes métalliques conduisant l'air chaud.

Enfin, l'air chaud est lancé dans les appartements à une hauteur de 3 à 4 mètres par des orifices munis de régulateurs, et l'air vicié, extrait vers le bas par des cheminées d'appel. M. Libert fait donc la ventilation renversée.

La circulation de l'eau chaude dans les faisceaux tubulaires pouvant se produire sans difficulté à grande distance, si l'on a soin d'entourer les tuyaux de matériaux isolants, on parvient, avec une seule chaudière, à chauffer les établissements les plus vastes. Dans ce cas, l'appel d'air vicié se fait par une cheminée spéciale chauffée par la cheminée de la chaudière qui passe à l'intérieur de ce conduit général d'évacuation. En été, c'est cette même cheminée qui, chauffée par un foyer spécial, produira l'appel d'air.

2. — CHAUFFAGE PAR L'EAU CHAUDE A PRESSION MOYENNE.

Dans ce système, le tuyau d'ascension étant fermé à son extrémité supérieure par une soupape, la pression dans les conduites peut atteindre 2 à 3 atmosphères et la température s'élever jusque 130° C. au maximum. Les installations sont plus simples et moins coûteuses que dans le système à basse pression, car, pour obtenir le même effet, on emploie des surfaces de transmission plus petites. Mais il faut remarquer que la réserve de calorique est moindre que dans le premier cas, parce que le système renferme moins d'eau. La chaudière, au lieu d'être cylindrique, est tubulaire. Une double soupape, fixée au réservoir d'expansion, ferme l'extrémité supérieure du tuyau d'ascension ; lorsque la pression devient trop forte, par suite du surchauffement de l'eau, la soupape de sûreté supérieure, qu'un poids maintenait abaissée, se soulève et permet à l'eau chaude de s'écouler jusqu'au moment où la pression est redevenue normale ; lorsque, au contraire, la température baisse, l'eau contenue dans le système subit une condensation, il se produit un vide dans la conduite principale et, par conséquent, une action aspiratrice qui provoque l'ouverture de la soupape inférieure et l'entrée d'une certaine quantité d'eau.

3. — Chauffage par l'eau chaude a haute pression.

Un serpentin, qui représente en moyenne le sixième de la totalité des conduites, tient lieu de chaudière ; de son extrémité supérieure un tuyau monte directement jusqu'au dernier étage à chauffer ; c'est le tuyau d'ascension qui présente en son point le plus élevé le tube d'expansion. Deux ou un plus grand nombre de colonnes descendantes se dirigent vers les locaux où l'on désire utiliser la chaleur et, après avoir circulé à travers des parties du bâtiment plus ou moins éloignées les unes des autres, finissent par se réunir en un tuyau unique qui ramène l'eau à l'extrémité inférieure du serpentin. (Pl. II, fig. 8.) L'ensemble constitue un système clos auquel il n'est guère possible de donner plus de 150 à 200 mètres de longueur, à cause des résistances nombreuses que l'eau rencontre dans son trajet et qui sont dues au frottement sur les parois des conduites et à l'existence de courbes multipliées ; mais on peut accoupler jusque quatre et six systèmes dans un même foyer.

Perkins, l'inventeur de ce mode de chauffage, employait des tuyaux de 12.5 millim. de diamètre intérieur et de 6.25 millim. d'épaisseur ; aujourd'hui, on fait usage de tuyaux en fer étiré de 22 millimètres de diamètre intérieur et de 6 millimètres d'épaisseur, éprouvés à 140 atmosphères. En faisant circuler un volume d'eau beaucoup plus considérable, on a diminué le frottement et augmenté les surfaces de transmission, ainsi que la quantité de chaleur tenue en réserve. La température initiale du courant ascendant ne dépasse plus 150—200° C. et celle du courant de retour 50—70° C., ce qui est encore un progrès. En effet, dans le principe, l'eau ne conservait une chaleur convenable dans les tuyaux de retour que pour autant que les tuyaux de départ étaient portés à une température très élevée. Grâce au perfectionnement introduit par MM. Perkins et Bacon, en 1864, on obtient une plus grande égalité de température aux deux extrémités de la circulation d'eau sans devoir surchauffer à l'excès une section quelconque du circuit.

La puissance d'expansion de l'eau étant presque irrésistible, vu son élasticité extrêmement limitée ([1]), il était nécessaire d'adopter un dispositif qui permît la dilatation du liquide chauffé. A cet effet, un tuyau de 0^m07 à 0^m08 de diamètre (tube d'expansion), qui représente en pratique 15—20 p. c. de la capacité totale du système, est fixé à l'extrémité supérieure du tuyau d'ascension ; il reste ouvert pendant le remplissage ; rien ne s'oppose à la sortie de l'air que la colonne d'eau ascendante refoule devant elle ; d'un autre côté, il doit évidemment rester vide, puisqu'il est destiné à recevoir l'eau expulsée du tuyau ascendant à la suite de la dilatation que la chauffe détermine, sans permettre néanmoins l'accumulation de vapeur. Cette opération terminée, le tuyau de remplissage et le tube d'expansion sont soigneusement fermés au moyen de bouchons filetés.

M. Bacon a remplacé, par une soupape de sûreté, le tube d'expansion du système Perkins, qui peut se remplir d'eau si le service est fait avec négligence et ne permet plus, dès lors, la dilatation du liquide consécutive au chauffage. Cette modification est très importante, car elle garantit contre la rupture des tuyaux qui, soumis à un excès de pression, cèdent ordinairement au niveau du foyer, c'est-à-dire dans les points où la haute température qu'ils ont acquise a diminué leur résistance. La soupape de sûreté, combinée à une soupape d'aspiration semblable à celle dont il a été question dans la description du chauffage par l'eau chaude à pression moyenne, est enfermée dans une caisse en fonte émaillée intérieurement, de dimensions correspondantes. Lorsque l'appareil doit être mis en activité, on fait arriver de l'eau dans la caisse jusqu'à ce qu'elle atteigne le niveau de la face inférieure de la charge de la soupape ; si l'on prend cette précaution, l'eau qui sort des tuyaux pendant le chauffage ne peut jamais déborder. Un refroidissement survenant, l'eau qui avait été expulsée rentre dans les conduites par la soupape d'aspiration. Le système reste donc parfaitement plein ([2]), la formation de vapeur et l'accumulation d'air sont impossibles et la pression ne peut jamais dépasser celle qui correspond à la température des surfaces de chauffe pour laquelle la soupape est réglée.

Comme nous l'avons dit plus haut, Perkins était obligé de sur-

---

([1]) Chauffée de 4 à 100° C., l'eau se dilate de 1/23 de son volume ; la pression dans les tuyaux est égale à 14, 121 livres par pouce carré.

([2]) Il suffit de remplacer au bout d'un certain temps l'eau que la caisse a perdue par évaporation.

chauffer l'eau pour conserver aux tuyaux de retour une chaleur convenable, et lui-même put s'assurer que la température initiale était de 232° à 293° C.; l'augmentation du diamètre des conduites permit d'abaisser à 150 ou 200° C. la température initiale maximum; l'adoption de la double soupape Bacon fit réaliser un progrès au moins aussi marqué, puisque, grâce à elle, on ne dépasse plus 150° et même, d'après M. Bacon, 120° C.

D'autre part, le circuit entier étant éprouvé à 140 atmosphères et la pression à laquelle la soupape est réglée ne dépassant guère 6 atmosphères, il est évident que les accidents ne sont pas à craindre.

Il nous reste à parler des appareils de chauffage proprement dits.

La chaleur est cédée à l'air des appartements par la surface externe des tuyaux que l'on dispose de diverses manières : on peut les placer sous le plancher et les recouvrir d'une plaque de fonte perforée; mais cet arrangement est peu recommandable, car les poussières se déposent dans les canaux, d'où il est ensuite difficile de les enlever complètement; les tuyaux circulent autour du plancher dans un canal ménagé à la partie inférieure des murs et fermé par un panneau à claire-voie; on les dispose en spirales planes ou cylindriques dans le local même, en les entourant d'un manteau plus ou moins riche, dans les foyers dont on a bouché les tuyaux de fumée, ou, enfin, en contre-bas des surfaces vitrées, dans les allèges des fenêtres. Lorsque l'on adopte ce dernier mode de distribution, on peut l'utiliser pour la ventilation : l'air extérieur, pénétrant par un canal qui traverse le mur au niveau du plancher, acquiert une chaleur modérée dans son passage sur les conduites de chauffe, puis il entre dans l'appartement.

MM. Geneste et Herscher, tout en utilisant les derniers perfectionnements apportés à ce mode de chauffage, se sont particulièrement attachés à bien distribuer et répartir les surfaces de chauffe, qu'ils utilisent aussi pour la ventilation. Les figures 43 et 44 représentent un des types fréquemment employés par ces ingénieurs.

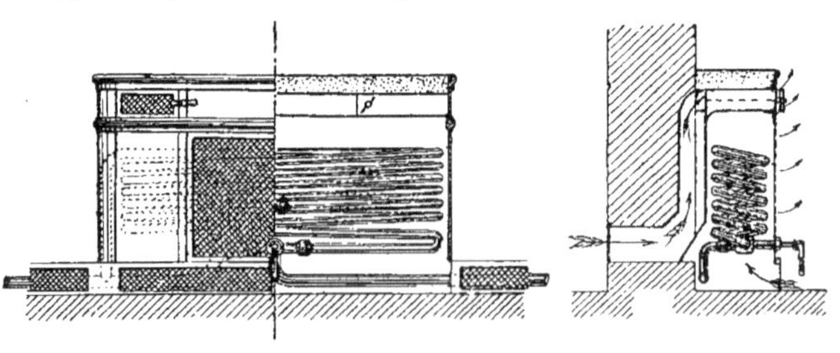

Fig. 43.

Fig. 44.

Nous avons enfin à apprécier les avantages et les inconvénients du chauffage par l'eau chaude à haute pression.

Au nombre des avantages, on doit citer : La rapidité avec laquelle l'appareil peut être élevé à la température nécessaire au chauffage : il suffit, en effet, de trois quarts d'heure à une heure ; — la notable économie de combustible qui est réalisée ; — la facilité d'application aux constructions nouvelles ou anciennes ; — la simplicité des dispositions et l'absence de réparations et d'entretien.

Quant aux inconvénients, M. Scholtz les distingue en positifs et négatifs [1]. Les inconvénients positifs reprochés à ce système de chauffage seraient :

1° Le danger de congélation des tuyaux, fort exposés, pendant les nuits très froides, lorsque le chauffage est interrompu. — On peut y remédier en continuant à chauffer légèrement. Nous rappellerons, en outre, qu'en 1878, M. Stainton a proposé, pour le remplissage des tuyaux, l'emploi d'une matière alcaline qui rend inutile le maintien des feux ;

2° Le danger d'incendie, lorsqu'il se trouve du bois au voisinage des tuyaux surchauffés. Bien que le bois ne brûle qu'à $425°$ C., le danger n'est cependant pas évité, si, par suite d'une disposition défectueuse, l'eau retourne au foyer avec une température trop élevée ; on l'écarte en employant un foyer qui ne brûle, dans l'unité de temps, qu'une quantité de charbon déterminée et en assurant la circulation convenable de l'eau ;

3° L'odeur empyreumatique dégagée par les poussières qui se déposent sur les conduites. Ce reproche n'est pas fondé, car la température qui, dans le tuyau ascendant, ne peut guère dépasser $160°$ C., descend à 155 à $150°$ C. dans le tube d'expansion, et reste, dans les locaux à chauffer, inférieure à 140 à $150°$ C., point où les matières organiques contenues dans l'air commencent à se décomposer. En tout cas, il faut éviter de disposer les tuyaux dans le plancher, car les poussières et même les immondices de la rue, rapportées à l'état humide par les chaussures ou humectées par le lavage des appartements, en se déposant à leur surface, dégagent beaucoup plus facilement de l'odeur que quand elles sont à l'état sec ;

4° Le danger d'explosion des tuyaux. Il n'est pas démontré et ne nous semble même pas admissible, car les tuyaux sont éprouvés à

[1] A. Scholtz. *Die Feuerungs und Ventilationsanlagen.* Stuttgart, 1881, p. 172.

140 atmosphères. Les explosions qui ont pu être observées se sont produites dans les foyers, où elles sont sans danger : en ce point, les tuyaux sont entourés de maçonnerie ; la soudure s'ouvre et une partie de l'eau s'écoule dans le foyer.

Comme inconvénients négatifs, M. Scholtz cite :

5° La difficulté de régler la température dans les locaux d'après les besoins du moment ;

6° La difficulté d'exclure de la circulation des locaux déterminés. — On y arrive cependant en intercalant dans les conduites des robinets à trois tubulures ;

7° Enfin, on a prétendu qu'il est difficile de combiner la ventilation avec ce système de chauffage. — Cette objection est peu fondée, et le problème a reçu des solutions parfaitement rationnelles. Nous nous bornerons à rappeler que l'on peut à la fois chauffer et ventiler, en faisant passer sur des serpentins disposés dans les allèges des fenêtres l'air neuf puisé à l'extérieur, qui prend ainsi une température modérée et est ensuite introduit dans les locaux en courants très divisés.

Si l'on compare le chauffage par l'eau chaude à haute pression au système à pression basse ou moyenne, on doit reconnaître qu'à certains égards le premier est plus avantageux, tandis qu'à d'autres il n'est pas aussi recommandable. Les frais d'installation sont moins élevés, et la consommation de charbon est également moins forte. La pression étant supérieure, on peut donner aux conduites un développement plus considérable dans le sens horizontal. Le faible diamètre des tuyaux, le pliage et la torsion qu'ils supportent, permettent de les faire circuler de tous côtés sans dégrader notablement les murs, de multiplier et de répartir à volonté les surfaces de transmission. S'il est vrai que l'air acquiert une température plus élevée que par le chauffage à basse pression, cependant le système Bacon répond aux exigences de l'hygiène, puisque la température ne dépasse pas 120° C. dans le tuyau d'ascension, qu'elle ne tombe pas au-dessous de 60° C. dans la conduite de retour et que dans les appartements les surfaces de transmission ont en moyenne 90° C. Enfin, on ne doit pas oublier qu'après l'extinction du feu, la circulation ne persiste pas pendant plusieurs heures comme dans le système à basse pression, et que les appareils se refroidissent beaucoup plus rapidement ; en d'autres termes, le chauffage est moins constant.

Comme remarque générale s'appliquant aux appareils de chauffage par l'eau chaude, nous ajouterons que leur rendement calorifique

est généralement compris, quand ils sont bien construits, entre 65 et
75 p. c.

CHAUFFAGE PAR LA VAPEUR D'EAU.

Ce mode de chauffage est basé sur la condensation rapide de la
vapeur, lorsqu'elle est reçue dans un récipient dont la température
est inférieure à la sienne. Au moment de la condensation, la vapeur
abandonne sa chaleur latente au vaisseau qui l'emprisonne, et qui
diffuse le calorique dans l'espace environnant.

Pour vaporiser entièrement de l'eau maintenue à la température
de l'ébullition, il faut 5 1/2 fois plus de temps qu'il n'en a fallu pour
élever la température du liquide de 0 à 100°, c'est-à-dire que si un
thermomètre plongé dans l'eau n'atteint 100° qu'après 5 minutes,
la vaporisation ne sera terminée qu'au bout de 27 1/2 minutes.
Dès lors, il est évident que la vapeur aura absorbé pendant ce
temps $100 \times 5\ 1/2 = 550$ degrés, ce qui représente sa chaleur
latente. Un litre d'eau transformé en vapeur contient donc assez de
calorique pour échauffer 5 1/2 litres d'eau de 0 à 100°. Il s'ensuit
que la vapeur en circulation dans des tuyaux représente une source
puissante et économique de chaleur, puisque, d'après Tomlinson [1],
une surface rayonnante de 1 pied carré est généralement suffisante
pour chauffer un espace de 200 pieds cubes. Aucune autre vapeur
ne possède une chaleur latente aussi élevée. Un pouce cube d'eau à
100° fournit à peu près 1 pied cube de vapeur à la même température et prend un volume 1,696 fois plus considérable.

Le chauffage par la vapeur d'eau peut être à haute ou à basse
pression.

Les appareils comprennent : 1° un générateur de vapeur ; 2° des
conduites qui distribuent la vapeur dans les divers locaux ; 3° des
condensateurs, ou appareils de chauffe, dans lesquels la vapeur se
condense et abandonne son calorique ; 4° des tuyaux de retour de
l'eau condensée au générateur.

D'après Tomlinson, dans les établissements où une machine à
vapeur fonctionne journellement, il suffit, pour que la chaudière
puisse fournir les tuyaux de vapeur, qu'on augmente ses dimensions
dans la proportion de 1 pied cube pour 2,000 pieds cubes d'espace
à chauffer à la température de 21 à 26° C. Une chaudière pouvant
faire marcher une machine de la force d'un cheval suffit pour chauf-

[1] *Loc. cit.*, p. 50.

fer un espace de 1,400 mètres cubes ; on le voit, il n'est pas nécessaire de donner de bien grandes dimensions à un appareil spécialement installé en vue du chauffage, et la quantité de combustible consommé n'est pas considérable.

Les générateurs multitubulaires inexplosibles doivent être préférés ; ils contiennent moins d'eau, ce qui est favorable à la mise en marche du chauffage, et ne présentent pas le danger d'explosion.

Les conduites de distribution de la vapeur sont en cuivre ou en fer étiré ; leur diamètre ne doit pas être trop petit, si l'on veut éviter les résistances inutiles que détermine le frottement. Sur leur parcours, elles doivent être entourées de lisières de drap, de feutre, de tresses de paille, ou bien encore de ciment non conducteur de Spence, afin d'être préservées du refroidissement.

Le tuyau ascendant principal, auquel on donne le plus fort diamètre, se rend directement de la chaudière aux combles, répartit ensuite la vapeur dans des conduites à direction à peu près horizontale, pour la distribuer enfin par des tuyaux verticaux aux différents condensateurs. L'eau qui se condense dans le tuyau principal retourne à la chaudière, ainsi que celle qui a pu en être entraînée ; l'eau de condensation des tuyaux horizontaux s'écoule devant la vapeur par les tuyaux verticaux ; en évitant qu'elle se dirige vers le courant de vapeur, on supprime les claquements. Quant à l'eau de condensation qui sort des condensateurs, elle retourne à la chaudière en suivant les tuyaux verticaux, puis les conduites horizontales, ou bien encore elle y rentre par une canalisation spéciale. La forme de siphon renversé doit être à tout prix évitée, car elle favoriserait la condensation, un accroissement dangereux de pression, ainsi que des claquements toujours désagréables. Si l'eau condensée pouvait se collectionner dans les tuyaux, il serait impossible de les maintenir à une température uniforme. De plus, cette eau condense la vapeur si rapidement, qu'un vide est créé dans la chaudière et les conduites ; et si ces dernières n'étaient pas assez solides pour résister à la pression atmosphérique, une rupture pourrait s'ensuivre.

Pour éviter les effets dangereux de la dilatation longitudinale, on fait usage de *compensateurs*. (Pl. III, fig. 1 et 2.) Ce sont des tuyaux en cuivre d'un petit diamètre et fortement courbés qui réunissent les extrémités correspondantes des conduites, de telle sorte que leur rapprochement et leur écartement puissent encore s'opérer dans certaines limites. On peut aussi employer des tuyaux d'un grand diamètre qui s'emboîtent et glissent l'un dans l'autre. La suspension libre des tuyaux n'est admissible que si tout le circuit est en fonte et horizontal. (Péclet.)

Il est très important que l'air soit expulsé des tuyaux et des condensateurs au moment où la vapeur y arrive, car dans des tuyaux pleins d'air, fermés, la vapeur ne se propagerait que lentement et ne se condenserait qu'en petite quantité; il faut même que l'air qui accompagne toujours la vapeur pendant la durée du chauffage puisse être évacué de temps en temps. C'est ce que permettent les *souffleurs,* petits tubes garnis de robinets, placés aux extrémités des grandes lignes de tuyaux de chauffe et à leur partie supérieure (pl. III, fig. 3); ouverts au début du chauffage, ils doivent être fermés lorsque le dégagement de vapeur commence.

Mais si, pendant la période d'activité, l'air doit être exclu des conduites, il doit pouvoir y rentrer dès que le dégagement de vapeur cesse, car aussitôt que le chauffage est interrompu ou l'activité du foyer simplement ralentie, la condensation subite de la vapeur détermine la formation d'un espace vide d'air, et si les appareils chauffeurs et les tuyaux ont des parois minces, s'ils sont en cuivre, notamment, ils sont exposés à l'écrasement. Des *soupapes à air* ou *reniflards,* qui s'ouvrent lorsque la pression extérieure l'emporte un peu, garantissent contre cet accident.

L'évacuation de l'eau de condensation peut être obtenue par des tuyaux garnis de robinets dont on règle l'ouverture de telle sorte que l'écoulement soit sensiblement égal à la production.

Entre chaque surface de chauffe et le retour d'eau, MM. Geneste et Herscher interposent un *purgeur automatique d'air et d'eau* (fig. 45 et 46) qui garantit le fonctionnement indépendant des surfaces de chauffe, quel que soit leur nombre et avec les plus faibles pressions; grâce à cet appareil, on évite les pertes de vapeur et les contre-pressions, bien difficiles à éviter autrement. Ce petit appareil est, à proprement parler, un robinet thermométrique toujours ouvert pour l'air et l'eau à évacuer, mais qui se ferme de lui-même quand la vapeur se présente; la chaleur

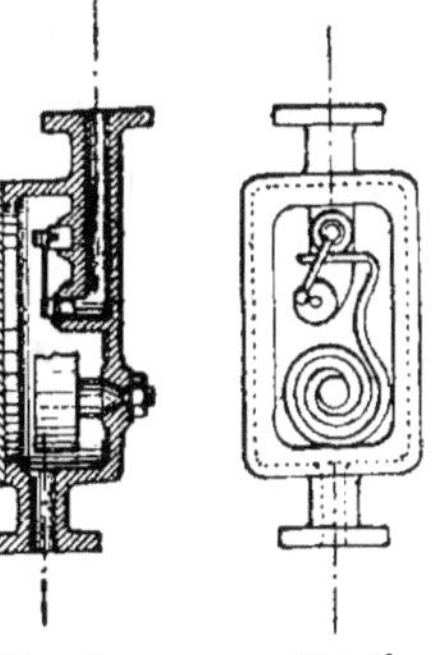

Fig. 45.   Fig. 46.

agit alors sur une lame double (acier et cuivre soudés) enroulée en ressort et qui commande un tiroir d'occlusion.

Pour les conduites distributrices de vapeur, les mêmes constructeurs emploient un système de purgeur différent, également de leur invention et très connu. (Fig. 47.)

Cet appareil est basé sur le principe de la *balance hydrostatique*. Dans une boîte en fonte se trouvent un flotteur et un contrepoids

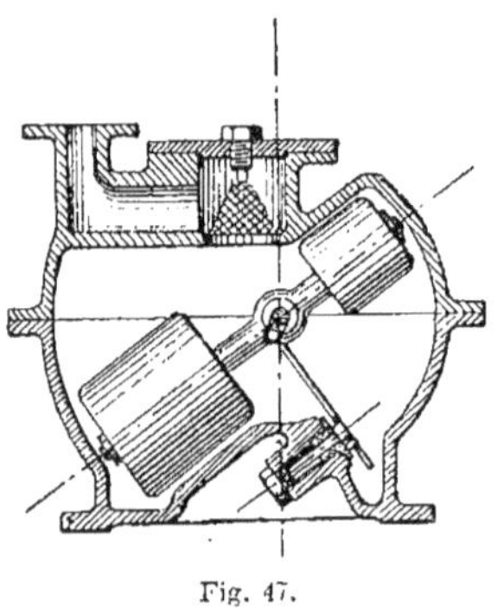

placés aux extrémités d'une tige fixée sur un arbre horizontal ; cet arbre porte une petite manivelle qui agit sur une bielle à l'extrémité de laquelle est disposé un petit tiroir qui ouvre ou ferme un orifice de sortie. Lorsque l'eau condensée s'accumule dans l'appareil, elle soulève le flotteur, le tiroir s'ouvre et l'eau s'échappe par l'orifice ; lorsqu'au contraire, c'est la vapeur qui remplit l'appareil, l'orifice reste fermé.

Fig. 47.

Des détendeurs judicieusement placés en tête des conduites principales permettent de compter sur une pression partout égale, faible et réglée à l'avance.

Voici quel est le fonctionnement du détendeur de MM. Geneste et Herscher (fig. 48 et 49) : Une soupape disposée sur le passage de la vapeur produit un étranglement variable avec la levée de cette sou

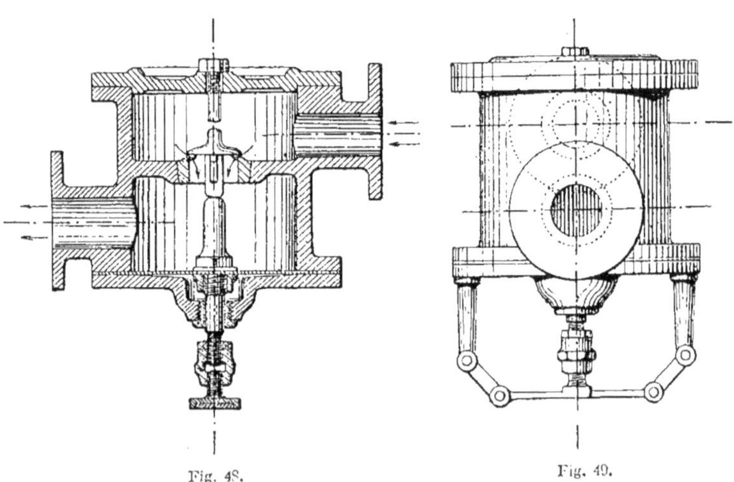

Fig. 48.   Fig. 49.

pape. La vapeur se détend ensuite dans une capacité dont une des parois est formée par une membrane flexible sur la surface de laquelle elle opère une pression dépendant de son degré de détente. Une tige fixée à cette membrane agit pour modifier la levée de la soupape, et par là même la détente de la vapeur. D'autre part, un ressort presse sur cette dernière tige pour équilibrer en partie la pression de la vapeur. Une disposition spéciale permet de régler la tension du ressort pour obtenir la pression désirée pour la vapeur détendue.

Les appareils de condensation diffèrent peu de ceux qui sont employés dans le chauffage par l'eau ; ils consistent en tuyaux avec ou sans ailettes, en registres et en poêles ; les tuyaux et les registres peuvent être dissimulés dans des colonnes, des piédestaux ou des consoles qui contribuent à l'ornementation des appartements ; les poêles peuvent être placés dans les locaux à chauffer ; si on les dispose en dehors des appartements, ils deviennent des calorifères à vapeur.

Les appareils chauffeurs doivent être construits de telle sorte que peu d'air y soit contenu ; que l'air puisse s'échapper du côté opposé à l'entrée de la vapeur ; que celle-ci le chasse devant elle sans se mêler à lui ; on assurera par là la régularité du fonctionnement.

Les poêles cylindriques sont pleins, annulaires ou traversés par des tuyaux verticaux réservés au passage de l'air et pouvant être mis en relation avec une prise d'air extérieur ; la vapeur remplit complètement leur capacité ; mais en fermant la soupape d'écoulement de la vapeur, on permet à l'eau de s'y accumuler. D'autres appareils ressemblent aux poêles à eau tubulaires : un certain nombre de tuyaux en cuivre ou en fer disposés verticalement sont fixés par leurs deux extrémités dans des caisses en fonte.

Nous citerons le *poêle à vapeur directe* de MM. Gaillard et Haillot (fig. 50), constitué par un tube à ailettes dont la vapeur remplit toute la capacité ; son emploi est indiqué dans le chauffage intermittent, lorsqu'on n'a besoin de chaleur que pendant un temps déterminé.

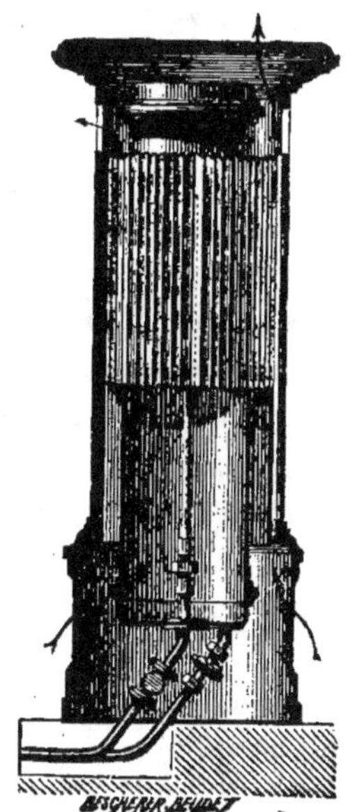

Fig. 50.

La figure 51 représente le *poêle Jennings,* applicable aussi bien au chauffage par l'eau chaude qu'au chauffage par la vapeur. Cet appareil est ventilateur; il consiste en un cylindre vertical traversé suivant sa longueur par un grand nombre de tubes

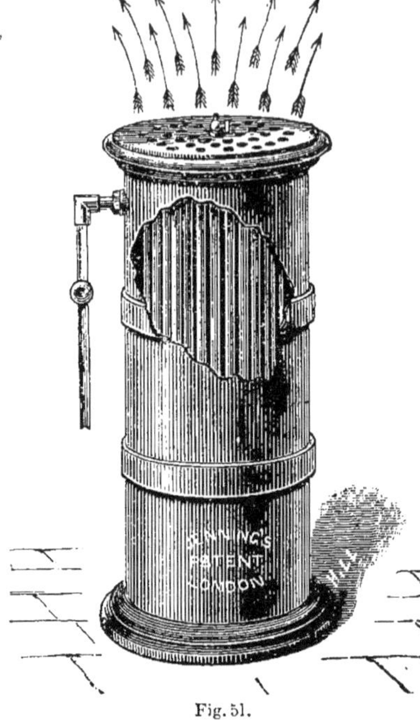

Fig. 51.

mis en communication directe avec une prise d'air extérieur. Si de la vapeur ou de l'eau chaude est admise dans le cylindre, de l'air neuf chauffé est constamment lancé dans l'appartement; la vitesse d'entrée est réglée par une valve. M. Jennings fait observer que lorsqu'il s'agit de salles très vastes, — salles de réunion, d'hôpitaux, etc., — un appareil de l'espèce, placé au voisinage du plafond, peut parfaitement convenir pour provoquer l'extraction de l'air vicié.

Le *système de MM. Sulzer*, de Winterthur (Suisse), a été l'objet d'appréciations très élogieuses qu'il nous paraît justifier.

Voici la description qu'en donne M. Ser : « Les tuyaux de vapeur montent immédiatement dans le comble et circulent dans toute la longueur des bâtiments. Les poêles à vapeur sont placés dans les divers étages, autant que possible les uns au-dessus des autres, et, pour chaque groupe d'appareils superposés, un tuyau descend verticalement de la canalisation du comble et aboutit d'abord au poêle de l'étage supérieur, dans lequel il envoie la vapeur. L'eau condensée dans ce premier appareil se rend ensuite, par le même tuyau que la vapeur, au récipient placé au-dessous, puis à celui du rez-de-chaussée, et enfin au tuyau de retour, qui ramène à la chaudière toutes les eaux condensées. Cette disposition présente l'avantage de supprimer toute circulation de vapeur dans les planchers et diminue ainsi l'inconvénient des fuites qui peuvent se produire. La suppression des tuyaux spéciaux de retour d'eau pour chaque appareil simplifie en outre la canalisation et doit réduire les frais de premier établissement. L'eau condensée dans les poêles à vapeur s'écoule par un trop-plein, de sorte qu'il reste dans le poêle une certaine quantité d'eau chaude qui constitue un réservoir de chaleur et empêche le refroidissement rapide, si, pour une cause quelconque, on est obligé d'interrompre momentanément l'émission de la vapeur. On remédie ainsi à un des principaux inconvénients du chauffage simple à vapeur ([1]). »

Dans ces dernières années, *MM. Geneste et Herscher* se sont également appliqués avec succès à combattre les difficultés du chauffage par la vapeur d'eau en même temps qu'à profiter des ressources qu'il présente. Ce qui caractérise principalement les procédés de ces ingénieurs-constructeurs, c'est non seulement une double canalisation très étudiée de la vapeur et de l'eau condensée, circulant dans le sens de la gravité, mais c'est en outre un ensemble de dispositions propres à rendre indépendants chaque poêle et chaque salle chauffée. L'emploi de la vapeur à très faible pression, de robinets à lumière étroite et transversale et surtout de purgeurs automatiques d'air et d'eau interposés, comme nous l'avons dit plus haut, entre chaque surface de chauffe et le retour d'eau, permet à la fois le réglage et l'isolement facultatif de chaque appareil. Les avantages du système de purgeur employé par MM. Geneste et Herscher pour les conduites distributrices et de leurs détendeurs placés en tête des conduites principales n'ont plus besoin d'être démontrés.

Nous ferons enfin remarquer le soin qu'apportent lesdits construc-

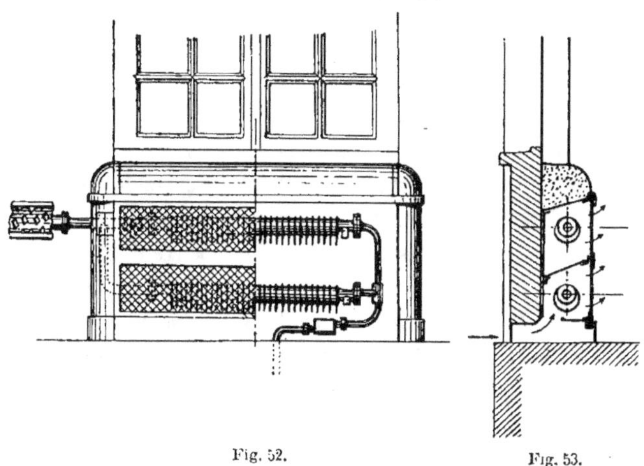

Fig. 52.   Fig. 53.

([1]) Ser, *Rapports du jury international* (*Exposition de Paris* 1878).
Lorsque nous décrirons le chauffage mixte par la vapeur et par l'eau, nous parlerons des dispositifs qui permettent à l'eau de se déposer en certains points du circuit et de céder encore du calorique après que la vapeur a cessé de circuler dans les conduites.

teurs à toujours placer et répartir les surfaces de chauffe au bas des
parois refroidissantes, et à les disposer de manière qu'elles se combinent avec les entrées d'air neuf le plus convenablement possible.
(Fig. 52 et 53.)

MM. Geneste et Herscher font usage de tuyaux à noyau excentré
et munis de nervures transversales en forme de disques également
excentrés. (Fig. 54 et 55.)

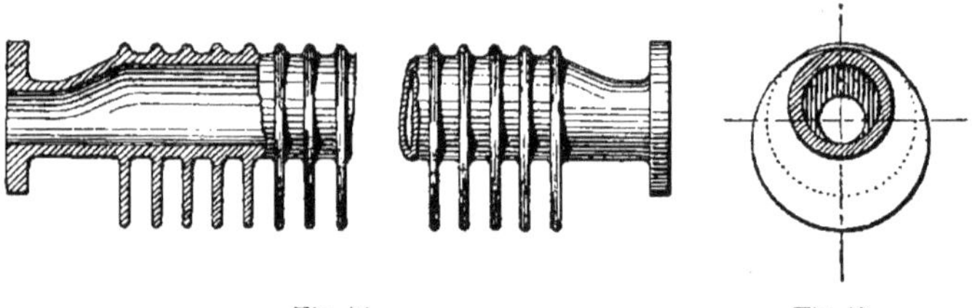

Fig. 54.   Fig. 55.

Le chauffage par la vapeur d'eau n'est guère applicable qu'aux
habitations situées au voisinage d'établissements industriels où fonctionne régulièrement une machine à vapeur. Il offre en pareil cas
des avantages réels, car il est essentiellement économique ; de plus,
la vapeur se transporte avec rapidité à de grandes distances, elle
fournit par sa condensation une quantité de chaleur considérable et
permet de faire varier rapidement la température des locaux ; enfin,
les tuyaux de conduite ont un petit diamètre, ce qui rend la distribution plus facile et moins coûteuse.

Avec les précautions que nous avons indiquées plus haut, le chauffage par la vapeur convient très bien pour des établissements d'une
certaine importance. Mais installé autrement, ce système n'est pas sans
inconvénients. Il suffit souvent d'une légère négligence pour déranger
les appareils et nécessiter des réparations qui peuvent interrompre le
service pendant plusieurs jours. Ensuite, la réserve de calorique
étant très petite, les surfaces de transmission se refroidissent très
rapidement lorsque le feu s'éteint. Ajoutons qu'il se produit dans les
tuyaux, surtout lorsqu'on met en marche et lorsqu'on arrête le chauffage, des bruits désagréables, des *claquements*, qui sont causés par la
rencontre brusque de la vapeur et de l'eau de condensation non écou-
lée ; on peut les éviter, il est vrai, dit Valérius, en ouvrant complètement, lors de la mise en train des appareils, les souffleurs et les
robinets d'écoulement de l'eau de condensation et en faisant arriver
la vapeur non en plein, mais d'une manière lente et progressive.

L'emploi des souffleurs et des purgeurs automatiques permettra d'atteindre le but plus aisément encore.

Il nous resterait à signaler la dégradation des maçonneries par la vapeur qui s'échappe par la soupape de sûreté ; mais cette objection est sans portée, puisque les règlements de police prescrivent de placer les chaudières dans un local en plein air.

CHAUFFAGE MIXTE PAR L'EAU ET PAR LA VAPEUR.

Nous avons dit qu'un des désavantages du chauffage par la vapeur d'eau est le refroidissement rapide qui suit l'extinction du foyer.

On peut éviter ce brusque abaissement de la température en conservant dans les appareils l'eau de condensation et en la maintenant par le courant de vapeur à la température de cette dernière ; dans ces conditions, l'arrêt du courant a encore pour effet la condensasion immédiate de la vapeur, mais l'eau conserve du moins la température maximum du chauffage pour l'eau chaude à basse pression et elle cède lentement à l'air la chaleur qu'elle a emmagasinée. L'eau ainsi tenue en réserve peut ne représenter que la moitié du volume employé dans les poêles du chauffage à basse pression, puisque, dans le cas dont nous nous occupons, la température s'élève déjà à 112° C. pour une demi-atmosphère de pression supplémentaire. (Scholtz.)

L'usine de Kaiserslautern fabrique des appareils chauffeurs (système Crusius) que l'on peut faire servir au chauffage par la vapeur ou par la vapeur et l'eau, suivant les besoins. Les figures 56 et 57 réprésentent un poêle plat à ailettes, la figure 58 un poêle cylindrique et la figure 59 un tuyau pour la vapeur et l'eau également à ailettes. Ces registres et ces tuyaux ne se distinguent pas extérieurement de ceux que l'on emploie d'ordinaire pour la vapeur. A l'intérieur, une paroi en fonte G les divise en deux compartiments, un grand W pour l'eau et un petit D pour la vapeur ; la surface G sert à transmettre la chaleur à l'eau contenue en W ; ses dimensions sont telles qu'en 20 à 30 minutes, de l'eau à 8° C. peut acquérir à peu près la température de la vapeur. Un robinet A permet de régler et d'interrompre l'entrée de la vapeur, tandis que l'écoulement de l'eau de condensation des compartiments W et D se fait séparément et peut être arrêté par une double soupape qui se compose de deux soupapes simples V et V¹ communiquant avec une seule décharge S. Si l'on maintient

ouverts à la fois le robinet A et les deux soupapes V et V¹, on réalise
le chauffage par la vapeur, puisque l'eau de condensation s'écoule
des deux compartiments D et W. Ferme-t-on la soupape V, l'espace W

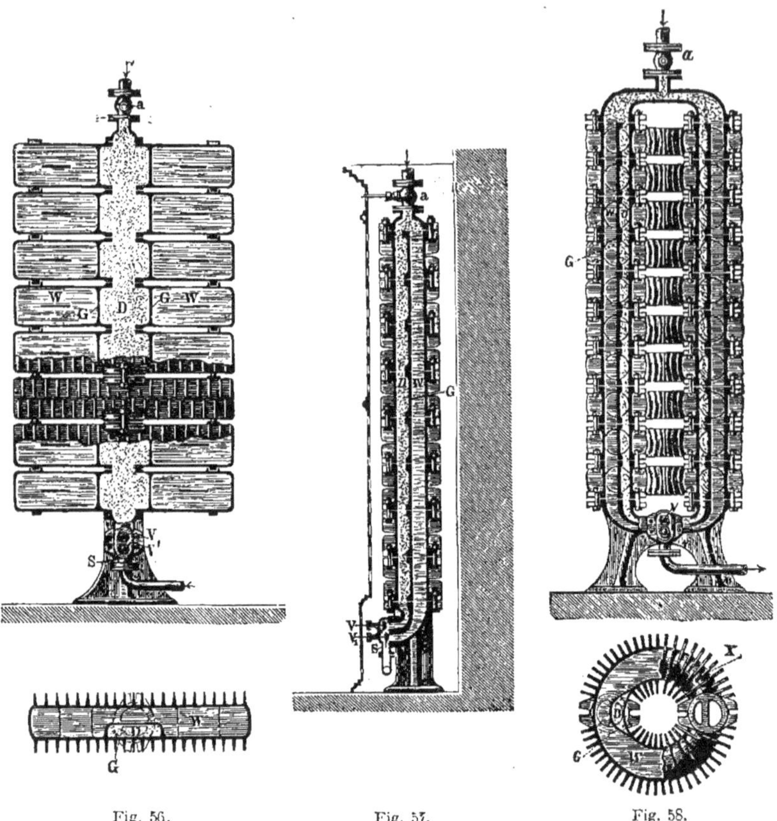

Fig. 56.   Fig. 57.   Fig. 58.

se remplit peu à peu (en 1 1/2 à 2 heures, suivant la température du
local) d'eau, jusqu'à ce qu'elle déborde la paroi G et s'écoule avec

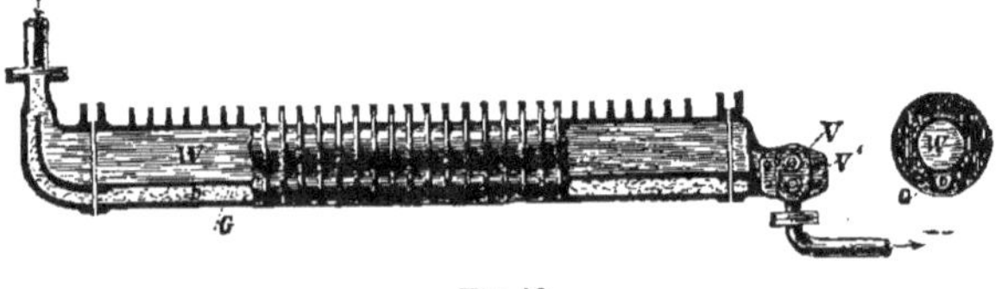

Fig. 59.

l'eau de condensation de l'espace D par la soupape V. L'appareil sert
dans ce cas au chauffage mixte par la vapeur et l'eau ; la consom-

mation de vapeur est diminuée de 35 à 38 p. c. On peut également employer le compartiment D pour l'eau et le compartiment W pour la vapeur, en fermant V et laissant V^1 ouvert, et l'on a alors un poêle à vapeur et à eau qui possède un pouvoir rayonnant relativement élevé.

Cette construction très simple permet de choisir l'une de ces combinaisons selon les exigences de la saison ou du moment. On emploiera la vopeur lorsqu'on vaudra chauffer rapidement; puis, la température désirée étant atteinte, on passera au chauffage mixte; vers la soirée, on pourra supprimer complètement la vapeur, car l'eau aura emmagasiné assez de calorique pour maintenir dans les appartements une température convenable pendant quelques heures encore. Le chauffage permettra de lutter contre les froids les plus rigoureux, tandis que l'eau chaude suffira au commencement et à la fin de la mauvaise saison.

Un autre système, qui a été appliqué pour la première fois par Grouvelle à l'hôpital Lariboisière, consiste à faire passer la vapeur par des serpentins enfermés dans des cylindres métalliques pleins d'eau. La vapeur abandonne ainsi son calorique à l'eau, qui le cède lentement au milieu. Le poêle peut être muni d'un manteau qui a pour but de ralentir encore le rayonnement; dans l'espace intermédiaire, on fait déboucher une prise d'air.

La vapeur pourrait encore servir à chauffer de l'eau destinée à circuler dans des tuyaux.

Enfin, il nous reste à signaler le chauffage central de l'air neuf, obtenu par un calorifère mixte.

Calorifère à eau chaude et vapeur Gaillard-Haillot (fig. 60 et 61). — Cet appareil s'emploie de préférence à la vapeur directe, lorsqu'il s'agit d'un chauffage continu; il est formé d'un certain nombre de tubes en fonte à ailettes, variant suivant l'importance des salles à chauffer. A l'hôpital Tenon, le plus vaste de Paris, les appareils sont à cinq ou neuf tubes de 3^m20 de haut sur 0^m25 de diamètre intérieur et portant chacun cinquante ailettes de 0^m05 de saillie; chaque tuyau est muni d'un chapeau à tubulures à ses deux extrémités; les tubulures sont réunies entre elles par un tuyau en cuivre formant une couronne allongée; la couronne supérieure est munie de deux purgeurs d'air; les deux couronnes portent des tubulures pour relier entre eux tous les appareils d'un même corps de bâtiment; la circulation inférieure est en communication avec un vase d'expansion placé au rez-de-chaussée ; l'un des tubes de l'appareil est muni d'un serpentin de vapeur qui échauffe l'eau conte-

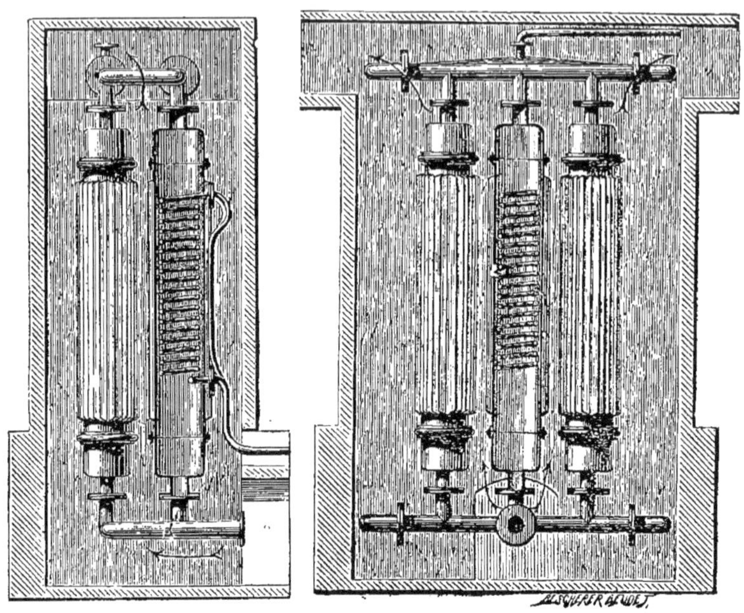

Fig. 60.   Fig. 61.

nue dans ce tube et de là se communique à tous les autres. — Ce groupe de tubes est enfermé dans une enveloppe en maçonnerie convenablement disposée pour éviter la perte de chaleur en cave ; on ménage dans cette enveloppe des tampons permettant de visiter les joints des chapeaux. — L'air extérieur, étant amené sous l'appareil, s'échauffe au contact des tubes et s'élève dans la chambre d'air chaud, pour être ensuite distribué par les bouches de chaleur qu'on établit très peu distantes de l'appareil.

CHAPITRE V.

VENTILATION.

On raconte qu'un humoriste anglais, se promenant dans un parc des environs de Londres par une belle matinée de printemps, en compagnie d'une dame de la cour, celle-ci, habituée à l'air confiné des salons, ne put se défendre de dire : « Qu'il est donc agréable de respirer un air pur ! »

« Madame, s'écria le poète, en regardant autour de lui comme s'il craignait que sa compagne n'eût été entendue, madame, plus bas, de grâce, l'air est la seule chose qui ne paye pas d'impôt aujourd'hui, et c'est pourtant la meilleure,... plus bas, il faut qu'on l'oublie ! »

Les temps ont changé et l'air aujourd'hui se paye comme le reste, puisque les contributions frappent nos maisons en raison du nombre de leurs fenêtres.

L'air et l'eau à l'état de pureté sont les éléments les plus essentiels à la santé ; eux seuls peuvent en partie compenser les conditions défavorables au sein desquelles vivent la majorité des hommes et leur permettre de lutter avec plus de chances de succès contre les influences ennemies qui les enveloppent.

Ici la prodigalité devient une vertu ; elle est même d'autant plus louable que les autres éléments de bien-être font défaut. Si l'homme peut, sans nuire à sa santé, porter des habits démodés, se loger sans confort, se nourrir sans recherche, il ne lui est pas permis de respirer habituellement un air confiné. Pauvre ou riche, robuste ou valétudinaire, il lui faut en abondance un air puisé à une source pure et sans cesse renouvelé. Aussi la ventilation des habitations est-elle une question qui intéresse au plus haut point l'hygiène.

Corrompu par la respiration pulmonaire et la perspiration cutanée, devenant le véhicule des matières organiques en voie de décomposition, trop souvent altéré par des émanations provenant des cabinets d'aisances ou des cuisines, l'air offrirait bientôt au poumon un aliment non seulement insuffisant, mais plein de danger, s'il n'était constamment renouvelé.

Il est naturel que l'architecte vise au côté artistique lorsqu'il établit le plan d'une habitation ; mais il est indispensable qu'il place le locataire dans une situation hygiénique ; pour cela, il faut que la ventilation soit, comme le chauffage, mise à l'étude avant que les projets soient définitivement arrêtés ; il faut qu'elle s'y trouve inscrite en toutes lettres. Si les conditions du problème ont été posées avant la construction, les solutions sont simples et économiques ; elles sont, au contraire, onéreuses et entourées de difficultés parfois insurmontables lorsqu'il s'agit de les trouver après coup.

B. Denton le dit avec raison ([1]) : « Toutes ces inventions que chaque jour voit éclore, et qui, d'après les prospectus, assurent la ventilation, ne sont vraiment utiles que si le cubage des pièces est insuffisant et si l'on a mal réglé la disposition des orifices d'entrée et de sortie de l'air, orifices représentés par les portes, les fenêtres, les foyers, les tuyaux de cheminée. L'expérience journalière démontre, du reste, à l'évidence, que ces raffinements proposés en vue d'activer la ventilation ne sont pas à leur place dans des habitations privées bien construites ; ils n'ont de raison d'être que dans les lieux où se font de grandes réunions ou dans les maisons mal agencées, ou enfin si quelque accident est venu rendre inefficace un projet bien conçu. »

Il y a dans ces quelques lignes de quoi faire mûrement réfléchir les architectes et les propriétaires.

COMPOSITION DE L'AIR.

L'air atmosphérique est un mélange gazeux qui contient, à l'état normal :

	En poids.	En volumes.	
Azote. . . .	76.9	79.1	Dumas et
Oxygène. . .	23.1	20.9	Boussingault.
Azote. . . .	76.87	79.07	Regnault.
Oxygène . . .	23.13	20.93	
Azote. . . .	76.83	79.04	Bunsen.
Oxygène. . .	23.17	20.96	

C'est l'oxygène qui a le rôle actif dans la respiration ; l'azote semble n'exister dans l'air que pour le diluer et nous permettre de vivre sous la pression atmosphérique actuelle. A pression égale, l'oxygène pur serait un poison ([2]).

Outre ces éléments principaux, l'air renferme également de l'anhydride carbonique (CO_2), qui existe d'une manière constante dans l'atmosphère. On admet généralement que sa proportion varie entre 0.0003 et 0.0005 ; cependant, les recherches récentes de Reiset lui ont donné comme moyenne 0.0002942 ; jamais l'air extérieur n'en contiendrait au delà de 0.0003. L'acide carbonique diminue pendant

([1]) *Loc. cit.*, p. 105.

([2]) L'ozone est un état allotropique de l'oxygène ; son volume ne représente jamais plus de 1/700,000 de l'air.

l'été dans les endroits où la végétation est active; il est beaucoup plus abondant au voisinage de la surface du sol; enfin, il n'existerait pas à son égard de différence notable entre l'atmosphère des villes et celle des campagnes.

L'air contient également de la vapeur d'eau en quantité variable suivant la température. Lorsque l'air est saturé, c'est-à-dire lorsqu'il renferme la totalité de la vapeur d'eau qu'il peut recevoir à la température considérée, il en contient en poids et par mètre cube les quantités suivantes :

Température.	Poids de vap. d'eau.	Température.	Poids de vap. en gr.
— 20	1.2	+ 13	11.2
— 15	1.8	14	11.9
— 10	2.5	15	12.6
— 5	3.5	16	13.5
+ 0	4.8	17	14.3
1	5.2	18	15.2
2	5.6	19	16.1
3	5.9	20	17.0
4	6.3	21	18.1
5	6.7	22	19.3
6	7.2	23	20.4
7	7.7	24	21.5
8	8.3	25	22.7
9	8.8	26	24.2
10	9.3	27	25.9
11	10.0	28	27.5
12	10.6	29	30.0

Généralement, le degré de saturation, c'est-à-dire le rapport entre la quantité de vapeur d'eau contenue dans l'air à une certaine température et celle qu'il contiendrait à l'état de saturation, est de 60 à 80 p. c., ce qui représente la condition la plus favorable ([1]).

A côté de l'oxygène, de l'azote, de l'acide carbonique et de la

____

(1) Lorsque l'on consulte un hygromètre à cheveu, on doit se rappeler que le 0 de l'échelle marque le point où l'aiguille s'arrête dans l'air complètement desséché, et 100 celui qu'elle atteint dans l'air saturé, et que la graduation est obtenue en divisant cette distance en 100 parties égales. Les états hygrométriques ne sont donc pas proportionnels aux degrés de l'instrument; pour les obtenir, on doit recourir à la table de correction de Gay-Lussac.

vapeur d'eau, qui sont les éléments normaux de l'air, on rencontre l'ammoniaque, l'oxyde de carbone et l'acide nitrique ; nous citerons encore l'hydrogène sulfuré, le chlore et l'acide chlorhydrique, l'iode, les acides sulfureux et sulfurique, les carbures d'hydrogène, qui n'existent qu'exceptionnellement dans l'atmosphère.

L'ammoniaque est un produit des décompositions organiques ; elle provient également de la réduction des nitrates que contiennent les eaux marines, d'où elle se dégage graduellement. On peut rapporter l'acide nitrique aux mêmes sources ; quant à l'oxyde de carbone, il peut être mis en liberté lors de l'oxydation incomplète des matières organiques du sol. Nous ne pouvons nous appesantir davantage sur ces points, qui n'ont pas d'importance dans la question qui nous occupe. Nous nous bornerons à signaler encore la présence dans l'air de poussières de nature minérale et organique, de germes et d'organismes microscopiques.

Causes de la viciation de l'air des lieux habités. — Les causes de la viciation de l'air des lieux habités sont de deux ordres, les unes sont inévitables, les autres évitables. Les premières ont leur origine dans la respiration pulmonaire, la perspiration et les sécrétions cutanées et dans l'éclairage artificiel. Dans l'acte de la respiration, l'homme absorbe une certaine quantité d'oxygène et rejette de l'anhydride carbonique et de la vapeur d'eau ; nous passons sous silence les traces d'ammoniaque que l'on y rencontre également. La peau respire comme le poumon ; mais sous ce rapport son rôle est très secondaire, car elle ne dégage guère que 1/40 de l'acide carbonique rendu par les poumons ; en revanche, elle est le siège d'une transpiration qui, pour être habituellement invisible (perspiration insensible), lui permet cependant d'excréter en 24 heures des quantités relativement considérables de vapeur d'eau qui, jointes à celles fournies par la respiration, représentent approximativement 1,000 grammes d'eau en 24 heures ; en outre, la peau sécrète des matières organiques dont plusieurs sont odorantes. De même, le dégagement d'anhydride carbonique et de vapeur d'eau par les poumons est toujours accompagné de l'émission de matières organiques dont la décomposition rapide est cause de cette odeur nauséabonde que l'on rencontre dans les salles où se tiennent des assemblées nombreuses. Ces substances sont une cause puissante d'insalubrité pour les lieux habités, car la seule augmentation de la proportion d'anhydride carbonique ne parviendrait pas à expliquer la quasi-irrespirabilité de l'air et ses fâcheux effets sur l'économie. Ce gaz en lui-même n'est vraiment toxique qu'à très hautes doses : plus sa proportion est forte dans l'air respiré, plus le sang s'en débarrasse avec difficulté et plus la respiration est pénible. Mais, nous le répétons, cette gêne n'apparaît que si l'air le contient en très grand excès. Ainsi Pettenkofer a pu respirer pendant plusieurs heures, sans incommodité, de l'air qui contenait 0.01 d'acide carbonique, et Forster est resté pendant dix minutes dans une cave renfermant du vin en fermentation, et où l'air présentait 0.04 du même gaz. Mais il est essentiel de remarquer que dans ces expériences l'anhydride carbonique ne provenait pas de la respiration et avait été développé par des processus chimiques.

Voici, d'après Andral et Gavarret [1], les quantités d'anhydride carbonique exhalées par le poumon et par heure, suivant l'âge des individus :

Age.	Quantités d'acide carbonique par heure. Grammes.
8 ans	18.3
15 —	31.9
16 —	36.6
16 à 20 ans	41.8
20 à 24 —	44.7
40 à 60 —	37.0
60 à 80 —	33.7

Le litre d'acide carbonique pèse $1^{gr}98$; on a donc, pour les volumes exhalés par heure et par individu :

Age.	Volume d'acide carbonique par heure. Litres.
8 ans	9.24
15 —	16.11
16 —	18.48
16 à 20 ans	21.11
20 à 24 —	22.57
40 à 60 —	18.68
60 à 80 —	17.02

On ne peut davantage accuser la vapeur d'eau des effets fâcheux que l'on observe. Ce sont donc ces matières organiques putréfiables,

[1] *Annales de chimie et de physique*, 1843.

rejetées par les poumons pendant l'acte respiratoire ou entraînées par les sécrétions cutanées, et maintenues en suspension par la vapeur d'eau, qui doivent être considérées comme particulièrement nuisibles. Au surplus, les expériences directes l'ont démontré : dans une enceinte parfaitement close, des animaux périssent bientôt, alors même qu'on absorbe l'acide carbonique à mesure qu'il se forme et qu'on restitue à l'air l'oxygène qu'il a perdu. Un autre fait que l'on peut aisément vérifier ne laisse pas davantage place au doute : si l'on dépose une carafe d'eau glacée dans un local encombré, et que l'on recueille l'eau de condensation qui s'écoule à sa surface, on la voit se corrompre très rapidement. Enfin, Mantegazza a fait voir que si l'on place deux oiseaux de même espèce et de même taille sous deux cloches de verre de mêmes dimensions, et si l'on absorbe par la chaux vive l'acide carbonique fourni par le premier et par le charbon animal les matières organiques dégagées par le second, ce dernier vit beaucoup plus long-temps que l'autre. Il est donc bien établi que la présence de l'acide carbonique n'est pas la cause principale de l'insalubrité de l'air confiné et que les déchets organiques exercent à cet égard une influence prépondérante.

Il est encore un point sur lequel il est nécessaire d'insister, quoiqu'il soit répugnant de soulever un pareil voile : *l'état de propreté du corps.* Dans le cas où l'on a tout lieu de soupçonner de la négligence (et on la rencontre très souvent chez les domestiques et les ouvriers), il faut compenser par le cube de place et par une ventilation énergique les désavantages de la situation. Malheureusement, il y a là un cercle vicieux : malpropreté et indigence sont souvent synonymes ; indigence et insuffisance du logement vont de pair.

A ces premières causes inévitables de viciation, il faut ajouter l'éclairage artificiel : le pétrole, l'huile de colza, le gaz ordinaire, en brûlant dans les appartements, y déversent de grandes quantités de gaz irrespirables et parfois même toxiques, et cette nouvelle source d'altération de l'air est loin d'être négligeable. S'il est vrai que par l'emploi de certaines dispositions on peut supprimer cette cause d'insalubrité, utiliser même la chaleur développée pour activer la ventilation, comme dans la plupart des cas il ne peut en être ainsi, il convient de mettre l'éclairage artificiel au nombre des causes inévitables de la pollution de l'air des habitations.

Un système de chauffage défectueux, une disposition vicieuse des lieux d'aisances, des cuisines, la pénétration de l'air souterrain dans les habitations sont autant de causes de viciation évitables. Si l'architecte a bien pris ses mesures, il n'aura à combattre que les causes inévitables d'altération de l'air, les seules avec lesquelles la ventilation doit avoir à compter. Nous avons vu à quelles conditions il faut soumettre l'emplacement des cuisines et des lieux d'aisances, et nous avons indiqué les dispositions générales dont ils doivent être l'objet; le chauffage des appartements vient d'être traité dans le chapitre précédent.

Dans certaines limites, l'odorat nous renseigne sur le degré de viciation de l'air; mais la délicatesse de ce sens n'est pas également développée chez tous les individus, il est donc indispensable de faire usage d'une méthode précise et de ne pas s'en rapporter à des appréciations basées sur des sensations personnelles.

Comme ce sont les matières organiques qui représentent dans l'air vicié l'élément nuisible par excellence, il semble qu'il y aurait avantage à les prendre comme index; malheureusement, on ne possède pas de méthode qui permette d'isoler, de précipiter ou d'absorber et ensuite de mesurer ou de peser les matières odorantes contenues dans un volume d'air déterminé. Jusqu'à présent, le seul procédé pratique consiste à doser la quantité d'acide carbonique de l'air et il est admis que les produits éliminés par les poumons (eau, acide carbonique, matières organiques) sont entre eux dans des rapports déterminés et pour ainsi dire constants. En d'autres termes, plus nous rendons d'acide carbonique, plus nous absorbons d'oxygène, plus élevée aussi est la quantité de vapeur d'eau et de matières organiques expulsée. Si toute autre source d'altération de l'air et de production d'acide carbonique est écartée, on peut donc considérer la proportion de ce gaz trouvée dans l'air comme exprimant le degré de viciation.

Actuellement, l'acide carbonique étant pris comme index du degré d'altération de l'air, on doit se demander quelle est la quantité maximum qui peut être tolérée dans l'air des habitations. Si l'on a exclu toutes les autres sources d'odeurs et d'anhydride carbonique, toutes les personnes interrogées sont d'accord pour déclarer l'air altéré et corrompu, du moment qu'il contient au delà de 1 p. m. de ce gaz produit par la respiration. D'après Pettenkofer, l'air d'une chambre ne peut être considéré comme pur et l'on ne peut y faire un séjour prolongé sans incommodité que s'il ne renferme pas plus de 0.7 p. m. d'acide carbonique et de 1 p. m. au maximum dans le cas où l'on emploie l'éclairage artificiel. De Chaumont a fait dans les casernes anglaises de nombreuses observations ; il a constaté que si la quantité d'acide carbonique qui se dégage par la respiration n'est que de 0.1943 p. m. supérieure à celle de l'air libre, on ne perçoit pas d'odeur ; si l'augmentation est de 0.4132, l'odeur devient perceptible ; si elle s'élève à 0.6708, l'odeur est désagréable, et enfin insupportable et oppressive, si le chiffre 0.9054 est atteint ; à partir de cette limite, les sens ne permettent plus d'établir de différentiation. Cet auteur fixe à 0.2 p. m. la tolérance admissible ; l'air des lieux habités ne devrait donc jamais contenir plus de 0.6 p. m.

Le cubage de place offert à chaque habitant des maisons particulières a une influence décisive sur la salubrité, et il ne faut pas croire qu'une ventilation, même bien ordonnée, dans un local bas, de dimensions réduites, place son locataire dans de bonnes conditions hygiéniques.

Pour que les questions de ventilation puissent être résolues d'une manière avantageuse, il faut tout d'abord que l'espace cubique affecté à chaque personne ne descende pas au-dessous de 25 mètres cubes pour les appartements destinés à servir de chambres à coucher.

La commission anglaise chargée de la revision du casernement de la Grande-Bretagne avait jugé comme indispensable qu'à chaque soldat il fût affecté un espace cubique de $16^{m3}8$, et certains hygiénistes ont même prétendu que s'il s'agit de locaux dans lesquels les hommes habitent et couchent, il n'est pas prudent de descendre au-dessous de 20 mètres.

Mais pour celui qui connaît l'étrange parcimonie des gouvernements lorsqu'il est question des budgets de la guerre, pour qui a entendu les bonnes raisons que l'on aime à donner pour les justifier, l'insuffisance des solutions actuelles est évidente, mais il est bien clair que les hommes qui proposent de donner si peu d'ampleur aux casernes s'y trouveraient fort mal à l'aise.

Dans les habitations privées, il est rare que l'encombrement soit bien grand, à moins, toutefois, qu'il ne s'agisse de maisons occupées par un grand nombre de ménages, de cités ouvrières ou encore des chambres de domestiques, généralement étriquées. Les objections que soulève un pareil système ont été données au chapitre III.

La quantité d'anhydride carbonique contenue dans l'air des lieux habités ne peut, nous l'avons vu, dépasser sans danger 0.0006 à 0.0007, le titre normal étant, d'autre part, représenté par 0.0003.

Qu'un appartement habité soit grand ou petit, l'air qu'il renferme serait bientôt porté au titre 0.0006 d'acide carbonique, si par les joints des portes et des fenêtres l'air neuf n'affluait pas constamment.

Mais supposons un appartement dont toutes les fissures soient assez soigneusement bouchées pour que l'on puisse croire à son isolement complet de l'atmosphère extérieure, et pour donner au raisonnement qui va suivre toute la généralité désirable, appelons :

q, la quantité d'acide carbonique que l'air contient normalement par mètre cube;

p, la quantité du même anhydride que l'on peut tolérer;

c, le volume en mètres cubes de l'acide carbonique expiré par un homme en une heure;

v, le volume de la chambre en mètres cubes;

Et x, le nombre d'heures qui s'écouleront avant que l'air de l'appartement soit vicié par la respiration de l'homme qui s'y trouve enfermé.

Après x heures, la quantité d'acide carbonique est devenue

$$\frac{cx + vq}{v} = p. \qquad \text{D'où } x = \frac{v(p - q)}{c} (1).$$

Actuellement, les notations restant les mêmes, si nous appelons y la quantité d'air neuf qu'il est nécessaire d'introduire par heure dans le même appartement, où le degré de viciation est représenté par p d'acide carbonique, de manière à conserver le même titre p, on trouve :

$$p = \frac{yq + (v - y) + c}{v}$$

$$(q - p)\, y = - c \qquad \text{d'où} \qquad y = \frac{c}{p - q} (2).$$

Les deux relations

$$x = \frac{v(p - q)}{c} \quad \text{et } y = \frac{c}{p - q}$$

peuvent servir à résoudre le problème dans les divers cas qui se présentent.

En effet, si l'on se reporte à ce que nous disions plus haut, et si, d'un autre côté, on suppose par exemple un salon de 200 mètres cubes de capacité, on pourra écrire, en faisant $p = 0.0007$, $q = 0.0004$, $v = 200$ et $c = 0.0226$, c'est-à-dire en supposant qu'un homme rejette 22.6 litres d'acide carbonique par heure, dans l'acte de respiration :

$$x = \frac{200\,(0.0007 - 0.0004)}{0.0226} = \frac{200 \times 0.0003}{0.0226} = 2 \text{ heures } 39 \text{ minutes}$$

Ainsi, en admettant même une chambre d'une ampleur peu commune, après 2 heures 39 minutes, son atmosphère sera viciée. Mais à cet homme, qui a besoin d'air neuf, parce qu'il a usé celui dans lequel il respirait, que faudra-t-il fournir par heure à partir de ce moment?

La relation (2) se charge de répondre.

$$y = \frac{c}{p - q}.$$

En adoptant le même chiffre que tantôt, on trouve :

$$y = \frac{0.0226}{0.0007 - 0.0004} = \frac{0.0226}{0.0003}$$
$$y = 75^{m3}33.$$

On le voit, pour que l'homme soit placé dans de bonnes conditions hygiéniques, il faut qu'il lui soit fourni, par heure, un volume d'air neuf représenté par 75 mètres cubes ([1]).

Ce qui précède démontre que la quantité d'air à fournir est une constante; elle ne varie pas, comme l'ont prétendu certains hygiénistes, avec le cube de chambre offert à l'habitant; non, *c'est une constante*. Vouloir faire entrer en ligne de compte le temps et l'espace, c'est introduire des facteurs sans utilité pratique ni théorique.

([1]) Le volume dépend évidemment :

1º De la limite que l'on juge pouvoir assigner à la teneur en anhydride carbonique de l'air des appartements ;

2º De la quantité d'acide carbonique que renferme l'atmosphère à l'état normal.

3º Du volume d'acide carbonique expiré par heure et par tête.

Or, de ces trois quantités la première et la troisième sont essentiellement variables. Von Pettenkofer assigne à la première 0.0007 comme limite extrême, mais cette limite théorique devient elle-même pratiquement variable selon le rang qu'occupent les individus dans la société.

Pour le soldat, on admet que l'air des casernes n'est vicié que lorsqu'il renferme 0.001 d'acide carbonique ; certains résultats d'expériences ont même amené à cette conclusion que l'atmosphère des chambres n'offrait pas de danger, puisque l'acide carbonique ne représentait que 0.002 (!!) du cube total... Mais, par contre, dans les hôpitaux, où le soldat sera traité plus tard pour une affection typhoïde contractée à la caserne, la tolérance ne sera plus comparable, et tous les efforts tendront à un renouvellement rationnel de l'air, qui l'eût préservé de la maladie, s'il en avait eu plus tôt le bénéfice. C'est également dans les mêmes vues philanthropiques que versent la plupart des constructeurs de quartiers d'ouvriers.

D'autre part, nous l'avons dit plus haut, un adulte dégage bien plus d'acide carbonique qu'un enfant et même qu'un vieillard. Enfin, la proportion de ce gaz contenue dans l'air pur peut être fixée à 0.0004 ou, selon Reiset, à 0.0003.

A notre avis, il y a lieu d'adopter pour c, p *et* q les chiffres 22.6 litres, — 0.0007 et 0.0004 ; on trouve alors qu'il faut fournir 75 mètres cubes par heure et par individu.

On peut aisément s'offrir une preuve palpable de la nécessité où l'on se trouve de fournir les volumes d'air que nous venons d'indiquer ; il suffit pour cela de se porter à l'orifice de sortie d'une cheminée d'appel ; les parfums que l'on y respire sont de nature à convaincre les plus incrédules.

Pourquoi raisonner dans l'hypothèse d'une vaste chambre dans laquelle on introduirait, à mesure que la viciation tend vers sa limite, un volume croissant d'air neuf ? Cela ne servirait qu'à introduire le calcul intégral, ce qui ne simplifierait guère le problème et ne serait d'aucune utilité, puisque l'air peut être considéré comme parfaitement respirable tant qu'il n'atteint pas cette limite. Et cette limite atteinte, la cause de viciation restant la même, que l'espace dans lequel elle se produit soit grand ou petit, le remède doit rester identique à lui-même, quelles que puissent être les conditions d'espace dans lesquelles il doit être appliqué ; ce remède, c'est 75 mètres cubes d'air neuf à fournir par heure et par individu.

Le volume ainsi trouvé se rapproche d'une manière sensible de ceux que proposent la plupart des hygiénistes et que l'expérience de chaque jour tend à faire adopter. On peut ne pas s'en étonner tout d'abord, mais on a toutefois lieu d'être surpris de voir d'accord la théorie et la pratique, si l'on compare ce chiffre à ceux que l'on proposait encore il y a peu de temps. Que l'on songe qu'à un concours ouvert en 1852 pour le chauffage et la ventilation de l'hôpital Lariboisière, la Commission d'hygiène ne demandait que 20 mètres cubes d'air neuf par heure et par malade ! Que Peclet, dans son *Traité de la chaleur*, estimait qu'un cube de 7 à 11 mètres par heure peut être considéré comme suffisant lorsqu'il n'existe pas de cause particulière d'insalubrité...

En présence de ces chiffres, on a lieu de croire, semble-t-il, à l'heureuse intronisation du calcul dans l'étude de ce point de la ventilation. Mais, quel que soit le rapprochement que l'on est tenté d'établir entre les résultats donnés par l'analyse et les résultats pratiques, il convient de se mettre en garde contre des idées purement théoriques, surtout lorsqu'entrent en jeu des éléments si divers et qu'il est presque impossible d'introduire dans une formule.

La chaleur, le degré hygrométrique de l'air, la durée du séjour sont autant de conditions propres à modifier les tendances à la fermentation miasmatique, et comment est-il possible de représenter les phénomènes qu'elles engendrent par des signes algébriques ? Le calcul est impuissant à résoudre de semblables questions, et seules les expériences *in anima vili*, répétées pendant de longues années, sont capables de jeter quelque lumière sur le problème. Il n'en sera pas ainsi lorsque nous passerons à l'étude de « l'éclairage artificiel »; ici, la chimie nous dira nettement les décompositions produites, et les chiffres que l'on en déduira seront des nombres absolus.

De quelque manière que la ventilation soit conduite, jamais on ne doit sentir de courant; si elle se fait avec trop d'énergie, il est à craindre qu'il se produise un courant direct de l'orifice d'entrée vers l'orifice de sortie, et que, toutes les couches ne participant pas au mouvement, la dilution égale et régulière de l'air ne s'opère plus. Cet inconvénient sera évité si l'on se borne à renouveler de trois à cinq fois par heure l'atmosphère de l'appartement. Or, nous avons admis que le volume à extraire doit s'élever à 75 mètres cubes par tête et par heure; si une ventilation bien conçue suppose le renouvellement complet de l'air d'un appartement trois fois en une heure, il en résulte que le quotient $\dfrac{75}{3} = 25$ représente l'espace cubique à affecter à chaque personne dans les locaux habités [1].

Le rapport entre le volume d'air neuf à fournir par heure et par personne, nombre constant, et l'espace cubique alloué à chaque individu, nombre variable, représente ce que nous appellerons le fonctionnement de la ventilation. Mais que dans une réunion le cubage de place offert à chaque assistant descende à $18^{m3}75$, par exemple, le fonctionnement de la ventilation devra être conduit de manière à assurer cependant 75 mètres cubes d'air neuf par heure et par personne; il s'ensuit que l'atmosphère devra être renouvelée quatre fois par heure. Si le cubage devient encore plus faible, le fonctionnement croîtra en raison inverse et devra être porté à 5.6... n.

Pour mieux nous faire comprendre, nous dirons :

Supposons une salle de réunion de famille dans laquelle se tiennent habituellement quatre personnes. Le cube d'air à leur offrir par heure est $4 \times 75 = 300$ mètres, et, pour se trouver dans des conditions tout à fait bonnes, il serait désirable que chaque personne eût à sa disposition 25 mètres cubes de chambrée ou 15 mètres cubes, suivant que le fonctionnement de la ventilation serait 3 ou 5, c'est-à-

(1) Il s'agit de bien s'entendre : le cube d'air neuf à fournir par heure et l'espace cubique affecté à chaque personne ne sont pas la conséquence l'un de l'autre; seul, le fonctionnement de la ventilation est sous la dépendance de ces deux chiffres.

dire que dans les deux hypothèses les dimensions de la salle doivent être $5^m00 \times 5^m00 \times 4^m00$ ou $5^m00 \times 3^m00 \times 4^m00$.

Actuellement, la réunion de quelques invités amenant dans le salon dix personnes au lieu de quatre, il s'agit de fournir à chacune d'elles 75 mètres cubes d'air neuf par heure, soit 750 mètres.

Si le salon a 100 mètres cubes, on devra provoquer le renouvellement complet 7 1/2 fois par heure.

On voit par ces exemples combien sont généralement mal comprises les questions de ventilation; il est vrai qu'en réclamant 75 mètres cubes d'air neuf par personne et par heure, nous supposons des conditions idéales, mais qu'il y a loin de cet idéal à ce que l'on rencontre dans la plupart des maisons particulières!

Bien rares sont les salons dont on ne soit pas heureux de pouvoir s'échapper après quelques heures, les jours de réception, et n'est-il pas ennuyeux de prévoir, en acceptant une invitation à dîner, qu'un mal de tête doit être la conséquence de l'honneur qui vous est fait?

Établissement de la ventilation. — Aujourd'hui, les questions de ventilation ont acquis une importance très grande, en ce qui regarde les établissements publics; il s'ensuit que leur étude est chaque jour mieux faite, parce qu'on apprécie à leur vraie valeur les bénéfices qu'elles assurent.

Mais si le programme des écoles, des hôpitaux, des salles de concert ou de théâtre, comporte toujours l'étude de la ventilation, il n'en est pas ainsi pour les habitations particulières, où, plus facile à obtenir, elle n'est généralement étudiée que la construction terminée, les aménagements faits, à partir du moment, enfin, où le propriétaire s'aperçoit qu'elle a été totalement oubliée.

L'architecte a, il est vrai, fait toutes les installations que doit comporter le chauffage; le calorifère a été placé, il fonctionne même déjà, lorsqu'on s'aperçoit que, si les entrées d'air chaud ont été ménagées, il n'en est pas ainsi des orifices d'extraction...

Et cependant les statistiques sont là pour prouver qu'une ventilation bien établie augmente la somme des résistances que le corps offre à l'ennemi, c'est-à-dire à la maladie, qu'il s'ensuit un allongement de la vie, ce qui n'est pas à dédaigner, enfin qu'elle comporte une grande somme de jouissances.

La question de ventilation se réduit à ceci : enlèvement de l'air vicié, et son remplacement par l'air frais.

Tels sont les termes du problème, dont la simplicité est des plus grandes, au premier abord, mais qui dans son application est fort difficile à résoudre, car il faut arriver au but sans créer des inconvénients pour les personnes qui occupent l'appartement.

La ventilation est naturelle ou artificielle. Dans le premier cas, on n'utilise pour le renouvellement de l'air dans les lieux habités que le changement d'équilibre provoqué dans les couches atmosphériques par la différence de densité qu'amènent les écarts de température qui peuvent exister entre l'atmosphère et l'air intérieur des habitations ; de même on peut profiter de l'action des vents. Il suit de ses origines mêmes que la ventilation naturelle présente de grandes inégalités dans ses allures et que la constance de ses effets est des plus douteuses ; cependant, lorsqu'il s'agit des habitations privées, où les causes de corruption de l'air sont relativement peu nombreuses, appliquée avec intelligence, elle constituera pour les maisons bien construites une puissante ressource.

Pour la ventilation artificielle, on a recours soit à des foyers entraînant au dehors l'air impur et provoquant un appel, soit à des appareils ; ceux-ci peuvent assurer l'aspiration de l'air vicié ou bien une pulsion qui refoule l'air neuf dans l'édifice en chassant au dehors celui qui est usé, ou enfin la pulsion et l'aspiration combinées.

A part les foyers et les cheminées d'évacuation et certains appareils que nous décrivons plus loin, il ne peut être question de faire usage de la ventilation artificielle dans les habitations privées. Si, pour les hôpitaux, les théâtres, les salles de concert, on est obligé de recourir aux moyens mécaniques pour assurer le renouvellement de l'air, il est possible, pour les maisons particulières, de s'adresser à un autre mode d'assainissement. On ne peut songer à établir ici des ventilateurs mécaniques qui exigent l'emploi de la vapeur, et les seules forces que l'on peut raisonnablement mettre en jeu sont les forces naturelles.

Cependant, s'il est entendu que l'emploi des cheminées d'appel avec foyer spécial ou non doit être classé parmi les modes de ventilation artificielle, lorsque les mêmes effets sont provoqués pendant l'hiver par un calorifère, une cheminée ordinaire ou ventilatrice, la ventilation sera appelée naturelle, puisqu'elle ne met en œuvre que les forces que l'on a naturellement à portée pendant la saison froide. C'est ainsi qu'à partir de ce moment le chauffage et la ventilation deviennent des questions connexes, ainsi que nous avons déjà eu l'occasion de le faire remarquer.

Dans les chapitres qui précèdent, nous avons insisté sur les considérations qui doivent guider l'architecte et le propriétaire dans le choix de l'emplacement; nous avons démontré la nécessité qu'il y a de s'opposer à l'entrée de l'air souterrain dans les habitations; nous avons indiqué les dispositions générales que doivent présenter les cuisines, les lieux d'aisances, pour éviter que ces annexes du bâtiment principal y apportent leur contingent miasmatique; nous avons fait ressortir à combien de titres sont précieux les corridors et les escaliers bien éclairés et bien aérés. Nous supposons actuellement que toutes les dispositions qui assurent l'élimination des dangers évitables aient été prises.

Ventilation naturelle. — La ventilation naturelle repose sur les principes suivants :

1er *principe :* « Si l'air atmosphérique et celui qui remplit nos habitations étaient exactement à la même température, l'air serait partout immobile, du moins si l'on fait abstraction des vents; mais les variations diurnes de température tendent à produire des courants, tantôt dans un sens, tantôt dans un autre.

Considérons une pièce pourvue d'une cheminée plus ou moins élevée et dans laquelle l'air extérieur puisse pénétrer facilement par les fissures des portes et des fenêtres. La pièce et la cheminée pourront être considérées comme un canal composé de deux branches, l'une horizontale et l'autre verticale, ouvert par les deux bouts.

Or, si l'air du canal est à une plus haute température que l'air extérieur, il s'écoulera par l'orifice le plus élevé, tandis qu'il s'échappera par l'orifice inférieur dans le cas contraire. En général, pendant l'été et le printemps, la température des appartements est plus basse que celle de l'air pendant le jour et plus haute pendant la nuit ; alors, pendant le jour, l'air atmosphérique s'introduit par le point le plus haut pour s'écouler par le point le plus bas, et le contraire a lieu pendant la nuit.

En hiver, l'air des appartements étant, en général, à une température constamment plus élevée que celle de l'air atmosphérique, l'air s'écoule toujours par l'orifice supérieur (¹). »

2e *principe :* Un volume d'air ne peut entrer dans un appartement, ou en être extrait, sans qu'un volume égal en sorte ou le remplace.

Ceci est bien évident, et cependant on n'en tient pas souvent compte.

____

(¹) PÉCLET. *Traité de la chaleur*, t. III, p. 183. Paris, 1878.

Combien de fois ne voit-on pas placer des calorifères à air chaud dont seules les entrées sont prévues et pour lesquels les orifices d'extraction sont absents! Combien de fois ne voit-on pas commettre cette faute d'installer un ventilateur, destiné, au dire de l'architecte, à assurer la ventilation, sans que des orifices d'entrée d'air neuf aient été ménagés!

A quoi vont-servir ces dispendieux appareils, si les portes et les fenêtres ferment hermétiquement?

Puisque la colonne d'air chaud s'élève, non par ses propres forces, mais parce qu'une pression est exercée sur elle par une colonne d'air froid plus dense, il s'ensuit évidemment qu'il est impossible à un ventilateur de faire entrer ou de faire sortir de l'air d'un appartement si des orifices, ayant le but inverse, n'ont pas été préalablement assurés.

3e *principe* : L'effet d'une cheminée et, en général, celui de tout conduit d'évacuation, peuvent se représenter algébriquement par les formules suivantes ([1]) :

$$V = K \sqrt{(T - T')\,H} \quad \text{et} \quad Q = KA \sqrt{(T - T')\,H}$$

formules dans lesquelles :

A est l'aire de la section de la cheminée ou du conduit d'air ;

H sa hauteur ;

T la température moyenne dans le conduit ;

T' la température de l'air extérieur ;

V la vitesse moyenne dans le conduit ;

K un coefficient constant pour chaque conduit et dépendant de ses proportions ainsi que de sa disposition ;

Q le volume d'air écoulé en une seconde.

Il s'ensuit :

1° Qu'on augmente la vitesse V et le volume Q de gaz évacué par une cheminée, ou qu'on active son tirage en lui donnant plus de hauteur ;

2° Qu'on aurait le volume de gaz ou d'air évacué en donnant à la section transversale de la cheminée une plus grande superficie ;

3° Qu'étant données la hauteur, la section et les dispositions générales d'une cheminée ou d'une conduite quelconque d'air ou de gaz, le volume d'air qu'elle évacuera sera toujours le même, si la tempéra-

---

([1]) Général MORIN. *Manuel pratique du chauffage et de la ventilation*, p. 187.

ture à l'intérieur de la conduite excède toujours celle de l'air extérieur d'un même nombre de degrés.

Tel, sont les principes fondamentaux de la ventilation naturelle ; de ces principes découlera ce qui va suivre, c'est également sur eux que sont fondés un grand nombre d'appareils destinés à produire l'appel de l'air vicié et l'entrée de l'air nouveau.

Application des principes. — En établissant des communications nombreuses entre l'air contenu dans les édifices et l'atmosphère extérieure, communications représentées par les portes, les fenêtres, les cheminées, les canaux d'aérage, on assure la ventilation dans la généralité des cas, de même elle se fait par les pores des murailles ; ainsi il suffit d'un léger écart entre la température intérieure et extérieure pour que l'air échauffé passe à travers les pores des murailles ; les volumes qui les traversent ainsi sont très considérables, mais ils dépendent essentiellement de l'épaisseur, de la nature des parois et de la différence des températures.

Si le vent régnant frappe normalement les murailles, il se produit une entrée d'air d'autant plus considérable que le courant est plus violent, et, si le vent frôle ces mêmes parois, il se produit ce que l'on appelle improprement une aspiration (c'est un effet d'entraînement) ; l'air de la chambre s'échappe alors au dehors.

En général, pendant l'été, à moins qu'il n'y ait accalmie complète, l'ouverture des portes, des fenêtres assurera la ventilation, de plus il se fait une abondante entrée d'air nouveau par les cheminées ; si l'on n'avait donc en vue qu'un renouvellement complet, on a sous la main de quoi être pleinement satisfait. Mais, outre qu'il ne convient pas à chacun d'ouvrir ses fenêtres pour être assourdi par les bruits de la rue, et qu'il se peut fort bien qu'un état de maladie y mette obstacle, que l'odeur de suie amenée par le passage de l'air dans les cheminées des appartements est en soi fort peu agréable, il convient de recourir à des solutions exemptes de tous ces inconvénients.

Que l'on imagine une maison à loyer, à étages nombreux ; lorsque l'air s'échappe par les joints des portes pour s'engouffrer dans la cage de l'escalier, il se peut qu'il rencontre dans son parcours vers la porte de la rue des chambres où la température soit plus élevée qu'à l'extérieur ; sollicité par l'appel qu'y produit la cheminée, il pénètre dans le local, et, après avoir été rejeté par le poumon des personnes qui habitent l'étage d'où il vient, il va être respiré de nouveau.

La ventilation a donc été mal entendue ou plutôt la ventilation naturelle a mal rempli son but.

Ainsi que le fait remarquer le général Morin : « Les ingénieurs qui, pour résoudre les problèmes que présente la ventilation hygiénique, se sont principalement préoccupés des moyens d'assurer l'arrivée de certaines quantités d'air nouveau dans les locaux à assainir, ont commis une erreur de logique et renversé la question. Et en effet, il n'y aurait pas la moindre nécessité de s'occuper de cette ventilation, si l'air n'éprouvait aucune altération, si, en un mot, il n'était pas vicié ou échauffé outre mesure par la présence d'individus malades ou sains. Il serait tout à fait superflu de faire entrer de l'air nouveau dans des locaux qui ne contiendraient que de l'air pur et frais. Ce n'est donc que l'échauffement ou l'altération de l'air qui exigent d'abord l'extraction de celui qui est vicié, et subsidiairement la rentrée de volumes correspondants d'air nouveau.

« De ce renversement de la question, il est résulté que la préoccupation exclusive de ceux qui ont suivi cette marche, a été d'assurer l'arrivée abondante d'air nouveau, et qu'ils ont tous plus ou moins négligé les moyens de déterminer d'une manière régulière, uniforme et stable l'évacuation de l'air vicié ([1]). »

Nous avons eu l'occasion de faire déjà cette remarque lorsqu'il a été question du chauffage.

Il y a donc lieu de s'occuper tout d'abord des *conduits d'extraction de l'air vicié.*

Orifices d'évacuation de l'air vicié. — Il existe dans la plupart des appartements des cheminées-foyers; dans certains cas, elles sont employées au chauffage, dans d'autres, on n'a eu en vue qu'un motif d'ornementation. Ces cheminées sont, nous venons de le dire, d'importantes artères de ventilation ; leur effet et en général celui de tout conduit d'extraction peut se représenter, ainsi que nous l'avons vu plus haut, par les formules :

$$(2) \qquad V = K \sqrt{(T - T')\,H} \qquad et \qquad Q = KA \sqrt{(T - T')\,H};$$

Lorsque nous avons énoncé ces formules, nous avons dit que plus on augmente la hauteur de la cheminée ou plus on augmente sa section, plus augmente également le volume d'air qu'elle peut évacuer en une seconde, l'écart entre les températures intérieure et extérieure restant le même.

([1]) *Études sur la ventilation,* tome I, page 109. Paris, 1863.

Donner plus de hauteur aux cheminées est difficile ; mieux vaut en augmenter la section, et d'autant plus que le volume évacué croît en raison de la racine carrée de la première, et en raison directe de la seconde, c'est-à-dire que si le conduit est quatre fois plus haut, il entraînera deux fois plus de gaz et qu'on obtiendra le même résultat en lui donnant simplement une section double en surface.

Ce qui vient d'être dit se rapporte à la grandeur des canaux d'évacuation ; à présent, quel est l'emplacement le plus convenable-à leur donner : les mettra-t-on à la hauteur du plafond ou à la hauteur du plancher des appartements ?

On entend souvent émettre l'opinion que l'air impur, chargé d'anhydride carbonique d'une densité plus considérable que celle de l'air neuf, se concentre à la partie basse des appartements ; c'est là une grave erreur, dans laquelle ont versé bien des constructeurs d'appareils de chauffage et de ventilation.

Une expérience de Lavoisier, rapportée dans l'édition Dumas, p. 683, et dans les mémoires de l'Académie des sciences, a depuis longtemps réduit cette assertion à sa valeur, et cependant elle est pour ainsi dire ancrée dans l'esprit de bien des personnes.

L'anhydride carbonique rend, en effet, l'air plus lourd que s'il n'avait pas changé de nature pendant le phénomène de la respiration ; mais en revanche l'air expiré possède une température élevée (36°C.) et il est saturé de vapeur d'eau ; sa densité est donc inférieure à celle de l'air dans lequel il arrive et le résultat final est une poussée de bas en haut.

De nombreuses expériences dues aux hygiénistes les plus éminents ont confirmé les résultats donnés par le calcul.

Il suit directement de cette proposition que : *les ouvertures des conduits d'évacuation de l'air vicié doivent se trouver à la partie supérieure des parois des appartements, et non à la partie inférieure, comme cela se voit très souvent.*

Pour déterminer la section à leur donner, de manière qu'ils assurent l'évacuation complète quatre à cinq fois par heure de l'air contenu dans les appartements, il faut d'abord connaître la vitesse d'extraction ; celle-ci ne doit pas dépasser 0^m80 à 1^m00 par seconde ([1]).

([1]) On admet souvent que les orifices d'extraction doivent avoir des dimensions supérieures à celles des orifices d'entrée, puisque l'air chauffé se dilate. Mais la dilatation subie par l'air dans les conditions ordinaires est assez faible pour qu'on puisse

En extrayant l'air de manière que sa vitesse dans le tuyau d'évacuation puisse atteindre 0^m80 par seconde, on ne crée point pour cela des courants désagréables, comme on pourrait le craindre à première vue. En effet, le courant qui se précipite dans le conduit a sa source dans des filets d'air d'autant plus nombreux que la capacité de l'appartement est plus considérable vis-à-vis de celle des tuyaux, et chacun d'eux a, par suite, une vitesse généralement très faible.

Cette observation peut être faite également pour les tuyaux d'entrée, seulement ici le courant lancé par le canal d'entrée subit, à la suite de sa pénétration dans un volume indéfini, si on le compare au débit, une perte de force vive, des tourbillonnements et des remous qui réduisent énormément sa vitesse. De même, lorsque l'on garnit les conduits d'arrivée de grilles dont les mailles et les pleins ont des dimensions comparables entre elles, au delà de chaque vide, il se forme un remous dans lequel la force vive s'éteint bientôt.

Admettons, pour rendre le raisonnement plus clair, qu'il s'agisse d'un salon de 6 mètres de longueur, de 5 mètres de largeur et de 4 mètres de hauteur, pour lequel le fonctionnement de la ventilation permette le renouvellement de l'air cinq fois par heure.

Le volume d'air que l'on doit pouvoir extraire par heure est représenté par le produit :

$$(6 \times 5 \times 4) \times 5 = 600 \text{ mètres cubes.}$$

C'est-à-dire que par seconde il doit passer dans le tuyau d'extraction :

$$\frac{600}{3600} = 0^m3167 \text{ ou 167 litres.}$$

et la vitesse de l'air dans les tuyaux étant 0^m80 à la seconde [1], la section à ouvrir sera en décimètres carrés

$$\frac{167}{8} \text{ ou 21 soit 0.46 de côté.}$$

la négliger et donner aux deux sortes d'orifices les mêmes dimensions. Toutefois, il convient, si les canaux d'entrée d'air neuf ou de sortie d'air vicié sont très longs, de faire la correction relative à cette longueur.

[1] *Vitesses convenables de l'air dans les orifices des conduits d'évacuation.* « Ces vitesses doivent aller en croissant depuis les premiers orifices d'appel jusqu'à la cheminée d'évacuation, qu'il est bon de rendre commune à tous les conduits d'une même hauteur. On les réglera autant que possible ainsi qu'il suit : premiers orifices d'appel, vitesse en une seconde, 0^m70 à 0^m80 ; premiers conduits collecteurs, 1 mètre à 1^m20 ; seconds conduits collecteurs, 1^m30 à 1^m40 ; cheminée générale d'évacuation,

Cette section représente la somme des aires des conduits d'évacuation ; admettons qu'il existe trois de ces tuyaux, chacun d'eux aura une section égale à

$$\frac{21}{3} = 7 \text{ décimètres carrés.}$$

En donnant à chacun d'eux 0^m28 sur 0^m25, le problème est résolu, à la condition que les dispositions soient prises de manière à assurer la vitesse d'extraction de 0^m80 à la seconde.

Mais, cette vitesse d'extraction n'est obtenue qu'à la condition d'un écart de 20 à 25 degrés entre la température des conduits et celle de l'air intérieur ; c'est donc l'hypothèse qui a servi à calculer la section à donner aux orifices.

Il s'en faut de beaucoup qu'en été on ait de semblables différences ; on doit donc se ménager des conduits supplémentaires qui seront ouverts quand l'écart sera moins considérable.

Admettons donc à présent que l'écart de température observé ne soit que de 9 degrés.

On l'a vu précédemment, les vitesses d'écoulement sont proportionnelles aux racines carrées des excès de température intérieure et extérieure ; on aura, en appelant V la vitesse cherchée :

$$V : 0^m80 = \sqrt{9} : \sqrt{25}$$
$$V : 0^m80 = 3 : 5$$
$$V = 0^m48.$$

La vitesse étant considérablement diminuée, il faut, pour que le volume d'air extrait reste constant, que l'aire de l'orifice soit augmentée dans la même proportion, et si on fait à nouveau le même raisonnement que précédemment, lorsque la vitesse d'extraction était 0^m80 par seconde, on trouve que la somme des aires des orifices d'évacuation doit être de 35 décimètres carrés environ.

La différence 0^{mq}35 — 0^{mq}21 = 0^{mq}14, représente la somme des aires des conduits supplémentaires à ouvrir lorsque l'écart de température étant devenu moindre, la ventilation sera ralentie. Or, 0^{mq}14 = 2 × 0^{mq}07, ce qui veut dire que le nombre de canaux de sortie devra être porté à cinq pour assurer le renouvellement de l'air lorsque l'excès n'est que de 9 degrés. Ce seul exemple d'application

1^m80 à 2 mètres. Ces vitesses s'obtiennent facilement dans la plupart des cas à l'aide d'un excès de 20° à 25° de la température de la cheminée sur celle de l'air extérieur. » (MORIN. *Manuel pratique du chauffage et de la ventilation*, page 193.)

suffit pour démontrer combien sont généralement mal comprises les questions de ventilation et quels piètres effets l'on peut espérer retirer des mesquines dispositions adoptées par les architectes.

Comme la vitesse de l'air croît avec la température, les dimensions des orifices spéciaux d'entrée et de sortie ne peuvent être fixées que pour une certaine température; et comme le volume d'air chaud extrait augmente avec la hauteur de la colonne (en supposant que la température reste uniforme), la section doit varier suivant la hauteur. Les conditions étant si variables, il en résulte qu'il est difficile de déterminer quelles doivent être les dimensions exactes des orifices destinés à la ventilation naturelle.

La formule suivante a été proposée par de Chaumont. (Il n'a pas été fait de correction pour le frottement; aussi les dimensions devraient-elles être augmentées dans la proportion de trois à quatre si les conduits de sortie sont longs.) ([1]).

La formule de de Chaumont est basée sur celle de Montgolfier, et l'extraction est calculée pour une heure et en pieds carrés.

h est la hauteur de la colonne d'air chauffé;

t sa température;

t' la température de l'air extérieur;

0.002 le coefficient de dilatation de l'air pour 1° Fahr.

100 une constante.

D le volume à extraire par heure.

Φ la section totale des canaux d'entrée et de sortie en pouces carrés.

$$\Phi = \frac{D}{100 \sqrt{h(t - t') \times 0.002}}.$$

Supposons la colonne d'air chauffé de 20 pieds de hauteur; sa température moyenne 65° Fahr. et celle de l'air extérieur 45° Fahr.; et le volume d'air à extraire de 3,000 pieds cubes par heure :

$$\frac{3000}{100 \sqrt{20\,(65° - 45°) \times 0.002}} = 33.5.$$

pouces carrés pour l'entrée et la sortie, ou 16.75 pour l'entrée seule. Supposons qu'un quart de la vitesse soit détruit par le passage à travers un long conduit, les dimensions de l'orifice d'entrée seront en chiffres ronds de 22 pouces.

([1]) *Parkes' Practical hygiene*, 5th Edition, p. 159.

La formule réciproque du Dr de Chaumont peut être également utile.

Si l'aire de l'orifice d'admission (Φ') est connue, pour trouver le volume introduit par heure dans les conditions h, t et t', on a :

$$D = 200\ \Phi'\ \sqrt{h\,(t - t')} \times 0.002.$$

La constante 200 est obtenue en multipliant 3600 (secondes par heure) par deux fois la racine carrée de 16.09 ($= 8$ environ) et divisant par 144, nombre de pouces carrés. En prenant la moitié de cette constante, nous obtenons à la fois le chiffre de l'entrée et celui de la sortie.

Dans tout ce qui vient d'être dit, nous avons supposé la vitesse dans les tuyaux de 0^{m}80 par seconde, et c'est ce qui nous a permis de diviser le tuyau général d'évacuation en deux, trois, quatre tuyaux, sans nous inquiéter du changement de régime qu'amènerait la subdivision.

Mais il faut bien considérer que si le calcul est fait pour un seul orifice de dimensions données, en divisant ce dernier en orifices plus petits, il en résulte une grande perte par augmentation de frottement. Cette perte est en raison des racines carrées des aires respectives. Ainsi, si l'on divise un orifice en quatre parties, elles ne laisseront passer que la moitié de l'air que livrait le conduit unique; et pour obtenir le même volume, avec division, chaque partie devra représenter la moitié de l'ouverture originelle. (Parkes.)

Il semble qu'il y ait contradiction entre ce résultat et les données de la formule du général Morin; mais remarquons que dans cette formule entre un coefficient K, facteur dépendant essentiellement des dispositions des appareils; c'est lui qui prend en considération les pertes en forces vives et les frottements.

Il est presque toujours possible d'obtenir la différence de température nécessaire pour activer la ventilation, en utilisant la chaleur perdue des fourneaux de cuisine. Il ne faut cependant pas s'imaginer que l'on obtient ainsi, sans frais, les bénéfices d'une ventilation mieux ordonnée; ce serait se faire une étrange illusion. Nous ne pouvons trop insister sur ce point ; presque toujours les promoteurs d'un système, se faisant une idée fausse des résultats qu'ils obtiennent, prétendent vous faire arriver au but sans porter la main au gousset.

La dépense supplémentaire qui résulte de l'application de la *chaleur perdue* est directement proportionnelle au cube d'air évacué;

mais, mise en présence des avantages qu'elle procure, on peut la regarder comme insignifiante.

Lorsque nous avons mis en regard les différences qui caractérisent la ventilation naturelle et la ventilation artificielle, nous avons eu soin de faire ressortir que la ventilation doit être considérée comme naturelle si elle est obtenue en même temps que le chauffage par les cheminées, poêles ou calorifères, pendant l'hiver, et qu'elle devient au contraire artificielle, lorsque ses moyens d'action sont puisés dans l'existence d'un foyer spécial qui détermine les différences de densité servant de base à tout mode de renouvellement de l'air.

Dans le cas qui nous occupe, nous avons, il est vrai, sous la main un foyer, le fourneau de la cuisine, dont l'action est continue; cependant la remarque vient d'être faite, qu'un supplément de dépense sera occasionné par l'établissement de la ventilation; la solution doit dès lors être rangée parmi celles que donneront les problèmes relatifs à la ventilation artificielle.

Dans les lignes qui précèdent, nous avons indiqué les conditions de fonctionnement des canaux d'évacuation de l'air; la cheminée dont les effets sont représentés par une formule est tout aussi bien un canal d'extraction qu'un canal d'entrée; il suffit pour s'en rendre compte de renverser l'ordre dans lequel se sont présentées les différences de température, et de remplacer les mots extérieur par intérieur et réciproquement.

On en conclura qu'à certains moments de l'année le même appareil peut voir le mouvement de la colonne d'air qu'il contient renversé, et l'aspiration changée en une entrée dont les conditions seront les mêmes, si les données du problème deviennent symétriquement opposées quant aux densités et aux écarts de température.

Orifices d'entrée de l'air neuf. — La question d'emplacement des orifices d'entrée et de sortie de l'air neuf et de l'air vicié a donné lieu à de nombreuses discussions. Ce que nous avons dit de la légèreté de l'air vicié par la respiration nous a permis de conclure à l'obligation de faire déboucher les conduits de sortie à la partie supérieure des appartements.

Actuellement, les orifices d'entrée de l'air neuf doivent être placés à la partie inférieure, car il est tout d'abord plus logique de travailler en concordance avec la nature que de lutter contre elle, ce qui ne peut se faire que par des dépenses supplémentaires auxquelles on est toujours entraîné quand on veut créer une force que l'on utilisera ensuite.

Puisqu'il est démontré d'une façon concluante que l'air vicié a une tendance à monter, et que les volumes d'air extraits par une cheminée sont proportionnels à la racine carrée de la hauteur de celle-ci (toutes choses égales d'ailleurs), pour obtenir le bénéfice complet des forces motrices en jeu, il est naturel que l'air frais soit pris au point le plus bas possible des appartements et l'air vicié extrait par le point le plus élevé. De cette manière, ainsi que cela a été dit lorsqu'il a été question du chauffage, les personnes seront entourées, si les dispositions ont été bien prises, d'une atmosphère toujours renouvelée et se trouveront dans d'excellentes conditions. Si, au contraire, dans la crainte de créer des courants incommodes (ce qui peut toujours être évité), l'air neuf est admis soit à mi-hauteur, soit à la partie supérieure des appartements, deux cas peuvent se présenter. Ou bien cet air pur, se rabattant brusquement, créera les inconvénients dont on a cru se garantir, ou bien, se mélangeant avec l'air vicié, ne fournira qu'un aliment insuffisant au poumon, et si cet aliment est suffisant, c'est que l'air neuf aura été introduit en quantité assez grande pour ramener à un taux normal la teneur en acide carbonique. Mais, comme le second principe de la ventilation nous dit que : *un volume d'air ne peut entrer dans un appartement sans qu'un volume égal en sorte,* le volume correspondant aura donc été expulsé, entraînant avec lui une certaine quantité de chaleur; ainsi la solution n'aura pas été économique. Et dût-on ne pas tenir compte de cette perte de chaleur, nous dirons qu'elle eût été mieux appliquée pour le chauffage de l'air neuf, dont on eût craint le mauvais effet s'il avait été introduit par le bas, car on eût au moins bénéficié ainsi d'une ventilation mieux ordonnée.

Nos conclusions sont donc formelles : les orifices d'entrée de l'air neuf doivent se trouver à la partie inférieure des appartements.

D'autre part, la vitesse d'entrée de l'air frais ne peut sans inconvénient dépasser 0^m80 à la seconde et, pour atteindre cette vitesse, il faut faire déboucher les conduits d'amenée derrière une plinthe perforée, de manière que le courant soit brisé. Ainsi il devient insensible, car il se subdivise en filets très nombreux et très minces. De cette façon, tout en conservant dans le canal d'arrivée une vitesse suffisante pour donner un débit qui assure la ventilation, on arrive à supprimer les inconvénients des courants. Une simple ventouse permettra, du reste, de régler l'entrée suivant les besoins.

En exposant les conditions que doivent remplir les calorifères au point de vue du chauffage des habitations, nous avons dit que les quantités d'air que doivent introduire les appareils dans les appartements sont énormes ; et, au début de ce chapitre, nous avons donné, comme cube d'air neuf à fournir par heure et par personne, 75 mètres cubes.

Le général Morin [1] dit « qu'il y a quelques précautions, quelques dispositions à prendre pour que l'arrivée de l'air pur ne soit jamais incommode et qu'il se répartisse convenablement dans les locaux à ventiler. Et d'abord il convient d'éviter que cet air chaud ou froid, selon les saisons, afflue en nappes assez larges ou avec une vitesse assez grande pour causer une sensation désagréable. Il faut qu'en même temps il se répartisse dans l'espace d'une manière aussi peu sensible que possible.

« S'il s'agit de l'air chaud que, dans la saison d'hiver, bien des appareils fournissent à une température de 40 à 50 degrés environ et même à 60 ou à 80 degrés [2], il faut qu'il débouche à une hauteur supérieure aux organes de la respiration ou du moins sans pouvoir les rencontrer. Sa légèreté spécifique le forcera à s'élever dans l'espace dont il entretiendra la température au degré convenable, avant d'être entraîné dans le mouvement général de l'appel.

« Mais lorsque, comme à l'hôpital Necker, à l'hospice du Vésinet ou ailleurs, on s'écarte de cette disposition, si bien indiquée par les plus simples notions d'hygiène, il arrive que l'air chaud, qui débouche à hauteur du sol, environne de bas en haut les personnes qui sont près des orifices et les maintient dans un courant d'air à 40°, 50° et plus ; cela est intolérable et donne lieu à des plaintes très fondées.

« Il y a, d'ailleurs, lieu de faire remarquer que l'air chaud qui afflue dans un local quelconque, tendant toujours à se diriger vers les parties supérieures du local, on ne changera rien à l'ordre naturel du phénomène en l'y conduisant immédiatement par des canaux convenables, et en évitant ainsi aux individus le désagrément qu'ils éprouvent de se trouver dans un semblable courant.

« Dans le cas, au contraire, où l'air affluant doit être frais, il ne convient pas davantage de le faire entrer dans les salles par le sol en des points rapprochés des personnes qui se trouvent dans le local à ventiler. Il en résulterait d'abord, comme au Sénat, ainsi que l'ont

[1] Général MORIN, *Études sur la ventilation*, t. 1, p. 122. Paris, 1863.
[2] Nous considérons comme remplissant mal leur but des appareils de chauffage central amenant l'air à une température aussi élevée.

signalé plusieurs auteurs, et MM. les officiers du génie militaire dans leurs expériences sur la ventilation des casernes, des courants d'air frais qui, même l'été, venant des parties inférieures de l'édifice, avec une température notablement plus basse que celle de l'intérieur, causeraient une sensation très désagréable.

« Aussi, je ne saurais admettre, dit le général, avec M. Peclet ([1]), que la meilleure disposition à adopter consiste, par exemple, pour les amphithéâtres, à amener l'air frais au-dessous de l'amphithéâtre, à le distribuer uniformément par un grand nombre d'orifices, à le recueillir au sommet de la salle pour le conduire à une cheminée d'appel partant des combles, etc. En proposant cette disposition, le savant physicien ne s'est pas assez préoccupé du désagrément qu'occasionne tout courant d'air frais ou chaud arrivant sur les organes avec une différence de température un peu notable et avec une vitesse de 0^m40 à 0^m50 seulement... Sous tous les rapports, il ne semble donc pas convenable de faire arriver l'air nouveau par des orifices placés au niveau du sol, même quand il est chaud, et à plus forte raison quand il est froid. »

Nous avons reproduit cet extrait des *Études sur la ventilation* du général Morin pour montrer combien les questions de ventilation sont controversées.

D'une part, on trouve l'avis du savant général, de l'autre celui du physicien Péclet, si connu par ses travaux, complètement contradictoires. Nous avons adopté les idées émises par Péclet.

Les sensations désagréables dont parle le général Morin n'existeront pas si le chauffage est bien conduit, c'est-à-dire s'il ne consiste pas à lancer dans les appartements un courant d'air surchauffé, mais bien des volumes énormes d'air porté à une température de 30 à 40 degrés, et nous ne pouvons trop engager le lecteur à revoir ce que nous disions sur le même sujet dans le chapitre précédent ; là se trouve le nœud de la question.

— Actuellement, nous passerons en revue les dispositions différentes à prendre pendant l'été pour assurer la ventilation naturelle des appartements suivant le mode de chauffage qui aura été mis en usage. Nous n'avons pas à revenir sur les dispositions à prendre pendant l'hiver dans le même but, puisqu'elles ont été décrites au chapitre IV.

([1]) 3e édition, 3e volume, p. 152, n° 2291.

Cheminées-foyers. — Nous avons dit que pour éviter l'inconvénient si désagréable et si pernicieux des courants émanant des joints des portes et des fenêtres, il est indispensable de pratiquer des orifices d'entrée pour l'air nouveau, car le seul résultat auquel on arriverait en calfeutrant toutes les ouvertures accidentelles, serait de faire refluer la fumée dans les appartements, ce qui n'est pas un inconvénient moindre.

Ces conduits, qui prennent naissance dans les murs de façade, lorsque l'on peut redouter la viciation de l'air qui circule dans la cage d'escalier et les corridors, doivent être disposés de manière que le vent, en les frôlant, ne les transforme pas en conduits d'extraction. On arrive au résultat en employant des clapets mobiles. Si le vent frappait normalement le mur, l'entrée deviendrait peut-être trop grande ; il convient donc d'avoir un bouton de ventouse à portée de la main.

On peut également faire usage d'un coulisseau longeant la corniche ou contournant le mur ; l'air entre par le haut à travers des fentes qui y sont ménagées, et ne gêne personne ; mais c'est là une demi-solution.

Lorsqu'on sera certain de la pureté de l'air intérieur, on établira de préférence les prises d'air vers les corridors.

La cheminée-foyer est, nous l'avons dit, un mode de chauffage des plus salubres, et une cheminée ordinaire d'appartement, où l'on entretient un feu modéré, évacue parfois 1,200 mètres cubes d'air par heure.

Pendant l'été, le résultat est inverse, et la cheminée sert de canal d'entrée ; mais la différence entre la température intérieure et extérieure devenant souvent très faible, il faut pratiquer, d'après les données que nous avons exposées précédemment, des canaux d'arrivée et d'extraction supplémentaires. Le conduit qui, pendant l'hiver, servait à l'introduction de l'air neuf, devient actuellement conduit d'évacuation, qui fonctionne d'autant mieux que la bouche vers la façade sera plus rapprochée du plancher de l'appartement.

Cheminées ventilatrices. — Pendant l'hiver, elles constituent le mode de chauffage le plus salubre et, en outre, elles sont plus économiques que les précédentes. Si ces appareils sont bien construits et bien établis, nous avons vu que leur rendement calorifique est des plus satisfaisants, qu'ils fournissent de l'air pur et extraient l'air vicié en quantité suffisante pour assurer une ventilation complète.

Mais en été, lorsque la force qui provoquait le déplacement des couches gazeuses fait défaut, on se trouve en présence d'un appareil dont les dispositions ne suffisent plus à assurer le renouvellement désirable. Le complément à leur donner est le même que pour les cheminées ordinaires.

Poêles. — Nous n'avons admis ce système de chauffage qu'à la condition d'une prise d'air extérieur. En été, que le poêle soit ordinaire ou ventilateur, on l'enlève généralement, car il occupe un espace inutile dans l'appartement, et on le remplace par un écran de cheminée, quelquefois même on pousse plus loin ce luxe de précautions désastreuses, et l'on introduit un bouchon dans le conduit d'évacuation de la fumée. C'est là un grand tort, et ce n'est pas parce que le poêle présente en hiver de nombreux inconvénients, que pendant l'été on doive encore les supporter. Il n'est pas difficile d'imaginer une ornementation qui masque un vide désagréable à la vue sans priver des bénéfices de la ventilation.

On peut, il est vrai, reprocher aux cheminées, lorsqu'elles servent de conduits d'entrée de l'air, de donner à celui-ci une odeur de suie; mais le jour où l'on se décidera à rendre lisses leurs parois internes, et à les ramoner aussitôt la saison froide terminée, on n'aura plus à redouter cet inconvénient, et la cheminée remplira mieux son rôle hygiénique ([1]).

Chauffage central. — Il offre ce grand avantage que les dispositions prises pour assurer la ventilation pendant l'hiver peuvent être utilisées pendant l'été. (Voir CHAUFFAGE CENTRAL.)

VENTILATION ARTIFICIELLE. — Il est souvent nécessaire d'y avoir recours dans les hôtels particuliers, à la condition toutefois qu'elle n'emprunte ses moyens d'action qu'aux forces que l'on a sous la main; et même il serait plus rationnel de dire que l'on n'en fait pas un usage assez fréquent. Il est rare qu'en Belgique, en France et en Allemagne, on rencontre des maisons particulières où la ventilation soit assez bien établie pour que l'on n'ait pas à craindre en entrant dans une salle à manger, après le dîner, dans une chambre à cou-

---

([1]) Les conduits d'entrée et de sortie de l'air doivent être parfaitement lisses, de manière à diminuer les frottements qui, on ne s'en rend pas assez bien compte, deviennent énormes pour peu que les surfaces soient rugueuses. De même, il est désirable qu'ils soient disposés de manière à pouvoir être facilement inspectés et nettoyés, parce que les conduits d'extraction devenant dans certaines conditions canaux d'entrée, l'air qui en proviendrait pourrait être souillé par des principes nuisibles déposés en d'autres moments.

cher le matin, dans une salle de bal, au milieu de la soirée, de sentir, d'une part, l'odeur des aliments, de l'autre, l'odeur humaine. Toutes deux sont caractéristiques.

Il y a là une preuve du peu de soin qu'apportent les architectes à la construction, de l'indifférence dans laquelle vivent les propriétaires au détriment de leur santé et de leur bien-être.

Pour balayer sûrement, à mesure de leur production, les éléments odorants que déverse dans les locaux habités la présence de l'homme, les dispositions indiquées précédemment pour obtenir un renouvellement constant de l'air, ne sont plus suffisantes; dans le cas d'hôtels spacieux et fréquentés, il faut employer un moyen plus énergique, plus efficace dans ses effets, la chaleur. Pendant l'hiver, nous l'avons dit, les foyers, les poêles, les calorifères, peuvent produire ces effets par leur seule chaleur perdue, parfois même récupérée, comme dans les cheminées ventilatrices, mais pendant l'été on ne peut plus s'adresser qu'au fourneau de la cuisine, qui reste seul allumé.

Entre toutes les dispositions préconisées par les hygiénistes et les constructeurs, celles qui, à notre avis, atteignent le mieux le but, ont été proposées par MM. les docteurs Drysdale et Hayward.

Voici, en résumé, les principes sur lesquels repose ce système (¹) : 1° L'air neuf est préalablement chauffé à 16° C. au moins; 2° il est

(¹) Nous empruntons à leur ouvrage la description de deux habitations dans lesquelles leur système de ventilation a été mis en usage. Cette description montre en même temps les ingénieuses dispositions que les architectes anglais savent adopter lorsqu'on leur confie la construction d'un hôtel.

Maison n° 1 (pl. IV). Cette maison, située à l'extrémité d'une rangée de villas près de Liverpool, regarde la mer; la porte d'entrée est sur la façade latérale, les communs sont en arrière; on y arrive du vestibule par un corridor séparé, de telle manière que la porte du vestibule intérieur reste fermée quand on ouvre la porte de la rue. Ce vestibule intérieur est un simple passage conduisant à la bibliothèque et à une grande salle, hall ou salon sur lequel s'ouvrent la salle à manger, le salon et la cage d'escalier. Le salon communique donc avec la bibliothèque, et toutes ces pièces sont « en suite »; chacune d'elles communique d'ailleurs directement avec l'escalier. Pour économiser le terrain, l'escalier est placé au centre et n'occupe que la place strictement nécessaire. L'air frais arrive dans une chambre au-dessous de l'escalier; là sont disposés des tuyaux de circulation d'eau chaude à basse pression ; un embranchement de ces tuyaux circule autour du lambris du hall et chauffe en outre la serre adjacente. L'air neuf, ainsi chauffé quand la température extérieure l'exige, passe en partie dans la cage d'escalier et en partie à travers des ouvertures à persiennes dans le hall, qui renferme donc toujours un volume considérable d'air pur et chaud.

De là, et en partie de la cage de l'escalier, l'air est admis dans les appartements par des ouvertures pratiquées dans la corniche au voisinage du plafond et des grilles « hit and miss » formant la partie supérieure des architraves des portes des cham-

admis en quantité suffisante pour que l'atmosphère de l'appartement puisse être renouvelée trois fois par heure et que la production de courants ne soit cependant pas à craindre ; 3° la fermeture des portes ne s'oppose pas à son introduction ; 4° les orifices de sortie sont disposés au niveau du plafond ou dans son voisinage ; 5° l'air vicié est extrait par une aspiration assez énergique pour évacuer en 20 minutes la totalité de l'air de l'habitation ; 6° l'appel est constant, s'exerce d'une manière automatique et n'entraîne que des frais insignifiants ;

bres à coucher. L'air vicié est extrait par un tuyau en zinc qui s'ouvre à la rosace centrale du plafond et se rend à la chambre d'air vicié ; celle-ci est un tambour en zinc imperméable à l'air, de six pieds de diamètre sur cinq pieds de hauteur, placé sous le toit. De chaque chambre un tuyau spécial se rend au tambour. Celui-ci est mis en communication par un tuyau en zinc de dimensions convenables et par une cheminée établie dans l'épaisseur de la muraille avec le pied de la cheminée d'appel accolée au tuyau de fumée de la cuisine. La cheminée d'appel s'ouvre à l'air libre sur ses quatre faces un peu en dessous de la partie supérieure du conduit de fumée de la cuisine.

Le tuyau de fumée étant construit en poteries cylindriques de 14 pouces de diamètre et étant concentrique à la cheminée carrée en briques, l'espace intermédiaire représente le puits d'aérage, qui emprunte son énergie d'extraction à la chaleur que laisse échapper le tuyau de fumée. L'appareil de chauffage consiste en une chaudière chauffée au coke ou au gaz et placée, dans une cave au-dessous de la chambre où sont disposés les tuyaux...

Au premier étage, un couloir conduit de l'escalier dérobé aux chambres à coucher ; il est fermé par une porte à bascule, de telle sorte que les courants d'air et les odeurs ne peuvent s'introduire. On peut arriver à la salle à manger et à la rue sans traverser la maison.

Conformément aux recommandations du livre bleu, les foyers occupent un angle des chambres et ils rayonnent ainsi le calorique d'une manière égale ; aucune cheminée n'est placée contre un mur extérieur. Les fenêtres sont en verre épais sans volets ; les croisées s'ouvrent en dehors et ferment hermétiquement. Le hall central ou salon a 30 pieds de long, 18 pieds de large et 15 pieds de haut. Il forme un appartement agréable, représente un excellent salon de musique, et comme il renferme un volume très grand d'air neuf chauffé, les portes des autres chambres peuvent être ouvertes sans qu'il en résulte des courants froids.

Maison n° 2 (pl. IV). Cette maison est située du côté est de Grove Street, Liverpool ; elle comprend un sous-sol, un rez-de-chaussée, trois étages. Le sous-sol est principalement consacré à recevoir et à chauffer l'air neuf. Au rez-de-chaussée on trouve les caves, une salle de bal, deux offices, un vestiaire et water-closets ; de plus, l'entrée principale avec vestibule, le couloir de l'escalier, l'entrée et le couloir des domestiques ; au premier étage, un salon avec cabinet de toilette et annexe, une salle à manger avec cabinet, une cuisine avec office et lavoir. Au second étage on trouve quatre chambres à coucher avec salle à manger pour le déjeuner, cabinet de la femme de chambre, salle de bains et water-closets ; au troisième étage, quatre chambres à coucher de domestiques, chambre de jeux pour les enfants et deux réservoirs à eau. Plus haut, sous le toit, est la chambre dans laquelle arrive l'air vicié provenant de

7° la maison tout entière (corridors et appartements) participe aux avantages du système.

Un corridor ou vestibule central, une antichambre ou un hall, sur lequel aucune porte extérieure ne s'ouvre et qui est séparé de la cage d'escalier, communique avec tous les appartements et permet d'éviter les déperditions de chaleur. Il n'est pas question cependant de chauffer l'habitation par un calorifère central, mais simplement d'élever à la température maximum de 18° C. l'air nécessaire à la ventilation. On y arrive en le faisant passer sur des tuyaux d'eau chaude (système à basse pression ou système Perkins). Souvent il suffit que l'air neuf

toutes les pièces de la maison, d'où il est extrait au moyen d'une cheminée qui descend au rez-de-chaussée, s'élève derrière le foyer de la cuisine et entoure enfin le tuyau de fumée. La partie principale de la maison consiste en un bloc antérieur et un bloc postérieur, chacun de 33 pieds sur 20 pieds, comprenant entre eux un vestibule de 9 pieds de large, dirigé du nord au sud. Ce vestibule central est le couloir à air chaud ou couloir de ventilation ; il est éclairé par une fenêtre à son extrémité sud pendant le jour, et le soir par des globes de Ricketts ; à son extrémité nord il est séparé de l'escalier principal, du vestibule et de l'entrée par des portes. Il donne accès dans toutes les pièces principales de la maison. L'entrée d'honneur, le vestibule et la cage d'escalier des maîtres, de 12 pieds de large, ne sont pas dans l'axe, mais à l'extrémité nord de la maison. La cage de l'escalier principal est placée entre le vestibule qui est en avant de l'escalier de la cuisine en arrière ; elle est éclairée par un grand lanterneau. L'entrée et le couloir des domestiques sont au sud derrière le corridor de ventilation ; l'escalier de service s'élève entre l'escalier principal en avant et la cuisine en arrière ; grâce à cette disposition, les communications sont faciles entre la cuisine, la salle à manger et le salon, d'une part, entre la cuisine, la porte principale et la porte latérale, de l'autre.

Le couloir qui communique avec l'extérieur est séparé de celui sur lequel s'ouvrent les appartements, ce qui ne pourrait être si l'entrée était au milieu de la façade.

Le corridor central est une partie essentielle de l'habitation ; les grilles qui existent dans le plafond et le plancher de chaque étage le transforment en un corridor ouvert qui va du souterrain au toit. Quelques personnes trouvent à ces grilles un aspect peu décoratif ; on peut les éviter et réaliser même une économie en disposant le conduit destiné à permettre le passage de l'air neuf d'étage en étage, en le faisant passer derrière la corniche et le lambris.

Le plafond du corridor central présente à chaque étage, en son milieu, un treillis ornemental de deux pieds de large ; une grille de fer de 1 pied de large règne le long du mur ; grâce à cette disposition, l'air chaud pénétrant par la grille centrale est arrêté par le plancher, qui est forcé de se diriger vers les grilles latérales. Ainsi, il ne peut s'élever directement jusqu'au sommet de la maison, comme cela se produirait dans une cage d'escalier ordinaire.

L'air est chauffé par un appareil Perkins placé dans le souterrain au-dessous du couloir de l'escalier ; les tuyaux de chauffe sont conduits vers le haut et circulent dans les corridors pour revenir à leur point de départ.

traverse une chambre de chaleur contenant les tuyaux de chauffe et qu'il s'élève de là dans le vestibule central ; cependant, si celui-ci a de grandes dimensions ou si les corridors sont longs, si la maison a plusieurs étages, il deviendra nécessaire que les tuyaux y circulent, car l'air serait refroidi avant de pénétrer dans les chambres.

L'air neuf est puisé dans l'atmosphère au moyen d'une cheminée qui s'élève jusqu'au niveau du toit. De là, il est conduit à l'appareil de chauffage et il arrive enfin dans le vestibule central, qui représente la grande artère de distribution. Il pénètre dans chaque pièce par un orifice spécial suffisamment ample, disposé au voisinage du plafond, à travers la corniche, et dissimulé par des ornements. En encastrant des briques perforées dans la maçonnerie, derrière la corniche, l'air s'introduit par un grand nombre de petites ouvertures qui peuvent occuper toute la longueur de la muraille, et il a ainsi plus de chances de se distribuer également. Autant que possible le foyer doit être placé du côté opposé.

L'air neuf, étant plus froid que celui de l'appartement, tend à descendre en déplaçant l'air chaud, plus léger. Aussi ne doit-on pas craindre qu'au sortir de la corniche il se rende directement à l'orifice de sortie qui est disposé au plafond.

Partant de la rosace centrale, au-dessus du lustre à gaz, un tuyau de zinc se rend à un conduit qui est réservé dans la maçonnerie du mur intérieur et qui se dirige vers la chambre d'air vicié ; il y a autant de conduits d'extraction que de chambres, et tous s'ouvrent au même niveau dans la chambre d'air vicié. Celle-ci est constituée par une sorte de tambour à parois imperméables à l'air, placé au sommet du bâtiment. Une cheminée commune en part, conduit l'air vicié vers le bas, au-dessous du foyer de la cuisine, puis derrière ce foyer, où elle prend une forme quelque peu aplatie ; elle s'élève enfin en entourant le tuyau de fumée et se continue jusqu'au sommet de la souche de la cheminée, pour se terminer extérieurement par plusieurs orifices. L'appel est donc obtenu par le foyer de la cuisine, dont on fait usage en toute saison ; et il s'exerce d'une manière égale dans toutes les pièces de la maison. Ce résultat est obtenu par l'adoption du tambour intermédiaire, dans lequel tous les tuyaux d'extraction se terminent au même niveau et d'où part un tuyau unique qui se rend à la cheminée d'évacuation. Celle-ci peut ainsi exercer un appel régulier sur tous les conduits. La cheminée de la cuisine doit occuper un mur mitoyen ou un mur de refend et se diriger verticalement ;

ses dimensions doivent être telles que, le centre étant occupé par le tuyau de fumée, il reste autour de ce dernier un conduit destiné à l'évacuation de l'air et dont la section soit un peu inférieure à celle de la cheminée qui descend du tambour.

Les dimensions des orifices et canaux destinés au passage de l'air doivent être proportionnées aux dimensions et aux besoins de l'habitation et permettre un effet maximum et un effet minimum : le premier est assuré par les dimensions mêmes, le second par l'existence de valves de réglage.

Il faut que l'*orifice primaire d'entrée* ait une section suffisante pour permettre l'introduction des volumes d'air qui peuvent être réclamés lorsque la ventilation fonctionne au maximum; on fait donc entrer en ligne de compte le nombre de personnes qui peuvent se trouver réunies, le nombre de foyers et de becs de gaz. L'*orifice secondaire* (celui qui s'ouvre dans le vestibule central) aura des dimensions un peu supérieures à celles du précédent, puisqu'il doit livrer passage à l'air dilaté par la chaleur (¹). Les *orifices d'entrée des chambres* seront aussi développés que possible; tout en augmentant le volume d'air introduit, on diminue ainsi l'intensité du courant et on remédie à la tendance que l'air pourrait avoir à passer directement de l'orifice d'entrée à celui de sortie. Des valves permettent de régler l'arrivée de l'air.

Chaque pièce, chaque water-closet, chaque lampe à gaz possède un tuyau d'extraction de dimensions suffisantes pour répondre aux besoins maxima; l'effet pouvant être réduit au minimum par une valve. La section totale de tous les tuyaux qui aboutissent à la chambre d'air vicié doit être notablement supérieure à la section de la cheminée descendante, en raison du frottement plus intense; et la section de l'orifice au niveau de la rosace centrale plus grande, pour le même motif, que celle du tuyau lui-même. La cheminée qui descend du tambour offrira une aire notablement moindre que l'aire totale des tuyaux qui s'y rendent, mais supérieure à celle de la cheminée d'évacuation.

MM. Drysdale et Hayward disent avoir constaté que le courant se maintient toujours dans la même direction, même en été, lorsque le foyer de la cuisine est éteint, même lorsque, pour combattre le froid, les fenêtres sont fixées de manière à ne pouvoir être ouvertes.

(¹) Nous avons dit précédemment qu'il n'y a pas lieu de tenir compte de cette dilatation, à moins qu'il ne s'agisse de volumes très grands.

Emploi des cheminées pour la ventilation d'été à l'aide de becs de gaz. — « Les cheminées peuvent être facilement transformées en appareils de ventilation pendant la saison d'été, ou pour des réunions accidentelles, en y introduisant un tuyau en fer ou en cuivre muni de quelques becs de gaz. — Dans une cheminée d'appartement ordinaire, ayant un tuyau de poterie de 0^m30 de côté et de 15 à 16 mètres de hauteur totale, on évacue, par mètre cube de gaz brûlé, des quantités d'air d'autant plus grandes que l'on brûle moins de gaz ou que la température dans la cheminée est moindre, et à peu près suivant la proportion décroissante suivante indiquée au tableau ci-contre :

« Ces chiffres approximatifs pourront servir à déterminer le nombre des becs de gaz brûlant 100 litres à l'heure qu'il conviendra d'employer pour obtenir dans un appartement un renouvellement déterminé de l'air par heure. — Lorsque la cheminée sera notablement moins haute que celle dont il vient d'être question, on devra réduire l'estimation du volume d'air évacué dans le rapport des racines carrées des hauteurs des tuyaux.

Volume de gaz consommé par heure.	$0^{mc}200$ volume d'air évacué par heure par la cheminée par mètre cube de gaz brûlé.
$0^{mc}200$	1900^{mc}
0 400	1400
0 800	700
1 000	600
1 200	500
1 400	450

« Le tuyau qui amène le gaz dans la cheminée peut être facilement démonté quand on n'en a pas besoin, et l'orifice fermé par un bouchon à vis en cuivre. Ce mode de ventilation peut être employé avec avantage pour les jours de réception dans les salons, pourvu que l'on y dispose aussi des orifices d'introduction d'air frais à une température modérée, convenablement placés.

« Pendant la saison d'été, la ventilation à l'aide du gaz permet en outre de maintenir durant le jour, dans les appartements, une température notablement inférieure à celle du dehors, en y faisant affluer de l'air venant de caves salubres et bien tenues pour remplacer celui qui est extrait ([1]). »

Nous avons vu, lorsqu'il s'est agi du chauffage par l'air chaud, les dispositions à prendre pour assurer aux chambres souterraines d'où l'air est destiné à affluer dans les appartements, une salubrité irréprochable.

([1]) MORIN, *Manuel pratique du chauffage et de la ventilation*, p. 198.

Pendant l'été, les conduits qui, pendant la saison froide, déversaient dans l'appartement l'air chauffé, serviront à y amener l'air refroidi par son passage dans les souterrains, et si, dans les conduits d'extraction de l'air vicié, on place également des becs de gaz, on pourra les utiliser pour déterminer un tirage actif.

Il est entendu que si l'on n'a pas le gaz à sa disposition, on peut obtenir des effets analogues en employant des quinquets ou des lampes à pétrole.

L'appareil de Sarazin (fig. 62) permet l'emploi de n'importe quelle

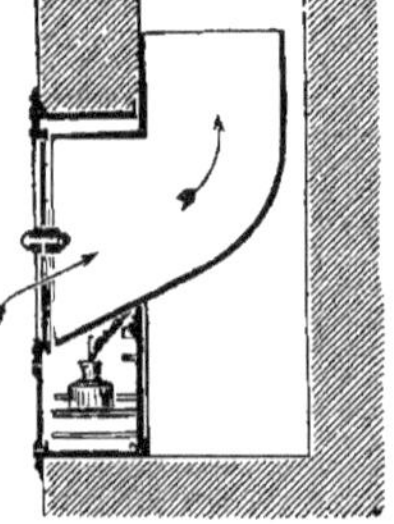

Fig. 62.

flamme (pétrole, huile grasse ou gaz); il se compose d'une caisse scellée dans la muraille, dans laquelle est enfermé un tuyau circulaire en fer. L'extrémité supérieure de ce tuyau s'élève dans le canal d'évacuation de l'air, tandis que son extrémité inférieure, conique, s'ouvre dans le local à ventiler.

Quant à la position des becs de gaz dans la cheminée, nous ne sommes par partisans de la place que leur assigne le général Morin, immédiatement au-dessus du foyer et il nous semble préférable de créer près du plafond une ouverture que l'on pourrait fermer et masquer par un ornement quelconque. Cette position est plus rationnelle, puisque l'air vicié a une tendance à s'élever vers le plafond et qu'on évite ainsi son rabattement dans la partie de l'atmosphère restée respirable, et l'on peut même ajouter qu'en plaçant les orifices d'extraction à la partie inférieure des appartements, on crée vers le plafond des réservoirs d'air vicié au plus haut point, que l'on ne peut jamais faire disparaître entièrement, puisque, en admettant même que le renouvellement y soit produit après un certain temps, ce renouvellement ne sera que le remplacement par une nouvelle couche dont l'impureté ne sera pas moindre. Toutefois, il convient d'ajouter que le tirage est diminué, puisque la hauteur de la cheminée est moins grande, car on a (page 222) : $Q = KA \sqrt{(T - T') H}$, c'est-à-dire que les volumes d'air évacués sont entre eux comme les racines carrées des hauteurs des cheminées d'appel.

Il nous reste, pour en terminer avec la ventilation artificielle, à décrire un système entièrement nouveau en Belgique et dont un grand nombre d'applications ont été faites dans ces derniers temps par M. Dulait, ingénieur à Charleroi. Les appareils dont nous allons parler nous paraissent destinés à rendre de sérieux services par leur facilité d'application.

A présent que la plupart des villes sont dotées d'une distribution d'eau alimentaire, il est possible de faire usage d'appareils de ventilation d'un fonctionnement facile, d'un rendement très grand, et ne nécessitant qu'une faible dépense, appareils fondés sur l'utilisation de l'eau sous pression. Nous décrirons deux systèmes que nous avons vu fonctionner à l'Exposition d'hygiène de Berlin, en 1883.

a) **Aeolus**. — Sous cette dénomination, la maison Auchner et Cie de Berlin (Zimmerstrasse, 95) fabrique un ventilateur dans lequel l'insufflation de l'air se fait par simple éjection d'eau sous pression, sans interposition de mécanisme. Ce ventilateur est représenté figure 63. L'eau sort d'une pomme d'arrosoir A qui disperse ses rayons en cône, les dirige obliquement contre le cylindre intérieur B et aspire sans cesse l'air par l'orifice C. L'air suit alors la direction indiquée par les flèches, monte dans le cylindre externe B et sort, purifié et rafraîchi, par l'ouverture supérieure de l'appareil. L'eau dépensée est recueillie dans un bassin d'où elle s'écoule par un tube recourbé en siphon. En mettant l'orifice supérieur en communication avec l'extérieur, on transforme l'appareil en un aspirateur. E est le tuyau d'écoulement et F le tuyau d'arrivée de l'eau.

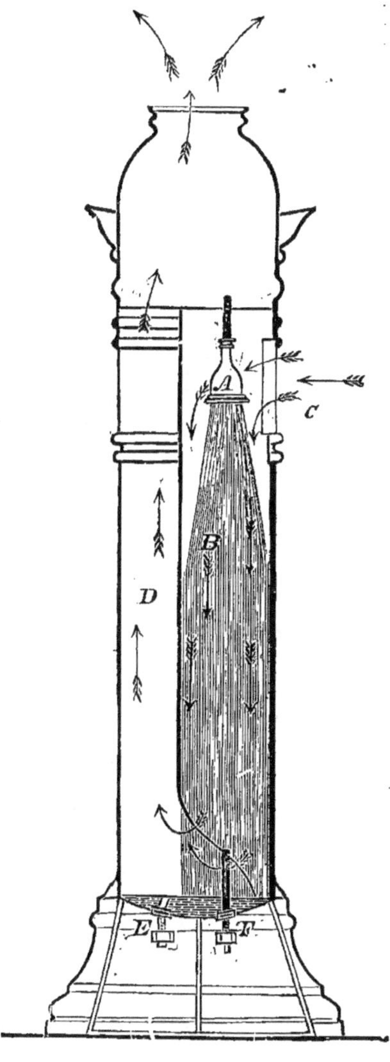

Fig. 63.

On voit que le ventilateur Aeolus n'est rien autre qu'une trompe de dimensions réduites.

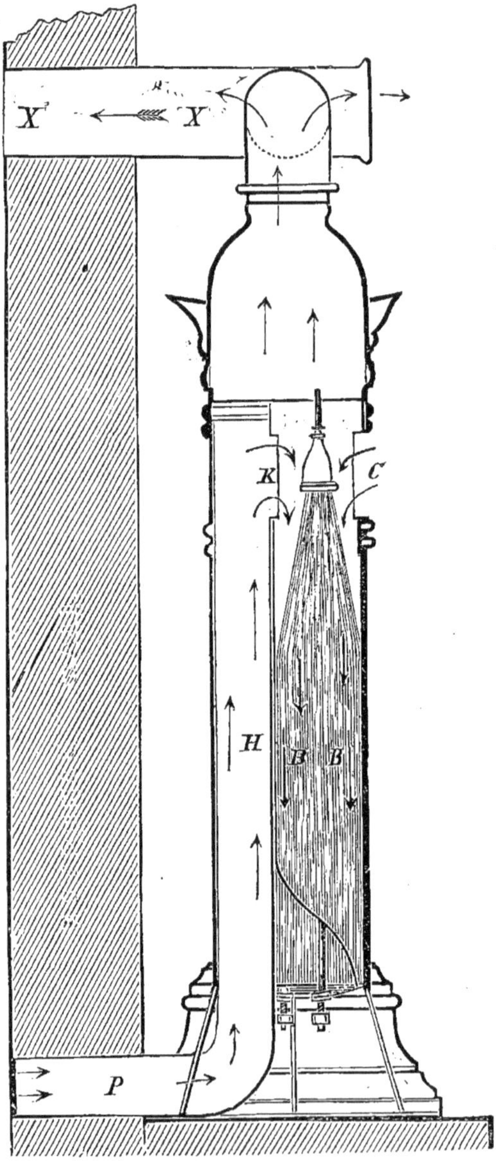

La figure 64 représente le même ventilateur disposé en vue d'un triple effet. Les canaux X et P établissent une relation avec l'extérieur; ils sont munis de valves qui permettent leur fermeture. Veut-on simplement rafraîchir l'air de la chambre, on ferme les deux canaux; s'agit-il de ventiler par aspiration, on ferme le canal P et on ouvre le canal supérieur X, dont la valve prend alors la position indiquée par la courbe ponctuée.

L'entrée de l'air frais est obtenue par l'ouverture du canal P et la fermeture du canal X.

b) **Cosmos.** — C'est ainsi que la maison Schäffer et Walker (Berlin S. W. Lindenstrasse, 187) a baptisé le ventilateur représenté figure 65. On voit immédiatement qu'il s'agit d'un appareil beaucoup plus complet que le précédent et dans lequel la force vive de

Fig. 64.

l'eau est mieux utilisée, c'est-à-dire qu'à dépense égale, il donnera une ventilation plus énergique. Ces appareils ne font pas le moindre bruit et ils ne décèlent leur présence que par le courant d'air qu'ils provoquent. Le Cosmos est mis en mouvement par une petite turbine sur l'axe de laquelle est fixé un ventilateur à ailettes; les dessins sont assez explicites pour nous dispenser de détailler la marche de ces appareils. Nous dirons simplement qu'en S se trouve un disque dont la rotation rapide provoque la dispersion des gouttelettes excessivement ténues de l'eau s'échappant du robi-

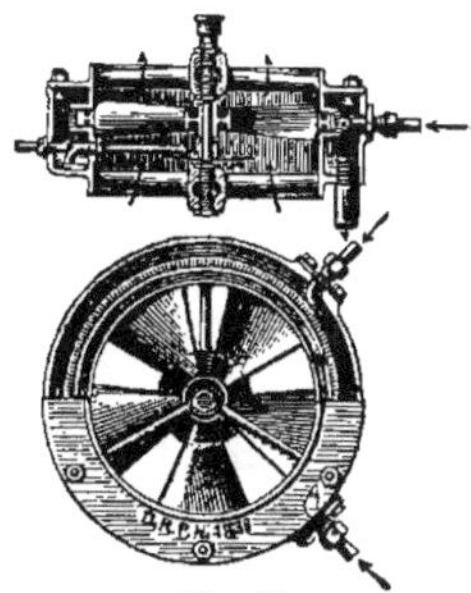

Fig. 65.

net Z, dont le débit est réglé à volonté; on peut ainsi rafraîchir l'air introduit dans les appartements.

Les figures représentent des appareils destinés respectivement à l'insufflation (fig. 66), à l'extraction par le haut (fig. 67), à l'extraction par le bas (fig. 68) et enfin au rafraîchissement de l'air (fig. 69).

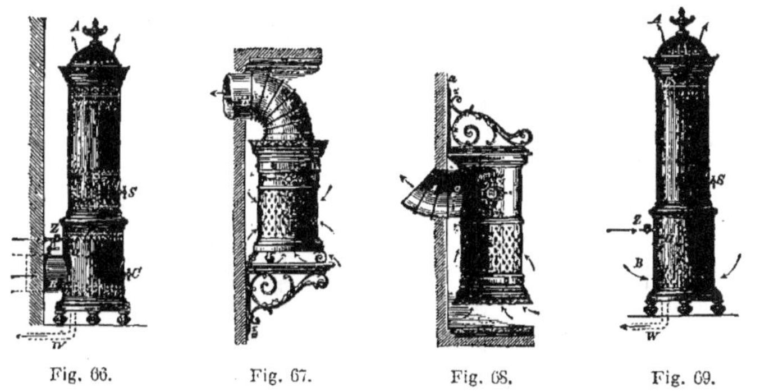

Fig. 66.   Fig. 67.   Fig. 68.   Fig. 69.

Nous avons installé à l'hôtel de ville de Verviers un appareil construit en application de ces idées; il donne d'excellents résultats pour une dépense d'eau de quelques litres à l'heure.

DISPOSITIFS ET APPAREILS.

Sous ce titre, nous donnons la description des dispositions auxquelles on peut avoir recours pour activer la ventilation des habitations.

Il est bien évident qu'il y a lieu de faire choix entre les divers appareils suivant les circonstances, et qu'à de rares exceptions près, ils

ne seront que les simples palliatifs de l'erreur commise par l'architecte, qui trouve souvent plus aisé d'étudier la ventilation, le bâtiment
construit, c'est-à-dire quand il devient presque impossible de l'établir.

Tuyaux combinés pour la fumée et l'air — Tout en restant
parfaitement distincts, les deux
conduits sont accolés et la chaleur
du tuyau détermine un courant
qui entraîne l'air vicié admis par
des orifices pratiqués au voisinage
du plafond, pour autant qu'il ne
s'agisse pas du chauffage par foyers
ouverts.

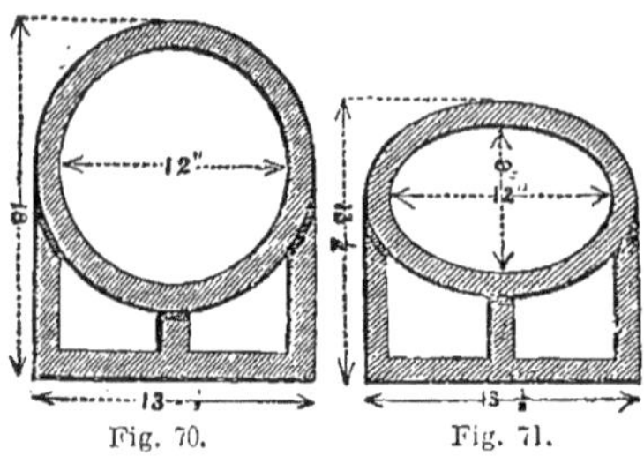

Fig. 70.   Fig. 71.

Les tuyaux fig. 70 et fig. 71 sont fabriqués par les maisons
H. Doulton et Cie et Stiff, de Londres.

Nous donnons également (fig. 72 et fig. 73) les tuyaux fabriqués
dans le même but par M. Georges Jennings, de Londres.

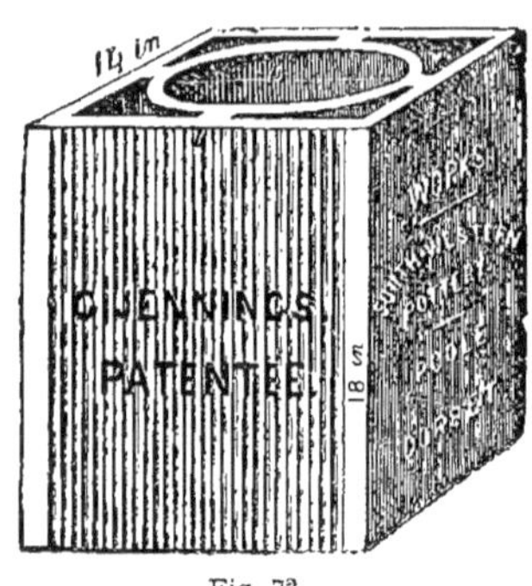

Fig. 72.

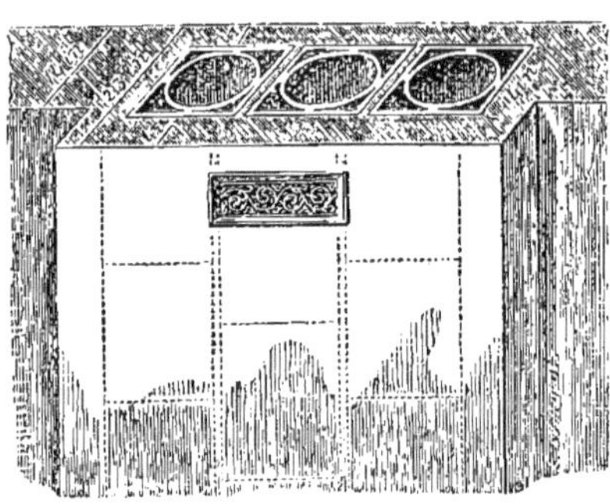

Fig. 73.

On voit comment, par l'interposition de briques perforées à la
partie supérieure de l'appartement, le conduit servira d'orifice d'entrée pour l'air neuf ou d'évacuation pour l'air vicié suivant le cas.

Pendant l'hiver, si l'on fait usage de foyers ouverts, l'appel de l'air
se fait vers le feu et l'entrée de l'air par la partie supérieure de l'appartement ; cet air est préalablement chauffé au contact du tuyau
central qui évacue les fumées.

Lorsque les fenêtres ou les portes sont ouvertes, l'orifice d'entrée
devient orifice d'évacuation; de même l'emploi d'un poêle fermé fait des
briques perforées un canal d'extraction. L'emploi des tuyaux combinés pour la construction des cheminées ne donne aucune sujétion
et nous pensons, avec M. Jennings, que le surcroît de dépense trouve

bientôt sacompensation dans une économie de combustible et un supplément de confort très appréciables.

Ventilateur d'Arnott. (*Dr Arnott's chimney-valve*. — Un cadre rectangulaire en métal est encastré dans la cheminée au voisinage du plafond. Il reste ouvert tant qu'il existe un léger excès de pression à l'intérieur de la chambre et il sert ainsi à l'extraction de l'air des couches supérieures. Un léger morceau de soie huilée suspendu derrière une plaque métallique perforée, ou encore une lame mince de liège, forme valve et s'oppose à la pénétration de la fumée dans l'appartement. Le liège est préférable, parce qu'il se meut sans bruit.

Ventilateur de Boyle. — Est fondé sur le même principe que le précédent. MM. Hayward et Eckstein, de Londres, fabriquent ce ventilateur, formé, comme on le voit fig. 74 et 75, d'un cadre rectan-

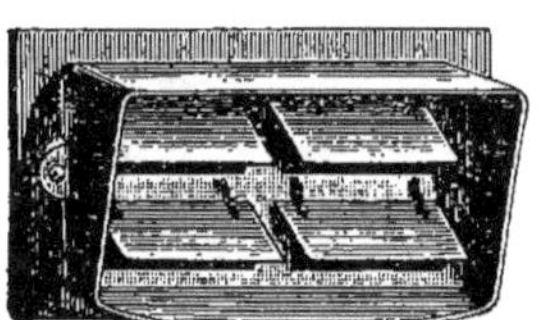

Back, 11 × 7.

Fig. 74.

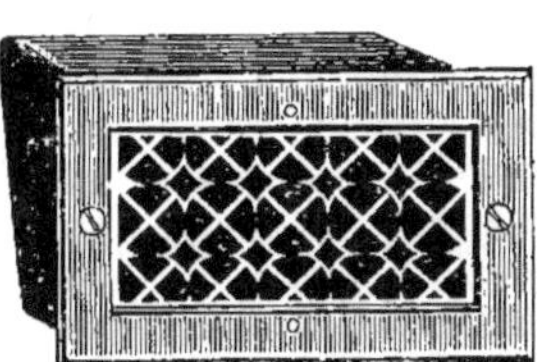

Front, No. 3, 11 × 7.

Fig. 75.

gulaire à treillis derrière lequel se trouvent suspendues des lames très minces de mica et d'une légèreté telle, qu'il suffit d'une excès de pression excessivement faible pour qu'elles se soulèvent. D'autre part, ces ventilateurs, encastrés dans la cheminée, ne permettent pas l'entrée des fumées dans l'appartement, car, ainsi que pour le ventilateur Arnott, les plaques forment valve et se rabattent aussitôt que la pression devient inverse.

MM. Hayward (187-193, Union Street, Borough, London, S. E.) sont des spécialistes bien connus en Angleterre; nous signalerons encore parmi les produits de leur usine la *brique à air* (fig. 76) qui s'interpose dans les murs pour former prise d'air neuf et leurs *ventilateurs vénitiens*.

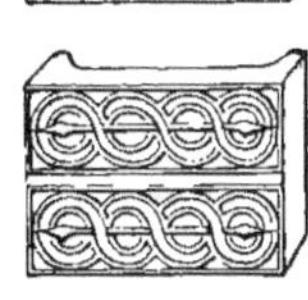

Fig. 76.

Ces ventilateurs, représentés ci-contre, sont employés dans notre pays; la seule modification introduite par MM. Hayward consiste dans l'adjonction d'une boîte en fonte qui permet de les interposer dans l'épaisseur des murailles de façon à les faire servir, suivant qu'ils sont disposés, à l'introduction de l'air neuf (fig. 77), ou à l'extraction de l'air vicié (fig. 78).

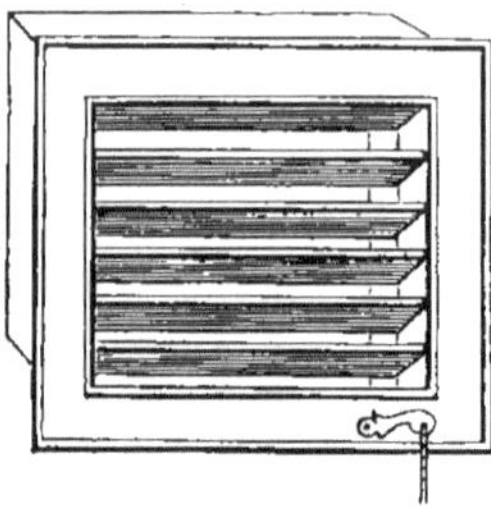
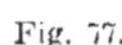
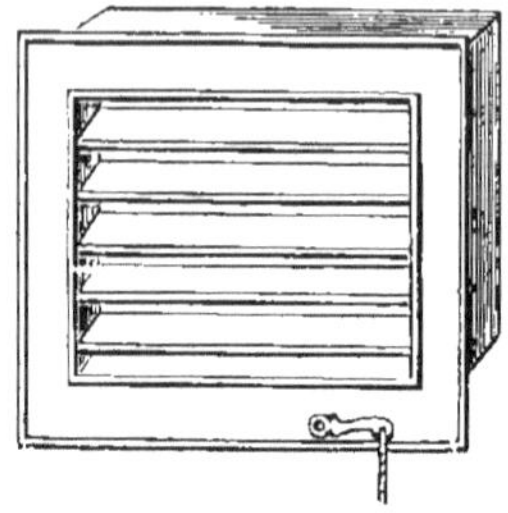

Fig. 77.   Fig. 78.

Ventilateurs coniques d'Ellison. — M. J.-E. Ellison (de Leeds) construit des ventilateurs à ouvertures coniques dont la grande base est tournée vers l'intérieur de l'appartement : le courant d'air entrant est donc rapidement brisé et diffusé ; ainsi il ne cause pas d'impression désagréable.

En application de ce même principe, M. Ellison a inventé le ventilateur dit *Radiator*. (Fig. 79.)

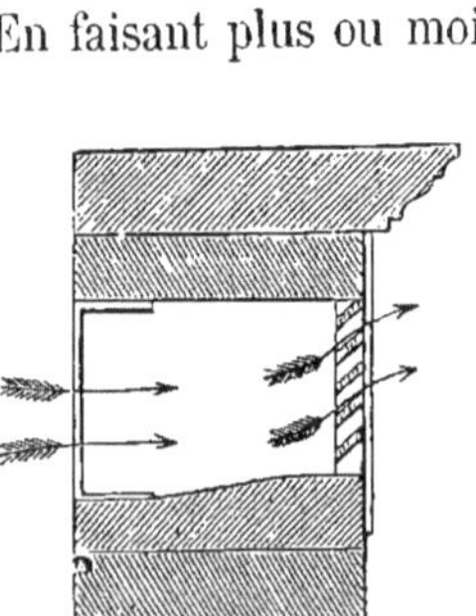

Le **Radiator** consiste en une boîte en métal insérée dans un mur à la hauteur de 1^m25 à 2^m25. Dans cette boîte peut glisser une caisse dont le fond postérieur est enlevé de manière à laisser passage à l'air ; divisée suivant ses diagonales, la caisse mobile comporte donc quatre compartiments et ainsi l'air admis dans l'appartement est dispersé dans toutes les directions, comme l'indiquent les flèches. En faisant plus ou moins pénétrer la caisse mobile dans son

Fig. 79.

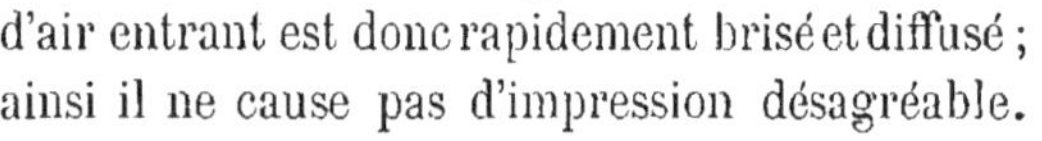
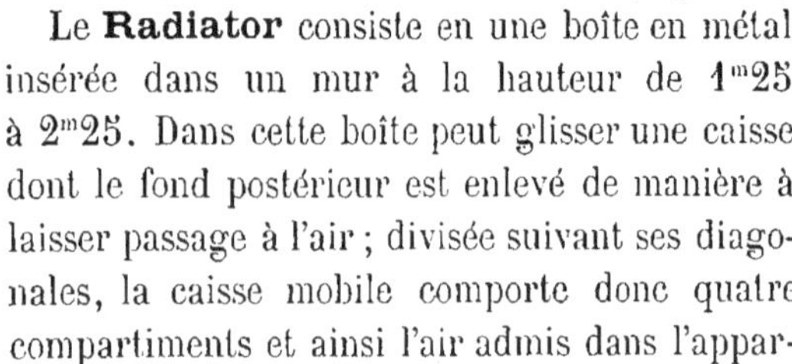
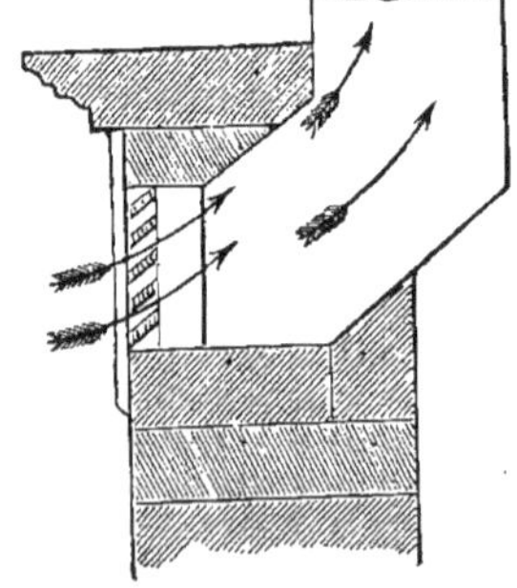

Fig. 80.   Fig. 81.

logement, on peut facilement régler l'entrée de l'air. Les trumeaux de fenêtre sont en général les meilleurs emplacements pour ces appareils. — On conçoit également que le ventilateur Ellison peut être employé avec avantage comme bouche de chaleur.

Ventilateur Hayward. — Les figures 80 et 81 représentent ces appareils ; l'un, s'ouvrant directement vers le corridor ou vers la façade, forme prise d'air pour la partie supérieure des appartements, car il se place près de la corniche du plafond, tandis que l'autre, longeant le tuyau de cheminée de l'appartement, remplit l'office de conduit d'extraction.

Ventilateur de Tobin. (Pl. III, fig. 4.) — L'air arrive de l'extérieur par un conduit qui commence au niveau du plancher et s'élève ensuite verticalement à 4 à 5 pieds de hauteur. Le courant prend ainsi une direction ascendante qu'il conserve quelque temps encore avant de s'étaler et de descendre. Le jeu de cet appareil est grandement influencé par l'action du vent ; et dans certaines circonstances l'action peut même être renversée. Cette méthode permet à l'air de pénétrer dans les locaux où il serait difficile de l'introduire autrement. Une valve donne la faculté de régler l'accès de l'air. Le tuyau vertical peut être représenté par un piédestal, un vase, etc., et servir de motif décoratif.

Ventilateur de Sherringham. — Il consiste en une boîte en fer galvanisé intercalée dans le mur au voisinage du plafond et établissant une communication directe avec l'extérieur ; l'orifice interne est muni d'une valve mobile autour d'une charnière inférieure, qui dirige le courant d'air vers le plafond

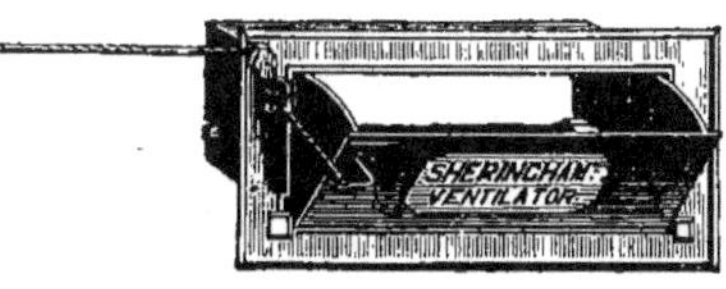

Fig. 82.

et le rend rapidement insensible. Ce ventilateur peut servir d'orifice d'extraction dans certaines circonstances. On place parfois dans les panneaux supérieurs des fenêtres des ventilateurs basés sur le même principe, mais le dispositif de Sherringham est préférable. Ce ventilateur est fabriqué par M. Hayward, de Londres. (Fig. 82.)

Ventilateurs Watson, Mac Kinnel et Muir. — Ces trois ventilateurs offrent l'avantage de servir en même temps pour la sortie de l'air vicié et pour l'entrée de l'air pur. Ils reposent tous les trois sur l'observation suivante : Si un tuyau vertical sert de communication entre l'atmosphère et l'air contenu dans une chambre, il y a fluctuation, c'est-à-dire tendance à l'échappement de l'air vicié, d'une part, à l'entrée de l'air neuf, de l'autre, et par suite, tantôt courant ascendant, tantôt courant descendant. Mais si le tuyau est divisé sur toute sa longueur par un diaphragme, il est remarquable que l'une des sections ainsi déterminées sert d'orifice d'extraction, l'autre d'orifice d'entrée, et qu'ainsi, en donnant au tuyau une section convenable, il peut maintenir le local dans des conditions de salubrité.

Ventilateur Watson (¹). — Ce ventilateur (pl. III, fig. 6), est une application du principe précédent, dans sa forme la plus simple. Il consiste en un tuyau à section carrée, avec un diaphragme longitudinal de haut en bas, et ne présente aucune disposition pour opérer la diffusion du courant descendant.

Ventilateur Mac Kinnel. — « Ce dispositif (pl. III, fig. 7), est présenté comme un perfectionnement du précédent. Il est composé de deux tuyaux placés l'un dans l'autre et séparés par un certain intervalle. Le tube intérieur est le plus long et dépasse le tube extérieur en dessus et un peu en dessous, au delà de son débouché à travers le plancher, pour servir de support à un disque circulaire voisin de ce plafond, et qui marque l'entrée du tuyau extérieur. Ce dispositif agit ainsi qu'il suit : la longueur du tuyau intérieur détermine un courant ascendant qui s'y produit, et il devient le tuyau d'échappement de l'air vicié. Le tuyau extérieur forme le conduit d'arrivée de l'air pur, et le courant descendant, en rencontrant le plateau circulaire, est dirigé dans le sens du plafond et se disperse. »

Ventilateur Muir. — « Cet appareil, analogue à celui de Watson, consiste en un tuyau carré, divisé en quatre compartiments par des diaphragmes diagonaux. Ces diaphragmes sont prolongés au delà du sommet du conduit, qui est recouvert au-dessus du toit par des persiennes, au lieu de parois pleines. (Pl. III, fig. 8.) Le but de ce dispositif de diaphragmes et de persiennes est non seulement d'assurer en temps ordinaire des courants ascendants et descendants, mais encore d'utiliser l'action des mouvements de l'air extérieur, qui, en frappant à travers les persiennes, sous un angle quelconque, produit un courant d'air ascendant d'extraction du côté sous le vent.

« Nous venons d'indiquer le mode d'action de ces ventilateurs dans une pièce fermée ; mais aussitôt qu'une porte ou une fenêtre est ouverte, ils deviennent simplement des conduits d'extraction et cessent

---

(¹) *Rapport de la Commission anglaise*, cité par Morin. *Introduction des études sur la ventilation*, p. 67.

de fournir de l'air pur. A l'inverse, s'il y a dans la cheminée de la chambre un feu très actif, et si les portes et les fenêtres sont fermées, le foyer s'alimente d'air par les ventilateurs, et ils sont transformés en orifices d'introduction. »

Ventilateurs fixes et ventilateurs mobiles. — On garnit fréquemment le sommet des conduits d'évacuation de l'air vicié d'une cape-à-vent ou d'un capuchon destiné à utiliser le vent pour produire un appel. Nous rappellerons qu'on les distingue en ventilateurs fixes et en ventilateurs mobiles.

Nous avons déjà eu l'occasion de dire ce qu'il faut penser de cette action aspiratrice, lorsque nous avons parlé de l'emploi des capes-à-vent sur les tuyaux des cheminées.

Quoi qu'il en soit des dispositions plus ou moins ingénieuses données à ces appareils, il y a lieu de remarquer que la plupart du temps ils empêchent bien plus les courants de se produire qu'ils ne favorisent la ventilation. Le seul but que l'on doive se proposer semble donc être d'éviter le reflux de la colonne ascendante ; quant à l'aspiration, on ne l'obtiendrait que par les grands vents, c'est-à-dire dans les moments où la ventilation se fait déjà facilement.

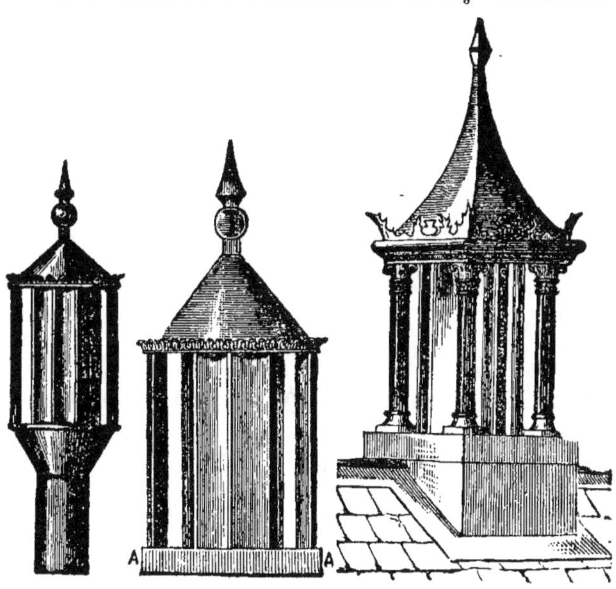

Fig. 83.   Fig. 84.   Fig. 85.

Dans les temps calmes, les courants qui s'élèvent dans les cheminées ne peuvent que perdre de leur énergie, lorsqu'ils doivent mettre en mouvement de prétendus ventilateurs.

Les ventilateurs fixes de M. Buchan (de Glasgow) sont représentés ci-contre : la figure 83 montre un appareil que l'on fixe au sommet des tuyaux exposés; la figure 84, un modèle à base carrée destiné à être placé sur un cadre en bois; la figure 85 reproduit simplement l'appareil précédent, qui a reçu une forme plus élégante et est mis en place au sommet d'un toit. Quelle que soit la direction du vent, il se produit toujours dans le tuyau un courant ascendant.

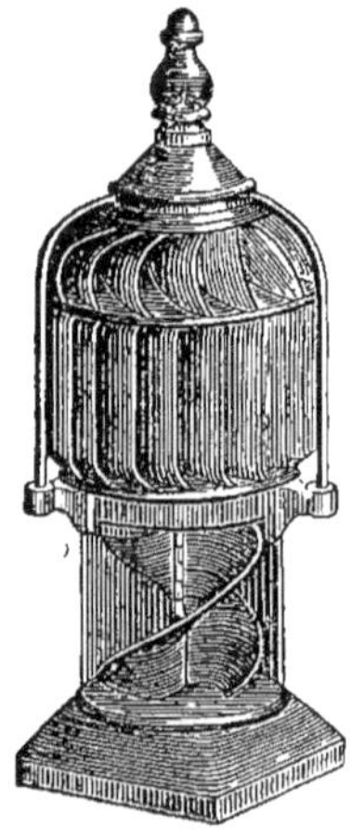

Fig. 86.

Le ventilateur de M. J. Howorth (fig. 86) est basé sur la vis d'Archimède. Il présente un double pas de vis, formé en disposant deux lames en hélice sur un axe vertical. A la même tige et au-dessus de la vis est attaché un chapeau ouvert qui est mû par le vent et fait tourner la vis; l'air vicié s'élève et s'échappe entre les lames verticales du chapeau, lames disposées de telle sorte qu'elles s'opposent à l'entrée de la pluie, de la poussière et des courants descendants.

Les ventilateurs de M. Wolpert et celui qui est représenté pl. III, fig. 5, trouvent également ici leur application.

— —

CHAPITRE VI.

ÉCLAIRAGE.

« Où les rayons du soleil ne pénètrent pas, le médecin entre, » dit un proverbe italien. La lumière solaire est en effet aussi indispensable à l'homme et aux animaux qu'elle l'est aux végétaux; l'observation journalière nous l'enseigne. Au milieu des causes multiples d'insalubrité qui se réunissent pour abréger la vie humaine dans les quartiers pauvres des grandes villes, il serait bien difficile de démêler la part qui doit être attribuée au défaut de lumière naturelle. Cependant, si peu concluants que soient les résultats auxquels on est arrivé en ce qui regarde l'influence des rayons solaires sur l'organisme, on ne peut la nier, bien que l'on n'en tienne pas toujours suffisamment compte. C'est ainsi que le goût actuel nous porte à reproduire dans nos appartements les dispositions du xvie et du début du xviie siècle, à adopter les ameublements sévères, les lourdes et sombres tentures qui procurent un demi-jour discret, à sacrifier enfin sans réserve à des tendances artistiques fort louables en elles-mêmes. Peut-être serait-il plus sage de laisser pénétrer la lumière en abondance dans les pièces que l'on occupe aux heures de la journée, et de choisir de préférence les couleurs qui l'absorbent le moins, puisque la myopie est la conséquence fatale d'un éclairage insuffisant pour les individus qui, s'adonnant aux travaux de l'esprit, soumettent leurs yeux à des efforts d'accommodation presque incessants.

Suivant les usages auxquels sont affectées les diverses pièces d'une habitation, il convient de leur donner une orientation spéciale qui assurera aux unes la pénétration des rayons solaires, aux autres simplement la lumière diffuse, plus douce, plus égale et plus favorable aux travaux délicats qui réclament la participation active des organes visuels. Aussi le cabinet de travail de l'homme d'études, les bureaux du négociant et du banquier, la chambre de couture bénéficieront-ils de l'orientation nord, nord-est ou nord-ouest ; on pourra sans nul doute adopter toute autre situation, mais alors on sera forcé de recourir fréquemment à l'emploi des rideaux, des stores et des jalousies pour s'abriter contre les rayons directs du soleil. Au contraire, les chambres à coucher, la salle à manger, les salons devraient recevoir une lumière directe, qui, loin d'offrir ici le moindre inconvénient, est une cause d'assainissement pour ces appartements, dont l'atmosphère est exposée à des causes périodiques de viciation.

Mais, pour que la lumière baigne convenablement tous les points des appartements, quelle est l'étendue à donner à la surface d'éclairage ? Il est évident que les dimensions relatives des fenêtres ne peuvent être les mêmes dans tous les cas et que pour obtenir la même somme de lumière l'on devra tenir compte de la largeur des rues, de la hauteur des habitations opposées, de la profondeur de la pièce, de la distance du sol, de l'orientation et du climat (¹).

(¹) Jusqu'en ces derniers temps il n'existait pas d'instrument qui permît de mesurer en degrés l'intensité de l'éclairage naturel. L'œil servait de photomètre. Suivant la quantité de lumière qui pénètre dans divers locaux, on ne peut, en effet, déchiffrer le même caractère d'impression qu'à la condition de le rapprocher plus ou moins de l'œil. En d'autres termes, l'acuité visuelle varie avec la valeur de l'éclairage. Le plus

Le nombre et les dimensions des fenêtres peuvent à peine être fixés trop haut ; la seule difficulté que l'on rencontre est due aux pertes de chaleur, qui croissent en raison de la multiplicité des surfaces vitrées. Mais on sait qu'on peut en grande partie y mettre obstacle par l'emploi des doubles fenêtres, auxquelles on peut reprocher, il est vrai, de

petit angle sous lequel on peut encore distinguer nettement un objet donne la mesure de l'acuité visuelle ; si l'angle est égal à une minute, on dit que l'acuité est $= 1$. D'une manière générale il est établi que cet angle doit augmenter lorsque l'éclairage devient plus faible, et il en résulte que si la lumière est défectueuse, on ne peut plus voir distinctement à la même distance que des objets plus grands ; pour voir avec la même netteté les mêmes objets, on est forcé de les rapprocher de l'œil. Ainsi l'acuité visuelle est considérablement réduite lorsque l'éclairage perd en intensité. Or, tous les ophtalmologistes s'accordent aujourd'hui pour admettre que la vision prolongée à courte distance et surtout dans de mauvaises conditions d'éclairage, dispose au plus haut point au développement de la myopie, on détermine des troubles oculaires chez les personnes qui, en raison de leur âge, ne sont plus exposées à contracter la myopie.

Les hygiénistes, qui se sont surtout préoccupés de l'éclairage des écoles, demandaient que l'élève le plus éloigné des fenêtres pût encore lire facilement un caractère diamant à une distance de 0^m30 (le caractère diamant ou de 3 points a une demi-ligne ou un millimètre et deux dixièmes de hauteur). En France, une commission nommée en 1882 par le Ministre de l'instruction publique a étudié d'une manière approfondie la question de l'éclairage naturel des écoles. Par l'organe de son rapporteur, M. le Dr Javal, elle a demandé que les salles de classe et d'études soient disposées de sorte qu'un œil placé au niveau de la table, à la place la moins favorisée, puisse voir directement le ciel dans une étendue verticale de 0^m30 au moins comptée à partir de la partie supérieure des fenêtres. » (*Hygiène des écoles primaires et des écoles maternelles.* Rapport d'ensemble par M. le Dr Javal. 1884, p. 130.)

On possède aujourd'hui deux instruments inventés par M. L. Weber, professeur de physique à Breslau, et au moyen desquels on peut apprécier l'intensité de la lumière naturelle et mesurer le coin limité du ciel que la vue embrasse d'un point déterminé d'un local. Dans une conférence faite devant le Congrès d'hygiène de La Haye, M. H. Cohn a exposé les résultats extrêmement intéressants que lui ont donnés les recherches qu'il a faites dans plusieurs écoles de Breslau. Nous empruntons les détails suivants à un travail qu'il a publié dans le n° 38 du *Deutsche medicinische Wochenschrift*, 1884.

Le photomètre de Weber permet de déterminer en quelques minutes le nombre de bougies qui devraient brûler à 1 mètre de distance d'une place quelconque, pour fournir un éclairage égal à celui que procure pour le moment la lumière diffuse du jour.

Le deuxième instrument du même physicien donne la mesure de l'angle d'espace (ω) qui représente le coin limité par tous les rayons extrêmes qui, partant d'un point, en rasant les bords des fenêtres ou les toits opposés, iraient rencontrer le ciel ; on peut donc apprécier ainsi la valeur de toute la lumière incidente. Si, au niveau du point éclairé, on dispose une lentille de 11.4 cent. de distance focale et derrière elle un papier sur lequel est dessiné un réseau de carrés de 2 millim. de côté, il se forme sur le papier une image renversée du segment du ciel qui est visible de cette place ;

notablement diminuer la lumière. Si ce correctif est adopté, il n'y a plus de motif pour ne pas éclairer les appartements aussi largement que possible.

La connaissance du minimum de surface d'éclairage admis par les hygiénistes servira de point de repère pour les cas où l'architecte est en présence de difficultés spéciales. Il est généralement reconnu que la surface des fenêtres doit représenter au moins le sixième et même le cinquième de l'aire du plancher. Dans son travail déjà cité, R. Baumeister dit que dans les locaux habités, les fenêtres doivent présenter au moins 1^{m2} de surface par 30^{m3} de capacité ([1]). Ces chiffres n'ont cependant rien d'absolu, et il faudra toujours prendre en considération les circonstances que nous avons mentionnées tantôt.

Les fenêtres devraient s'élever le plus près possible du plafond, car la lumière qui vient de haut est toujours la meilleure et la plus uniformément distribuée. Cette disposition a en outre l'avantage de favoriser la ventilation. Mais si la hauteur des fenêtres est, pour les appartements, une condition désirable, il est tout aussi important d'abaisser les allèges, de les rapprocher du plancher et d'élargir les baies.

on le dessine, et chaque carré de la figure répond à l'unité de mesure de l'angle d'espace. (La voûte céleste ainsi mesurée comprend environ 41,253 degrés carrés.) Au moyen de ce petit appareil, on peut également lire l'élévation ; les carrés éclairés par le ciel sont comptés et multipliés par le sinus de l'angle d'incidence $(\alpha)(\omega \sin. \alpha)$.

D'après les observations recueillies jusqu'ici par M. Cohn dans les écoles, la place la plus favorisée ne doit pas avoir un angle d'espace inférieur à 500°, la plus mauvaise un angle inférieur à 50°. Car, au-dessous de ce chiffre, la lumière n'équivaut même plus à celle de 10 bougies, quand le jour est sombre, et l'éclairage devient absolument insuffisant. 10 bougies représentent donc le minimum au-dessous duquel il n'est pas permis de descendre, lorsque le ciel est sombre. Malgré tout l'intérêt qu'ils présentent, nous ne pouvons reproduire les chiffres obtenus par M. Cohn dans les différents cas qu'il a considérés, et nous renvoyons à son intéressant travail le lecteur désireux d'approfondir ce sujet.

Lorsque l'angle d'espace est égal à 0, la lumière vient évidemment de la réflexion par les murs. Aussi la couleur a-t-elle une grande importance : plus ω est petit, plus claires doivent être les couleurs et les tentures dont les murs sont couverts.

Si nous avons cru utile de toucher un sujet qui, à première vue, semble être du ressort de l'hygiène scolaire, c'est que la lumière naturelle n'est pas moins nécessaire dans les habitations privées que dans les écoles et qu'il peut être intéressant de déterminer la valeur de l'éclairage. Nombre de travaux (lecture, écriture, dessin, couture, etc.) réclament la vision la plus nette possible, car si l'éclairage est défectueux, la myopie devient imminente.

([1]) *Loc. cit.*, p. 54.

La somme de lumière que fournit une fenêtre dépend beaucoup de la qualité du verre. Des expériences récentes ont démontré que :
Une glace polie 1/4 pouce d'épaisseur intercepte 13 p. c. de la lumière.

Verre en feuille (36 onces)	22 —	—
Glace coulée	30 —	—
Glace laminée (4 corrugations par pouce) .	53 —	— ([1]).

Le verre de bonne qualité est en outre préférable parce que la poussière y adhère moins et qu'il subit indéfiniment et sans altération les influences atmosphériques, tandis que la surface d'un verre de qualité inférieure devient tôt ou tard inégale.

Lorsqu'une rue est trop étroite ou une cour bordée de bâtiments trop élevés pour que les chambres du rez-de-chaussée puissent recevoir une lumière suffisante, on emploie des réflecteurs que l'on pose obliquement devant les fenêtres et qui renvoient vers l'intérieur la lumière du ciel. Ce système, très simple et presque inconnu en Belgique, est fréquemment appliqué en Angleterre([2]). Des mensurations photométriques ont démontré qu'un local peut recevoir de cette manière le double de la lumière qui y pénétrerait en l'absence du miroir. (Cohn.)

Pour l'éclairage des souterrains utilisés comme magasins ou comme

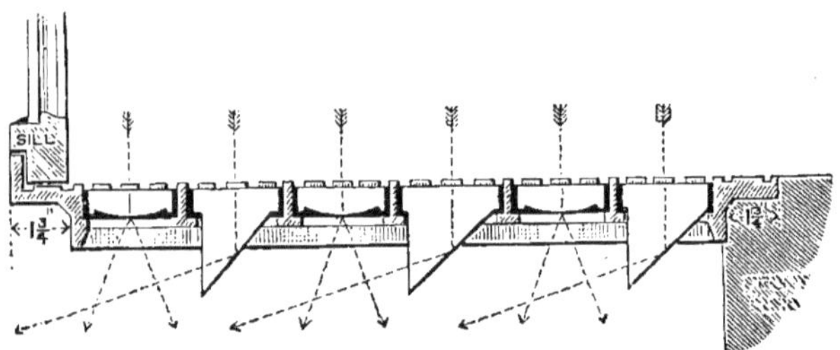

Fig. 87.

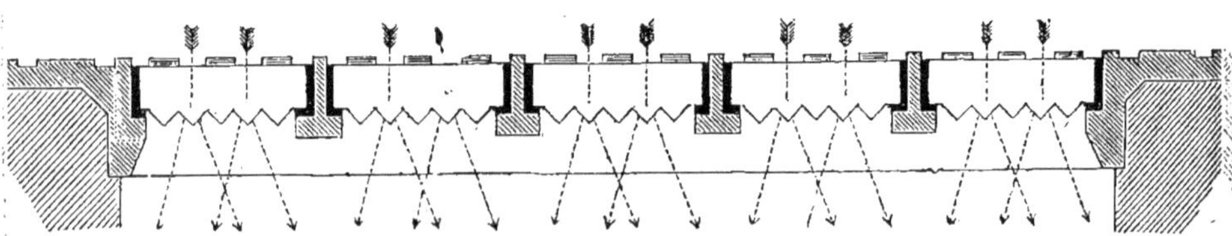

Fig. 88.

habitations, on emploie avec succès, en Angleterre, des lentilles ou

([1]) D. Galton, *loc. cit.*, p. 195.
([2]) P.-E. Chappuis, 69, Fleet street, London.

des prismes de différentes formes que l'on insère dans le pavement. Cet exemple mériterait d'être imité. Nous reproduisons (fig. 87 et 88) deux dispositifs très fréquemment adoptés et qui ont été imaginés par M. Hayward ([1]).

ÉCLAIRAGE ARTIFICIEL.

Tandis que la lumière solaire communique à l'air qu'elle traverse des qualités favorables, l'éclairage artificiel est pour l'air des lieux habités une cause de viciation et détermine une élévation de température à laquelle l'homme ne reste pas indifférent ; ajoutons à cela que la lumière artificielle est moins bien supportée par l'organe de la vue.

Nous aurons à étudier successivement :

I. Les matières éclairantes ;

II. Les appareils à l'aide desquels le pouvoir éclairant de chacune de ces substances est utilisé ;

III. Les dispositions à adopter pour se mettre à l'abri des inconvénients inhérents à divers systèmes d'éclairage.

Matières éclairantes. — Les substances qui servent à l'éclairage sont solides, liquides ou gazeuses ; on fait également usage d'un fluide impondérable, l'électricité. Avant d'énumérer ces corps et de les décrire, il est nécessaire d'indiquer brièvement les conditions auxquelles ils doivent satisfaire.

Les corps qui brûlent dans l'air atmosphérique ou dans l'oxygène pur, c'est-à-dire qui se combinent à ce gaz avec dégagement de chaleur et de lumière, peuvent brûler avec ou sans flamme. La combustion s'accompagne d'une flamme si le corps est lui-même un gaz combustible ou bien si, à la température développée pendant la combustion, il fournit des gaz ou des vapeurs combustibles ; c'est ainsi que le gaz hydrogène brûle avec flamme ; que le soufre, le phosphore, le zinc, qui prennent l'état gazeux, le potassium, l'huile, la cire, le bois, qui donnent naissance à des produits de décomposition gazeux et combustibles (le gaz des marais et l'éthylène entre autres), brûlent avec flamme. Le fer, le carbone, au contraire, étant des corps fixes et ne donnant pas de produits combustibles volatils, passent simplement au rouge.

[1] Hayward et Eckstein, Union Street, 187, Borough, London S. E.

Une flamme est donc un corps gazeux en ignition. On a admis longtemps que le pouvoir éclairant d'une flamme dépend de la présence d'un corps solide en ignition (particules charbonneuses dans la flamme du gaz — combustion du magnésium, — chaux, magnésie dans la flamme du gaz oxhydrique ou lumière Drummond). Cependant, des expériences récentes semblent devoir faire admettre que l'état d'ignition d'hydrocarbures très condensés détermine l'éclat des flammes, en partie du moins, sinon exclusivement. Il est en outre établi que la température à laquelle un corps brûle a une influence décisive sur son pouvoir éclairant. (Deville.)

Ce qui vient d'être dit s'applique aux flammes des bougies et des lampes. Le suif, la cire, la stéarine, la paraffine, qui sont les matières constituantes des chandelles, des cierges et des bougies, les huiles, subissent à la chaleur de la flamme une décomposition analogue à la distillation sèche, et les gaz combustibles qui sont mis en liberté, et principalement le gaz des marais et l'éthylène, sont cause que ces substances brûlent avec flamme.

S'agit-il des bougies, la flamme détermine d'abord la fusion de la cire ou de la stéarine; la matière fondue se collectionne dans une dépression d'où, s'élevant ensuite par capillarité le long des fibres de la mèche, elle arrive à la flamme, qui la transforme en **gaz** d'une manière continue; ces gaz, chauffés à une haute température, finissent par brûler avec flamme dans l'oxygène de l'air.

Si l'on souffle la bougie et qu'on approche des vapeurs qui en émanent un corps enflammé, elles s'enflamment et le feu se propage à la mèche. — On peut donc considérer une bougie comme un appareil très simple dont la substance se transforme continuellement en gaz et vapeurs combustibles, surtout en gaz des marais et éthylène, qui sont immédiatement consumés. Dans une fabrique de gaz, ce sont au fond les mêmes produits que l'on recueille, et qui, purifiés, sont distribués au moyen de canaux. Comme le dit Ph.-Th. Büchner, les processus de l'éclairage au gaz se retrouvent dans le cadre étroit de l'éclairage vulgaire.

L'éclat des flammes est surtout déterminé par l'éthylène ($C^2 H^4$) qui, sous l'action d'une chaleur élevée, se décompose en gaz des marais et carbone. Pour qu'une substance brûle avec une grande intensité lumineuse, il faut donc qu'elle soit riche en hydrocarbures lourds, pouvant abandonner à une haute température une quantité considérable de carbone; et les matières organiques qui renferment un excès de carbone et d'hydrogène par rapport à l'oxygène seront seules en état de fournir un courant gazeux riche en hydrocarbures lourds, car lorsqu'elles décomposent à haute température, l'oxygène ne s'empare que d'une faible quantité de carbone, la vapeur d'eau formée (qui diluerait les gaz) est peu abondante et le carbone reste essentiellement uni à l'hydrogène.

Il faut, d'autre part, que le carbone n'existe pas en trop grand excès ; ainsi, les hydrocarbures brûlent sans fuliginosités lorsqu'ils renferment six parties en poids de carbone contre une d'hydrogène, tandis que la flamme devient fuligineuse si la proportion de carbone est plus forte ; et cela est le cas pour l'essence de térébenthine, qui contient 7.5 de carbone pour 1 d'hydrogène.

Disons, enfin, deux mots de la constitution de la flamme. Si l'on considère attentivement la flamme d'une bougie, on y distingue quatre zones : 1° un noyau central sombre et froid, formé par les gaz mis en liberté et non encore brûlés ; 2° une enveloppe d'un bleu azuré entoure vers le bas la zone précédente ; en ce point, les gaz combustibles se mélangent à l'air et brûlent en fournissant de l'oxyde de carbone et avant d'avoir mis en liberté le carbone indispensable à la luminosité ; la température est particulièrement basse à ce niveau ; 3° une enveloppe blanche ou d'un blanc jaunâtre et particulièrement lumineuse entoure supérieurement le noyau central ; la température y est si élevée, que les hydrocarbures lourds se décomposent en hydrocarbure léger ou en hydrogène et charbon. Dans cette zone se fait une combustion partielle ; l'oxygène qui pénètre dans la flamme transforme une partie du carbone en oxyde de carbone, et la chaleur ainsi produite, ainsi que celle provenant de la partie extérieure de la flamme (du voile), porte à l'incandescence le carbone restant, ce qui détermine l'éclat propre à cette région ; 4° le voile, qui entoure tout le corps de la flamme, possède un pouvoir éclairant excessivement faible et est à peine visible. C'est là que les gaz très chauds provenant des régions intérieures, et principalement l'oxyde de carbone et l'hydrogène, rencontrent à très haute température l'oxygène et brûlent en donnant de l'acide carbonique et de l'eau.

Le voile représente la partie la plus chaude de la flamme, et le maximum de température se rencontre à son sommet ([1]).

Ces préliminaires étant posés, nous passons à l'examen des matières éclairantes.

([1]) PH.-TH. BUCHNER. *Lehrbuch der anorg. Chemie.* 2te Aufl., p. 436.

Parmi les matières solides, nous citerons les chandelles de suif, les bougies de cire, de spermaceti ou blanc de baleine, de stéarine et de paraffine.

Chandelles de suif. — Elles ne sont plus guère employées, et pour cause ; si leur prix est minime, leurs inconvénients sont nombreux.

La mèche volumineuse ne se consume jamais complètement, et pour lui conserver la longueur convenable, on est obligé de la couper (ou moucher) continuellement, sinon on perd les trois quarts de la puissance lumineuse. La flamme est, d'ailleurs, très vacillante.

Une chandelle des six (à la livre) perd, en brûlant, 11 grammes par heure ; la combustion de 1 kilogramme de suif réclame $10^{m3}352$ d'air ; 1 gramme de suif, en brûlant, élève de 0 à 100° la température de $100^{gr.}35$ d'eau.

Une chandelle des six échauffe en une heure $3^{m3}560$ d'air de 0 à 100° C. A la température moyenne et à $0^{m}15$ de distance, une chandelle fait monter le thermomètre de 1° C. ; de 0.4 si la distance est portée à $0^{m}30$. Si l'on représente par 100 l'intensité lumineuse d'une lampe carcel de $0^{m}029$ de diamètre, celle d'une chandelle sera égale à 10.66.

La combustion est d'ailleurs incomplète, et l'air est souillé par des carbures hydriques, de l'oxyde de carbone, de l'acide carbonique, des acides stéarique, margarique, oléique, de l'acroléine, des substances empyreumatiques, du charbon, etc., ce qui explique l'odeur nauséabonde, caractéristique de ce mode d'éclairage, et l'action irritante qu'il exerce souvent sur les organes respiratoires.

Bougies. — Elles sont d'habitude fabriquées au moyen de la stéarine. La mèche est moins volumineuse que celle des chandelles et elle est tressée de telle sorte qu'en se détordant pendant la combustion, elle s'incurve et que l'extrémité arrive dans la région externe (le voile), où elle est totalement consumée, grâce à la haute température qui règne dans cette zone. La mèche est imprégnée d'acide borique ou d'acide phosphorique, ce qui assure la combustion complète.

Les oscillations verticales de la flamme sont moins nombreuses et moins étendues.

La perte de poids par heure varie entre $8^{gr}91$ et $9^{gr}55$ et même $10^{gr}4$ (bougie normale de Munich).

La consommation d'air est de $10^{m3}419$ par heure et par kilogramme de cire.

Un gramme d'acide stéarique fournit 9,700 calories ; une

bougie de stéarine perdant 10 grammes par heure donnerait donc 2,328,000 calories en un jour. (Soyka.)

Une bougie de cire élève la température de $3^{m3}007$ d'air de 0 à 100° C.

A la température moyenne et à 0^m15 de distance, une bougie fait monter le thermomètre de 1°5 ; à 0^m30, de 0°5. — L'intensité lumineuse d'une lampe carcel étant 100, celle d'une bougie de stéarine est représentée par 14.30. — Les produits de la combustion sont : Un peu d'hydrogène carboné, de l'anhydride carbonique, une huile épaisse, une matière colorante et du charbon. Les vapeurs qui se dégagent sont bien moins irritantes et moins odorantes que celles mises en liberté par la combustion des chandelles ([1]).

Les bougies de paraffine ont une mèche plus mince encore, le point de fusion de la paraffine (44°) étant inférieur à celui de la stéarine (68°). Elles perdent par heure $7^{gr}7$.

La bougie normale anglaise de spermaceti perd par heure $7^{gr}82$.

Huiles grasses. — On emploie surtout les huiles de colza, d'olives, de poisson et de pavots, la première après épuration préalable. Leur importance a beaucoup diminué depuis l'introduction du pétrole.

La quantité d'huile brûlée en une heure varie dans des limites très étendues, suivant le système de lampe et les dimensions du bec.

Les chiffres suivants permettront de se faire à cet égard une idée approximative :

Lampe à mèche plate . . .	11 grammes par heure.	
— astrale	$26^{gr}71$	—
— à réservoir supérieur .	45 grammes	—
— à pression mécanique .	60	— ([2]).

Un kilogramme d'huile de colza consomme, en brûlant, l'oxygène contenu dans $11^{m3}219$ d'air.

Une lampe modérateur élève en une heure la température de

([1]) L'air étant absolument calme et la flamme normale, M. Fischer n'a trouvé dans les gaz recueillis immédiatement au-dessus de la pointe de bougies de stéarine ou de spermaceti que des traces de gaz combustibles, qui parfois même faisaient complètement défaut ; mais dès que la flamme vacillait, la combustion devenait incomplète. (*Ueber künstl. Beleuchtung. 10te Versamml. d. D. Vereins f. öff. Gesundheitspflege. zu Berlin, in D. Vierteljahrsschr. f. öff. Gesundheitspflege. XV. Bd.*, p. 621.)

([2]) D'après les expériences de Schilling, une lampe carcel de Paris brûle par heure 42 grammes d'huile de colza épurée.

$20^{m3}167$ d'air de 0 à 100°. A la distance de 0^m15 et à la température moyenne des appartements, elle détermine une élévation thermométrique de 3°8 C, et à 0^m30 une ascension de 1° 1 C.

Le pouvoir éclairant d'une lampe qui consomme $22^{gr}4$ d'huile par heure équivaut à celui de 4 bougies normales. Toutes les lampes de construction ancienne donnent, particulièrement quand on les éteint, des vapeurs odorantes où l'on retrouve du charbon, des carbures hydriques, de l'oxyde de carbone, de l'acide carbonique, de l'azote ; ces vapeurs irritent vivement les voies respiratoires et vicient l'air à un haut degré.

Huiles volatiles. — Le pétrole brut naturel est un mélange très variable, consistant ou très fluide et composé de substances solides à la température ordinaire (paraffine) et de gaz dissous dans un liquide dégageant des vapeurs. Le pétrole est surtout formé par des hydrocarbures. Ses parties constituantes sont loin de présenter toutes le même point d'ébullition ; pour les unes, il n'est guère supérieur à 0° C. ; pour d'autres, il atteint 30°, 68° et même 280°, 360° C. et davantage.

Le pétrole brut étant soumis à la distillation fractionnée, on en retire : 1° des huiles légères très volatiles ; 2° des huiles lourdes, moins volatiles ; 3° une huile riche en paraffine et impropre à l'éclairage ; 4° un résidu charbonneux ou poisseux.

Le pétrole rectifié a une densité de 0.795 à 0.804 ; il est essentiellement constitué par les huiles lourdes ; le naphte cependant ne doit pas en être absolument absent, sinon le pétrole brûle difficilement et fume.

Son point d'ébullition varie entre 26 et 72° C. ; en France, on interdit l'usage des huiles qui entrent en ébullition à une température inférieure à 35° C. ; en Amérique, la limite admise est de 43°5 C., et Roth et Lex voudraient qu'elle fût élevée à 52° C. Les vapeurs ne s'enflamment qu'à la condition d'être mélangées à l'air ; avec 3 volumes d'air, elles brûlent tranquillement ; avec 4-8 volumes d'air, elles donnent lieu à une explosion violente. Toute huile qui, chauffée à 40° C. (à 34°, d'après M. Soyka), se laisse enflammer par un corps en ignition tenu à une distance de 1/2 pouce, doit être considérée comme dangereuse ; si elle ne prend feu qu'à une température supérieure à 48°, elle est impure (¹).

(¹) En Allemagne, toute huile qui à la pression barométrique de 760 millim. donne des vapeurs inflammables lorsqu'elle est chauffée à moins de 21° C., est considérée

De l'huile qui bout à 51-52° seulement ne donne lieu à une explosion que si l'on agite vivement la lampe, de manière à mélanger intimement les vapeurs et l'air, et si en même temps la vapeur est artificiellement chauffée. — Un autre danger du pétrole est sa grande dilatabilité.

L'intensité lumineuse du pétrole est très considérable.

Pour obtenir 100 bougies par heure, il suffit de brûler 280 grammes dans une lampe munie d'un grand bec rond. (Voir plus loin le tableau dressé par M. Fischer.)

Gaz d'éclairage. — On l'obtient industriellement par la distillation sèche de matières organiques diverses (houille, bois, tourbe, huile de schiste, débris de diverses sortes, etc.) : on recueille un résidu fixe à la température à laquelle on opère et des produits volatils qui, après refroidissement et condensation, se séparent en un liquide aqueux, un liquide oléo-résineux (goudron) et des gaz permanents. Ceux-ci forment la base du gaz d'éclairage ; les uns (acide carbonique, oxyde de carbone, hydrogène, gaz des marais) ne possèdent qu'un pouvoir éclairant faible ou nul ; le gaz oléfiant ou éthylène, au contraire, dégage, en brûlant, une vive lumière. Avant d'être livré aux consommateurs, le gaz est lavé et épuré ; ces opérations ont pour but de le débarrasser de produits toxiques : ammoniaque, acide carbonique, acide sulfhydrique, acide cyanhydrique, acide sulfocyanhydrique et quelques autres substances combinées à l'ammoniaque. Au surplus, la composition du gaz purifié est très variable ; mais toujours le gaz des marais, l'hydrogène et l'oxyde de carbone représentent la plus grande partie de ce mélange de gaz et de vapeurs. Au nombre des corps que le **gaz d'éclairage** contient, il convient de signaler comme ayant pour l'homme une importance toute spéciale : d'abord, l'ammoniaque, qui se retrouve à l'état de cyanure ammonique très toxique, et, notamment dans le cas où la combustion complète est empêchée ; l'ammoniaque peut encore donner lieu à la formation d'acide nitreux ; des produits sulfurés (sulfure de carbone, hydrogène sulfuré et sulfure de cyanogène) qui, en brûlant, donnent de l'anhydride sulfureux, qui provoque une irritation des organes respiratoires chez certaines personnes et exerce sur les plantes une action nuisible ; l'oxyde de carbone, dont la proportion est surtout très forte, s'élève de 3 à 6.6 p. c. en volume, s'il

comme ne pouvant être employée à l'éclairage que moyennant des précautions spéciales.

s'agit de gaz à la houille, et beaucoup plus haut encore, si le gaz est obtenu par la distillation du bois et de la tourbe ; c'est à sa présence que le gaz d'éclairage doit surtout son action toxique ; grâce à l'emploi de becs bien construits, non seulement l'oxyde de carbone contenu dans le gaz est brûlé exactement, mais encore celui que l'air pourrait contenir serait consommé. (Gréhant.) Le gaz des marais rend le gaz d'éclairage explosible lorsqu'il est mélangé à l'air. Une explosion est possible lorsque l'air renferme de 10 à 20 p. c. de gaz ; elle est la plus violente lorsque la proportion de gaz s'élève à 15 à 20 p. c. Un mélange qui ne renferme plus que 5 p. c. de gaz cesse d'être inflammable ; il en est de même quand la proportion est de 29 p. c. (Mallard, v. Than, cités par Soyka.) Un kilogramme de gaz consomme, en brûlant, l'oxygène qui est contenu dans $13^{m3}620$ d'air. M. Fischer, prenant pour base le gaz de Hanovre, nous apprend que 1 mètre cube réclame pour sa combustion $1^{m3}12$ d'oxygène et donne $0^{m3}570$ ou $1^{kg}13$ d'acide carbonique et $1^{kg}07$ de vapeur d'eau. Le gaz développe, en brûlant, une chaleur considérable : un bec qui consomme 138 litres par heure élève dans le même temps la température de 154 mètres cubes de 1 à 100°. Un thermomètre placé à $0^{m}30$ d'un bec muni d'un verre accuse une élévation de 2° C, et de 6°, si la distance est réduite à $0^{m}15$. M. Cohn a constaté qu'un thermomètre couvert de noir de fumée, tenu à $0^{m}10$ de distance d'un bec d'Argand équivalant à 10 bougies normales, prit en dix minutes une température supérieure de 23°5 C. à celle de la chambre, qui était de 14° ; — dans une deuxième expérience, la température de l'appartement étant de 12° C., le thermomètre monta de 22° 6 ; — à $0^{m}20$ de distance, une pile thermo-électrique montra un écart de 72°, ce qui correspond à 6° C. Hammond a vu sous l'action d'un bec simple, la température d'une chambre de 1,600 pieds cubes s'élever de 12°8 à 17°2 et se maintenir à ce degré pendant plusieurs heures. Enfin, Wazon a calculé que le bec Bengel, brûlant 105 litres de gaz par heure, produit 715 calories et est en état d'échauffer de 13° les 176 mètres cubes nécessaires pour maintenir l'air au titre de 1 p. m. d'acide carbonique. Il admet que la production d'acide carbonique s'élève à 88 litres par heure.

Photométrie. — Lorsqu'on se propose de comparer entre elles les diverses matières éclairantes et de déterminer la quantité de chacune d'elles qui permet d'obtenir un même effet, on doit avant tout s'entendre sur l'unité de lumière. En Allemagne, on a adopté la bougie

de paraffine (6 à la livre) comme bougie normale ; en Angleterre, la
bougie de spermaceti. On ne doit pas cependant se dissimuler qu'il
est difficile de fabriquer des bougies possédant toujours le même pouvoir éclairant : la paraffine obtenue par cristallisation présente une
composition constante, mais il est à peu près impossible d'éviter que
la mèche présente certaines irrégularités. Quoi qu'il en soit, on prendra comme lumière normale celle qui est fournie par une bougie perdant 10 grammes en une heure.

Mais quel est le minimum de lumière que l'œil réclame ? Comme
le disait très bien M. H. Cohn au Congrès d'hygiène de Berlin, il
est difficile de fixer une limite, car il existe sous ce rapport de
grandes différences individuelles, et le minimum admissible n'a pas
encore été déterminé exactement. M. Cohn est d'avis que l'éclairage
artificiel doit permettre à un œil normal de lire à 0^m50 de distance
le caractère diamant le plus fin de l'échelle n° 0.5 de Snellen ([1]). Au
surplus, la détermination du minimum d'intensité lumineuse importe
peu : *il n'y a jamais trop, il n'y a jamais assez de lumière artificielle,* dit M. Javal, et M. Cohn, qui se range à cet avis, ajoute
avec raison que si la lumière est trop vive, on peut toujours la
modérer, tandis qu'on ne peut pas se protéger contre un éclairage
insuffisant.

La mesure des intensités relatives de deux lumières s'obtient au
moyen des photomètres. Très simple à première vue, la photométrie
est cependant entourée de nombreuses difficultés pratiques et elle ne
donne que des résultats approximatifs.

Wagner a dressé le tableau ci-dessous, où sont inscrites pour les
diverses matières éclairantes : la consommation par heure, l'intensité
lumineuse, c'est-à-dire la lumière obtenue à dépense égale de matière,
la clarté pour 10 grammes de substance, et enfin le pouvoir éclairant, qui représente la lumière obtenue à prix égal.

([1]) L'échelle de Snellen, comme toutes les échelles typographiques dont font usage
les ophtalmologistes, se compose d'un certain nombre de séries de lettres de grandeur différente qui doivent être vues à des distances déterminées par un œil jouissant
d'une acuité visuelle moyenne.

α Matières éclairantes.	β Consommation par heure en grammes.	γ Intensité lumineuse 1 bougie de cire = 100.	δ Clarté pour 10 grammes de matière.	ε Pouvoir éclairant la bougie de cire =100.
Cire	9.02	102.00	111.02	100
Stéarine	9.94	95.50	96.03	84
Blanc de baleine	8.87	108.30	123.17	108
Suif	8.87	90.25	101.70	90
Paraffine (1re qualité) . . .	8.83	„	94.69	83
Id. (2e qualité)	8.49	„	139.87	123
Huile de colza (lampe modérateur)	40.69	694.00	170.07	159
Huile de colza (lampe de cuisine).	7.33	45.67	62.30	55
Id. (lampe d'étude) .	9.86	114.10	115.80	102
Photogène	20.02	„	149.03	131
Huile solaire	26.82	„	225.64	199
Pétrole	15.60	„	174.40	180
Pétrole	8.90	„	186.10	195

Plus récemment, M. Fischer a voulu déterminer la quantité des divers agents éclairants qu'exigerait la production horaire de 100 bougies normales, nécessaires pour éclairer une chambre de dimensions moyennes. Dans le tableau qu'il a publié et que nous reproduisons, sont encore indiqués les prix et les produits de la combustion (eau, acide carbonique et chaleur).

POUR OBTENIR 100 BOUGIES PAR HEURE.			PRODUITS DE LA COMBUSTION.		
Nature de l'éclairage.	Quantité.	Prix.	Eau.	Acide carbonique.	Chaleur.
		Pf.	Kilog.	m3 à 0°	Calories.
Lumière électrique (arc voltaïque	0.09—0.25	5.4—12.3	0	0	57—158
Lumière électrique (incandescence)	0.46—0.85	14.8—14.9	0	0	290—536

POUR OBTENIR 100 BOUGIES PAR HEURE.			PRODUITS DE LA COMBUSTION.		
Nature de l'éclairage.	Quantité.	Prix.	Eau.	Acide carbonique.	Chaleur.
	Cheval-force.	Pf.	Kilog.	m³ à 0°	Environ.
Gaz d'éclairage (lampe régénératrice Siemens) . .	0.35—0.56^{m3}	6 3—10.1	—	—	1500
Gaz d'éclairage (bec d'Argand)	0.8—2.0^{m3}	14.4	0.86	0.46	4860
Gaz d'éclairage (bec Manchester)	2—8^{m3}	36.0	2.14	1.14	12150
Pétrole (grand bec rond) .	0.28 kilog.	5.0	0 37	0.44	3360
Id. (petit bec plat) . .	0 60 "	10.8	0.80	0 95	7200
Huile solaire (lampe de Schuster et Baer) . . .	0.28 "	5.3	0.37	0.44	3360
Huile solaire (petit bec plat).	0.60 "	11.4	0.80	0.95	7200
Huile de colza (lampe carcel).	0.43 "	41.3	0.52	0.61	4200
Id. (lampe de cabinet)	0.70 "	67.2	0.85	1.00	6800
Paraffine	0.77 "	139	0.99	1.22	9200
Spermaceti	0.77 "	270	0 89	1.17	7960
Cire.	0.77 "	308	0.88	1.18	7960
Stéarine	0.92 "	166	1.04	1.30	8940
Suif	1.00 "	160	1.05	1.45	9700

Le pouvoir éclairant (ε) du gaz d'éclairage varie selon les localités. En prenant pour mesure commune l'intensité lumineuse d'une

(¹) *Loc. cit.*, p. 620.

Les frais de l'éclairage électrique sont établis d'après les résultats d'expériences faites à Strasbourg. D'autre part, l'auteur, se basant sur les recherches de Schilling, admet qu'une lampe carcel brûle par heure 42 gr. d'huile de colza épurée, que la bougie normale de Munich perd dans le même temps 10.4 gr. de stéarine, la bougie allemande de l'Union 7.7 gr. de paraffine, la bougie normale anglaise 7.82 gr. de spermaceti. Les calculs sont établis d'après les prix de Hanovre : 1^{m3} de gaz-lumière, fr. 0.22 (y compris les intérêts et l'amortissement des frais de canalisation); 1 kilo d'huile de pétrole, fr. 0.22 ; 1 kilo d'huile solaire, fr. 0.24 ; stéarine et paraffine à fr. 2.25 ; suif à fr. 2.00 ; l'huile de colza épurée à fr. 1.20 ; spermaceti à fr. 4.37, et cire à fr. 5.00.

lampe carcel brûlant en une heure 42 grammes d'huile de colza épurée, Payen a établi comme suit la dépense comparée des divers éclairages :

Centimes.

Bougies stéariques de 10 au kilog., 63 gr. à 3 francs le kilog.			19.00	par heure.
Chandelles (dont la lumière est toujours extrêmement variable)				
	80 gr. à fr. 0.80 le kilog.		14.35	—
Huile de colza épurée	42 — à	1.40 —	5.88	—
100 litres de gaz de houille (becs				
usuels)	50 — à	0.30 le m^3	3.00	—
85 litres de gaz de houille (becs				
à air chaud) . . . . ,	42.5		2.55	—
66 litres de gaz de houille, plus				
2 gr. 80 de carbures vo-				
latils	36 — à		2.40	—
25 litres de gaz de houille de				
boghead	25 — à	1.00 le m^3	2.50	—

APPAREILS D'ÉCLAIRAGE. — Nous n'avons rien à dire des chandelles et des bougies, dont l'emploi ne réclame que des appareils extrêmement simples. Il ne nous reste donc à parler que des lampes à l'huile grasse, au pétrole et des appareils au gaz.

Lampes à l'huile grasse. — Les lampes à mèche circulaire, munies d'un verre (lampes à double courant), donnent une flamme très éclatante, ne s'accompagnant pas de fumée, si l'on a soin de maintenir le tirage de manière à brûler complètement les vapeurs qui se dégagent ; ce à quoi l'on arrive en réglant convenablement l'arrivée de l'air et en veillant à ce que l'huile monte en assez grande abondance pour baigner la mèche, pour la maintenir à une température assez basse et l'empêcher de se charbonner.

Les systèmes employés sont peu nombreux ; il nous suffira de citer en premier lieu la lampe de cabinet, à pression, imaginée par Proust ; elle possède un réservoir situé à la hauteur de la flamme et réuni au bec par un canal de petit diamètre ; l'huile en excès est recueillie dans un godet. La mode a fait revivre momentanément un appareil de beaucoup inférieur sous tous les rapports aux lampes à pression mécanique.

La lampe carcel est aujourd'hui abandonnée : l'ascension de l'huile y était obtenue au moyen d'une petite pompe foulante mise en jeu par un mouvement d'horlogerie ; coûteux et sujet à se déranger, cet appareil a été supplanté par la lampe modérateur de Franchot : un ressort à boudin fait descendre un piston qui, par sa pression, élève l'huile dans l'intérieur d'un tube vertical immergé dans le réservoir. Cette lampe se distingue par la simplicité du mécanisme, qui fait arriver l'huile à la mèche, sa stabilité, l'élégance de sa forme, l'égalité avec laquelle l'huile afflue, la facilité d'entretien et l'absence d'ombre.

Lampes à pétrole. — Le liquide ne subit pas de décomposition, comme cela est le cas pour les bougies et les lampes à l'huile grasse ; l'appareil est simplement destiné à brûler les vapeurs qui se forment aux dépens du liquide au voisinage du bec. Les lampes à pétrole sont des lampes aspirantes, et elles doivent être construites de manière que le niveau de l'huile dans le réservoir reste toujours à une distance suffisante de la flamme ; le réservoir est ainsi à l'abri d'un échauffement qui déterminerait une évaporation rapide et, par suite, une explosion. La mèche plate ou circulaire doit être nettement coupée et dépasser à peine le rebord du bec. Si celui-ci est rond, l'air arrive en excès, la consommation d'huile est plus forte sans que l'intensité lumineuse augmente en proportion ; on y remédie en restreignant le nombre des orifices qui livrent passage à l'air ; les frais peuvent être ainsi diminués d'un tiers. On a reproché aux lampes à pétrole de donner de l'odeur ; mais ce fait ne se présente que si la flamme est trop grande ou trop petite, ou si la lampe n'est pas bien entretenue. Nous nous bornerons à citer les lampes perfectionnées de Güntner, d'Ermen, de Cohn, de Liétard, qui mettent à l'abri des explosions et du danger d'incendie.

Éclairage par le gaz. — Par lui-même, le gaz est toxique, et l'oxyde de carbone est bien certainement le corps qui le rend si dangereux ; d'autres produits peut-être contribuent à lui donner ses propriétés délétères ; mais parmi les gaz qui entrent dans sa composition, l'hydrogène, le gaz des marais et l'éthylène sont indifférents. Quoi qu'il en soit, on ignore encore quelle est la quantité exacte de gaz d'éclairage qui peut déterminer chez l'homme l'intoxication ; dans tous les cas, elle est inférieure à celle qui est nécessaire pour la formation d'un mélange explosif.

Mais les accidents auxquels nous faisons allusion sont loin de se montrer d'une manière exclusive dans les habitations éclairées au gaz ; il peut très bien se faire qu'ils éclatent dans une maison sans relation directe avec les canaux de distribution, et simplement parce que le gaz, s'échappant des tuyaux au niveau d'une fissure, des joints où des points de jonction des condensateurs ou des obturateurs, s'est infiltré à travers le sol jusque dans l'intérieur de l'habitation. En pareil cas, les accidents éclatent d'une manière d'autant plus inopinée que le gaz, en traversant le sol, se dépouille souvent des carbures d'hydrogène lourds et des vapeurs odorantes, et que sa présence n'est plus décelée par son odeur caractéristique. Des précautions minutieuses doivent donc être prises pour que la déperdition dans le parcours souterrain soit aussi faible que possible : les tuyaux en fonte à cordon et emboîtement avec joints coulés en plomb et matés, et les tuyaux en tôle à joints précis, offrent le plus de garanties. Le plus souvent, l'odeur toute spéciale du gaz nous met sur nos gardes ; d'après Berthelot, elle serait due surtout au sulfure de carbone, à la benzine, à la naphtaline et à l'acétylène. Lorsque le gaz représente 1/11 du volume de l'air, l'odeur est très intense ; elle est très caractéristique entre 1/30 et 1/50, encore reconnaissable en 1/400 et 1/750 et douteuse à 1/1000. (Tourdes.)

La déperdition du gaz par les tuyaux de rue est parfois considérable : à Berlin, elle est de 5 p. c. seulement ; à Londres, de 8 à 25 p. c. (Roth et Lex.) D'après Layet, la perte s'élève, à Paris, à 15 millions de mètres cubes annuellement, ce qui représente 250,000 mètres cubes par kilomètre carré.

Dans les maisons, on peut remplacer les tuyaux en fonte par des tuyaux de plomb, d'étain ou de laiton ; mais on y renonce le plus souvent à cause de leur prix élevé. Le cuivre doit être évité, surtout lorsque le gaz est mal purifié et contient de l'ammoniaque ; il donne lieu à la formation d'un composé de cuivre et d'acétylène, qui fait explosion à une température supérieure à 200° C. et même sous l'influence d'un choc, d'un grattement ou d'un souffle.

Avec le temps et par l'action de l'eau de condensation, qui renferme de l'ammoniaque et des traces d'acide sulfhydrique, des fissures peuvent se former de dedans en dehors ; il peut s'en produire en sens inverse, simplement sous l'action de l'humidité. Ce sont les tuyaux de cuivre qui sont les plus sensibles à ces influences ; mais avec les années les tuyaux de fer peuvent être également complètement détruits.

La forme du bec, en réglant l'écoulement gazeux et l'arrivée de l'air, a une influence marquée sur le pouvoir éclairant. Nous citerons :

1° Le bec bougie, à trou circulaire, à peu près abandonné ;

2° Le bec fendu ou papillon, qui se termine par une petite sphère creuse, fendue longitudinalement ; il donne la surface de flamme la plus large et la plus développée (aile de chauve-souris ou papillon) ;

3° Le bec manchester, à deux orifices placés en regard l'un de l'autre et inclinés l'un sur l'autre de 100° environ ; il donne un rayon de gaz unique dans un plan perpendiculaire à celui des jets partiels ;

4° Le bec d'Argand ou bec rond, en porcelaine ; il présente 20 petits trous, séparés les uns des autres par un intervalle de 3 millimètres et constituant par leur réunion une couronne ; le gaz, en s'échappant par ces orifices, forme une colonne incandescente. Dans le bec de Dumas, les trous sont remplacés par une étroite fente circulaire, ce qui facilite le nettoyage.

Le bec Siller-Argand, qui est constitué par des tubes disposés de telle sorte que deux courants d'air concentriques arrivent à la surface interne de la flamme et deux à la surface externe. C'est au réglage et à la division du courant d'air qu'il faut attribuer les excellents résultats que donne ce système, auquel on combine un régulateur automatique de la pression du gaz, qui permet de réduire la dépense à 144,173 ou 200 litres par heure ; suivant le volume de gaz consommé, la cheminée doit avoir 0^m17, 0^m20 ou 0^m25 de hauteur.

Le bec Sugg, plus connu sous le nom de « New London Argand », est construit de manière que le gaz arrive à la chambre de combustion avec la vitesse la plus faible et la température la plus basse possible : la surface totale de l'orifice d'entrée du gaz est inférieure à celle de l'orifice de sortie placé à la base de la flamme, à peu près dans la proportion de 1 : 6. Il n'existe qu'un seul canal pour l'air ; et il est placé à l'intérieur de la flamme.

Les becs ronds exigent un verre. Avec eux, la combustion est plus complète.

Si l'on emploie un bec d'Argand, plus grand est l'excès de l'air, plus basse devient la température de la flamme et plus faible également le pouvoir éclairant, jusqu'à ce que, la flamme subissant une réduction continue, la température soit devenue finalement si basse, qu'une partie des gaz sont mis en liberté incomplètement brûlés. (Fischer.) Il est donc désirable de régler l'arrivée de l'air. — On préfère les becs à flamme plate dans les locaux où règnent des courants d'air, les becs ronds étant fort sensibles à l'action du vent. Dans les appartements, on ne devrait faire usage que de becs à galerie, qui donnent une lumière plus fixe et assurent une combustion plus complète.

Si le gaz est riche, les becs à flamme plate fournissent le maximum de lumière pour la même dépense de gaz; il est, au contraire, plus avantageux de brûler dans les becs à galerie le gaz de houille ordinaire.

En toute circonstance, le gaz ne doit arriver au brûleur que sous la pression la plus faible possible (car l'intensité lumineuse n'est pas proportionnelle à la consommation de gaz); et, pour les becs ronds, la pression doit être plus faible que pour les becs à flamme plate. On devrait adopter partout un régulateur de pression.

CONDITIONS QUE DOIT REMPLIR L'ÉCLAIRAGE ARTIFICIEL. — L'influence de l'éclairage artificiel ne reste pas limitée à l'œil, elle s'étend à l'organisme tout entier, par suite de l'altération que l'air subit dans le plus grand nombre des cas. Nous pourrions donc examiner successivement l'action exercée par une lumière artificielle sur l'organe de la vue, sur la respiration et la santé générale; mais il nous paraît préférable de déterminer les conditions dans lesquelles on doit se placer pour écarter dans la mesure du possible les causes de nocivité.

Tout d'abord, il faut que la quantité de lumière soit suffisante. Sous ce rapport, il est difficile d'obtenir un résultat satisfaisant, car si l'on excepte la lumière électrique, tous les modes d'éclairage artificiel laissent à désirer comme intensité, et leur insuffisance est même considérable. Un grand nombre d'affections oculaires n'ont pas d'autre cause que le travail (lecture, écriture, dessin, couture, etc.), sous une lumière artificielle dispensée avec parcimonie.

En parlant de la photométrie, nous avons indiqué la valeur lumineuse de la bougie normale, à laquelle on doit comparer les autres sources de lumière, lorsqu'on se propose de faire un choix parmi les divers systèmes et de calculer la puissance que doivent posséder les appareils. Mais encore faut-il disposer convenablement les foyers lumineux; si un éclairage trop faible fatigue les yeux, une lumière trop brillante, trop éclatante est également offensive; et l'on doit craindre l'influence directe des rayons lumineux sur l'œil. Aussi l'emploi des abat-jour et, dans d'autres cas, l'éloignement de la source de lumière (sun burners) sont à conseiller : la flamme soustraite à la vue n'en répand pas moins ses rayons sur les objets.

Il ne suffit pas que la lumière possède le degré d'intensité que l'expérience indique, elle doit être en outre aussi fixe que possible : le vacillement de la flamme est pénible et entraîne à la longue de sérieux inconvénients pour l'organe visuel. Ce défaut, inhérent aux chandelles et aux bougies, est encore le fait des becs fendus, employés à l'éclairage par le gaz; on y remédie par l'emploi d'un écran interposé entre la flamme et l'œil ou à l'aide d'un globe dépoli ; toutefois, un bec d'Argand est toujours préférable.

Lorsqu'il a été question des diverses matières éclairantes, nous avons indiqué le degré de chaleur développé par chacune d'elles ; mais ces données ne permettent pas de comparer les divers modes d'éclairage au point de vue de la production de calorique, parce que les intensités lumineuses sont inégales et qu'il aurait fallu procéder aux expériences en utilisant des foyers de lumière d'égale puissance.

Voici les résultats auxquels Frankland est arrivé (il compare à la quantité de chaleur que fournissent en une heure 20 bougies de spermaceti — perdant chacune 7.76 grammes par heure — à celle que donnent des quantités équivalentes des diverses matières éclairantes).

	Quantités pour un pouvoir lumineux égal.		Chaleur dégagée.
Huile minérale américaine . .	5.70 — 5.88 litres.		29
Bougies de paraffine . . .	8.42	—	66
— de spermaceti . . .	10.37	—	82
— de cire	11.95	—	82
Chandelles	16.30	—	100
Gaz d'éclairage ordinaire . .	—	—	47

Erismann a reconnu qu'à intensité lumineuse égale, l'huile de colza et le gaz élèvent la température bien plus que ne le fait le pétrole, à tel point que l'action de ce dernier devient à peu près égale à celle des bougies.

A cet égard, les bougies offrent le mode d'éclairage le plus agréable ; le gaz, au contraire, présente le plus d'inconvénients ; on doit donc avoir soin de ne pas placer les becs trop bas, c'est-à-dire trop près des têtes des individus. Un écartement de 1 mètre suffit. Malheureusement, l'éloignement du foyer lumineux présente un grand désavantage : la lumière diminue en raison inverse du carré de la distance et, si l'on double celle-ci, on doit employer une lumière quatre fois plus forte. Erismann a également constaté dans ses expériences qu'à une hauteur de 1ᵐ50 la température de l'air ne s'élève que d'une manière assez insignifiante (2 à 3° seulement), tandis que l'accroissement est toujours très notable dans les couches plus élevées, et surtout au voisinage du plafond (¹).

Un moyen très simple permet heureusement d'arrêter au passage une fraction considérable des rayons calorifiques (²), qui sont bien plus nombreux dans la lumière artificielle que dans la lumière solaire et qui exercent une fâcheuse influence sur les milieux de l'œil.

Lorsque le dégagement de lumière est considérable, on éprouve aux yeux une sensation de sécheresse qui est due à l'évaporation trop rapide du liquide qui humecte la conjonctive.

Le verre est à un haut degré athermane; épais de 2 à 3 millimètres, il intercepte de 40 à 60 p. c. de ces rayons; le mica possède le même pouvoir. Les verres n'ont donc pas seulement pour effet de rendre la combustion plus complète, et les globes de tamiser la lumière et de dissimuler le vacillement de la flamme; ils opposent en outre une barrière aux rayons de chaleur inutiles et même nuisibles à l'œil.

L'emploi de deux verres entre lesquels est ménagé un espace libre dans lequel l'air peut s'élever est particulièrement recommandable parce qu'il réduit le rayonnement. (Lampe hygiénique normale de Schuster et Baer, à Berlin.) On a conseillé de choisir pour le verre extérieur une coloration légèrement bleuâtre qui présente, il est vrai, l'inconvénient de diminuer le pouvoir éclairant, mais qui éteint une grande partie des rayons calorifiques.

L'éclairage artificiel est, avec la respiration, la cause principale de la viciation de l'air dans les lieux habités. Ce sont les huiles minérales qui mettent en liberté la plus faible proportion d'acide carbonique et de vapeur d'eau, tandis que le gaz-lumière et le suif en

---

(¹) Untersuchungen über die Verunreinigung der Luft durch künstl. Beleuchtung... *Zeitschr. f. Biologie,* XII Bd., p. 315.

(²) Dans la lumière solaire, la moitié des rayons calorifiques sont en même temps des rayons lumineux; la lumière de l'huile ordinaire émet 90 p. c. de rayons obscurs; celle du pétrole 94, du gaz 90, la lumière électrique 80. On conçoit donc que l'éclairage artificiel, par la chaleur considérable qu'il dégage, soit peu favorable à l'œil et qu'il importe de soustraire cet organe à l'influence des rayons calorifiques.

donnent le plus. A côté des produits de la combustion complète (acide carbonique et eau), il se forme un certain nombre de corps qui résultent d'une combustion imparfaite : charbon à l'état de division extrême, oxyde de carbone, carbures d'hydrogène, et dans certains cas acide sulfureux et cyanure d'ammonium. Plusieurs de ces produits sont dus à l'impureté de la matière éclairante, d'autres au trop faible volume d'air qui arrive à la flamme, volume qui ne suffit pas à l'oxydation complète. L'absorption de l'oxygène de l'air, le dégagement d'acide carbonique et de vapeur d'eau n'atteignent pas un degré assez élevé pour compromettre la santé ; ce sont les produits de la combustion incomplète qui sont le plus à craindre, lorsqu'ils atteignent une certaine proportion ; leur odeur caractéristique, leurs propriétés irritantes nous mettent d'ailleurs en garde. Nous ajouterons qu'il n'est pas difficile d'en éviter le dégagement, grâce à la bonne construction des appareils.

On s'était demandé si la quantité d'acide carbonique que les divers modes d'éclairage artificiel font passer dans l'air ne donnerait pas la mesure du degré de viciation de ce dernier par les produits de la combustion incomplète. De ses expériences, Erismann a pu conclure d'une manière négative ; tout au plus pourrait-on, suivant lui, tenter de fixer pour l'acide carbonique un maximum qui ne devrait pas être dépassé (0.6 à 0.7 p. m.) ; mais on ne serait pas cependant en droit d'affirmer que l'air est suffisamment pur du moment que ce minimum n'est pas atteint ; car, à côté d'une faible proportion d'acide carbonique, il se peut que l'air contienne des quantités notables d'hydrocarbures. Ainsi, au-dessus de 0.6 à 0.7 d'acide carbonique p. 1,000, on peut affirmer que l'air est vicié ; au-dessous, on n'a pas de garantie qu'il est pur.

Rien ne démontre d'ailleurs que la quantité de vapeurs d'hydrocarbures mises en liberté soit, pour les diverses matières éclairantes, et dans toutes les circonstances, dans un rapport constant, invariable, avec la partie comburée. Bien au contraire, ce rapport semble devoir varier considérablement : 1° avec la température de la flamme ; 2° avec la qualité de la substance brûlée ; 3° avec le volume d'air arrivant à la flamme. La combustion ne s'effectue de la manière la plus parfaite que : 1° si la substance employée est pure ; 2° si elle monte jusqu'à la flamme avec une régularité absolue ; 3° si la température est assez élevée au point où la combustion s'opère ; 4° si l'air arrive en proportion convenable.

Erismann a reconnu que, dans toutes les circonstances et pour tous les modes d'éclairage, l'air d'un espace clos renferme une proportion plus forte d'acide carbonique et de substances organiques que si l'on ne fait pas usage d'une lumière artificielle. Le degré de viciation varie suivant le niveau, et il est impossible de conclure de la qualité de l'air d'une couche à celle de l'air d'une couche voisine; ce fait s'explique par les conditions de température et par la ventilation naturelle. Si l'éclairage est intense relativement aux dimensions de la pièce, l'air s'échauffe d'une manière très inégale, et si l'on prend sa température au voisinage du plancher et auprès du plafond, on peut trouver une différence de 15° et davantage. Dans ces conditions, le mélange régulier de l'air est empêché, et la proportion d'acide carbonique est toujours beaucoup plus forte au voisinage du plafond.

Le pétrole, lorsque la lampe est bien construite, lance dans l'air les quantités les plus faibles d'acide carbonique et de produits empyreumatiques.

A intensité lumineuse égale, les bougies vicient l'air plus que le pétrole, le gaz et l'huile de colza.

Enfin, il n'existe pas, à cet égard, de différence essentielle entre le gaz et l'huile de colza ([1]).

D'une manière générale, on peut dire que la viciation de l'air par les produits de la combustion incomplète se comporte pour le pétrole, le gaz d'éclairage, l'huile de colza et les bougies comme les chiffres **1 : 4 : 4 : 7.**

Au point de vue des substances organiques, la viciation produite par un bec de gaz de la valeur de six bougies normales équivaut à celle que déterminerait la présence de quatre individus ([2]) qui, d'autre part, fournissent autant d'acide carbonique que six bougies normales. Dans ces expériences d'Erismann, la ventilation naturelle a été assez puissante pour débarrasser l'air de la plus grande partie des produits de la combustion. Comparant aux résultats des expériences les données du calcul, il a reconnu que l'analyse ne permet de retrouver

---

([1]) Au bout d'un certain temps, qui varie avec la nature et l'intensité de l'éclairage et les conditions de la ventilation, le maximum de viciation est atteint et il s'établit un état d'équilibre. En d'autres termes, la proportion d'acide carbonique ne croît nullement dans un rapport simple avec la durée de la combustion : plus celle-ci est longue, plus l'influence de la ventilation naturelle se fait sentir.

([2]) Un bec de gaz qui consomme 5 pieds cubes par heure fournit dans le même temps 9 à 15 fois autant d'acide carbonique qu'un adulte.

qu'une bien faible quantité de l'acide carbonique dégagé (1/30 à 1/70) et que la plus grande partie de ce gaz est évacuée grâce à l'énergie de la ventilation ([1]).

Les chiffres suivants, qui donnent la quantité d'acide carbonique fournie en une heure par les divers appareils d'éclairage, offrent un intérêt plus direct, car ils démontrent la nécessité de ventiler énergiquement les locaux où l'on emploie la lumière artificielle. Erismann est arrivé à ces résultats par le calcul :

Mode d'éclairage.	Consommation par heure.	Pouvoir éclairant.	Production de CO_2 par heure.
	Gr. Lit.		Lit.
Bougies	20.7	1	11.3
Pétrole (bec fendu)	35.5=0.045	10	56.8
Id. (bec rond) . . , . . .	50.5=0.064	7.6	61.6
Lampe à l'huile	22.4=0.025	4 (environ)	31.2
Gaz d'éclairage (bec fendu) . . .	140	1.8	92.8
Id. (bec plat)	127	10	86.0

D'après Layet, pour compenser la viciation de l'air causée par l'éclairage artificiel, il faut accroître la ventilation horaire de 6 mètres cubes par bougie et de 12 à 15 mètres cubes par bec de gaz.

On peut utiliser au bénéfice de la ventilation la chaleur dégagée par les appareils d'éclairage en les surmontant d'un conduit qui s'ouvre à l'extérieur et dans lequel le courant d'air chaud ascendant entretient un tirage pendant toute la durée de la combustion; non seulement on se débarrasse ainsi de l'air vicié et échauffé, mais on évacue encore un certain volume de l'air de la pièce.

Nous empruntons à l'excellent *Dictionnaire des applications hygiéniques*, de M. W. Eassie, la description des dispositifs qui nous paraissent les plus recommandables ([2]).

[1] Éclairage à l'huile de colza : l'air fut renouvelé 3 1/2 fois en une heure.
    Id.   au pétrole :   id.   id.   6 fois environ   id.
    Id.   aux bougies :   id.   id.   6 fois environ   id.
    Id.   au gaz :   id.   id.   9 1/2 fois   id.
[2] W. Eassie. A dictionary of sanitary appliances, *in the Sanitary Record*, 1879-80.

Globes de Ricketts. — Le dispositif inventé par Ricketts et fabriqué aujourd'hui par plusieurs maisons anglaises, et entre autres

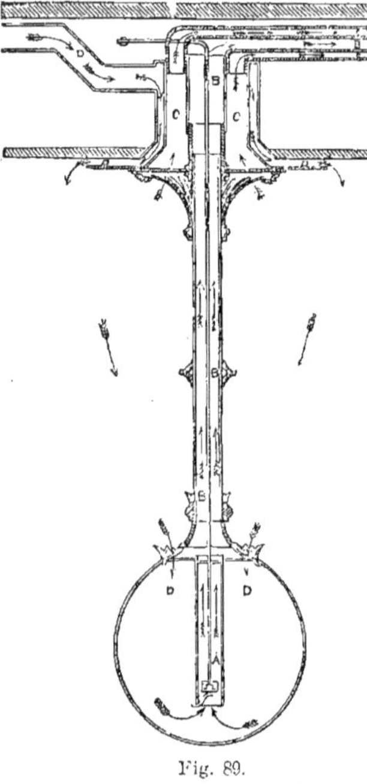

par MM. Benham et fils, de Londres, est très employé dans le Royaume-Uni. Il est représenté en coupe figure 89 (¹). La plus grande partie de l'air nécessaire à la combustion pénètre par un orifice grillagé, dans un tuyau en fer qui traverse le mur extérieur et qui, après avoir passé dans l'espace compris entre le cône intérieur et le cône extérieur, s'ouvre dans l'appartement au voisinage du plafond. L'air arrive à la flamme par une ouverture ménagée au sommet du globe. La suspension elle-même contient le tuyau de distribution du gaz et présente un conduit destiné à l'évacuation des produits de la combustion. Dissimulé dans l'espace compris entre les solives, ce canal s'entoure d'une gaîne par laquelle s'échappe une certaine quantité d'air vicié et débouche dans la cheminée

Fig. 89.

du foyer ou dans une cheminée spéciale.

Le globe-applique ventilateur de MM. Benham et fils est un appareil du même genre destiné à être fixé aux murs. Ici le brûleur ne reçoit pas l'air d'une source spéciale, mais on retrouve le tuyau chargé de conduire au dehors les produits de la combustion. Ce conduit d'extraction, qui se rend à la cheminée, est muni d'une valve que l'on ferme lorsque le bec n'est pas allumé, et qui s'oppose ainsi au reflux de la fumée. Il n'est pas indispensable de mettre le conduit en communication avec une cheminée; il suffit de lui faire traverser le mur, de l'arrêter à quelques pieds au-dessus du niveau de l'applique et de disposer au sommet un appareil destiné à s'opposer au refoulement des gaz (Pl. V, fig. 1.)

Système de MM. Virgo et Akeroyd (pl. V, fig. 2). — L'applique

(¹) Fig. 22, A, brûleur et tuyau de distribution du gaz; BB, conduit d'évacuation pour les produits de la combustion; CC, conduit d'évacuation pour l'air chaud de la chambre; DD, orifice d'entrée de l'air frais. Les flèches montrent la direction des courants d'air quand l'appareil est en action.

est suspendue avec tourniquet et contrepoids pour permettre de séparer le bec du réflecteur et du conduit d'évacuation. L'extrémité du tuyau de gaz porte une galerie sur laquelle reposent le globe et le réflecteur, et entre le réflecteur et le verre, l'air nécessaire à la combustion est introduit; il pénètre au sommet du globe et descend vers le bec. Les gaz s'échappent par le cylindre de verre, dont l'extrémité supérieure s'élève jusqu'au conduit d'extraction, lequel se termine à l'air libre ou dans une cheminée.

Système de M. Buchan (pl. V, fig. 3). — Lorsqu'il n'y a dans une chambre qu'un seul globe suspendu, un tuyau de ventilation est dirigé vers le haut jusqu'à l'air libre; le courant est maintenu constant par un chapeau fixé à l'extrémité. La même méthode peut être employée lorsque les suspensions sont mobiles dans le sens vertical. Un tube de ventilation part de chaque bec et globe et peut s'élever et s'abaisser librement dans les extrémités inférieures des tuyaux qui partent de la cheminée d'extraction. Pour prévenir le surchauffement et l'incendie des planchers, un tube isolant entoure les tuyaux qui entraînent l'air chauffé et les gaz de la combustion. Parfois l'air vicié est déversé à l'extérieur, et cette méthode devrait être adoptée de préférence pour l'étage supérieur. S'agit-il du rez-de-chaussée ou des étages intermédiaires, on peut l'introduire dans un tuyau de cheminée par un orifice à soupape.

Dispositif de M. Smith. — M. W.-R. Smith a proposé un dispositif ingénieux qui permet de ventiler les pièces dans lesquelles on consomme beaucoup de gaz. Un tuyau de zinc de 6 pouces de diamètre part d'un point situé à 5 pouces du plafond et descend jusqu'à 15 pouces du plancher pour se recourber dans le mur et venir déboucher à la partie postérieure du foyer. Les expériences faites par M. Buchan ont démontré que lorsque le feu est allumé, un courant d'air descend constamment du plafond dans le conduit pour s'élever ensuite dans la cheminée. Quand le feu est presque éteint, le courant possède encore une vitesse de 100 pieds par minute, ce qui correspond à l'extraction de 25 pieds cubes d'air. Quand la combustion est énergique, le courant peut atteindre une vitesse de 400 pieds par minute.

Système de M. R. Brown (pl. V, fig. 4). — Un vase en verre de forme hémisphérique, dont l'ouverture regarde en haut, est suspendu à 6 pouces environ du plafond; à l'intérieur est placé un autre vase cylindrique, ouvert en bas, dans lequel s'opère la combustion du gaz;

l'extrémité supérieure du cylindre communique par un tuyau avec l'air extérieur. Le courant ascendant d'air chaud a donc une tendance à appeler constamment la couche d'air qui avoisine le plafond et qui présente le maximum de viciation, et à la faire passer à travers le gaz et de là dans l'atmosphère. L'orifice d'entrée de l'air frais est pratiqué dans le mur à une hauteur convenable.

Système de M. Hine (pl. V, fig. 5). — M. Hine, architecte à Nottingham, emploie un cercle de becs papillons auquel il adapte un globe de verre opale. Du sommet de ce globe part un tuyau qui conduit dans la cheminée les produits de la combustion. La portion horizontale de ce tuyau est entourée d'un autre conduit de grand diamètre; l'espace annulaire compris entre les deux canaux, étant en relation directe avec l'extérieur, sert à l'extraction de l'air vicié de l'appartement.

Système Slater (pl. V, fig. 6). — Très simple et fort employé en Angleterre est le dispositif de **M. J.** Slater (de Holborn, Londres). Le bec est surmonté d'une cloche qui communique avec la cheminée par un tuyau lorsque l'applique est fixée au voisinage.

Système Bond (pl. V, fig. 7). — L'inventeur s'est proposé d'obtenir l'entrée de l'air frais dans les appartements et de chauffer en même temps cet air, qui est destiné à se mélanger aux produits de la combustion et à les diluer. L'appareil consiste en un cône creux, ouvert à ses deux extrémités; à la partie inférieure se trouve le collecteur des gaz de la combustion. Le tuyau d'arrivée de l'air frais est fixé à angle droit au cône et glisse à frottement doux dans un tuyau plus large, préalablement fixé dans le mur. Lorsque le bec de gaz est allumé, un courant d'air s'établit à travers le conduit et le cône; si le vent est trop fort et que la flamme vacille, on réduit le volume d'air entrant au moyen d'une valve placée entre le cône et la face interne du mur. La dilution des produits de la combustion est telle qu'il n'y a pas d'inconvénients à craindre lorsque l'appareil est placé suffisamment haut et que les orifices de sortie de l'air vicié sont convenablement disposés.

Sun-burners (pl. V, fig. 8). — Ce mode d'éclairage est applicable dans les grands salons, où l'on fait une consommation considérable de gaz, lorsque la hauteur des appartements est suffisante. Certains appareils très simples sont destinés à des appartements de dimensions moyennes. Toujours l'air chauffé s'échappe par un conduit de ventilation placé au sommet du sun-burner. La construction peut varier; mais le point essentiel réside dans l'évacuation des gaz par le tuyau de cheminée ou par un conduit spécial. Pour éviter le reflux, la cheminée d'extraction est munie d'une soupape ou d'un registre qui se manœuvre au moyen d'une corde.

Pour remédier à l'ombre qui était projetée au plafond et qui constituait un des inconvénients des sun-burners, M. J. Mackenzie eut l'idée d'introduire dans les parois du cône intérieur et dans celles de la cheminée ventilatrice un corps transparent qui, tout en résistant à la chaleur violente engendrée par les becs, ne s'opposât pas au passage de la lumière. Il adopta des feuilles de mica, et cette pratique a été imitée par la plupart des fabricants. Dans certains cas, le conduit qui entoure le tuyau destiné à la sortie des gaz est muni d'une valve. Un écran de verre à facettes suspendu au-dessus de l'appareil dissimule l'apparence des lumières découvertes. Les sun-burners peuvent d'ailleurs être très élégamment décorés.

Le dernier perfectionnement a été imaginé par M. W. Fisher, de Manchester. Jusqu'ici on avait l'habitude de laisser ouverte l'extrémité supérieure du tuyau intérieur, de sorte que l'air chaud et les produits de la combustion ne se mélangeaient dans la cheminée à l'air vicié provenant des chambres qu'au sommet du tuyau d'air chaud placé à quelque distance au-dessus du toit. M. Fisher, au contraire, ferme le sommet du tuyau intérieur ou tuyau d'air chaud et dispose tout autour de ce conduit des orifices au-dessus du niveau du plafond, en vue de forcer l'air chaud et les gaz de la combustion à passer dans la cheminée ventilatrice extérieure. Ainsi, un courant ascendant est créé au-dessous des orifices et il a pour effet de forcer l'air vicié à s'élever et à s'échapper avec les produits ordinaires de la combustion.

Si l'on adopte un sun-burner pour l'éclairage des habitations privées, on doit calculer exactement le nombre de becs nécessaires. M. Eassie conseille de conduire plutôt le tuyau dans une cheminée, en ayant soin d'employer, pour la portion horizontale qui passe entre les solives, le fer galvanisé revêtu de ciment non conducteur et isolé de la charpente le plus soigneusement possible.

On accuse, non sans raison, les sun-burners de ne pas donner un éclairage économique.

Bec régénérateur Siemens. — Il est construit de telle sorte que la chaleur perdue de la flamme est employée à chauffer le gaz et l'air atmosphérique, qui acquièrent ainsi, avant de se rencontrer, une haute température. Il est constitué par trois chambres concentriques :

dans la première, qui est la plus externe, monte l'air destiné à la combustion ; la deuxième est réservée au courant de gaz ascendant, tandis que les produits à extraire se dirigent vers le bas à travers le compartiment central et, dans ce trajet, abandonnent aux deux premières chambres une grande partie de leur chaleur. L'aspiration est obtenue au moyen d'une cheminée qui part de l'extrémité inférieure du compartiment médian et se rend à un tuyau de fumée ou à l'air libre.

Cet appareil a été imaginé en vue d'augmenter le pouvoir lumineux, de réduire la consommation du gaz, de rendre la flamme absolument fixe, la ventilation parfaite, et enfin d'assurer la combustion complète et l'utilisation de ses produits. Il résulterait d'expériences faites en Angleterre que si les becs Siemens de grand modèle donnent plus de lumière que n'importe quel autre système, le bec Argand-Siller supporte très bien la comparaison avec les petits modèles, dont le prix est d'ailleurs trop élevé pour que leur adoption puisse se généraliser. Une forme peu agréable à l'œil et dont l'élégance est absolument bannie est encore un obstacle à l'introduction du bec Siemens dans les habitations privées (¹).

Les appareils qui ont pour but l'évacuation des produits de la combustion présentent souvent le grave défaut de rendre la flamme trop longue, trop mince et très peu éclairante et de ne pas permettre de régler le tirage. On ne peut faire ces reproches à la lampe régénératrice Siemens, qui garantit le même avantage sans aucune perte de lumière. Un bec Siemens donne un effet quadruple de celui que l'on obtient par un sun-burner pour une dépense de gaz égale. La production de chaleur rayonnante est considérable ; mais elle peut être utilisée pour la ventilation.

ÉCLAIRAGE ÉLECTRIQUE.

L'éclairage électrique est à l'ordre du jour ; les progrès réalisés récemment dans cette science presque nouvelle permettent d'espérer que les solutions seront suffisamment complètes dans un avenir rapproché. Il est donc utile d'analyser la valeur des effets obtenus et de savoir le rôle que jouera la lumière électrique au point de vue de l'hygiène.

______

(¹) S.-F. MURPHY. *Our homes and how to make them healthy*, p. 456.

La division des courants étant obtenue, les accumulateurs permettant d'avoir sous la main l'agent qui détermine l'incandescence, les frais moins élevés des installations, tout fait croire que nous sommes à la veille d'une révolution dans l'éclairage des lieux habités.

La lumière électrique s'obtient actuellement soit par les lampes à arc voltaïque, soit par les lampes à incandescence.

Les premières, régulateurs Jaspar, Reynier, etc., trouvent leur application sur les places publiques, dans les grands ateliers et les salles de spectacle ; les secondes, telles que les lampes Edison, Swan, Lane Fox et Hiram Maxim, en permettant la division facile du courant, semblent plutôt destinées à l'éclairage des habitations privées.

Nous n'avons pas à décrire ces divers appareils, ce serait sortir du cadre que nous nous sommes tracé ; nous nous contenterons donc d'apprécier leur valeur hygiénique.

De quelque manière qu'elle soit obtenue, la lumière électrique étant le résultat d'une accumulation énorme de chaleur sur un espace restreint, et non le résultat de la combustion du charbon ou du fil de platine, il s'ensuit que l'échauffement de l'air est très faible, ce qui est un premier avantage des plus sérieux, et que, pour tous les travaux qui doivent être exécutés au voisinage des lampes, il faut préférer la lumière électrique à tous les autres modes d'éclairage, car elle échauffe l'œil au minimum (¹).

Il suit également de là que l'altération de l'air est tellement réduite qu'on la peut considérer comme indifférente, d'autant plus que dans les lampes à incandescence, un globe entièrement fermé supprime toute communication avec l'espace éclairé.

On peut donc tirer cette deuxième conclusion que *la lumière élec-*

(¹) C'est par le calcul, et en tenant compte du travail développé, que M. Fischer a déterminé le dégagement de chaleur dû à l'éclairage électrique que l'on trouve consigné dans un tableau précédent. De son côté, M. Cohn s'est assuré qu'à 0ᵐ20 de distance le gaz échauffe deux fois autant que la lumière électrique par incandescence. A de plus grandes distances, ce dernier mode d'éclairage présenterait certainement un avantage encore plus accentué.

D'après des recherches de M. Renk, une lampe Swan d'une puissance de 17 bougies normales, plongée dans 9 litres d'eau, élève en 30 minutes la température de cette dernière de 5°2 à 12°2 C., c'est-à-dire de 7°, ce qui répond à une production de 21,000 calories-grammes dans le même temps, soit 42,000 par heure. Un bec Argand, d'une puissance lumineuse égale, qui consomme environ 150 litres de gaz par heure, produit environ 980,000 calories-grammes, c'est-à-dire 23 fois autant de chaleur que la lampe électrique. (Soyka, Beleuchtung in Eulenburg's Real-Encyclopädie der gesammten Heilkunde, XV, Bd., p. 146.)

trique offre, au point de vue de l'hygiène, l'avantage de n'être pas une cause de viciation de l'air.

Actuellement, envisageons-la dans les effets qu'elle produit sur la vue.

On reproche à l'éclairage électrique son intensité qui, trop grande, éblouit l'œil, le fatigue et déterminerait de l'irritation oculaire qui, sans présenter de danger, serait néanmoins pénible.

A cette objection, qui paraît fort sérieuse, il y a à répondre tout d'abord que les effets observés l'ont été chez des électriciens de profession ou chez des imprudents qui subissaient l'action de la lumière dans des conditions absolument anormales, et que le résultat eût été pire encore, s'ils avaient regardé le soleil de la même manière. Prétendra-t-on que la lumière solaire est funeste parce que les astronomes qui observent les éclipses de soleil sont quelquefois atteints d'une altération de la rétine? A notre avis, une lumière intense est bien plus un motif pour adopter le système qui la procure que pour le rejeter, puisqu'il suffit, pour en retirer tous les avantages, en s'affranchissant de ses inconvénients, de disposer les foyers à une hauteur suffisante et de soustraire ainsi les yeux à leur action directe ([1]), ou bien d'entourer ces foyers de globes dépolis, si la disposition des lieux ne permet pas leur écartement dans le sens vertical ([2]).

La lumière électrique augmente d'ailleurs essentiellement l'acuité visuelle et elle accroît d'une manière extraordinaire (2 à 3 et 4 fois) la faculté de percevoir les couleurs. Ce sont là toutes considérations qui militent en faveur de son adoption.

On a prétendu qu'au point de vue de la composition des rayons lumineux, l'éclairage électrique par arc voltaïque est moins satisfaisant.

On sait qu'un rayon solaire, en passant à travers un prisme, est décomposé en rayons calorifiques, lumineux et chimiques. Or, si l'on soumettait à la même analyse le rayon électrique qui provient des régulateurs, la décomposition ne donnant pas des résultats identiques

([1]) La puissance éclairante des lampes à arc, lorsque les rayons tombent sous un angle de 45°, ne représente que 75 p. c. de la lumière qui est envoyée dans le sens horizontal.

([2]) Les globes de verre opale diminuent considérablement l'intensité lumineuse ; des expériences faites avec les bougies Jablochkoff ont démontré qu'elle était réduite à 57.7 p. c. et à 67.75 p. c. lorsqu'on employait des globes de verre plus clair.

et les rayons bleus et violets étant les plus nombreux, il en résulterait pour l'œil de l'homme, habitué à d'autres sensations, une fatigue dangereuse.

Un reproche analogue s'adresserait tout aussi bien aux autres lumières artificielles, qui n'ont pas davantage une composition identique à celle des rayons solaires. Quoi qu'il en soit, on peut considérer jusqu'à présent ces craintes comme absolument hypothétiques, et nous sommes tout disposé à admettre avec M. Cohn que la question de savoir si une lumière dont la coloration diffère de celle du jour est favorable ou nuisible à l'œil, n'est pas encore résolue.

M. Jaspar, de Liége, électricien de premier ordre et inventeur du système qui porte son nom, a obtenu des résultats très remarquables, en projetant sur le plafond de la salle à éclairer la lumière, qui, de là, se diffuse. La projection se fait par un réflecteur suspendu sous la lampe à une distance telle que l'arc voltaïque ne puisse être vu d'aucun point de la salle. Ce réflecteur est en tôle argentée et peut s'appliquer à tous les systèmes de lampes les plus généralement employés. Ce dispositif a pour effet de rendre en quelque sorte lumineuse l'atmosphère de la salle, car tous les objets qui s'y trouvent reçoivent une quantité de lumière diffuse très suffisante pour que l'on puisse se livrer sans la moindre peine aux travaux les plus délicats, exécuter les dessins aux traits les plus déliés, distinguer les nuances les plus tendres. On ne ressent ni trouble, ni fatigue de la vue, surtout lorsque la lampe est du système Jaspar, qui donne à l'arc voltaïque la fixité la plus complète qu'il soit possible d'imaginer.

Quant aux lampes par incandescence, la lumière légèrement orangée qu'elles fournissent les rend aptes à être directement employées à l'éclairage des habitations privées, et elles n'offrent donc, on l'a vu par ce qui précède, que des avantages auxquels il faut joindre la suppression du danger d'incendie, l'absence de fuites, si dangereuses lorsqu'il s'agit du gaz, l'élimination de toute odeur, lorsqu'il s'agit du pétrole.

CHAPITRE VII.

SERVICE DES EAUX.

Partout l'eau se présente avec la même composition élémentaire (2 atomes d'hydrogène pour 1 atome d'oxygène); mais on accorde aux matières accessoires qu'elle tient en solution ou en suspension une importance capitale, tandis qu'on se préoccupe généralement assez peu d'éléments analogues que l'air renferme en plus ou moins grande quantité, suivant les circonstances. Les germes, les végétaux et les animaux microscopiques abondent dans l'atmosphère plus encore que dans l'eau, et leur nombre varie extrêmement avec le temps et le lieu; sans doute, on ne peut songer à les exclure des habitations lorsque l'air leur sert de véhicule; mais heureusement il en est autrement lorsque l'eau les transporte : ici, le choix est souvent possible, et grâce à certains procédés, on peut réduire à un minimum les dangers auxquels exposerait l'emploi d'une eau altérée par la présence de matières organiques.

D'une manière générale, on peut dire que la valeur des eaux dépend de leur origine. Il est donc indispensable de connaître d'abord les caractères que leur impriment les milieux qu'elles ont traversés et d'où on les obtient; ainsi, l'on pourra se faire une idée générale de la valeur relative des eaux suivant leur provenance.

La circulation de l'eau est incessante : la mer représente le grand réservoir d'où s'élèvent les vapeurs qui vont dans l'atmosphère constituer les nuages; si les conditions favorables à la condensation se réalisent, il y a précipitation d'eau sous forme de pluie, de neige ou de grêle; ces eaux météoriques s'écoulent en partie à la surface du sol et, gagnant les rivières voisines, retournent ainsi à l'océan; une autre fraction s'enfonce dans le sol pour aller alimenter les réservoirs souterrains, jaillir à distance à l'état de source ou bien encore, par une voie invisible, gagner lentement les rivières; enfin, une partie des eaux pluviales est immédiatement reprise par l'atmosphère à l'état de vapeurs.

Déjà pendant sa chute, l'eau de pluie a eu le temps d'entraîner les impuretés de nature minérale et organique contenues dans l'air qu'elle a traversé et de dissoudre des gaz et des substances minérales ; durant son trajet à la surface ou dans la profondeur du sol, elle dissout encore des substances dont la nature varie avec la composition des terrains qu'elle parcourt ; s'agit-il des cours d'eau, les causes d'altération augmentent rapidement : la présence de l'homme, la culture des terres, l'industrie expliquent l'impureté des eaux courantes au voisinage des lieux habités.

Les eaux qui peuvent servir à l'alimentation et aux usages domestiques sont les eaux de pluie, de source, de rivière, de puits, les eaux des lacs, des étangs, et enfin celles qui proviennent de la surface de terrains incultes.

Les eaux de pluie, au moment de leur chute, peuvent être considérées comme les plus pures ; elles renferment, en effet, un minimum de substances étrangères, dissoutes ou en suspension ; elles sont aérées, et, suivant la température, elles tiennent en solution des volumes plus ou moins considérables des gaz de l'atmosphère : oxygène, azote, acide carbonique ; elles se distinguent des eaux de source, de rivière et de puits par la faible proportion de CO^2 qu'elles renferment. Elles sont très pauvres en matières fixes (20 à 50 milligrammes par litre), et elles entraînent constamment des poussières minérales, des organismes microscopiques et des germes. Au voisinage des grandes villes, le chiffre des impuretés est plus notable, mais néanmoins les eaux pluviales sont encore plus pures que les eaux courantes et que celles des puits superficiels.

L'eau de pluie recueillie sur les toits présente une composition qui varie avec l'état de l'atmosphère, de la surface de réception et du réservoir. Si l'on a pris les précautions convenables, cette eau est claire, inodore et sans saveur ; au contraire, elle ne tarde pas à prendre de tout autres caractères lorsque, dans son passage sur les toits et le pavé des cours, elle a entraîné des quantités relativement considérables de matières organiques qui, dans les réservoirs, ne tardent pas à entrer en décomposition et lui communiquent une odeur spéciale et des propriétés pernicieuses.

Les eaux de source sont généralement préférées et considérées comme supérieures à toutes les autres eaux. Présentée d'une manière aussi absolue, cette opinion n'est cependant pas admissible : la composition de ces eaux varie avec la nature des terrains qu'elles ont traversés et la somme et la signification des substances qu'elles tiennent en solution. Les sources sont alimentées par les eaux météoriques qui, tombant sur un sol perméable ou sur un terrain rocheux interrompu par des fissures ou des crevasses, ont atteint une couche imperméable sur laquelle elles se collectionnent, dont elles suivent l'inclinaison pour venir jaillir à son point d'affleurement. Leur température est généralement plus basse et plus constante.

Les sources qui jaillissent du flanc des montagnes, loin des lieux habités, sont, à leur origine, exemptes de toute impureté, mais non loin de leur point d'émergence, elles sont déjà exposées à des causes de souillure.

Le sol sur lequel tombent les eaux météoriques joue le rôle de filtre et son action s'exerce d'une manière plus ou moins heureuse, suivant ses propriétés physiques et chimiques (perméabilité, degré de division, pureté, etc.). C'est ainsi que sont retenues les particules en suspension et même les microbes, lorsque l'eau traverse des couches épaisses d'un terrain à pores très fins, et que, par suite d'une sorte d'attraction, un grand nombre de matières dissoutes sont absorbées, les unes étant simplement fixées et d'autres subissant ensuite une transformation chimique. Mais, d'autre part, en cheminant à travers le sol, l'eau s'est chargée de gaz, elle a notamment dissous une forte proportion d'anhydride carbonique, et celui-ci, à son tour, favorise la solution du carbonate calcique et l'attaque des roches silicatées. La constitution géologique du terrain qu'elle a parcouru, la nature des substances qui se sont rencontrées sur son passage, leur degré de solubilité, sont autant de causes de variations de la teneur en matières minérales. C'est ainsi qu'après avoir passé dans un sol dont la silice et les silicates représentent les éléments constituants principaux (quartz, feldspath, granite, gneiss, porphyre, basalte, syénite), l'eau sera très pauvre en matières minérales, tandis que si elle a rencontré des bancs de calcaire, de craie, de dolomie, la proportion de carbonate de chaux et de magnésie y sera très grande. Quant aux matières organiques, quel que puisse être le degré de pureté d'une eau, on les y rencontre toujours, mais en quantités extrêmement faibles (4 à 10 milligrammes par litre).

L'eau des puits ne différerait de celle des sources que par le moyen qui permet de l'obtenir (il faut creuser le sol pour la rencontrer), si le voisinage des lieux habités ou plutôt l'imprégnation du sol qui en est la conséquence ne lui imprimait des caractères tout particuliers. En tombant sur le sol, la partie des eaux météoriques qui s'infiltre opère le lavage du terrain, dissout et entraîne les substances organiques qu'il contient et va, après ce contact impur, altérer l'eau souterraine, vers laquelle s'opère un drainage naturel.

Ce terrain, qui reçoit les eaux de pluie et leur permet de cheminer dans ses mailles, est toujours souillé ; la vie y a laissé sa trace : les déchets de cuisine, les matières excrémentitielles qui ont filtré à travers les parois réputées étanches des fosses d'aisances et des égouts, les eaux ménagères qui parfois stagnent à l'entrée des regards, les déjections d'animaux, toutes ces immondices le pénètrent. Y a-t-il lieu de s'étonner alors que l'on ait trouvé dans les eaux de certains puits autant et parfois même plus de matières azotées que dans les liquides des égouts? Évidemment non, puisqu'elles représentent la solution plus ou moins concentrée des produits de décomposition les plus variés.

La profondeur des puits a une grande influence sur la qualité de leurs eaux. Celles-ci sont d'autant plus pures qu'elles ont traversé, avant d'atteindre le sous-sol imperméable, des couches épaisses, poreuses et aérées de roche ou de terre ; par filtration naturelle et par oxydation, elles ont pu reprendre leur pureté première.

Les puits superficiels ont une profondeur qui ne dépasse pas 15 mètres et est rarement supérieure à 4 à 8 mètres. Creusés dans le sol des villes, ils fournissent dans le plus grand nombre des cas une eau souillée à un très haut degré, et d'autant plus dangereuse que sa fraîcheur, sa limpidité et son goût agréable sont pour le public des signes certains de sa pureté. En outre, sujets à des variations de niveau parfois très étendues, exposés à tarir à la suite de sécheresses prolongées, les puits superficiels présentent de très grands inconvénients et devraient être autant que possible abandonnés.

Les eaux de puits sont aérées et d'habitude plus riches en acide carbonique que les eaux de source, circonstance qui contribue à leur donner ce goût particulièrement agréable qui les fait préférer par le public et qu'elles doivent en partie d'ailleurs à la présence de nitrates et de chlorures ; ceux-ci sont les index de l'existence de matières organiques dans les terrains voisins. Les matières organiques peuvent exister dans l'eau en solution et en suspension ; dans ce dernier cas, on y reconnaît des débris végétaux et animaux, des organismes inférieurs : infusoires, vibrions et bactéries, et des corpuscules-germes.

Jusqu'en ces derniers temps, on considérait comme très importante la détermination quantitative des matières organiques par l'analyse chimique, lorsqu'il s'agissait de fixer la valeur d'une eau potable. Mais on a fini par reconnaître que l'on faisait fausse route ; que cette méthode ne permettait pas de distinguer les substances organiques et les substances organisées vivantes ou les organismes microscopiques auxquels on attribue le développement de certaines maladies, et que l'on n'arrivait donc pas à déterminer avec précision les principes les plus dangereux et peut-être les seuls nuisibles. Sous ce rapport, l'analyse chimique ne mérite donc pas la confiance qu'on lui accordait, et on lui préfère une autre méthode d'investigation qui semble pleine de promesses, malgré toutes les difficultés qui entourent ses débuts. Nous voulons parler de l'examen microscopique et bactérioscopique, c'est-à-dire de la recherche et de la détermination des microbes par le microscope et les procédés de culture. Quant aux substances putrescibles, à l'ammoniaque, aux nitrites, etc., leur présence en forte proportion dans une eau potable aura simplement pour effet de faire considérer le cas comme suspect et d'appeler un examen approfondi. L'abondance des chlorures sera une nouvelle preuve que l'eau a subi un contact impur. Il doit être bien entendu que ces composés de nature minérale sont en eux-mêmes parfaitement inoffensifs, mais qu'ils sont les témoins des décompositions dont le sol est le siège. Une eau que rendent impure, même à un haut degré, des combinaisons chimiques organiques est sans action nuisible, sauf dans des cas exceptionnels, lorsque la pollution est excessive et tout à fait récente. (Tiemann.)

D'une manière générale, des observations multipliées qui ont été faites en différents pays, il faut conclure que les puits superficiels sont souillés par des matières excrémentitielles de toute espèce, à moins que des conditions géologiques spéciales ne les protègent contre les infiltrations. Nous ajouterons que lorsqu'on veut apprécier des résultats d'analyses, il faut toujours tenir compte des différences considérables qui peuvent se montrer suivant les époques et faire varier le résidu total du simple au sextuple et la proportion de certains éléments du simple au double et même au triple.

Les puits profonds. — L'eau qui a traversé un sol naturel qui n'est soumis à aucune cause de contamination, et qui a atteint ainsi une grande profondeur, doit être considérée comme préférable à toute autre au point de vue de l'alimentation. Les matières organiques qu'elle pouvait contenir auront été complètement oxydées et transformées en substances minérales inoffensives par un sol poreux et aéré. Malheureusement, dit Denton, sans compter les frais considérables qu'entraînent le fonçage du puits et les pompes, de nombreux désavantages sont inhérents aux puits profonds.

« D'une manière générale, non seulement le fonçage de puits profonds est coûteux et, dans quelques cas, est un travail en lui-même incertain, mais lorsqu'on ajoute à l'intérêt du capital dépensé les frais annuels de pompage, la dépense courante devient une affaire très considérable... Lorsqu'il s'agit de fournir à une seule habitation, fût-elle de grandes dimensions, l'eau qui lui est nécessaire, les frais annuels de pompage, ajoutés à l'intérêt du capital engagé, représentent souvent beaucoup plus de 5 p. c. du loyer. Nous trouvons encore qu'en pratique, après que l'on a fait de grandes dépenses pour foncer un puits profond, le travail des pompes (lorsqu'on n'a à sa disposition ni la vapeur, ni la force motrice de l'eau, du vent ou du cheval) est si pénible aux domestiques, que l'on se borne à extraire l'eau qui doit servir de boisson ou être employée à des usages spéciaux. Les puits profonds sont alors suppléés par des puits superficiels (suspects), ou bien l'on recueille les eaux de la surface (également suspectes), de sorte que les avantages de l'eau des puits profonds sont perdus en partie et que la dépense première est augmentée, puisque l'on a installé deux sources d'approvisionnement ([1]). »

Eaux courantes. — Les eaux des rivières et des lacs dans les districts montagneux, stériles et inhabités, où les pluies sont abondantes et trouvent un écoulement rapide, doivent être mises au rang des eaux les plus salubres. Malheureusement, la plupart des rivières ne tardent pas à être polluées, soit qu'elles reçoivent le produit de latrines et d'égouts, des résidus industriels ou seulement des eaux provenant de terrains cultivés et par conséquent chargées de matières organiques d'origine animale. Leur valeur est par là considérablement amoindrie et l'on ne peut guère en tolérer l'usage qu'à la condition de les soumettre à une filtration préalable.

Les eaux des rivières présentent une composition très différente, suivant la situation et la nature géologique des terrains traversés et les causes de viciation auxquelles elles sont soumises; on constate même des variations notables d'une époque à l'autre. Un des reproches les plus fondés à leur adresser, c'est la variabilité de leur température. Mais, en revanche, elles sont suffisamment aérées, donnent

([1]) *Loc cit.*, p. 118.

un résidu plus faible que celui des eaux de source ou de puits et sont habituellement douces. La proportion de substances organiques y est très variable et toujours plus élevée au voisinage des agglomérations d'habitations. On admet, il est vrai, que ces substances subissent une oxydation lente qui conduirait à la purification spontanée. On ne se borne pas à invoquer l'oxydation : la dilution extrême que subissent les substances dangereuses, le dégagement des gaz putrides et autres, la précipitation des matières organiques grâce à la présence de certains composés contenus dans les liquides industriels, l'utilisation de beaucoup de substances par les plantes aquatiques, par les organismes microscopiques en suspension dans l'eau et même par les poissons, sont autant d'arguments que l'on invoque pour affirmer l'innocuité des eaux fluviales dans la plupart des cas. Mais on oublie que les germes de maladies, les champignons inférieurs, les bactéries, les algues, les œufs de parasites, du tænia, par exemple, n'en restent pas moins dangereux, quel que soit le degré de dilution qui ait été atteint, puisque leur action sur l'organisme humain s'exerce indépendamment de leur nombre. D'autre part, la quantité d'oxygène que ces eaux dissolvent peut-elle suffire à oxyder les matières organiques qui les souillent, et l'influence purificatrice des végétaux est-elle aussi marquée qu'on semble le croire? Enfin, n'est-il pas admis que toutes les substances dangereuses ne sont pas attaquées et détruites par l'oxygène? On ne doit donc pas s'exagérer la portée de cette purification spontanée des eaux courantes, qui, très réelle assurément dans une certaine mesure, ne peut jamais les ramener à leur pureté primitive (¹).

Qualités que doit posséder l'eau potable. — Pour être considérée comme absolument irréprochable, l'eau potable doit satisfaire à de nombreuses exigences et se présenter avec certaines qualités organoleptiques, physiques et chimiques.

Ainsi, elle doit être dépourvue d'odeur et de saveur spécifiques. La délicatesse de l'organe olfactif nous avertit bien vite de la présence de substances odorantes dans l'eau ; il suffit qu'elle renferme

---

(¹) Il résulterait des recherches auxquelles s'est livrée la commission anglaise qui a été chargée d'étudier les causes de l'infection des rivières et les moyens d'y remédier, que si le contenu des égouts, mélangé à vingt fois son volume d'eau, circule avec une vitesse de 1 mille anglais à l'heure, il a perdu à peine un tiers de sa substance organique par oxydation après un parcours de 192 milles, c'est-à-dire à la fin d'une semaine, et qu'il n'existe pas en Angleterre de fleuve assez long pour que l'oxydation complète de la substance organique soluble y soit possible.

1/500,000 et beaucoup moins encore d'hydrogène sulfuré, pour que nous le reconnaissions. (Nowak.) D'un autre côté, une eau fade (telle que l'eau privée de gaz et de matières salines) ou encore acidule, urineuse, douceâtre ou salée, répugne absolument.

La clarté, la limpidité sont encore des qualités essentielles. Sans nul doute, une eau qui présente un certain degré de trouble peut ne tenir en suspension que des substances absolument inoffensives et, par contre, la limpidité peut rester parfaite, malgré la présence d'organismes dangereux, de dimensions microscopiques ; mais il n'en est pas moins vrai qu'une eau trouble excite une répugnance instinctive.

L'absence de coloration est un autre caractère qu'il importe de vérifier. Placée dans un cylindre en verre parfaitement incolore et reposant sur une feuille de papier blanc, l'eau ne donnera lieu, si elle est pure, à aucune coloration, en couche de 60 centimètres. Sur une plus grande épaisseur elle prend une couleur bleue (mer, lacs) qui disparaît, dit-on, par la présence d'une certaine quantité de matières organiques et passe au vert, au jaune et même au brun, si la proportion de ces substances est plus considérable (¹).

L'eau potable doit être fraîche et posséder à peu près en toute saison la même température.

De toutes les conditions, la plus importante est que l'eau ne contienne pas de substances qui puissent exercer une action toxique ou infectieuse sur l'organisme ou déterminer un trouble quelconque de la santé. A cet égard, nous devons faire observer avec M. **Wolffhü-**

(¹) Ces matières organiques, naturellement colorées en brun et de la nature des acides humiques, seraient tenues en dissolution, grâce à la présence dans l'eau d'une quantité suffisante de matières alcalines ; de là l'échelle : vert, jaune, brun, noir. (Sainte-Claire-Deville, Wittsthein.) — Or, M. W. Spring a montré qu'il ressort des chiffres mêmes des analyses de ce dernier chimiste que la couleur des eaux n'est en rapport direct ni avec la quantité de matières organiques, ni avec la quantité d'alcali ; l'analyse n'a d'ailleurs pas révélé la présence d'une matière colorée verte, jaune ou brune dans les eaux vertes. M. Spring a montré, que par l'action combinée de l'anhydride carbonique et du carbonate de calcium, on peut produire toutes les couleurs des eaux naturelles, depuis l'opacité jusqu'au bleu verdâtre ; que l'eau reste bleue si elle tient en dissolution complète des sels incolores en petite masse ; mais que si elle contient un précipité naissant plus ou moins abondant (carbonate de calcium, carbonate de magnesium, silice, silicate d'alumine, alumine), la lumière qui la traverse est d'un jaune plus ou moins foncé ; il peut même se faire que, la lumière ne pouvant plus traverser l'eau, celle-ci paraisse noire. La lumière jaune se combinant avec la lumière bleue de l'eau, il se forme des teintes bleu vert, vert bleuâtre, vertes, selon la proportion de jaune ; et si le jaune l'emporte, jaunes, brunes ou plus foncées encore.

gel (¹) qu'en hygiène, la pureté d'une eau s'entend autrement qu'en chimie. Les hygiénistes se montrent plus exigeants, et à juste titre, car une eau peut contenir des substances dont la présence ne peut être démontrée par l'analyse chimique et qui, pénétrant dans l'organisme, détermineront les accidents les plus redoutables. Nous voulons parler des microbes. La transmission de certaines maladies infectieuses par les eaux potables ne nous semble plus pouvoir être mise en doute, puisque Koch aurait retrouvé dans les eaux de localités où le choléra régnait épidémiquement la bacille spécifique de cette maladie. Les travaux les plus récents portent à croire qu'il pourrait en être de même de la fièvre typhoïde. On conçoit donc l'immense intérêt que présente la recherche des microbes et leur détermination précise. Quoi qu'il en soit, on donnera la préférence à l'eau la plus pauvre en microorganismes.

Au point de vue chimique, il est à désirer que l'eau soit aérée et contienne de 5 à 7 volumes de gaz pour 100, la moitié environ de ce chiffre étant représentée par de l'acide carbonique et le restant par de l'oxygène et de l'azote. Une eau qui, par l'ébullition, fournirait d'autres gaz devrait être considérée comme suspecte et rejetée de la consommation. Une proportion modérée de matières minérales est indispensable; elle peut osciller entre 500 et 800 milligrammes par litre. Une quantité plus notable de substances fixes, même inoffensives, n'est pas admissible. Il est d'ailleurs impossible de formuler ces exigences d'une manière générale, car elles varieront avec la constitution géologique des localités.

Dans un terrain granitique où les eaux ne renferment souvent que $0^{gr}020$ par litre, si l'on trouve une eau qui donne un résidu de $0^{gr}100$ à $0^{gr}200$, on peut affirmer qu'elle reçoit des substances étrangères. Dans un terrain calcaire, au contraire, il est tout à fait exceptionnel que le résidu soit inférieur à $0^{gr}200$. — Ce sont les sels de chaux et de magnésie qui ont le plus d'importance, car ils déterminent la dureté des eaux (²). Celle-ci s'exprime en degrés : en France, un degré hydrotimétrique correspond à la présence d'une partie de

---

(¹) Bericht des Ausschusses über die 10ᵗᵉ Versamml. d. D. Ver f. öffentl. Gesundheitspflege zu Berlin, in D. Vierteljahrsschr. f. öff. Gesundh. Bd. XV, p. 557.

(²) La *dureté totale* se constate avant l'ébullition, la *dureté permanente* après l'ébullition, donc après la précipitation des bicarbonates de calcium et de magnésium (elle est principalement due à la présence des sulfates calcique et magnésique), et la *dureté temporaire* est la différence entre les deux.

carbonate calcique dans 100,000 parties d'eau ; la dureté totale ne devrait jamais dépasser 32 à 35°.

Les eaux dures conviennent peu aux usages domestiques : la cuisson de la viande et des légumineuses s'y fait mal, parce que les substances albuminoïdes forment avec les sels terreux des combinaisons insolubles ; d'autre part, employées pour la toilette ou le lavage du linge, elles entraînent une perte considérable de savon, qui est décomposé par les sels de chaux et de magnésie.

La présence d'ammoniaque et de nitrites est un caractère défavorable ; nous en dirons autant des nitrates, chlorures et sulfates lorsqu'ils sont abondants, car on doit en conclure que des substances organiques se sont décomposées au voisinage. Enfin, on ne peut tolérer qu'une faible quantité de matières goraniques et, comme nous l'avons déjà dit, l'on redoute avec raison la présence d'organismes inférieurs. Quoi qu'il en soit, on ne jugera de la valeur d'une eau qu'en considérant l'ensemble de ses parties constituantes, ainsi que leurs proportions relatives. Les chiffres absolus ont beaucoup moins de signification.

Les différences de composition que les eaux présentent selon la nature géologique des terrains qui les fournissent apparaissent très nettement dans le tableau suivant, où Reichardt a consigné les moyennes de ses analyses (¹) :

NATURE DU TERRAIN QUI FOURNIT L'EAU.	Résidu après évaporation.	Matières organiques.	Acide nitrique.	Chlore.	Acide sulfurique.	Chaux.	Magnésie.	Dureté (degrés franç.).
Granit.	24,4	15,7	0	3,3	3,9	9,7	2,5	2,2°
Grès bigarré . . .	125,0 à 225,0	13,8	Traces à 9,8	4,2	8,8	73,0	48,0	24,9°
Muschelkalk (source près d'Iéna) . .	325,0	9,0	0,21	3,7	13,7	129,0	29,0	30,2°
Muschelkalk dolomitique	418,0	5,3	2,3	Traces	Traces à 34,0	140,0	65,0	41,2°
Gypse	2365,0	Traces	Traces	16,1	1108,3	766,0	122,5	165,5°
Limite de tolérance pour une eau potable	500,0	50,0	4,0	2,0 à 8,0	2,0 à 63,0	"	"	32°

(¹) E. Reichardt. *Grundlagen zur Beurtheilung des Trinkwassers*, 3te Aufl., p. 33. Ce tableau donne le nombre de milligrammes des diverses substances que contient 1 litre d'eau.

Mais suffit-il, pour juger de la valeur d'une eau, de comparer les chiffres qu'a donnés son analyse à ceux qui représentent la composition moyenne d'une eau sortant d'un terrain semblable? On peut répondre à cette question d'une manière négative. Avant de songer à établir des comparaisons, il conviendrait de s'entendre sur le choix des procédés analytiques, car les résultats ne sont comparables que pour autant que l'on y soit arrivé par des méthodes identiques, et ensuite il faudrait les appliquer à l'examen d'eaux reconnues pures. Au surplus, il ne peut être question de fixer, comme on le faisait jadis, la proportion extrême des diverses substances qu'une eau peut contenir sans cesser d'être potable, car la composition chimique diffère notablement suivant la localité et suivant le moment. Mais il peut être utile de comparer la composition d'une eau dont on désire connaître le degré de pureté à celle d'eaux provenant de la même région et ayant une origine semblable, à la condition, bien entendu, que l'on soit assuré qu'elles ne sont pas souillées.

Ces réserves faites, nous pouvons reproduire la classification des eaux potables généralement admise en Angleterre; elle comprend quatre classes : 1° eau pure et salubre; 2° eau utilisable; 3° eau suspecte; 4° eau impure. Les eaux appartenant aux deux premières catégories peuvent être directement utilisées; celles de la troisième, filtrées avant d'être distribuées et, si possible, de nouveau filtrées dans l'habitation; on ne devrait recourir à celles de la quatrième classe que dans le cas d'absolue nécessité et procéder à leur purification systématique. (Parkes.)

Le tableau synoptique suivant, extrait du remarquable traité d'hygiène de Parkes, ne sera pas sans utilité; bien qu'on ne puisse accorder qu'une valeur relative aux données qu'il renferme, il fournira un certain nombre de points de repère et de termes de comparaison.

Classification des eaux potables au point de vue de l'hygiène.

Caractères ou constituants.	1. Eau pure et salubre.	2. Eau utilisable.	3. Eau suspecte.	4. Eau impure.	Remarques.
Limpidité, éclat et aération.	Transparente, brillante et bien aérée.	Transparente, brillante et bien aérée.	Trouble.	Trouble et ne se clarifiant pas facilement par un filtre grossier.	Des eaux pures peuvent présenter un trouble dû à des matières minérales très fines : ainsi, le sulfate de chaux extrêmement divisé ne se dépose pas dans l'eau distillée.
Matière en suspension.	Non reconnaissable à l'œil.	Absente ou facilement séparable par filtration grossière ou repos.	Considérable.	Abondante.	
Couleur.	Nulle ou teinte bleuâtre.	Nulle ou légèrement verdâtre	Jaunâtre.	Nettement jaune ou toute autre couleur marquée.	Lorsque l'impureté est surtout de nature végétale, la couleur peut être très marquée et l'eau être bonne ou du moins utilisable.
Saveur.	Agréable.	Agréable.	Saveur marquée.	Saveur marquée.	
Odeur.	Nulle.	Nulle.	Nulle.	Odeur marquée.	
Quantité totale de matières solides dissoutes.	Moins de 0 gr., 114 par litre.	Moins de 0 gr., 428 par litre.	Plus de 0 gr., 428 par litre.	Plus de 0 gr., 714 par litre.	Dans les eaux calcaires de la 1re classe, les solides peuvent atteindre le chiffre de 0 gr., 200 par litre, la plus grande partie étant du carbonate calcique.
Matières solides volatiles (que la chaleur rouge peut volatiliser).	Moins de 0 gr., 014 par litre.	Moins de 0 gr., 043 par litre.	De 0 gr., 043 à 0 gr., 071 par litre.	Plus de 0 gr., 071 par litre.	
	Le résidu noircit à peine quand on l'incinère.	Le résidu peut noircir légèrement, mais ne doit pas donner de vapeurs.	Le résidu noircit d'une manière marquée ou donne des vapeurs nitreuses.	Le résidu noircit d'une manière marquée et donne des vapeurs nitreuses ou une odeur de corne brûlée.	Le résidu des eaux de tourbière peut noircir considérablement.
Chlore.	Moins de 0 gr., 014 par litre.	Moins de 0 gr., 43 par litre.	Plus de 0 gr., 43 par litre.	Plus de 0 gr., 86 par litre.	Légèrement contaminée par l'eau de mer, l'eau peut offrir une proportion plus forte de chlore et être encore utilisable.

Classification des eaux potables au point de vue de l'hygiène. *(Suite.)*

Caractères ou constituants.	1. Eau pure et salubre.	2. Eau utilisable.	3. Eau suspecte.	4. Eau impure.	Remarques.
Nitrites.	Absents.	Absents.	Présents.	Quantité marquée.	Ils indiquent généralement la contamination antérieure par des matières animales; mais ils peuvent provenir parfois de matières végétales.
Nitrates.	Absents ou traces très faibles.	Présents.	Quantité marquée.	Abondants.	
Oxygène nécessaire pour oxyder la matière organique, déterminé par le permanganate de potassium en présence d'un acide.	Moins de 0 gr., 001 par litre.	Moins de 0 gr., 0015 par litre.	Plus de 0 gr., 0015 par litre.	Plus de 0 gr., 002 par litre.	La quantité peut être plus grande dans de bonnes eaux de tourbière.
Ammoniaque (libre ou combiné à l'état de sels).	Moins de 0 gr., 00002 par litre.	Moins de 0 gr., 00005 par litre.	Plus de 0 gr., 00005 par litre.	Plus de 0 gr., 00010 par litre.	Type d'une bonne eau, d'après Frankland : 2 à 3 parties de carbone organique par 1,000,000; 0.2 parties d'azote organique par 1,000,000.
Ammoniaque albuminoïde ou organique.	Moins de 0 gr., 00008 par litre.	Moins de 0 gr., 00010 par litre.	Plus de 0 gr., 00010 par litre.	Plus de 0 gr., 00015 par litre.	
Dureté permanente.	2° de l'échelle de Clark	Au-dessous de 4° de l'échelle de Clark.	Au-dessus de 4° de l'échelle de Clark.	Au-dessus de 6° de l'échelle de Clark.	
Contamination par des métaux.	Nulle.	Traces de fer.	Traces de fer.	Tous les métaux, le fer excepté.	
Hydrogène ou sulfures alcalins.	Absents.	Absents.	Absents.	Présents.	
Caractères microscopiques.	Matière minérale; formes végétales colorées; organismes animaux volumineux; pas de débris organiques.	Comme en 1.	Formes végétales et animales plus ou moins pâles et incolores; débris organiques: fibres d'étoffes ou autres signes de déchets domestiques.	Bactéries de toute espèce, champignons; nombreux organismes inférieurs végétaux et animaux; cellules épithéliales et autres tissus animaux; évidence de contamination par le sewage; œufs de parasites, etc.	

Filtration des eaux. — « La filtration domestique est le plus souvent un piège et un leurre. Le public parle et agit comme si les filtres brevetés étaient doués d'une sorte de pouvoir magique leur permettant de purifier l'eau. On oublie ou l'on dédaigne l'existence des impuretés qui sont retenues par le filtre, s'il agit convenablement ; ces impuretés s'amassent à la surface et dans le corps de l'appareil, et si les pores ne sont pas entièrement bouchés, il en résulte une accumulation de matière organique en putréfaction, et en fait l'eau est plus impure après la filtration qu'elle ne l'était avant, bien qu'elle soit devenue plus claire et plus limpide. » Ainsi s'exprime un homme des plus compétents, M. J. Parry, ingénieur du service des eaux à Liverpool.

La purification de l'eau qui traverse un filtre est due à deux actions toutes différentes : les matières solides en suspension s'arrêtent dans les mailles du filtre, puis l'oxygène de l'air transforme les matières organiques suspendues et même dissoutes en substances inorganiques inertes, inoffensives. L'effet mécanique l'emporte sur l'action chimique. Du moment que le filtre est maintenu constamment sous eau, ce qui est le cas le plus fréquent, l'effet obtenu est insuffisant. On n'arrive à un résultat convenable qu'à la condition que le filtre soit aéré d'une manière intermittente.

Nous examinerons d'abord la valeur relative des substances très variées qui entrent dans la composition des filtres ([1]). On emploie principalement le sable, le gravier, la pierre-ponce, le grès, le charbon animal et végétal, le coke, l'argile, diverses préparations de fer, l'éponge, la laine, le coton, le drap, le poil, le feutre, la sciure de bois. Les matières organiques conviennent moins que les matières inorganiques, et parmi celles-ci le charbon animal pur, l'éponge de fer, l'oxyde de fer magnésique, le carferal et la porcelaine dégourdie, doivent être préférés.

Le *sable* fixe d'une manière satisfaisante les matières en suspension de nature organique et inorganique. En couche épaisse, il retient d'abord une forte proportion de composés minéraux en solution ; son action est moins favorable en ce qui regarde les substances organiques dissoutes, dont il ne retient guère que 5 p. c.

L'*éponge* arrête très bien les particules en suspension ; mais elle n'a guère d'effet sur les matières en solution.

Le *charbon animal* est considéré comme un des meilleurs matériaux filtrants ; mais il faut que ses grains soient assez rapprochés pour que le passage de l'eau ne soit pas trop rapide. Les éléments

____

([1]) Parkes. *A manual of practical hygiene*, 6th edition. 1883, p. 30.

minéraux et organiques en suspension sont retenus en grande partie (et même en totalité, si la couche est épaisse). Les matières organiques et minérales dissoutes sont d'abord fixées ; mais cette action est limitée et s'arrête après un certain temps. Le charbon a un effet rapide et marqué sur la substance organique morte ou en décomposition, tandis qu'il laisse passer, non modifiée, une forte proportion de matière organique fraîche. Ces résultats sont de nature à éveiller des craintes sérieuses en ce qui concerne la fixation des poisons morbides. (F. de Chaumont et Notter.)

Il est également démontré que non seulement le charbon finit par ne plus retenir la substance organique, mais qu'il abandonne même une partie de celle qu'il avait d'abord retenue et que le même résultat s'observe lorsque le contact de l'eau et du charbon est trop prolongé.

Si l'on conserve pendant quelque temps de l'eau qui a été filtrée à travers le charbon, on y constate la présence d'organismes inférieurs, formant parfois un dépôt abondant. Aussi M. de Chaumont conseille-t-il de renoncer au charbon pour la filtration en grand et condamne-t-il les filtres de ce genre placés dans l'eau des citernes. Voici, du reste, ses conclusions : 1. Le charbon possède une double action, chimique et mécanique, il agit à la fois avec rapidité et efficacité. — 2. Si le filtre est volumineux, l'eau peut le traverser presque aussi rapidement qu'elle peut s'écouler et être bien purifiée. — 3. L'eau ne doit pas rester en contact avec le charbon plus longtemps qu'il n'est nécessaire pour la filtration, parce qu'elle est apte à reprendre de la matière organique. — 4. Il faut employer immédiatement l'eau qui a été filtrée par le charbon, car si on la conserve, elle peut se charger de microorganismes. — 5. Comme de la matière organique fraîche traverse le charbon animal sans avoir été modifiée, il est douteux que l'on arrive, par ce procédé, à débarrasser l'eau des poisons morbides. — 6. Le pouvoir du charbon est limité ; si l'eau est modérément bonne, il reste efficace pendant quelque temps ; mais si elle est impure, il devient bientôt inactif. Dans la plupart des cas, il devrait être purifié ou renouvelé tous les trois mois ([1]).

Fer spongieux. — On obtient, par le grillage de l'hématite (un peroxyde de fer), du fer métallique poreux, dont l'aspect est assez semblable à celui du charbon animal. Il exerce sur l'eau une action à

([1]) *Parkes' Hygiene*, p. 32.

la fois mécanique et chimique ; il retient les matières en suspension et oxyde la substance organique en solution, dont il fait disparaître la plus grande partie et parfois même la totalité, si le contact est suffisamment prolongé. Son pouvoir oxydant est donc très grand, bien que peut-être un peu lent. Il n'a guère d'action sur les composés minéraux ; cependant, il fixe le plomb. Par contre, l'eau prend une petite quantité de fer qu'elle abandonne, si on la fait passer à travers un mélange de sable ou de gravier fin et de pyrolusite. L'eau qui a traversé du fer spongieux est limpide et pure. Cependant, les filtres de ce genre se laissant traverser par les bactéries de la putréfaction, il y a lieu de se demander si l'eau qu'ils fournissent pourrait être conservée pendant longtemps sans subir d'altération. Le fer spongieux reste actif beaucoup plus longtemps que le charbon animal.

Le *carferal* est une matière noire, granuleuse, ressemblant extérieurement au charbon animal granuleux ; on ignore encore sa composition exacte ; on sait seulement qu'il consiste en un mélange de charbon et de fer en petites quantités avec une base d'argile (son nom a été formé par la réunion des premières syllabes des mots carbone, fer et alumine). Son pouvoir purificateur, à la fois très considérable et très rapide, s'exerce même à l'égard de l'albumine fraîche. Le carferal ne cède à l'eau aucune substance nuisible, et l'eau qui a été en contact avec lui peut être conservée pendant quelque temps sans que des organismes vivants y apparaissent. Il conserve son activité un peu plus longtemps que le charbon animal ; mais il reste inférieur sous ce rapport au fer spongieux. — Ajoutons que cette substance, qui a été adoptée par le ministre de la guerre pour servir à la filtration de l'eau dans les casernes et les hôpitaux anglais (filtre du major Crease), semble difficile à obtenir, même à Londres. (E. Vallin.)

On verra plus loin les résultats remarquables que donne la *porcelaine dégourdie*, qui, si elle ne retient pas les matières nuisibles en solution, dépouille l'eau de tous les microbes et des germes qui y sont suspendus.

Un bon filtre doit satisfaire à un certain nombre de conditions que nous résumerons comme suit, d'après Parkes ([1]) :

1. Toutes ses parties doivent être facilement accessibles, ce qui permet de nettoyer ou de renouveler la matière filtrante. — On

____

([1]) *Loc. cit.*, p. 34.

rejettera donc tous les modèles dans lesquels la couche filtrante est cimentée et ne peut être isolée sans que l'appareil soit mis hors de service.

2. Il faut que l'agent jouisse d'un pouvoir purificateur suffisant et qu'il soit présent en quantité suffisante. — S'il est vrai qu'un grand nombre de substances sont capables de purifier convenablement l'eau, il convient de remarquer que l'état d'agrégation n'est pas sans importance, et que les filtres formés de matières non compactes sont préférables à ceux qui sont constitués par des blocs solides ; en effet, le volume de ces derniers est souvent hors de proportion avec le travail qu'ils ont à exécuter.

3. La matière filtrante ne doit rien céder à l'eau qui puisse favoriser le développement des organismes inférieurs. Le fer spongieux, le carferal (¹) sont sous ce rapport particulièrement recommandables. On n'en peut dire autant du charbon animal non compact ; en blocs solides, il est préférable, à cet égard, au charbon granuleux.

4. Le filtre doit conserver son pouvoir pendant un temps convenable. — Le résultat dépend beaucoup du degré d'impureté de l'eau. Le fer spongieux tiendrait le plus longtemps.

5. Aucun des éléments constituants du filtre ne doit être susceptible de subir la putréfaction ou de céder à l'eau des impuretés métalliques ou autres. — L'emploi des substances organiques est donc condamnable. Le fer ou d'autres métaux doivent être protégés contre l'action de l'eau.

6. Il faut que la matière filtrante ne puisse pas s'obstruer et que la filtration s'opère avec une vitesse raisonnable. — Cette condition est généralement remplie lorsque la matière est meuble et que l'eau ne contient pas une proportion trop élevée d'éléments en suspension. L'éponge que l'on introduit parfois dans les filtres est sujette à se putréfier ; aussi vaudrait-il mieux renoncer à son emploi. Les filtres à l'état de blocs se bouchent très facilement, parce qu'un dépôt visqueux se forme à leur surface. On remédie en partie à cet inconvénient par l'emploi de cribles d'asbeste (comme dans le filtre au charbon silicaté). En ce qui regarde la vitesse de filtration, le charbon animal et le carferal ont l'avantage sur le fer spongieux et le charbon silicaté.

Quels que soient d'ailleurs ses éléments constituants, un filtre ne

____

(¹) Nous ajouterons la porcelaine dégourdie.

peut donner des résultats satisfaisants d'une manière indéfinie, et il est nécessaire que la matière filtrante soit renouvelée ou nettoyée à des intervalles réguliers, et ce d'après le travail que l'appareil doit fournir ; sans cette précaution, au lieu de purifier l'eau, le filtre pourrait lui céder une partie des impuretés qu'il avait précédemment fixées.

Il nous reste à décrire quelques-uns de ces appareils.

Dispositif Denton (pl. VI, fig. 1). — Lorsqu'il s'agit de filtrer l'eau de pluie, M. B. Denton conseille l'emploi de deux sortes de filtre. Le premier, placé dans la citerne souterraine, est appendu à l'extrémité du tuyau de succion de la pompe, et par conséquent plongé constamment dans l'eau. Il enlève au liquide, avant qu'il monte dans la maison, toutes les matières solides qu'il tient en suspension ([1]). Le second est disposé à l'intérieur du bâtiment : il est destiné à produire la purification chimique par oxydation ; cet effet est obtenu par l'aération parfaite des matériaux du filtre, que l'eau descendant de la citerne de service doit préalablement traverser avant d'arriver à la cuisine et dans les chambres à coucher. Chaque fois qu'un certain volume d'eau sort du filtre il y en entre automatiquement un volume égal, sous l'action d'une soupape à boulet, et cette eau fraîche traverse immédiatement la matière aérée pour arriver dans le compartiment inférieur, qui forme la citerne d'alimentation pour toute la maison. Il est indispensable que les deux compartiments et la matière filtrante elle-même puissent être lavés sans peine par un courant d'eau ([2]).

Filtre David (pl. VI, fig. 2). — L'eau arrive par le bas, suit la direction des flèches A, traverse une couche d'éponges traitées par le tannate de fer et, débarrassée de la plus grande partie de ses impuretés, pénètre dans le filtre intérieur, qui se compose de couches alternantes de laine traitée par le tannate de fer, de grès, de charbon animal et de gravier. L'eau filtrée s'écoule en K.

Pour débarrasser les éponges du limon qui s'y est déposé, on ferme le filtre intérieur au moyen de la vis L, et, les robinets D et A étant placés dans la position convenable, l'eau traverse de haut en bas la couche d'éponges, suivant la direction des flèches M.

Nous avons dit plus haut ce qu'il faut penser des filtres dans la composition desquels entrent des matières organiques.

([1]) L'immersion permanente d'un filtre est un dispositif peu recommandable et qui devrait être abandonné.

([2]) *Loc. cit.*, p. 40.

Filtre Forster (pl. VI, fig. 3). — AA représente un cylindre creux de grès pur à grain fin de 0^m10 environ de diamètre sur 0^m18 de hauteur, fermé par le bas ; il est mastiqué dans un couvercle en fonte BB. Dans une dépression du pied en fonte DD et du couvercle est engagé le manteau cylindrique en tôle FF. Les joints sont serrés au moyen de la vis NG. L'eau entre sous pression, lorsque le robinet E est ouvert, par le tube M, mis en communication avec le conduit de distribution, traverse le grès et s'écoule en C.

Les robinets H et I servent au nettoyage de l'appareil.

Filtre plongeur de Fonvielle (pl. VI, fig. 4). Deux récipients en bois A et C sont placés sur un support B, de telle sorte qu'il existe entre le fond de A et celui de C une distance de 0^m50 environ. Le récipient A a de 1 mètre à 1^m25 de haut, 0^m60 de large et 0^m80 de long. B a 0^m50 en hauteur et en longueur et 0^m30 en largeur. G est un tuyau de cuivre de 0^m05 de diamètre ; il est muni d'un robinet et met en communication les deux récipients au moyen d'ouvertures pratiquées à 0^m15 de distance du fond. En D est le premier filtre (dégrossisseur) en tôle galvanisée ; il est de forme cylindrique et a 0^m50 de longueur sur 0^m20 de diamètre ; au voisinage du col, qui est vissé au conduit G, on voit une plaque *t* perforée. Avant de réunir D et G, on introduit d'abord jusque sur la plaque *t* du gravier fin, puis un kilo de laine en flocons bien comprimée sur une hauteur de 18 à 20 centimètres, et le vide restant est rempli d'un mélange de gravier fin et de charbon. On applique ensuite le couvercle E et enfin une calotte en jonc F. Les parties du cylindre et du couvercle qui sont revêtues par cette calotte sont percées de trous de 0^m003 de diamètre et séparés les uns des autres par un intervalle de 0^m016. Le deuxième filtre cylindrique (finisseur) est long de 0^m30 et large de 0^m20. Il renferme un étroit cylindre O, soudé à J à son extrémité postérieure et d'autre part vissé à G. Au moyen de l'écrou K, le couvercle peut être fixé sur le cylindre. Sur toute leur surface, les deux cylindres O et J sont percés de trous de 0^m003 de diamètre, un peu plus rapprochés sur O que sur J. L'espace compris entre O et J est rempli de laine de premier choix.

L'eau pénètre à travers F et E dans le cylindre D, et, ayant été filtrée une première fois, descend par le tube G, est filtrée une deuxième fois entre O et J, arrive en C et s'écoule en L.

On procède au nettoyage du récipient A en levant la bonde M ; pour nettoyer les deux cylindres-filtres, il est nécessaire de les dévisser, de les enlever et de laver isolément les différentes matières qu'ils contiennent.

Filtre au fer spongieux ([1]) (fig. 90). L'arrivée de l'eau est réglée automatiquement par un flotteur en verre G. Reçue dans un récipient en poterie U, l'eau passe lentement à travers une couche de fer spongieux maintenue entre deux plaques perforées CC ; puis elle traverse trois couches de sable préparé, S, S′, S″, formé d'un mélange de gravier fin et de bioxyde de manganèse naturel. Elle est enfin reçue dans le réservoir F, au-dessus duquel se trouve le régulateur A, pourvu d'un petite ouverture latérale, qui établit une communication entre la partie supérieure du filtre et le réservoir. On peut ainsi contrôler le passage de l'eau à travers l'appareil par le jaugeage de l'ouverture.

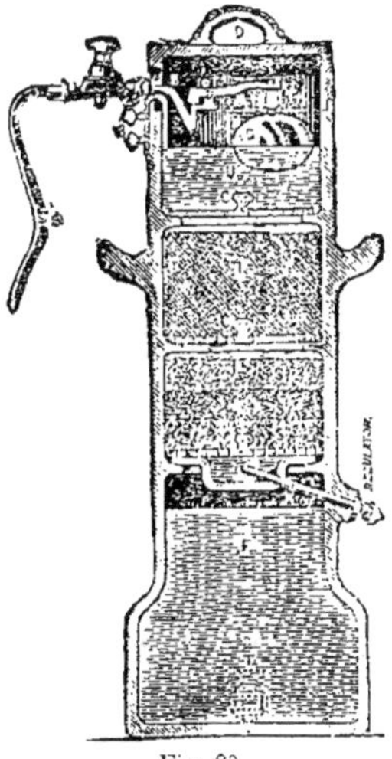

Fig. 90.

Filtre Danchell (pl. VI, fig. 5). — Il ne peut guère servir que pour clarifier l'eau, comme le fait le filtre immergé dans le dispositif de Denton déjà décrit. Seulement, au lieu d'être plongé dans la citerne souterraine, il est placé dans le réservoir de service à l'intérieur du bâtiment. L'appareil contient du charbon animal et l'eau y circule de bas en haut.

Filtres au charbon silicaté. — Le filtre représenté pl. VI, fig. 6, a la forme d'un cylindre et est construit en cuivre fort étamé ; à l'intérieur sont cimentées des plaques ou des lames de charbon silicaté C S ; les intervalles compris entre ces plaques sont remplis de la même matière sous forme granuleuse C S G. Le filtre peut être mis en communication ou bien avec le tuyau de service qui descend du réservoir ou avec le réservoir même. Le nettoyage s'effectue si l'on ferme simplement l'orifice de sortie et si l'on permet à l'eau de sortir par un robinet spécialement destiné à cet usage ([2]).

Le filtre impérial, dont l'élément essentiel est également représenté par du charbon silicaté sous les deux formes, solide et granuleuse, est construit de telle sorte que la matière filtrante et l'eau

___

([1]) The spongy Iron Domestic Filter C°, 22, New Oxford Street, London, W. C.
([2]) Ces appareils sont fabriqués par la « Silicated carbon filter Company, Battersea London ».

elle-même sont constamment aérées et que les diverses parties de l'appareil étant accessibles, on a toute facilité de procéder au nettoyage ([1]).

Filtre Maignen ou **filtre rapide**. — Après avoir traversé une couche de charbon animal en grains, l'eau rencontre une couche mince d'une poudre noire extrêmement fine, mélange d'hydrate de chaux et de noir animal, déposée à la surface d'un tissu d'amiante. Ce filtre clarifie parfaitement l'eau, retient la plus grande partie des matières organiques et inorganiques qui s'y trouvent en dissolution et donne 4 1/2 litres par heure. Il est démontable et toutes ses parties peuvent être nettoyées et revivifiées très aisément ([2]).

Filtre Chamberland. — M. Pasteur, voulant prouver que les virus charbonneux ou septique doivent leur activité aux microbes qu'ils contiennent, fit passer par aspiration ces liquides à travers les parois d'un tube en porcelaine dégourdie et démontra qu'après avoir abandonné dans les pores de ce filtre les microorganismes qu'ils tenaient en suspension, ils avaient perdu toute virulence. M. Chamberland a fait l'application aux usages domestiques de ce procédé de laboratoire. Son filtre en porcelaine dégourdie a la forme d'une éprouvette, dont l'extrémité fermée est dirigée en haut et le bord libre fixé sur le fond d'un cylindre métallique de 5 centimètres de diamètre et de 25 à 30 centimètres de hauteur qui la coiffe et la contient à l'aide d'une occlusion à vis très hermétique. L'eau arrive sous pression dans l'intervalle qui sépare les deux tubes; elle traverse de dehors en dedans les parois du vase de porcelaine et de là est amenée au dehors par un robinet fixé à la douille de l'enveloppe métallique.

Le nettoyage du filtre est des plus simples; on dévisse l'extrémité inférieure de la gaîne extérieure; on lave la surface externe du vase poreux qui est recouverte d'une couche mince de détritus, on la plonge dans l'eau bouillante ou on la flambe à la flamme du gaz. La matière organique est ainsi détruite et le filtre revivifié.

Chaque cylindre laisse passer, sous une pression de 2 atmosphères (il ne fonctionne pas sous une pression plus faible), 1 litre d'eau par heure. En disposant un certain nombre de tubes en batterie, on peut obtenir en quantité suffisante une eau absolument dépouillée de principes infectieux.

([1]) Sanitary Engineering and Ventilation C°, 115, Victoria Street, Westminster S. W.

([2]) P. A. Maignen, 22 et 23, Great Tower Street, London E.

Mais si le filtre Chamberland fixe les microbes, il est sans action sur les matières toxiques ou nuisibles qui peuvent exister dans l'eau à l'état de solution, mais qui ne possèdent jamais, il est vrai, une nocivité comparable à celle des poisons organisés.

Quantité d'eau nécessaire par individu et par jour. — L'eau destinée à la boisson et à la cuisson des aliments ne représente qu'une faible fraction du volume total ; les soins de toilette, le lavage du linge et des vêtements, le nettoyage des ustensiles et de l'habitation, l'irrigation des water-closets entraînent une dépense infiniment plus grande, à laquelle vient encore s'ajouter celle qui résulte de la présence de chevaux et de voitures.

Le gaspillage est évidemment blâmable, mais la parcimonie l'est davantage, et des deux maux le premier serait encore le moindre. L'eau pure en abondance est une condition essentielle de salubrité, et l'on ne peut assez insister sur les avantages qu'elle procure aux individus et aux communautés.

Parkes fixe comme suit les volumes d'eau qu'emploie journellement un homme soigneux appartenant à la classe moyenne :

	Litres.
Cuisson des aliments	3.5
Boisson (eau, thé, café)	1.5
Soins de propreté corporelle (y compris des lotions à l'éponge qui réclament de 11 1/2 à 13 l.). .	22.5
Entretien de l'habitation et des ustensiles . . .	13.5
Lessivage	13.5
	54.5

Mais on peut se demander, ajoute Parkes, si ce volume suffirait aux individus appartenant aux classes élevées de la société. A cette question, il est permis de répondre hardiment par la négative ; en effet, dans le tableau qui précède ne sont pas compris les bains généraux, dont l'emploi tend heureusement à se répandre.

En supposant deux bains par semaine, ce qui n'a rien d'exagéré, il y aurait lieu d'ajouter 36 litres à la dépense journalière.

Il fixe ensuite à 27 litres le volume d'eau qui doit être employé par tête et par jour au lavage des water-closets ; on doit se garder ici d'une fausse économie et il est désirable que de temps à autre l'eau traverse en abondance l'appareil et détermine dans les tuyaux une chasse vigoureuse.

Quelque soin que l'on apporte à l'établissement des conduites, il se produit toujours des pertes inévitables que Parkes fixe à 12 1/2 litres par tête et par jour. On arrive ainsi au chiffre total de 130 litres, auquel il faut ajouter, dans certains cas, l'eau nécessaire aux chevaux et au nettoyage des voitures et des écuries. Parkes évalue cette quantité à 72 litres par cheval en moyenne.

Les données qui précèdent et qui reposent sur des observations consciencieuses et répétées peuvent être prises comme base des calculs auxquels l'architecte doit se livrer lorsqu'il se propose d'établir, par exemple, un réservoir ou une citerne destinés à emmagasiner l'eau qui doit servir à alimenter une habitation, ou bien encore lorsqu'il désire s'assurer si les quantités qu'il peut se procurer répondront aux besoins.

Dans les villes, l'imprégnation du sol par des détritus et des immondices de toute espèce est une conséquence inévitable de la densité de la population. Il en résulte que le pouvoir absorbant des couches poreuses s'épuise graduellement, que l'oxydation des substances organiques devient de plus en plus limitée, et que des quantités toujours plus considérables de ces matières et probablement aussi de produits pathologiques spécifiques, c'est-à-dire de germes de maladies infectieuses, pénètrent profondément sans avoir subi la décomposition, qui seule peut les rendre inertes. Les eaux pluviales, en traversant un sol si profondément souillé, se chargent de principes nuisibles qu'elles transportent jusqu'à la nappe souterraine qui alimente les puits superficiels. Est-il besoin d'ajouter que trop souvent la perméabilité des parois des puits rend la pollution plus facile encore, des liquides putrescibles pouvant alors s'infiltrer d'une manière plus directe? Il est donc regrettable que dans bien des villes les habitants en soient réduits à utiliser les eaux de puits superficiels, et qu'ailleurs une économie mal entendue ou des préjugés fassent préférer ces eaux médiocres à celles qu'offrent les administrations publiques. Trop souvent on entend vanter comme parfaite une eau de puits qui, fraîche et agréable au goût sans doute, n'en est pas moins viciée par un voisinage impur. Ce qu'il faudrait introduire partout, c'est une eau amenée de loin, empruntée à une source irréprochable, en dehors du territoire des villes, et distribuée sous pression à tous les étages des habitations. La paresse, l'indolence sont des défauts trop communs pour que l'on ne cherche pas à économiser le travail mécanique, à faciliter à l'homme l'accomplissement de sa tâche et à lui rendre aisés ces soins d'une propreté minutieuse, condition première de la santé, qui, trop souvent, hélas ! sont un luxe réservé aux heureux de ce monde. Nous voudrions même voir imiter chez nous ce qui se pratique au delà du détroit et imposer l'abonnement aux eaux de la ville dès que celles d'un puits seraient reconnues impropres à la consommation. Il suit de là qu'à notre avis les eaux d'une distribution générale doivent être préférées à toutes les autres, à l'intérieur des villes d'abord, en raison de leur pureté plus grande et de l'invariabilité de leur composition, puis en raison de la facilité qu'elles offrent au consommateur, qui les reçoit à tous les étages.

Nous n'avons pas à parler ici des distributions d'eau potable, le cadre restreint de cet ouvrage nous l'interdit. Nous nous bornerons à présenter quelques considérations générales.

Le service des eaux dans les villes peut être constant ou intermittent.

Il est à désirer que l'eau soit toujours à la disposition des habitants, et que la distribution ne soit pas temporaire, c'est-à-dire limitée à certaines heures de la journée, car on est alors obligé de faire usage de réservoirs où l'eau s'échauffe en été, se refroidit en hiver et est exposée à s'altérer. Le seul reproche que l'on puisse faire à la distribution constante, c'est la déperdition d'une certaine quantité d'eau; mais le soin que l'on peut apporter au choix des robinets et des soupapes d'arrêt, l'obligation pour l'habitant de faire usage de régulateurs d'écoulement et d'un compteur, la surveillance admi nistrative permettent d'éviter cet inconvénient (¹).

On doit encore se demander s'il y a lieu d'admettre la distinction souvent établie entre l'eau destinée à l'alimentation proprement dite et celle qui doit servir aux ablutions et aux autres usages domes-

---

(¹) « A Manchester, tous les appareils sont estampillés par les autorités *avant* d'être mis en place, et dans quelques localités ils sont non seulement vérifiés, mais un plombier autorisé peut seul les réparer ou les ajuster. Ces précautions rigoureuses ne contribuent pas seulement à l'économie, mais elles sont essentiellement justes... Il est évident que l'administration devrait être assurée que les appareils dont les abonnés font usage sont bien faits et répondent à leur destination.

« L'exemple suivant démontre l'importance des économies et des avantages réalisés au point de vue de la quantité d'eau consommée, lorsque l'administration peut exercer cette surveillance légitime. A Norwich, la consommation a été réduite de 180 à 68 litres par tête et par jour, depuis que l'on a accordé à la compagnie le contrôle des appareils à l'intérieur des habitations. » (B. Denton.)

tiques. A première vue, on est tenté d'accorder une influence prépondérante à celle qui est ingérée comme boisson; on craint qu'elle ne serve de véhicule aux germes de diverses maladies et bien souvent on a accusé une eau potable impure d'avoir causé des épidémies de fièvre typhoïde et de choléra. Au contraire, on se préoccupe fort peu de la qualité de l'eau qui est employée en bien plus grande abondance au lavage des ustensiles, au lessivage du linge, au nettoyage des habitations, aux soins de toilette, et qui, si elle est contaminée, peut abandonner sur les parquets, dans la trame du linge et sur les ustensiles de cuisine, des germes qui pourront être absorbés par la voie pulmonaire; on se plaît à insister sur les dangers de l'absorption de ces ennemis microscopiques par le tube gastro-intestinal et l'on semble oublier que des volumes énormes d'air (près de 13 mètres cubes en 24 heures) pénètrent dans nos poumons et peuvent tout aussi bien provoquer l'infection. De plus, lorsqu'une double distribution est établie, la méprise est facile et il peut, il doit arriver souvent que l'élément qui était exclusivement destiné aux soins de propreté, sert de boisson.

Nous dirons donc, avec von Pettenkofer, que le dédoublement du service n'est admissible que si l'on dispose de deux eaux de bonne qualité, mais dont l'une présente une température et un contenu gazeux qui la rendent peu agréable au goût; au contraire, toute eau que l'examen chimique et microscopique aura démontrée impure, devra être absolument rejetée et il ne sera pas plus permis de l'utiliser pour les usages domestiques que de l'employer à l'alimentation.

Faut-il ajouter qu'une distribution double occasionne des frais plus élevés?

Approvisionnement d'eau pluviale. — Il est des localités où les eaux pluviales doivent répondre à toutes les nécessités; Venise et Constantinople sont dans ce cas. Il en est d'autres, Gibraltar, par exemple, où les eaux météoriques sont très employées, sans représenter néanmoins l'unique source d'approvisionnement. On est bien obligé d'y recourir, si l'on ne peut se procurer une eau de source, de puits ou de rivière de bonne qualité.

La quantité d'eau pluviale qui peut être recueillie se calcule aisément, si l'on connaît l'épaisseur de la couche de pluie reçue annuellement dans la localité et l'aire de la surface de réception (¹). Suppo-

---

(¹) S'agit-il d'un toit, on ne tient pas compte de sa surface, mais bien de l'aire qu'il recouvre. — On utilise encore comme surfaces de réception des cours pavées

sons que la moyenne annuelle soit, comme à Liége, de 0^m787 et que l'aire occupée par une habitation soit de 80 mètres carrés. Le produit de ces deux chiffres, soit $62^{m3}960$, représente le volume disponible en une année. (Nous négligeons la perte par évaporation.) Et si la maison est occupée par cinq personnes, chacune d'elles pourra disposer par jour de $\dfrac{62960}{365 \times 5} = 34^{lit.}49$, chiffre bien inférieur à celui que nous avons admis comme représentant les besoins réels.

Pour procéder à des évaluations de ce genre, il est, en outre, nécessaire de connaître : 1° la quantité maximum d'eau qui peut tomber en un an ; 2° la quantité minimum ; 3° la moyenne ; 4° la période à laquelle les pluies sont habituelles ; 5° la durée de la saison sèche.

Recueillie avec certaines précautions et convenablement filtrée, l'eau de pluie doit être mise au rang des eaux les plus pures. On utilise surtout celle qui s'écoule des toits d'ardoises ou de tuiles dures, sur lesquels on doit avoir soin d'éviter le développement de végétaux, le dépôt de feuilles mortes et d'excréments d'oiseaux. Il est prudent de rejeter les premières portions qui, plus riches en poussières de diverses natures, puisqu'elles ont en quelque sorte balayé l'atmosphère, ont en outre lavé les surfaces de réception. Dans ce but, on a imaginé des dispositifs (*Bucks patent percolator ; Roberts' patent rain-water percolator*) qui sont assez fréquemment employés en Angleterre.

La filtration n'est pas moins nécessaire. Nous avons déjà dit (p. 303) que M. B. Denton a adopté la combinaison de deux filtres : le premier, placé sous l'eau, ne sert guère qu'à la clarification ; le second, disposé au-dessous du réservoir de service, en reçoit le liquide frais, déjà dépouillé d'une partie de ses impuretés ; il complète la purification par l'oxydation. Les dimensions du deuxième filtre doivent être évidemment en rapport avec l'importance de l'habitation.

M. J. Parry dit que le dispositif représenté planche VI, figure 7, peut être utilisé avantageusement lorsqu'il s'agit de filtrer de l'eau de pluie dans une citerne souterraine ou n'importe quelle grande quantité d'eau ; sur une dalle perforée repose une rangée de briques posées à plat, à laquelle succède une couche de gravier de 0^m15 et

ou dallées et des terrains spécialement préparés à cet effet par un revêtement en béton, asphalte ou autres matériaux imperméables.

enfin une couche de sable de 0^m75. La citerne est construite en briques revêtues de ciment. — Mais il ne se dissimule pas les inconvénients de tout système qui exige la mise à sec du réservoir avant que les matériaux constituants du filtre puissent être examinés, lavés ou renouvelés ; et il conseille, comme M. Denton, de chercher à obtenir simplement la clarification dans le réservoir même, quitte à filtrer ultérieurement l'eau au fur et à mesure des besoins (¹).

Une cause très fréquente de pollution, c'est la pénétration dans les citernes souterraines d'eaux qui ont lavé la surface du sol.

Citernes souterraines. — Les réservoirs à eaux de pluie sont généralement creusés dans le sol, ce qui est à la fois plus commode, plus économique et permet de conserver à l'eau une température plus uniforme. Mais il faut bien reconnaître que cette disposition entraîne de sérieux inconvénients ; il arrive souvent que le réservoir ne reste pas étanche et l'on ne s'en aperçoit que lorsqu'il est à sec ; ensuite, les chances de pollution de l'eau sont augmentées; enfin, l'emploi d'une pompe devient nécessaire.

Il faut avant tout que les dimensions d'une citerne soient telles que l'on puisse traverser sans inconvénient les périodes de sécheresse les plus longues. B. Denton veut qu'elle ait une capacité suffisante pour contenir l'eau nécessaire à la consommation de 120 jours.

La forme circulaire ou rectangulaire à angles arrondis est préférable.

Les réservoirs doivent être plutôt profonds qu'étendus en surface, afin d'éviter l'évaporation et d'assurer la fraîcheur de l'eau ; enfin, ils doivent être couverts, ventilés, protégés contre la lumière et la chaleur. Le curage en sera opéré de temps à autre et l'on prendra les précautions nécessaires pour éviter l'infection de l'eau par les gaz d'égout, qui pénètrent fréquemment par les tuyaux de décharge.

Assurément toute citerne devrait être absolument étanche, de manière à prévenir non seulement toute déperdition, mais encore la pénétration d'une eau souterraine contaminée.

Dans certains cas, dit le même auteur, la constitution du sous sol permet de pratiquer une cavité ayant exactement la forme et les dimensions de la citerne que l'on se propose de construire, et cela est vrai pour la craie et le nouveau grès rouge. On peut alors se contenter de recouvrir les parois de l'excavation d'un gobetage de ciment

(¹) J. PARRY. Water, its composition, collection and distribution, 1881, p. 56 et 168.

pour la rendre étanche, puis de recouvrir d'une voûte en briques prenant naissance sur des épaules de béton ou reposant sur des traverses en fer.

B. Denton conseille vivement l'emploi du ciment Portland ou du béton pour la construction des citernes, lorsque les conditions naturelles du sol ne sont pas aussi favorables que celles mentionnées plus haut. Le béton étant revêtu intérieurement d'une couche de ciment Portland mélangé à du sable en proportions égales, on aura une citerne excellente. L'épaisseur à donner au béton dépend de la nature du sol.

Dans certains cas, au lieu de recouvrir simplement les parois de ciment, on appliquera à la face interne du béton un revêtement en maçonnerie de 0^{m}10 posée dans le ciment, qui séparera également les briques du béton.

Lorsque les réservoirs sont de grandes dimensions, il devient nécessaire de soutenir la voûte par des pieds-droits et des contreforts et de la construire en briques ou en béton.

Pour soustraire l'eau aux variations de la température extérieure, il faut donner aux citernes une profondeur de 3 à 5 mètres et les séparer de la surface du sol par une couche épaisse de terre.

M. Ch. Slagg conseille de donner à la citerne la forme circulaire. Si le sol est constitué jusqu'à une profondeur de 5 mètres, par exemple, par de l'argile forte et imperméable, on fore un trou au fond jusqu'à la profondeur de 0^{m}30 à 0^{m}45, afin de s'assurer que la couche a une épaisseur suffisante ; la cavité est ensuite soigneusement remplie d'argile damée. Le puits peut alors être revêtu d'une maçonnerie d'une demi-brique d'épaisseur au mortier hydraulique. Si le sol est poreux, ce revêtement ne peut être considéré comme suffisamment étanche. Dans ce cas, on doit employer des briques cunéiformes dont les joints verticaux puissent s'adapter intimement et les recouvrir d'argile damée sur une épaisseur de 0^{m}20 à 0^{m}25. On pourrait remplacer l'argile par une sorte d'asphalte commune composée de goudron et d'une matière sèche non poreuse (gravier, sable grossier, débris de pierres calcaires) passée au crible à mailles de 0^{m}0095. Trois parties ou volumes de débris de pierres pour 1 partie de goudron forment un mélange qui peut être travaillé à la truelle comme le mortier ordinaire. Le fond de l'excavation étant bien plan, reçoit cette composition, sur laquelle on pose ensuite les briques. La terre devrait être enlevée sur une épaisseur de 0^{m}03 à 0^{m}05 sur tout le pourtour en dehors des

parois. Les murs étant élevés à mi-hauteur, on enlève tous les débris
de la surface du revêtement asphaltique inférieur et on remplit le
vide au moyen du même mélange. On achève alors les murs et, ayant
enlevé de nouveau tous les débris, on complète le revêtement, qui
doit être sérieusement uni à celui qui a été appliqué en premier lieu.
Il est préférable d'employer pour le fond une composition plus ferme
et d'ajouter plus de goudron pour les parements des murs. Une
épaisseur de 0^{m}25 suffit. Les briques cunéiformes sont posées au
mortier hydraulique ou au ciment.

« Une autre méthode, dit le même auteur, permet d'éviter l'usage
des briques; elle consiste à gobeter avec du ciment Portland en
trois couches présentant une épaisseur totale de 0^{m}025 au moins.
Dans ce cas, il est tout à fait nécessaire de donner à la cavité une
forme exactement cylindrique de haut en bas. On a objecté à cette
méthode que l'eau souterraine peut s'élever à l'extérieur de la citerne
et atteindre un niveau supérieur à celui qui existe à l'intérieur et que
sa pression pourrait faire éclater la couche de ciment. Cela arriverait
probablement si l'on n'avait pas soin de rendre l'excavation circulaire, mais cette précaution étant prise et la pression extérieure étant
égale sur toute la circonférence, il y a tout lieu de croire que l'anneau de ciment ne serait pas soumis à une compression supérieure à
celle qu'il pourrait supporter.

Si l'on désire avoir une doublure en briques et l'enduire de ciment,
les briques doivent être posées à sec pour éviter le tassement du
mortier ([1]).

Puits. — On peut résumer comme suit les causes de pollution des
puits : 1° les fosses d'aisances non étanches et dont l'eau de pluie n'est
pas exclue; 2° la pénétration des eaux de la surface entraînant avec
elles des matières organiques; 3° le voisinage d'embranchements
d'égouts permettant aux eaux sales de s'infiltrer à travers les joints
dans le sol environnant et de là graduellement jusqu'à l'intérieur du
puits; 4° à moins que l'égout ne soit formé de tuyaux joints intimement, les rats qui vivent dans les canaux et semblent chercher d'in-
stinct l'eau des puits, parviennent à faire des trous dans la paroi de
l'égout et à creuser une galerie par laquelle les liquides de rebut
pourront aller contaminer l'eau.

B. Denton établit ce principe qu'aucun puits destiné à fournir l'eau

([1]) Ch. Slagg. *Sanitary work in the smaller towns and in villages.* London,
1876, p. 51.

nécessaire aux usages domestiques ne devrait être toléré à moins de 30 mètres de distance d'un égout, quel que puisse être le mode d'union (¹).

Lorsqu'on est certain de trouver à 7 ou 8 mètres de profondeur une eau pure et intarissable, on peut se dispenser de creuser le sol et l'on recourt avantageusement au *puits abyssinien* ou de Norton. Il consiste en un tube de fer forgé, muni à son extrémité d'une pointe d'acier au-dessus de laquelle sont disposés des yeux garnis d'une toile métallique. Le tuyau est enfoncé au moyen d'un mouton, et lorsque son sommet est arrivé au niveau de la surface, si l'eau ne se présente pas, on boulonne un second tuyau sur le premier et l'on continue à foncer jusqu'au moment où l'eau est atteinte. La pointe d'acier peut être remplacée par une vis, ce qui permet de supprimer l'emploi du mouton.

Dans les localités où l'on ne rencontre l'eau qu'au delà du champ d'action d'une pompe élévatoire (aspirante), il est nécessaire d'employer des tubes plus larges que ceux dont on fait usage pour les puits superficiels. Ces appareils sont fabriqués par MM. Legrand et Sutcliff.

« Dans les couches dures de la craie et du nouveau grès rouge, de même que dans l'oolithe et le calcaire ancien, dit B. Denton, il suffit de foncer les puits, tandis que dans l'argile et la marne, dans les strates libres et interrompues, et lorsqu'on traverse des lits minces entre les roches, ils doivent recevoir un revêtement.

« Le caractère de ce dernier et le mode d'exécution dépendent de la profondeur des puits et de la nature précise des couches qu'ils traversent. Dans quelques cas, on emploie des briques posées à plat sans ciment ni mortier ; dans d'autres, le revêtement consiste en rangées de briques en partie posées à sec, en partie réunies au moyen de ciment, la distance entre les anneaux cimentés variant entre 5 et 12 pieds, selon les circonstances. Si les conditions étaient particulièrement difficiles, les briques devraient être entièrement posées dans le ciment. Lorsque l'on rencontre des sables mouvants ou que l'on veut exclure les eaux de la surface, on emploie comme doublure des cylindres de fer. Parfois on cherche à atteindre le même résultat en employant le ciment pour la maçonnerie et en bétonnant ou damant de l'argile entre les parois et le sol, et cela peut parfaitement suffire

(¹) *Loc. cit.*, p. 247.

dans la majorité des cas ; mais si l'eau que l'on veut exclure est contaminée (et la pénétration d'une très petite quantité peut être fort préjudiciable), on ne doit pas oublier qu'il est toujours possible qu'elle filtre à travers le sol à l'extérieur du béton ou de l'argile et qu'elle s'élève du fond jusqu'à la surface de l'eau dans le puits ; en fait, les puits ne peuvent être garantis d'une manière certaine contre la pénétration des eaux extérieures que s'il existe des couches d'argile ou de roches imperméables au niveau desquelles le béton puisse descendre pour s'y unir exactement. L'expérience ne fera que consacrer la valeur du béton comme revêtement des puits. Comme pour la construction des citernes, on devrait faire un usage exclusif des briques cunéiformes (¹). »

Dans aucun cas, on ne peut employer des matériaux contenant des substances solubles en plus ou moins grande quantité, car, au bout d'un certain temps, la maçonnerie aurait perdu de sa solidité et serait devenue perméable. On rejettera donc les moellons renfermant du plâtre ou traversés par des veines de plâtre ; de même les briques tendres ou à demi cuites. Les briques vernies, les briques vitrifiées sont, au contraire, d'excellents matériaux.

Est-il nécessaire d'ajouter que le puits doit être couvert, si l'on veut protéger l'eau contre l'entrée des poussières, la pénétration de certains animaux et enfin contre l'action de la lumière, qui favoriserait le développement de divers organismes? L'emploi d'une pompe est absolument indiqué, et l'on doit définitivement abandonner l'usage des chaînes et des seaux qui expose l'eau à des causes nombreuses de pollution.

Nowak indique un dispositif qui permet de filtrer l'eau avant son arrivée dans le puits. (Pl. VI, fig. 8.) Le fond du puits, de même que sa surface interne, sont rendus imperméables au moyen de mortier hydraulique ; un tuyau d'argile ouvert aux deux bouts et rempli de gravier, de sable et de charbon, traverse le fond, de telle sorte que son extrémité inférieure pénètre dans le sol et son extrémité supérieure dans le puits. L'eau se présente aux orifices inférieurs qu'offre le tuyau et s'élève à travers le filtre jusqu'à l'intérieur du puits, où elle se collectionne. De temps à autre, il est nécessaire de renouveler le tuyau-filtre (²).

Réservoirs à l'intérieur de l'habitation. — Une eau potable prove-

(¹) *Loc. cit.*, p. 123 et suiv.
(²) Nowak. *Lehrbuch der Hygiene*, p. 52.

nant de source irréprochable perd souvent les bonnes qualités qui la distinguent, en séjournant dans le réservoir de service où on l'a élevée pour la distribuer ensuite dans l'habitation. La contamination peut être le fait de gaz, de vapeurs ou de poussières contenus dans l'air au voisinage du réservoir, ou bien encore au mauvais état de ce dernier; enfin, elle peut se produire dans les tuyaux de distribution.

Les meilleurs réservoirs sont construits en ardoise émaillée intérieurement ou en fer qui reçoit une couche d'huile de lin bouillante avant d'être peint à l'huile.

Un revêtement de ciment Portland protège très bien le fer, s'il est soigneusement appliqué; trois couches sont nécessaires ; chaque année on renouvellera l'enduit.

Le plomb et le zinc conviennent moins. En effet, l'eau attaque le zinc, surtout lorsqu'elle est riche en chlorures ; il paraîtrait que l'oxydation est également favorisée par la présence de matières organiques azotées et d'ammoniaque. Si le métal est pur, le danger est moindre, tandis que l'oxydation est plus rapide dans le cas d'alliage. Il faut donc recouvrir le zinc de bonne couleur à l'huile (ocre) ou de vernis asphalté. Nous parlerons du plomb à l'occasion des conduites. Est-il nécessaire d'ajouter que les réservoirs doivent être soigneusement couverts et éloignés de tous les locaux pouvant dégager de l'ammoniaque ?

Il convient de prendre des dispositions spéciales pour alimenter les water-closets et les lavoirs de cuisine et d'annexer à chacun d'eux un réservoir spécial secondaire, d'où l'eau nécessaire puisse sortir ; de cette manière, jamais elle ne sera directement fournie par le réservoir principal. Nous y reviendrons, lorsque nous parlerons de l'installation des water-closets. De même le trop-plein du réservoir ne se déversera pas dans le tuyau de chute des cabinets d'aisance ou le conduit de décharge des éviers, mais s'ouvrira librement au-dessus d'un regard d'égout. Grâce à ces précautions, de l'eau destinée à l'alimentation et aux soins du ménage ne pourra jamais être souillée par des gaz putrides. Nous avons déjà dit qu'un filtre devrait être annexé au réservoir de service, et que toute l'eau destinée aux divers usages (les water-closets exceptés) devrait le traverser.

Conduites de distribution. — A l'intérieur des habitations, les conduites métalliques sont pour ainsi dire les seules dont il soit fait usage et le plomb est même préféré à tout autre métal, à cause de sa flexibilité, de sa ténacité et de la facilité avec laquelle il se laisse souder. Ce n'est pas cependant qu'il soit exempt d'inconvénients : l'intoxication saturnine a été parfois produite par l'usage d'une eau qui avait circulé dans des tuyaux de plomb, et il nous suffira de rappeler, à titre d'exemple, les cas d'empoisonnement observés dans la famille de Louis-Philippe lors de son séjour à Claremont. Nous avons cependant hâte d'ajouter que des accidents de ce genre sont absolument exceptionnels, et que dans bien des villes où l'on ne fait guère usage que de tuyaux de plomb à l'intérieur des habitations, jamais on n'a signalé un cas d'intoxication déterminé par l'eau potable. D'une manière générale, il convient cependant de donner aux conduites en plomb le moins de développement possible et de ne pas multiplier les courbures, car à leur niveau peuvent se former des collections d'air qui favorisent à un haut degré l'attaque du métal. Il nous reste à ajouter que l'on ne s'accorde pas encore absolument sur les conditions qui doivent être réalisées pour que le métal puisse être attaqué par l'eau. Les faits suivants paraissent cependant bien établis.

L'eau agit énergiquement sur le plomb brillant et le laisse au contraire intact lorsqu'il est terni ; or, on sait que le plomb se ternit rapidement à l'air, ce qui en pratique diminue beaucoup le danger. Si l'intérieur des tuyaux est alternativement exposé au contact de l'eau et à celui de l'air, en d'autres termes, si l'eau n'y circule pas constamment, comme cela est le cas lorsque la distribution est intermittente, l'oxydation peut se faire. Elle sera surtout active si l'eau contient une certaine quantité de chlorures, de nitrates, de nitrites ou de composés ammoniacaux. On peut en dire autant des matières organiques, si elles se décomposent en donnant lieu à la production de nitrites et d'ammoniaque.

Lorsque l'eau renferme des nitrites, il se forme, avec le concours de l'oxygène dissous, du nitrate de plomb qui est précipité par l'acide carbonique ou l'acide sulfurique à l'état de carbonate ou de sulfate ; cette réaction peut se répéter un grand nombre de fois et ainsi une petite quantité de nitrites ou de nitrates peut détruire insensiblement le plomb. On a aussi constaté que des tuyaux exposés à l'influence d'une fosse d'aisances voisine ou de bois en putréfaction étaient rapidement détruits (¹).

____

(¹) Le voisinage des fosses d'aisances, en rendant les eaux relativement riches en chlorure de sodium, accroît la solubilité du plomb et, en y introduisant de l'ammoniaque, favorise à un haut degré l'oxydation de ce métal.

Jusqu'en ces derniers temps, on a admis qu'une eau riche en sels alcalino-terreux (carbonates et sulfates) attaque peu le plomb. Cependant, d'après les recherches de Kersting et Napier, les tuyaux de plomb seraient plus attaqués par les eaux dures (14 — 26°) que par les eaux douces (2 — 11°). En tout cas, suivant d'autres observateurs (Hofmann, Miller, Graham), les sulfates ne mettent pas obstacle à l'absorption du plomb par l'eau ; une proportion modérée de sulfate de calcium exerce seule une action protectrice. S'il est vrai que les carbonates facilitent l'action de l'eau sur le métal, d'autre part, la formation de carbonate de plomb a pour effet de diminuer la dissolution du plomb par l'eau.

L'oxydation du plomb se fait encore en présence du fer, et il se produit un précipité d'oxyde de fer renfermant du plomb. La juxtaposition d'autres métaux (fer, zinc, étain) détermine une action galvanique qui a pour effet de faciliter l'altération du plomb.

Il est également démontré que le plomb en contact avec de l'eau renfermant de l'oxygène s'oxyde et qu'une partie se dissout, probablement à l'état d'hydrate. Si l'eau renferme à la fois de l'oxygène et de l'acide carbonique, il se forme du carbonate de plomb [1] dont une faible quantité entre en solution (1/50,000 environ), tandis que le reste se dépose sur le métal [2] ; mais il suffit que l'eau renferme $0^{gr}120$ de carbonate de soude ou $0^{gr}116$ de carbonate de chaux par litre pour que le carbonate de plomb ne se dissolve pas ou ne puisse être décelé par l'analyse. Dans ces conditions, dit Pappenheim, il se forme encore, il est vrai, à la surface du plomb une couche de carbonate de plomb, mais elle ne cède rien à l'eau et ne donne pas lieu à des dépôts libres. Une petite quantité de phosphate de chaux protège également le plomb. Le phosphate de soude restreint de même l'action de l'eau sur le plomb, en donnant lieu à la formation d'un revêtement insoluble.

Quelque sécurité qu'ait donnée une analyse, on ne doit pas oublier que la composition de l'eau qui circule dans les conduites peut se

---

[1] On conçoit donc que les tuyaux de plomb puissent être attaqués par l'eau distillée qui emprunte de l'oxygène et de l'acide carbonique à l'air et, de plus, contient souvent des composés ammoniacaux.

[2] Graham, Miller et Hofmann disent cependant que, sous l'influence d'une eau pure renfermant de l'acide carbonique, il ne se dissout pas de plomb ; il se forme du carbonate qui est difficilement soluble ; mais un très grand excès d'acide carbonique peut le dissoudre.

modifier et permettre quelque jour l'attaque du métal. Alors même que les conditions semblent les plus favorables, on n'est donc pas absolument à l'abri de toute éventualité fâcheuse. Aussi, lorsque le moindre doute subsiste, est-il plus prudent de renoncer à l'emploi des tuyaux de plomb.

En admettant même que l'emploi du plomb soit sans inconvénient, lorsque les conduites sont closes, constamment remplies d'eau et mises ainsi à l'abri du contact de l'air, ce métal doit être proscrit d'une manière absolue pour les tuyaux d'aspiration des pompes qui, par suite du mauvais fonctionnement des clapets, renferment alternativement de l'eau et de l'air; nous en dirons autant des poids des soupapes.

Puisque le danger de l'altération de l'eau par des composés de plomb en suspension ou en dissolution ne peut être exclu d'une manière absolue, il faut donner aux conduites et aux réservoirs un revêtement convenable (nous faisons abstraction des tuyaux de terminaison, vu leur faible étendue). On se heurte malheureusement ici à de sérieuses difficultés, car des divers procédés qui ont été préconisés, les uns ne sont pas satisfaisants, les autres n'ont pas encore reçu la sanction du temps.

Les tuyaux de plomb étamé cessent d'être une garantie lorsque l'eau renferme une certaine quantité de chlorures.

Les expériences de Calvert ont démontré que l'eau pure dont on fait actuellement usage à Manchester enlève du plomb à des conduites de ce genre. Guérard n'avait-il pas d'ailleurs formulé cette loi, que l'assemblage de deux métaux favorise leur oxydation?

Il y a une vingtaine d'années, M. Hamon a proposé des tuyaux d'étain avec manteau en plomb obtenus en étirant sur broche un manchon creux de plomb et d'étain : la paroi interne est formée par un cylindre d'étain de 0^m0005 d'épaisseur, muni extérieurement d'un fort revêtement du second métal. On peut courber et unir ces conduites sans détruire la continuité de l'étain (¹).

(¹) D'expériences faites au Conservatoire impérial des arts et métiers, M.A.Tresca concluait, en 1866, que « les tuyaux doublés d'étain de M. Hamon donnent, à égalité de prix et de résistance, des avantages de salubrité ou d'emploi que ne comportent ni les tuyaux de plomb pur, ni les tuyaux d'étain pur, sous cette condition essentielle que la couche d'étain soit bien uniforme. Or, cette égalité d'épaisseur a été obtenue, ainsi que l'adhérence parfaite qui permet aux tuyaux de supporter toutes les courbures sans disjonction des deux métaux. En outre, l'étain présentant une plus grande force de résistance, M. Hamon peut faire ses tuyaux plus légers,

Les tuyaux fabriqués par MM. Walker, Parker et Cie résistent également, paraît-il, à tout degré de torsion. Ce système n'a pas été l'objet d'applications assez nombreuses pour que l'on soit en droit de l'apprécier d'une manière définitive ([1]).

On est généralement d'accord pour ne pas accorder de confiance à la couche de graisse dont on enduit quelquefois la surface interne du tuyau. Le bitume, les différentes gommes, les résines, la gutta-percha, le caoutchouc, la paraffine ont été recommandés ; des expériences sont indispensables pour que l'on puisse juger de leur valeur.

Schwartz a conseillé de déterminer le dépôt de sulfure de plomb à l'intérieur des tuyaux, en les faisant bouillir dans le polysulfure de potassium pendant quinze minutes. Reichardt a constaté que de l'eau distillée, conservée dans un tuyau de plomb traité par le procédé de Schwartz, donnait une forte réaction de plomb et d'hydrogène sulfuré. Un revêtement de sulfure de plomb ne protège donc pas absolument le métal contre l'eau distillée, qui renferme toujours de l'acide carbonique ; mais la méthode est bonne, si l'eau renferme beaucoup de carbonate de calcium ou de carbonate de magnésium ; par conséquent, pour apprécier les risques que l'on court, il faut tenir compte de la nature de l'eau.

Christison a conseillé de laisser séjourner pendant quelque temps les tuyaux dans une solution de phosphate sodique qui détermine sur la paroi métallique la formation d'un dépôt de phosphate de plomb insoluble.

En raison de leurs dimensions, les tuyaux en fonte ne sont guère

quoique également résistants, et réussit à fabriquer des tuyaux ayant un poids moindre, une résistance égale et des prix semblables à ceux des tuyaux en plomb. » Ces considérations, développées dans un rapport de M. Lefuel, engagèrent le Conseil général des bâtiments civils à recommander, dès 1868, l'emploi des tuyaux de plomb doublés en étain, fabriqués par M. Hamon. L'année suivante, la Société impériale et centrale des architectes adopta les conclusions de son rapporteur qui, après avoir suivi la marche de fabrication et avoir soumis plusieurs échantillons à des épreuves de torsion et de détorsion, d'extension et de compression, émettait l'avis que ce système constituait un progrès au triple point de vue de la salubrité, de la solidité et de l'économie.

(Rapport de M. A. Tresca, du 15 novembre 1866. — Conseil général des bâtiments civils. Séance du 2 mai 1868 ; rapport de M. Lefuel. — Société impériale et centrale des architectes ; assemblée générale du 24 juin 1869.)

([1]) D'après des renseignements que nous devons à l'obligeance de M. A. Hamon, la ville d'Utrecht a décidé récemment qu'il sera fait un usage exclusif de tuyaux en étain pur doublés de plomb extérieurement.

employés pour distribuer l'eau dans les habitations ; on sait que sous l'action de certaines eaux, des tubercules ferrugineux peuvent s'y former à la longue et diminuer leur calibre. Le fer forgé convient mieux, à cause de sa flexibilité, mais il est encore plus soumis aux influences chimiques. L'émail dont on revêt la face interne de ces deux espèces de conduites est malheureusement peu résistant. Une couche d'huile de lin sur la surface fortement chauffée est encore préférable ; on applique ensuite du goudron.

M. le professeur **Barff**, de Londres, conseille de déterminer la formation d'une couche protectrice d'oxyde de fer noir en exposant le métal à la vapeur surchauffée à haute température.

M. R. Angus Smith a fait connaître le procédé suivant : Les tuyaux, étant débarrassés de toute rouille, sont chauffés à la température de 260° C. environ et alors plongés verticalement dans un mélange de goudron et d'huile de lin chauffé à 150°. Après un court séjour dans le bain, ils en sont retirés. Bien que le revêtement très adhérent qui est ainsi obtenu ne protège pas absolument le métal contre la rouille, il est cependant très efficace en pratique. On pourrait lui reprocher de communiquer à l'eau, pendant un certain temps, un goût distinct de goudron ([1]). (Parkes.)

([1]) Les tuyaux en fonte de 0^m02 de diamètre ont été employés à Verviers jusqu'à la fin de 1882, pour les prises d'eau des habitations.

La formation de tubercules ferrugineux amène malheureusement cet inconvénient, qu'après quelques années, les conduites de diamètre très faible se trouvent tellement engorgées qu'elles ne suffisent plus pour fournir le volume d'eau nécessaire aux usages domestiques. Le même fait se présentant dans les conduites d'eau industrielles, dont un assez grand nombre ont dû être remplacées également, l'ingénieur-directeur a fait mettre à l'essai deux types de conduites nouvelles. La première est simplement en fonte émaillée intérieurement ; la seconde, en fer étiré peroxydé ; toutes deux de 0^m04 de diamètre. Par la couche d'émail, la production des tubercules pourra probablement être évitée, puisque les dépôts seront sans doute arrachés à mesure de leur production. Il en est de même des tuyaux en fer peroxydé. Ayant une surface lisse, inoxydable, il y a lieu de croire que l'entraînement des matières en suspension dans l'eau de la Gileppe sera provoqué ; en outre, la couche d'oxyde noir est éminemment protectrice contre toute oxydation ultérieure, ce qui est une garantie de la bonne conservation des tuyaux dans le sol. — L'emploi des tuyaux en fer oxydé réduirait, en outre, le nombre d'accidents provoqués par les affaissements des remblais, qui sont la cause principale des ruptures des conduites observées. — Les conduites en fer peroxydé offrent encore l'avantage d'une pose rapide, car la réunion des divers éléments se fait au moyen de manchons bifiletés, supprimant le joint au plomb.

En même temps, sur cette remarque que les dépôts qui se forment dans les tuyaux en fonte se dissolvent entièrement dans l'eau chaude pour se changer en une sorte de

M. Parry déconseille l'emploi des tuyaux en fer galvanisé et émaillé pour la distribution d'une eau douce.

Est-il besoin d'ajouter que les conduites ne devraient jamais être cachées dans l'enduit des murailles ou dans tout autre revêtement qui les rendrait difficilement accessibles lorsqu'il serait nécessaire de les inspecter et de les réparer? Elles circuleront donc librement, convenablement peintes, ou bien seront enfermées dans des cages en bois construites de manière à pouvoir être aisément ouvertes.

Compteurs à eau. — En admettant que la distribution d'eau d'une ville soit assez puissamment organisée pour que l'on n'ait jamais à craindre de pénurie, nous serions partisan des abonnements à discrétion, c'est-à-dire sans compteur. Mais lorsqu'on se rend compte des véritables abus auxquels se livrent les consommateurs dans ces conditions, on doit reconnaître que l'eau ainsi gaspillée sans profit serait beaucoup plus judicieusement employée pour les services publics ; que les arrosages de rue, le lavage des rigoles, les chasses dans les égouts sont beaucoup plus désirables que les filets d'eau perdus dans des canalisations privées qui peuvent n'en pas avoir besoin.

Sans nous arrêter à la description des nombreux types de compteurs à eau généralement employés, nous croyons cependant utile d'en dire quelques mots et de choisir, pour en expliquer le mécanisme, un compteur d'invention assez récente qui nous paraît très bien imaginé.

C'est le compteur Meinecke, de Breslau.

Les figures 91, 92, 93, 94 et 95 représentent l'appareil.

L'eau entre par *a*, où un treillis-filtre arrête les matières en suspension, passe dans un canal circulaire qui règne autour et au-dessus d'une chambre renfermant les ailettes *d*. De là, elle pénètre dans la chambre par les orifices *b* et met les ailettes en mouvement. Les orifices *b* sont circulaires; ils sont horizontaux, mais placés obliquement par rapport à l'axe de l'appareil; ils sont disposés de manière que l'eau frappant les ailettes leur imprime un mouvement de rotation qui se transmet à la minuterie dont le cadran indique la consommation.

boue, M. l'ingénieur-directeur propose de faire des essais de dégorgement des conduites à l'aide de la vapeur d'eau ou de l'eau chaude. Par l'alternance d'un courant de vapeur à une température qui ne compromette pas la sûreté des joints en plomb, et d'un courant d'eau froide provenant de la bouche d'eau la plus proche ,on peut espérer arriver au dégorgement complet, ce qui représenterait une notable économie pour les abonnés, forcés aujourd'hui de remplacer les conduites d'eau alimentant leurs maisons.

La sortie de l'eau se fait par les ouvertures *c* qui établissent la communication avec les conduites de l'habitation.

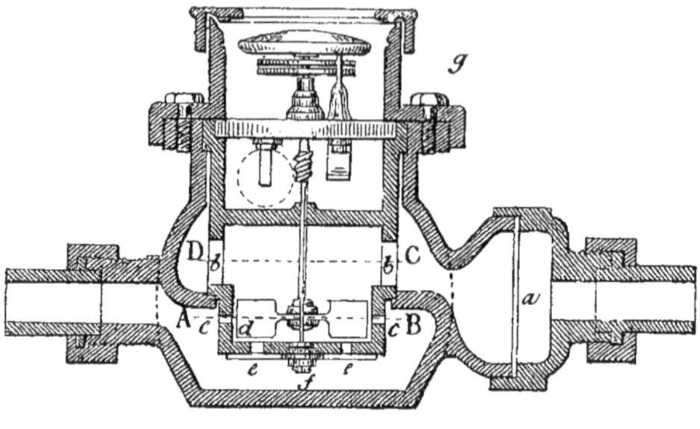

Fig. 91.

Au besoin, le réglage se fait par des trous *e* au moyen d'un

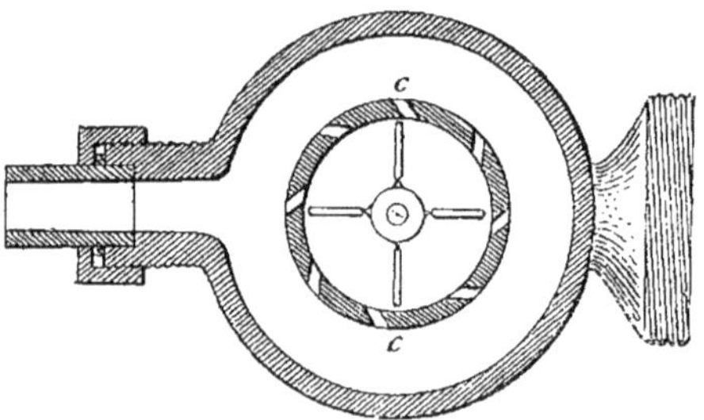

Fig. 92.

double secteur pivotant (fig. 4), que l'on ferme ou que l'on ouvre au besoin.

L'appareil Meinecke est d'une construction très simple ; l'usure est

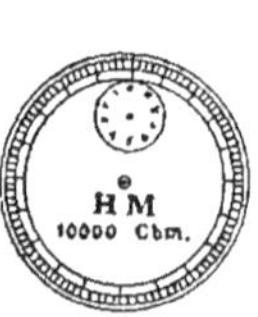
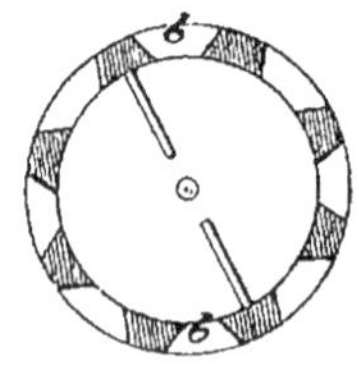
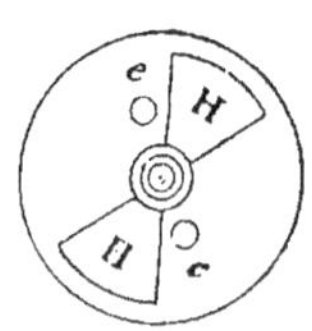

Fig. 93.   Fig. 94.   Fig. 95.

faible et, par suite, les réparations sont peu coûteuses. Présenté à la ville de Verviers en juin 1884, il a été soumis à une série d'épreuves dans lesquelles il s'est très bien conduit (¹), et à la suite desquelles l'administration a décidé une commande assez importante d'appareils, afin de poursuivre des essais qui permettront d'apprécier leur durée.

CHAPITRE VIII.

ÉLOIGNEMENT DES IMMONDICES.

Nous avons insisté, dans le premier chapitre, sur la relation intime qui s'établit entre l'air du sol sur lequel repose la maison et l'atmosphère de l'habitation, sur les précautions à prendre pour réduire à un minimum les échanges gazeux qui peuvent dans certaines circonstances devenir éminemment nuisibles, l'air souterrain pouvant introduire au sein de nos demeures des germes de maladie ou des substances favorables à leur développement.

Mais, quelles que soient les précautions dont se sera entouré le constructeur pour mettre l'habitation à l'abri des émanations souterraines, ses efforts resteront stériles s'il ne prévoit pas une deuxième source de dangers de même nature qui, cette fois, sont le fait de la présence de l'homme. En supposant que l'habitation ait été élevée sur un sol absolument exempt de souillures organiques, si les mesures les plus minutieuses ne sont pas prises pour empêcher son imprégnation ultérieure par les matières excrémentitielles de l'homme et des animaux, par les déchets de toute sorte, les eaux ménagères, etc., cette situation si favorable ne tardera pas à s'altérer profondément et l'on n'aura pas seulement à redouter la contamination du sol, mais la viciation de l'air des lieux habités par des émanations nuisibles provenant directement des éviers, des latrines, des fosses d'aisances, des embranchements d'égouts, et souvent même la corruption de l'eau potable.

(¹) 1° A la cuve de jauge il a, à plusieurs reprises, débité 3,000 litres — accusé 3,010 litres.

2° A minima, le plus petit débit indiqué a été de 7 litres en 5 minutes 20 secondes — réel 10 litres.

3° Avec 0.50 de chute, il a débité 10 litres — débit réel 10 litres.

4° En fonctionnement à outrance pendant 1 heure, il a débité 6,000 litres sans dérangement.

5° Immédiatement après, l'épreuve à la jauge démontre que la pression n'est pas altérée.

Le compteur mis à l'essai dans les conditions qui précèdent est le compteur de 12ᵐᵐ, n° 21952.

La souillure du sol, de l'air et de l'eau, voilà où l'on en arrive en dernière analyse, lorsque l'on n'accorde pas à l'éloignement des immondices l'importance nécessaire. Ce problème mérite d'autant plus l'attention des constructeurs que sa solution pratique est entourée de plus de difficultés.

Bien que dans certaines villes de Belgique on ait depuis nombre d'années réalisé, au point de vue de la salubrité, des progrès considérables, il reste encore beaucoup à faire. Les administrations des grandes villes, de Bruxelles et de Liége surtout, se sont imposé de lourds sacrifices pour la construction d'égouts qui ont assaini à un haut degré les localités ; malheureusement, les particuliers n'ont pas toujours profité des progrès réalisés dans des pays voisins et sont encore attachés à des systèmes que les hygiénistes condamnent avec raison. L'esprit public est resté longtemps indifférent à des questions qui passionnent nos voisins d'outre-Manche. On a trop de tendance, en Belgique et en France, à s'en rapporter aux administrations publiques pour toutes les améliorations de nature à élever le niveau de la santé générale ; on oublie que ces sacrifices resteront souvent lettre morte, si l'on ne sacrifie pas également à l'hygiène privée. Les particuliers ont aussi des devoirs à remplir s'ils veulent se mettre à l'abri des maladies épidémiques ; ils sont bien souvent autrement responsables que les autorités auxquelles ils abandonnent avec trop de facilité la mission de les en préserver.

Les immondices proviennent des sources suivantes : 1° urines et matières fécales ; 2° déchets de cuisine ; 3° cendres des foyers ; 4° eaux de lavage ; 5° balayures ; 6° fumier des animaux domestiques.

Les excréments humains ne représentent qu'une faible fraction des immondices qui, dans la limite du possible, devraient être éloignées des habitations à mesure de leur production. Et néanmoins ils sont la source la plus immédiate de danger, d'abord en raison de la quantité relativement élevée de matières fermentescibles qu'ils renferment ; en second lieu, à cause des germes de maladie qu'ils peuvent contenir et répandre dans leur voisinage, si des conditions favorables leur sont offertes. Les eaux de lavage (soins de propreté personnelle et lavage de la maison), que l'on serait tenté de considérer comme inertes, ne sont guère moins nuisibles ; elles renferment toujours des matières organiques susceptibles de fermenter, de se décomposer, et, abandonnées à elles-mêmes, elles ne tardent pas à devenir toxiques.

M. Emmerich a, en effet, démontré que les eaux provenant des canaux de décharge des habitations, injectées sous la peau à la dose de 30 à 50 centimètres cubes, provoquent chez le lapin une fièvre putride violente et la mort dans les vingt-quatre heures ; très diluées, elles deviennent inoffensives. Les déchets de cuisine fournissent des eaux qui ne déterminent aucun trouble lorsqu'on les injecte fraîches et ne deviennent dangereuses que si elles ont été abandonnées à elles-mêmes pendant un certain temps. On peut en dire autant des eaux de lavage. Il n'y a donc pas lieu d'établir de distinction entre les matières excrémentitielles et les eaux de lavage, du moment que ces dernières sont en voie de décomposition putride.

D'après von Pettenkofer, un individu du poids moyen de 45 kilogrammes fournit en un an :

34 kilogrammes de matières fécales.
428 — d'urine.
90 — de déchets de cuisine et de balayures.
45 — de cendres (chauffage à la houille).
———
597

On doit ajouter à ces chiffres l'eau qui doit servir aux divers usages domestiques (90ᴸ5 par jour, abstraction faite du water-closet et des pertes inévitables), soit 33ᵐ³032 par année et près de 11 mètres cubes, si l'on réduit la dépense au strict nécessaire, qui est de 30 litres par jour.

Si l'on en excepte les cendres, toutes ces matières liquides ou solides sont éminemment fermentescibles, et, si l'on n'y prend garde, les produits gazeux qu'elles ne tarderont pas à dégager viendront corrompre l'atmosphère des habitations. Les chances de viciation de l'air seront d'ailleurs très différentes selon que les immondices seront recueillies dans des fosses fixes ou mobiles ou bien lancées dans l'égout.

M. Erismann s'est demandé quelle pouvait être la quantité de gaz dégagée en vingt-quatre heures par un volume donné d'urine et de fèces, et il a constaté que 1 mètre cube de matière fournit pendant ce laps de temps :

Acide carbonique,	315.0 litres	ou	619	grammes.
Ammoniaque,	149.0	—	113	—
Hydrogène sulfuré,	1.2	—	2	—
Hydrocarbures,	579.0	—	415	—
	1044.2 litres	ou	1149	grammes.

c'est-à-dire environ 1 p. m. du poids total, si l'on admet qu'un mètre cube pèse environ 1,000 kilogrammes. Fait digne de remarque, l'hydrogène sulfuré, que l'on considère d'habitude comme le plus important, ne représente cependant qu'une fraction infime du poids total des gaz. Il n'est pas inutile d'ajouter que l'absorption d'oxygène est énorme et s'élève à 769 grammes par mètre cube de contenu, en sorte que la perte de poids est en réalité de $1149-769=380$ gr.

Une fosse ayant en moyenne 5 mètres cubes de capacité, si elle est à demi pleine, $1149 \times 2.5 = 2^k 872$ représentent les gaz qui s'en échapperont en vingt-quatre heures.

La température a sur la production gazeuse une influence bien nette ; à 25° C., les gaz formés sont 2 1/2 à 3 fois aussi abondants qu'à 15° C., et en outre, la tension étant augmentée, une quantité plus notable de produits arrive dans l'atmosphère.

Généralement on est loin de se figurer le volume d'air qui peut sortir d'une latrine ; en certaines circonstances, les chiffres sont réellement colossaux. Par un vent d'est modéré et dans une latrine placée à l'ouest, M. Erismann a constaté que la lunette livrait passage à 1,200 mètres cubes environ en vingt-quatre heures ; de son côté, Pettenkofer, expérimentant dans un cabinet d'aisances communiquant avec une fosse mal fermée, s'est assuré que $13,000^{m3}$ d'air s'échappaient par l'orifice ! En présence de pareils chiffres, on conçoit qu'il n'est pas superflu de rechercher et d'appliquer les moyens de remédier à un inconvénient aussi répugnant.

M. Beetz a constaté que l'air qui s'échappait d'une fosse d'aisances contenait par litre de 2,878 à 5,238 centimètres cubes d'acide carbonique ; de 0.0087 à 0.0603 milligrammes d'ammoniaque et une proportion plus ou moins forte d'hydrogène sulfuré. Ces chiffres ne sont guère élevés, car M. Lévy parle de 4 p. c. d'acide carbonique.

La composition de l'air des égouts varie fort suivant les conditions locales. Les recherches faites à Paris par Gaultier de Claubry, à Londres par Letheby et Miller, à Paddington par Russell, à Munich par Beetz, ont donné des résultats peu concordants, qui s'expliquent d'ailleurs parfaitement par la construction différente des canaux et la possibilité d'y opérer des chasses plus ou moins énergiques et régulières. — A côté des gaz qui donnent à l'air des égouts ses caractères tout spéciaux, on trouve encore des corpuscules organisés dont le nombre est souvent inférieur à celui des germes qui flottent dans l'atmosphère et dont la nature et la signification ne sont pas encore déterminées. On ne doit donc pas s'exagérer le danger : l'air qui circulé dans les égouts bien construits, bien ventilés et lavés par un volume d'eau suffisant, bien loin de présenter ce caractère méphitique qu'on est souvent tenté de lui assigner, se distingue assez peu de l'air atmosphérique. Mais la proportion des gaz provenant des fermentations putrides augmentera avec la prédominance des conditions défavorables en même temps que l'oxygène diminuera, et c'est ainsi que l'air de certains égouts est aussi corrompu que celui des fosses d'aisances.

Une question d'une importance capitale se pose ensuite. Faut-il attribuer aux gaz d'égout un rôle dans la propagation des maladies épidémiques, telles que le choléra, la fièvre typhoïde et la diphtérie, ainsi que le prétendent les médecins anglais et américains? Nous ne pouvons considérer comme démonstratifs les faits publiés jusqu'ici, et avec M. Soyka nous sommes plutôt disposés à admettre que les gaz d'égout ne contribuent nullement à l'extension de ces maladies ; on a observé, en effet, une réduction très notable de la mortalité dans les villes ou les quartiers qui ont été canalisés, on a vu les épidémies y diminuer de fréquence et d'intensité.

Dans son mémoire, M. Renk a très bien résumé les objections que l'on peut opposer à la théorie de l'infection par les gaz d'égout.

Dans l'état actuel de la science, on doit admettre que les principes infectieux des diverses malades dont il est question sont des champignons inférieurs et non des gaz, car ceux-ci ne détermineraient qu'une intoxication. Mais ces champignons microscopiques existent-ils dans les déjections des malades sous une forme qui leur permette de provoquer immédiatement de nouveaux cas de maladie? Quelque plausible que semble cette hypothèse, elle n'a pas encore été confirmée par des faits absolument indiscutables ([1]). On ne sait pas davantage si, en circulant à travers les égouts, les microbes peuvent reprendre cette faculté pathogène, en supposant qu'ils l'aient perdue. Mais en admettant même qu'il en soit ainsi, encore faudrait-il qu'ils pussent passer du liquide dans l'air, ce qui, pour des motifs physiques, n'est guère vraisemblable. Naegeli a, en effet, démontré qu'un liquide ne peut céder à l'air des corps solides que pour autant qu'il est finement divisé. Assurément, un courant aérien assez violent pour pulvériser l'eau ne doit se produire dans les égouts que d'une manière tout

([1]) Le choléra excepté.

exceptionnelle. Quant à l'évaporation qui aurait pour conséquence la mise en liberté de particules solides, on peut l'exclure *à priori,* puisque l'air des canaux est constamment saturé de vapeur d'eau. Si, ne tenant pas compte de toutes ces impossibilités, on persistait à admettre que les gaz d'égout peuvent transporter les germes infectieux, d'autres objections très sérieuses pourraient encore être élevées. Tout d'abord, on ne comprendrait pas comment la canalisation, au lieu d'abaisser la mortalité par le typhus et le choléra, n'a pas eu pour conséquence un accroissement du chiffre des décès. De même, ne serait-il pas surprenant que les égoutiers, exposés à respirer pendant la moitié de leurs journées l'air des égouts, ne soient pas bien plus fréquemment atteints de ces maladies que les individus qui respirent dans leurs habitations des gaz dilués au centième ou au millième? Ce qui vient d'être dit des égouts s'appliquerait d'ailleurs aux fosses d'aisances et aux fosses mobiles, au sein desquelles les matières subissent également la décomposition, et qui sont pour l'air des maisons une cause de viciation bien plus active.

M. Renk rappelle les recherches du Dr Port et de Krügkula, qui n'ont reconnu aux latrines aucune influence sur la répartition des cas de fièvre typhoïde dans les casernes de Munich et de Vienne. Le Dr Zuber fait cependant à cet égard ses réserves formelles et croit qu'il serait bien difficile de ne pas tenir compte des faits nombreux recueillis jusqu'ici et démontrant qu'il existe des rapports entre la fièvre typhoïde et le mauvais état des latrines.

Quelle que soit l'opinion que l'on professe sur le rôle que les gaz d'égout peuvent jouer dans la propagation des maladies épidémiques, on sera d'accord pour admettre qu'il faut opposer à leur pénétration dans les lieux habités un obstacle aussi infranchissable que possible ; ils représentent, en effet, une cause de viciation de l'air qui ne doit pas laisser les hygiénistes indifférents ; mais on ne tiendra pas pour démontrée l'opinion des auteurs qui prétendent que la respiration de cet air plus ou moins altéré prédispose aux maladies infectieuses.

Ces gaz ont-ils d'ailleurs autant de tendance à pénétrer dans les habitations qu'on se plaît à le dire? Les recherches de Soyka, de Rozsahegyi et de Lissauer ont, au contraire, démontré que cette ascension n'est nullement constante, alors même qu'en l'absence de siphons la communication peut s'établir librement, et également en hiver, quand les maisons sont chauffées ; au contraire, il n'est pas rare d'observer un courant d'air dirigé vers les égouts.

Les observations des auteurs allemands méritent d'être répétées, car il importe que l'on soit fixé d'une manière précise sur l'importance des relations qui peuvent exister entre l'atmosphère des égouts et celle des lieux-habités.

Il nous reste à dire quelques mots de l'imprégnation du sol; nous nous bornerons à résumer les recherches de M. Wolffhügel, qui se rapportent le plus directement à notre sujet. Cet expérimentateur a voulu apprécier ce qui se passe dans le sol au voisinage des égouts, des fosses d'aisances et des fosses à fumier. Il faisait creuser un puits et prenait des échantillons de terre immédiatement au-dessous du canal ou de la fosse. Le sol normal pris comme terme de comparaison fut celui de l'angle occidental de l'Institut physiologique qui, situé à la limite de la ville de Munich, n'est pas exposé aux souillures. De six fosses cimentées, une seule, qui était également revêtue de ciment à l'extérieur, lui parut absolument imperméable; au-dessous d'une autre, le sol était noir et gras; le terrain sous-jacent à deux de ces fosses répandait une odeur désagréable, et au voisinage des deux dernières on pouvait constater le passage des matières. Une fosse à fumier construite en pierre et mortier avait déterminé l'imprégnation du sol à partir de sa base, située à 2^m30 de profondeur, jusqu'à l'eau souterraine et latéralement sur une étendue de plus de 10 mètres.

Les résultats suivants sont exprimés en grammes et rapportés à 1 mètre cube de terre :

SOL.	Profondeur.	Substances solubles dans l'eau froide.					Substances insolubles	
		Résidu.	Perte par calcination rouge.	Matières organiques.	Chlore.	Acide nitrique.	Perte par calcination rouge.	Azote.
Normal	3^m7	211	52	118	10	12	1504	14
Moyenne de 9 égouts	3^m6	217	91	93	21	18	3356	55
Id. de 6 fosses d'aisances .	2^m4	603	185	1257	110	19	5461	60
Sol à 4^m5 d'une fosse à fumier .	2^m3	4710	1500	2230	330	460	39772	956

On voit que les conditions sont tout autres, suivant que le réservoir est perméable ou imperméable. Si l'on additionne la perte par calcination de la partie soluble et de la partie insoluble, l'écart s'accentue encore davantage :

Sol normal   52 + 1504 = 1556 grammes.
— des égouts   91 + 3356 = 3447   —
— des fosses cimentées   185 + 5461 = 5646   —
— d'une fosse absorbante 1500 + 39772 = 41272   —

On peut également établir une proportion simple entre ces divers sols, la terre normale étant représentée par 100 :

Sol normal.	Égouts.	Fosses cimentées.	Fosses absorbantes.
100	221	363	2652

M. Wolffhügel a ainsi démontré que les égouts cèdent au sol moins de matières que ne le font les fosses d'aisances les mieux construites. Le suintement des égouts a même diminué à Munich dans l'espace de six ans, et le sol examiné en 1874 aux mêmes points qui avaient été l'objet de recherches en 1868 a été trouvé moins imprégné. Il en serait autrement si la canalisation était défectueuse. Dans des chapitres précédents, nous avons dit que la viciation de l'air du sol et l'altération de l'eau souterraine sont la conséquence forcée de la souillure chronique d'un terrain par des substances putrides. Nous n'insisterons donc pas sur des questions qui ont déjà été traitées avec toute l'attention qu'elles méritent ([1]).

Procédés d'éloignement des matières excrémentitielles et des eaux pluviales et ménagères. — Il n'est ici question que des liquides et des matières solides pouvant être tenues en suspension dans l'eau ([2]).

([1]) A Verviers, *toutes* les fosses fixes que nous avons vu démolir pour les remplacer par un raccordement à l'égout public laissaient littéralement filtrer les liquides dans le sol et ne retenaient que les matières solides.

De l'une d'elles, placée en contrebant d'une ruelle publique, nous avons vu les matières fécales suinter au travers du mur de soutènement des terres, sous un aspect visqueux, noirâtre, qui témoignait assez de leur haut degré de corruption.

Dans cette ville existent encore de nombreux puits d'absorption, dits *puits perdus*, lesquels, laissant passer à travers les mailles du terrain des débris organiques, ont littéralement corrompu la nappe souterraine et infecté les puits. A la suite de cette constatation, l'administration communale a fait fermer plusieurs pompes publiques.

([2]) Les déchets de cuisine, les balayures et les cendres des foyers, toutes substances solides, forment un second groupe d'immondices qu'il convient de considérer isolément et dont on se débarrasse sans peine dans les localités où le service des boues est convenablement organisé. Nous avons consacré un paragraphe spécial (p. 109) aux précautions que l'on doit observer pour recueillir le fumier.

Les divers systèmes dont on dispose peuvent être répartis en trois classes :

1° *Enlèvement par les égouts* (water-system, voie humide). Mais comme le système du « tout à l'égout » n'est pas admis dans toutes les localités, que dans certaines villes les eaux pluviales, les eaux ménagères et les urines sont seules reçues dans les canaux, que les excréments solides en sont exclus, il y a donc deux cas à considérer :

> *a.* Vidange intégrale à l'égout ;
>
> *b.* Système diviseur.

2° *Voie sèche.* Ce système n'est applicable qu'aux matières excrémentitielles ; lorsqu'on l'adopte, il y a donc lieu de prendre des mesures spéciales en ce qui concerne les eaux ménagères.

> *a.* Latrines à terre ;
>
> *b.* Système Goux ;
>
> *c.* Latrines à cendres.

3° *Autres systèmes :* *a.* Fosses fixes ;

> *b.* — mobiles ;
>
> *c.* Système pneumatique de Liernur.

Dans les localités qui possèdent un réseau d'égouts, la solution du problème est relativement facile. Les excréments et les eaux ménagères sont évacués et lancés dans les canaux à mesure de leur production et la stagnation des matières est évitée. Néanmoins, tout danger est loin d'être écarté ; le sol, l'air et l'eau de l'habitation courent encore de grandes chances de contamination, si l'on ne prend des précautions minutieuses dans la construction des embranchements d'égouts et le placement des water-closets, des éviers, etc.

L'embranchement vers l'égout doit être de préférence constitué par des tuyaux en grès réunis entre eux de manière à former un conduit dont l'étanchéité soit assez parfaite pour empêcher tout aussi bien l'entrée de l'eau souterraine que la sortie des liquides qu'il contient (¹).

Or, pour luter les tuyaux, on fait souvent usage d'argile, et il arrive alors que les racines d'arbres, qui recherchent l'eau avec avidité, parviennent à franchir l'obstacle et à pénétrer dans les conduites ou dans l'égout. Ce mode de liaison n'offre donc pas la sécurité si nécessaire en pareille matière.

(¹) A Paris, on emploie à l'intérieur des habitations les tuyaux de fer, qui sont plus résistants et ne nécessitent pas des joints aussi fréquents. Pour garantir leurs surfaces interne et externe contre l'oxydation, on les traite par le procédé de Barff.

Il en serait de même lorsqu'on fait usage de ciment, si l'on ne prenait pas des précautions minutieuses pour éviter toute crevasse. — Lorsqu'on fait usage de ciment, le mieux est de l'employer pur, c'est-à-dire non mélangé à du sable ou à du gravier moulu, comme on l'emploie lorsqu'il s'agit d'enduits. Ce ciment sera à prise lente; on évite ainsi les crevasses que donnent souvent les ciments à prise rapide, dont la durée est d'ailleurs beaucoup moindre. Enfin, on aura soin de ne remblayer la tranchée que vingt-quatre heures après que le lut aura été fait; on s'assurera également que le ciment n'a pas bavé à l'intérieur de la conduite ; c'est là une cause fréquente d'obstruction.

Souvent ces précautions ne sont pas observées et il arrive que des tuyaux, formant une conduite prétendûment étanche, voient leur contenu s'épancher dans le sol, qu'il infecte bientôt; les eaux des puits environnants se corrompent et le danger est d'autant plus sérieux que, confiant dans une installation à peine faite, le propriétaire est ignorant de ce qui s'est passé.

Dans la plupart des villes, l'embranchement à l'égout étant construit par les soins de l'administration, c'est aussi bien à l'ingénieur chargé de la surveillance des travaux qu'à l'architecte de l'habitation que cette observation s'adresse.

Nous ferons remarquer, en outre, que les entrepreneurs, souvent plus soucieux de réaliser un bénéfice que d'exécuter un travail parfait, se contentent de percer le pied-droit de l'égout, d'introduire le tuyau dans son logement et de crépir grossièrement la maçonnerie à l'endroit où elle a été percée, sans se soucier des réparations intérieures. Il y a là évidemment une nouvelle cause d'infiltrations, lorsque le niveau des eaux, à la suite d'une pluie, vient à s'élever dans l'égout à la hauteur du raccordement privé.

A Verviers, outre le lut au ciment, chaque emboîtement est entouré d'un fort bourrelet d'argile plastique, et des précautions spéciales sont prises pour assurer l'assise des tuyaux en pilonnant les terres à l'aide d'une *batte à bourrer*, de manière à maintenir la conduite dans une position fixe ; on évite ainsi les ruptures, conséquences du tassement des terrains remblayés. Enfin, le cimentage achevé, on passe à plusieurs reprises dans le branchement un écouvillon du diamètre du raccordement ; on enlève ainsi les bavures qui auraient pu se faire ; l'écouvillon dont on fait usage possède un manche divisé en segments de 1 mètre de longueur réunis par une fermeture à baïonnette.

L'étoupe goudronnée et le ciment peuvent être considérés comme les meilleurs matériaux à employer pour assurer l'étanchéité et mettre obstacle à la pénétration des racines.

M. W. Eassie conseille de revêtir les joints au ciment de deux ou trois couches d'un mélange de goudron de houille et de sciure de bois, de recouvrir ensuite de béton toute la périphérie et, enfin, d'appliquer encore une ou deux couches du mélange.

A Lyon, ville où l'on fait également usage de tuyaux en grès pour la construction des raccordements de maisons à l'égout, la conduite est sur tout son parcours noyée dans un lit de béton.

Quoique le joint à l'étoupe goudronnée soit préférable à tout autre, beaucoup d'ingénieurs admettent que l'argile suffit pour assurer l'étanchéité, quand on l'applique soigneusement. Cependant, d'après Denton, on ne doit pas avoir confiance dans un semblable lutage. Quand le sol est soumis à des alternatives de sécheresse et d'humidité, et c'est là le cas général, l'argile est le plus fâcheux ingrédient que l'on puisse employer comme moyen d'union. En hiver, l'eau souterraine s'élevant, est une cause d'humidité pour les terres environnant l'égout; l'argile se dilate; en été, au contraire, la sécheresse du sol, amenée par l'évaporation, entraîne la contraction et le crevassement du lut, et le contenu de l'égout s'épanche au dehors ; une fois que le fait s'est présenté, on est assuré de le voir se perpétuer. Que l'on ajoute à cela que la pression du liquide peut faire céder facilement les joints à l'argile, et l'on sera édifié sur la valeur de ce moyen de réunion des tuyaux d'égout. Si cependant quelque doute s'élevait au sujet de la valeur du joint à l'étoupe, le supplément de précautions tout indiqué est l'emploi du ciment.

Sous le nom de *Patent joint-pipes* (*Stanford*), on fabrique actuellement des tuyaux munis à l'avance de leur moyen d'union ; on évite ainsi l'emploi du ciment ou de l'argile. La matière spéciale est coulée sous forme d'anneau, parfaitement calibré au bout mâle et dans la douille du tuyau. Pour obtenir un joint étanche, on donne un léger mouvement de torsion lorsque les conduits sont placés bout à bout. Récemment, MM. Doulton ([1]) ont donné au joint du système Stanford la forme cylindrique, qui nous paraît de beaucoup préférable au joint sphérique primitif. Ils appellent télescopique ce nouveau mode d'union qui, pour plus de sécurité, doit être soutenu extérieurement par un anneau de ciment.

([1]) High street, Lambeth, London, S. E.

Nous décrirons également le mode d'assemblage préconisé par
M. Jennings, de Londres (¹), fabricant dont la réputation n'est plus à
faire. Quoique les dispositions en question s'adressent plutôt au drainage des villes qu'à celui des habitations privées, il nous paraît utile
d'en parler, parce que nous les croyons d'une bonne application
même dans le cadre restreint de la question qui nous occupe.

Comme le montrent les figures 96, 97 et 98, le tuyau de drainage

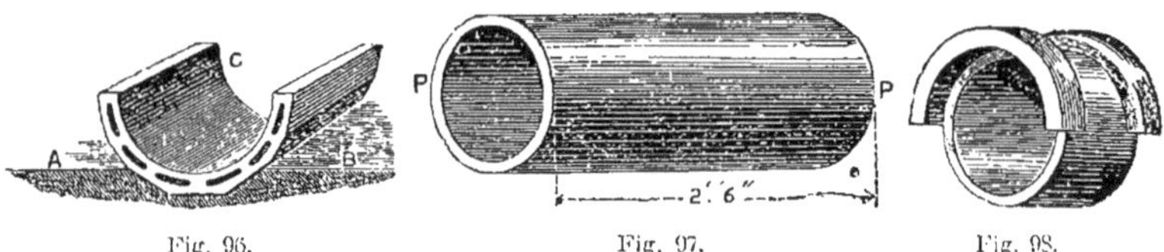

Fig. 96.   Fig. 97.   Fig. 98.

se compose de trois parties bien distinctes :

Le support,

Le tuyau proprement dit,

Le raccord.

Le support étant posé, on le garnit de ciment de manière à assurer

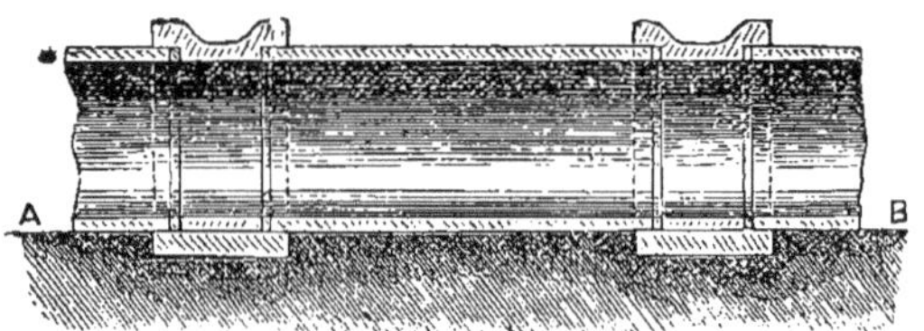

Fig. 99.

le calage parfait des tuyaux qui restent distants entre eux de la
longueur du raccord, ainsi qu'on le voit fig. 99 et 100.

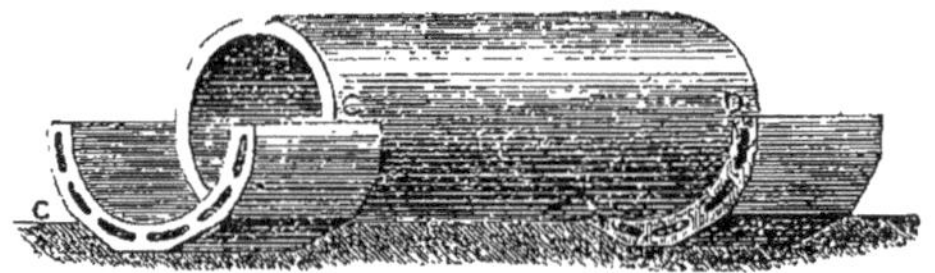

Fig. 100.

Ceci fait, l'essai de la canalisation peut déjà être entrepris en produisant un écoulement d'eau qui décèle les fissures, s'il en existe.

Enfin, la pose au ciment de la jonction avec ou sans tubulure,

____

(¹) Palace Wharf, Stangate, Londres.

suivant que la conduite doit être simple ou recevoir des décharges secondaires, vient compléter une canalisation représentée figure 101

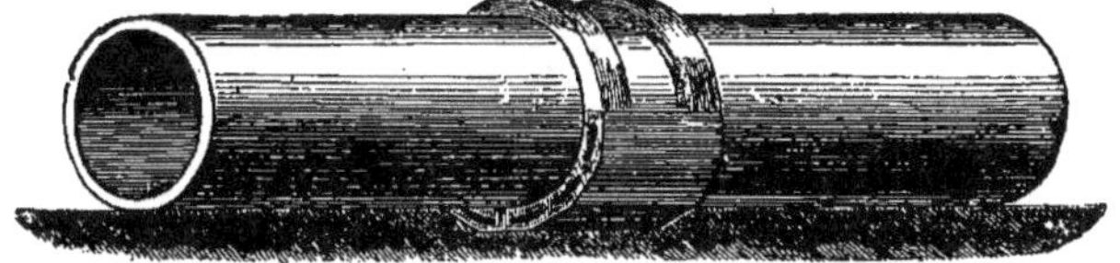

Fig. 101.

et dont tous les éléments sont parfaitement réunis.

La figure 102 donne la coupe d'un drainage exécuté dans ces conditions.

La méthode de M. Jennings permet d'arriver à la pose parfaitement régulière ; elle permet, en outre, de s'assurer qu'il n'existe pas de bavures, cause si fréquente d'obstruction des raccordements privés.

Si, en présence de telles solutions, on songe au laisser-aller dont font preuve les entrepreneurs lorsqu'on leur confie l'exécution de

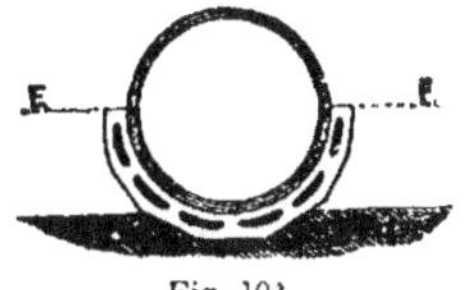

Fig. 102.

travaux de drainage, on ne peut s'empêcher d'admirer l'esprit de recherche dont font preuve nos voisins d'outre-Manche dans la plupart des questions d'hygiène et de salubrité.

Il est tellement évident qu'un égout doit être imperméable, qu'il est inutile d'insister sur ce point ; cependant, il faut bien remarquer qu'ainsi non seulement le sol ne sera pas contaminé, mais encore que l'égout ne se transformera pas en un conduit-filtre qui, retenant seulement les matières solides, serait bientôt bouché.

Les tuyaux dont on fera usage pour les embranchements seront en grès ou en terre cuite ; on évitera de les choisir trop cassants ou trop minces, surtout lorsqu'on ne peut les poser en tranchée profonde, car ils sont alors particulièrement exposés à de fortes compressions. Ils seront parfaitement calibrés et lissés ; le grès est préférable à la poterie ; cependant, nous venons de le dire, la poterie bien cuite et bien fabriquée sera d'un très bon emploi.

Voici un moyen très simple de constater la valeur des tuyaux quels qu'ils soient : il suffit de les plonger dans une cuve pleine d'eau pendant vingt-quatre heures, et de déterminer, en pesant avant et après, la quantité d'eau absorbée ; celui qui en prend le moins est le meilleur. M. Baldwin Latham a constaté que certains tuyaux en terre cuite, placés dans des terrains particulièrement humides, s'étaient déformés au point d'avoir pris une forme elliptique! Ce seul fait est de nature à éveiller l'attention sur la nécessité de procéder à un examen attentif, lorsqu'on veut apprécier la valeur des conduites en grès ou en terre cuite. Pour être d'un bon emploi, il ne suffit pas qu'elles aient une couleur uniforme et un son clair, seules conditions que renseignent la plupart des cours de construction. De même, pour constater l'action que peuvent avoir sur les tuyaux d'égout certains produits chimiques qui y sont parfois déversés, M. Latham conseille de réduire en poudre un morceau de tuyau qu'on traite à chaud par l'acide chlorhydrique, qu'on lave ensuite sur un filtre, qu'on dessèche et dont on détermine la perte de poids. Cet essai par l'acide, ajoute l'auteur, se recommande toutes les fois où l'on aura le moindre doute relativement à la qualité des matériaux, car des tuyaux de belle apparence, en forme, en couleur, en vernissage, sont souvent confectionnés avec les matériaux les plus mauvais que l'on puisse employer dans la construction d'un égout. Si, par exemple, l'argile qui a servi à leur fabrication contient de la chaux, l'humidité de la terre désagrégera infailliblement les tuyaux une fois posés. Enfin, l'imperméabilité d'un tuyau peut être déterminée en fermant un de ses bouts au moyen d'une vessie ou de toute autre matière analogue et en le remplissant ensuite d'eau. Si le tuyau n'est pas absolument étanche, on constatera bientôt que l'eau suinte ou qu'elle filtre le long de la paroi.

Les tuyaux de poterie doivent être plus épais que les tuyaux de grès, qui ont une épaisseur minimum de 1/12 de leur diamètre intérieur. Il est bien clair que cette règle se trouve en défaut lorsque la section diminue; il convient alors d'augmenter l'épaisseur; ainsi les parois d'un tuyau de 10 centimètres doivent avoir au moins 0^m013 d'épaisseur, tandis qu'un tuyau du calibre de 0^m48 n'aura pour ses parois que 0^m04 d'épaisseur.

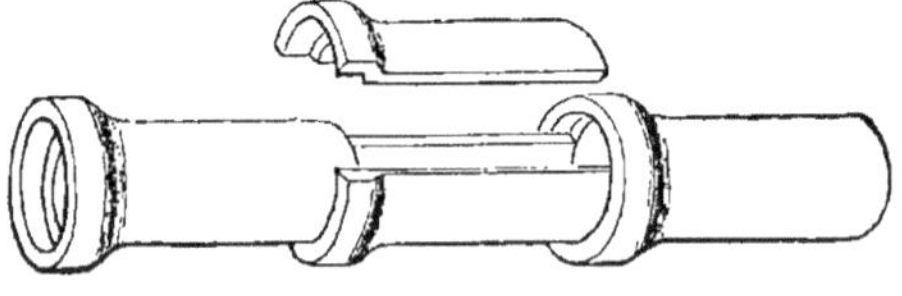

Fig. 103.

D'autre part, il convient que les moufles augmentent avec le diamètre ; qu'ils n'aient jamais moins de 0^m04 pour les tuyaux étroits et qu'ils dépassent 0^m05 quand le diamètre est supérieur à 0^m15.

Les tuyaux représentés fig. 103 ont pour but de permettre l'inspection de l'égout ; ils sont fabriqués par MM. Doulton. Il faut bien remarquer que l'étanchéité devant être parfaite dans tous les points, on ne doit admettre cette solution qu'à la condition de prendre toutes les précautions qui assurent l'exacte fermeture de l'appareil. Ces tuyaux portent le nom de « *Opercular or Lidded and Capped pipes* ».

MM. Stiff ([1]) fabriquent des tuyaux analogues qui sont figurés ci-dessous.

Les figures 104 et 105 représentent le tuyau perfectionné par M. Buchan.

Le perfectionnement consiste à donner à chaque tuyau un petit bloc

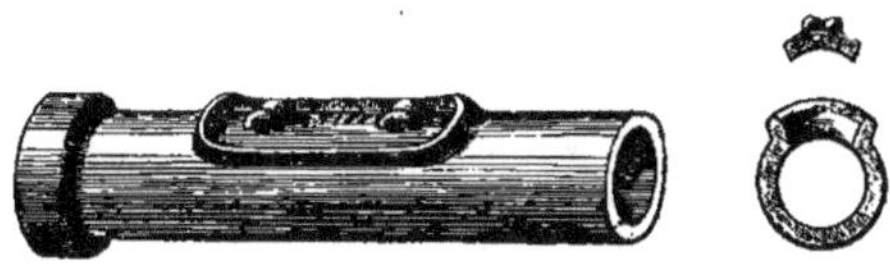

Fig. 104.

ou support faisant corps avec lui, fixé au bout femelle en A. Il a pour but d'élever suffisamment le tuyau pour permettre de passer la main

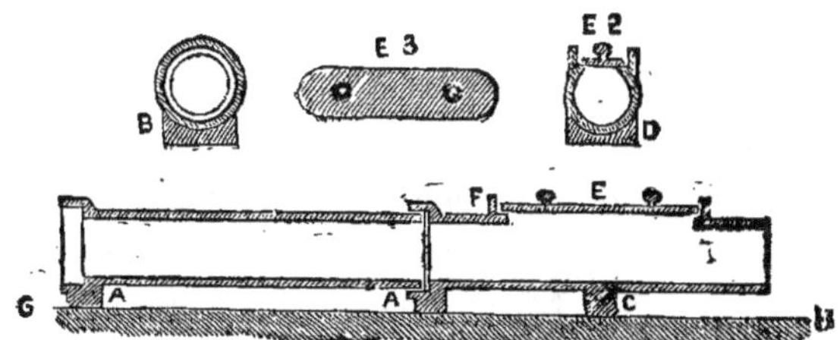

Fig. 105.

ou l'outil sous l'extrémité, de manière que l'on puisse procéder facilement au jointoyage. Ce bloc A, étant plan à sa base, empêche le tuyau de rouler ou de se déplacer aussi facilement qu'un tuyau ordinaire ; on évite ainsi que le lut se brise. Ce modèle de tuyau présente également ment certains avantages lorsqu'on est obligé de faire usage de béton. Le long orifice d'entrée en E a pour but de permettre l'examen et le curage plus facile de l'égout sans déranger les joints. L'ouverture

([1]) High Street, Lambeth, Londou, S. E.

ayant environ 45 centimètres permet l'introduction d'un éboueur ou d'une verge en cas de nécessité. G H représente le fond de la tranchée ou encore le lit de béton sur lequel reposent les tuyaux. Après la pose, le jointoyage et l'essayage, les conduites peuvent être entourées de béton sur la moitié ou la totalité de leur parcours.

Pour arriver au même but, MM. Maguire ([1]) font usage de selles en grès sur lesquelles ils asseoient les tuyaux. Comme on le voit à l'inspection des figures 106 et 107, la disposition adoptée par MM. Maguire assure la régularité parfaite des pentes ; en outre, les

Fig. 106.

ouvertures qui permettent en tout temps l'inspection des tuyaux de drainage et leur dégorgement, s'ils venaient à s'obstruer, donnent

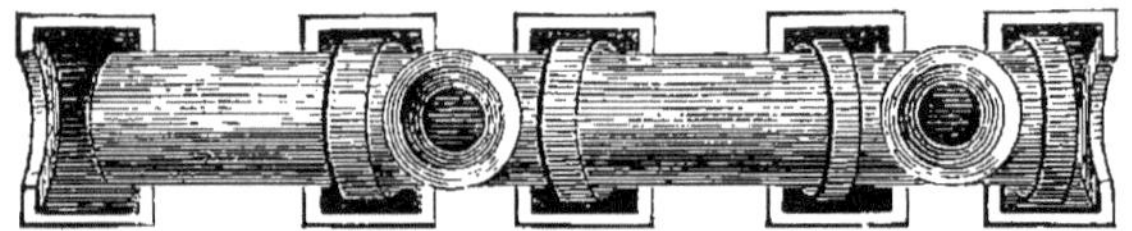

Fig. 107.

toute facilité à l'ouvrier chargé de la pose de faire disparaître les bavures de ciment. Il lui suffit, en effet, de passer la main dans les ouvertures pour atteindre le joint. La pose étant achevée, les selles sont garnies de ciment ou d'argile et le bourrelet complété. Les tuyaux Maguire sont des plus recommandables. L'adoption des systèmes Buchan et Maguire ne dispense pas de l'emploi du béton destiné à assurer la stabilité du sol.

Emplacement des embranchements. — Nos villes sont malheureusement trop peuplées aujourd'hui, leur population est trop dense, les habitations trop rapprochées, pour que les plus simples précautions qu'indique l'hygiène ne rencontrent souvent de vraies difficultés dans leur application. C'est ainsi que tout embranchement ne devrait jamais passer sous le bâtiment ; mais puisque l'on ne peut l'éviter, il faut tout au moins que l'emplacement choisi pour ces rameaux souterrains offre un minimum de danger. On les disposera donc sous un

______

([1]) 6, 7 et 8, South Frederick street, et 10, Dawson street .Dublin.

couloir dallé, on les enterrera dans du béton et l'on aura soin de se réserver une ou plusieurs entrées qui permettent leur inspection sans que l'on soit forcé, comme cela se fait très souvent, de briser les tuyaux, ce qui est tout d'abord un danger et ensuite l'occasion d'une dépense complètement inutile.

Tout égout passant ainsi sous le bâtiment doit le traverser d'outre en outre et posséder à chacune de ses extrémités un coupe-air avec grille qui assure une ventilation complète ; il doit livrer passage à l'air dans toute sa longueur ; enfin, des dispositions doivent être prises de manière que des chasses d'eau fréquentes puissent y être faites. Ainsi seulement les dépôts n'auront pas lieu.

Est-il besoin d'ajouter qu'ils doivent être garantis contre les pressions anormales, et que chaque fois qu'ils traversent un mur, ils doivent être protégés par un arceau ?

Il est inutile, dangereux même, que l'égout ait un long trajet sous la maison ; il se dirigera aussi directement que possible vers le collecteur, et si la ligne droite ne peut être adoptée, si on construit en courbe, on ménagera de distance en distance les orifices destinés à permettre la visite et le curage ; on pourra également adopter la forme polygonale, à la condition de disposer également des regards au niveau de chaque angle.

Dans les terrains rapportés, le sol meuble, sujet aux affaissements, provoquerait la rupture fréquente des tuyaux et toutes ses conséquences dangereuses ; l'emploi d'un lit de béton est donc tout indiqué. Que se passe-t-il, en effet, lorsqu'un tuyau est crevassé ? Des résidus sans nom s'épanchant dans le sol vont souiller les puits environnants ; leurs effluves s'échappant à travers les mailles du terrain pénètrent dans la maison, dont le séjour devient insupportable (¹).

Il faut se garder de poser les tuyaux immédiatement après que les fondations ont été établies ou dans des murs à moitié construits ; le béton même ne les protégerait pas contre les causes de rupture. On attendra donc que le toit et la charpente soient posés.

Dans aucun cas il n'est permis d'unir deux tuyaux à angle droit ; la rencontre doit toujours se faire suivant un angle aigu. Nous don-

______

(¹) Dans toute maison devrait se trouver un plan donnant le trajet de chaque tuyau, la situation des divers regards et siphons. On éviterait ainsi des recherches pénibles et coûteuses, lorsque, par suite d'une obstruction ou d'une rupture, il est nécessaire, pour exécuter des réparations, d'inspecter des tuyaux ou d'autres appareils dont on ignore l'emplacement exact.

nons, fig. 108 et 109, deux types de ces embranchements; il est bien évident que le premier l'emporte sur le second, car l'angle que forment les tuyaux à leur point de jonction étant plus aigu, il ne se produira pas de perte de charge ou de remous, c'est-à-dire que l'écoulement sera mieux assuré.

Il en est de même pour les jonctions doubles, fig. 110 et 111.

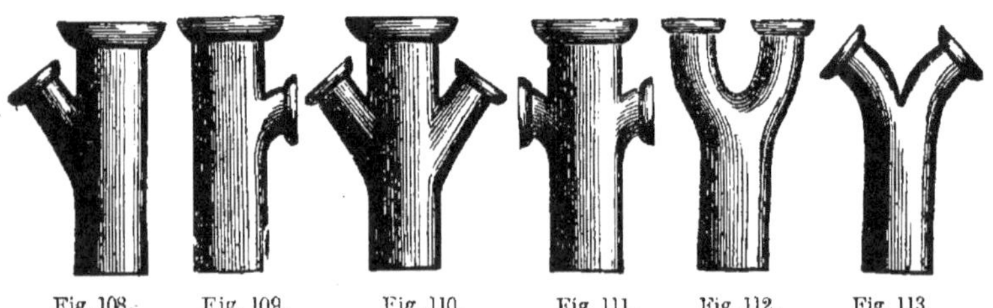

Fig. 108.　　　Fig. 109.　　　Fig. 110.　　　Fig. 111.　　　Fig. 112.　　　Fig. 113.

Les figures 112 et 113 représentent les jonctions de tuyaux issus de la même direction ou de directions différentes ([1]).

Suivant M. W. Eassie, il est souvent préférable d'employer pour les courbes des tuyaux demi-circulaires, d'élever en maçonnerie les parois latérales et de fermer l'orifice d'accès au moyen d'une plaque de fer ou d'une pierre et d'un anneau.

Lorsque, sur le parcours d'une canalisation, on est obligé d'augmenter la section, il est indispensable que le raccord se fasse sans changement brusque de section. L'emploi de tuyaux coniques (fig. 114) se trouve dès lors tout indiqué.

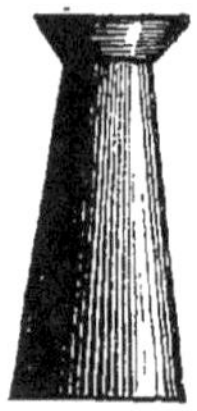

Nous n'ignorons pas que dans beaucoup de villes les constructeurs préfèrent le canal rectangulaire en briques, recouvert de dalles et cimenté intérieurement.

Fig. 114.

Cette méthode, suivant nous, est des plus vicieuses, car, outre que les ciments constamment lavés finissent par disparaître, la section rectangulaire (les angles fussent-ils arrondis) présente des résistances très grandes à l'écoulement des liquides et dispose fatalement à l'engorgement. En outre, en cas de reflux des eaux d'égout, ces canaux laissent presque toujours filtrer les eaux entre les interstices des dalles qui les recouvrent, parce que leur liaison est généralement mal assurée. Enfin, le raccordement des sections rectangulaires ou carrées aux tuyaux de drainage cylindriques adoptés par la

([1]) Ces tuyaux sont fabriqués par les maisons Doulton, Jennings et Stiff, de Londres.

plupart des administrations est presque impossible, d'où nouvelle cause d'obstructions ou d'infiltrations.

Si l'on objectait que l'inspection de ces canaux est facile, puisqu'il suffit de lever une dalle pour les visiter, les exemples de modes d'inspection de tuyaux en grès et en poterie que nous venons de donner démontreraient que le drainage en tuyaux offre les mêmes avantages sans exposer aux dangers qui résultent toujours d'une canalisation mal établie.

Pour en terminer avec ce qui est relatif à l'emploi des tuyaux de drainage, nous mentionnerons le *Jenning's patent telescopic connector* représenté fig. 115.

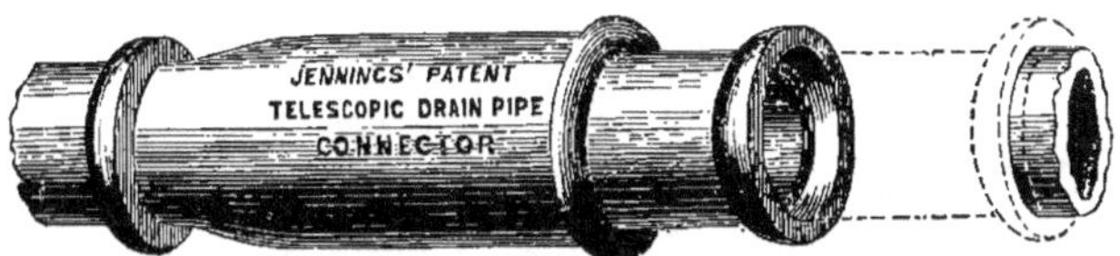

Fig. 115.

Ce dispositif a pour but d'éviter la recoupe des tuyaux. On sait, en effet, combien il est difficile pour les ouvriers de couper les tuyaux en grès ou en terre cuite en leur conservant une tranche régulière. Pour éviter les mécomptes auxquels cette pratique un peu barbare conduit, M. Jennings fait usage d'un tuyau formant manchon et pouvant occuper toutes les positions comprises entre le trait plein et le trait pointillé. Le tuyau ayant peu de longueur, on conçoit qu'il est facile de rendre la section uniforme à l'aide d'une couche de ciment appliquée après la pose du manchon dit « télescope ».

Union de l'embranchement avec l'égout public. — L'embranchement doit rencontrer l'égout public suivant une courbe qui permette aux matières de s'y déverser dans le sens du courant, et la jonction se fera, si possible, à une hauteur un peu supérieure à celle du niveau habituel du liquide ; ainsi on sera assuré qu'il n'y aura pas de reflux vers l'habitation.

Tuyaux et blocs à clapets. — Lorsqu'on peut craindre le reflux du contenu de l'égout public dans la canalisation privée, l'emploi, au point de réunion des deux canaux, d'une valve qui s'ouvre sous l'action du courant d'eau venant de la maison et se ferme sous la pression des liquides de l'égout, pourra être utile, à la condition toutefois qu'elle ne maintienne pas fermé pendant un temps trop long l'orifice de communication, car l'engorgement de la canalisation privée pourrait en résulter. La valve est fixée à un tuyau ou à un bloc que l'on

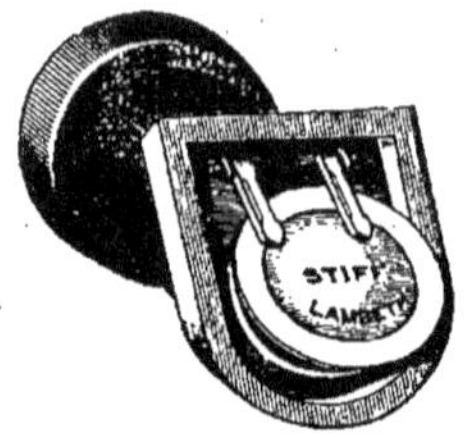

Fig. 116.

insère dans l'égout public. (Fig. 116 et 117.) Ce dispositif prévient encore l'entrée des rats, mais il ne suffit nullement à empêcher l'ascension des gaz.

Inclinaison. — Souvent on s'imagine qu'une pente très grande représente une chance de plus d'enlèvement rapide des matières; il n'en est rien, et les limites sont assignées par cette considération que la vitesse de circulation ne doit pas être inférieure à 1 mètre à la seconde, ni supérieure à 3 mètres, car une vitesse plus grande permettrait aux liquides de s'échapper sans entraîner les solides. Lorsque, pour un motif quelconque, la vitesse de 1 mètre à la seconde ne peut être atteinte, des chasses nombreuses, et si possible automatiques, compenseront quelque peu les désavantages de la situation.

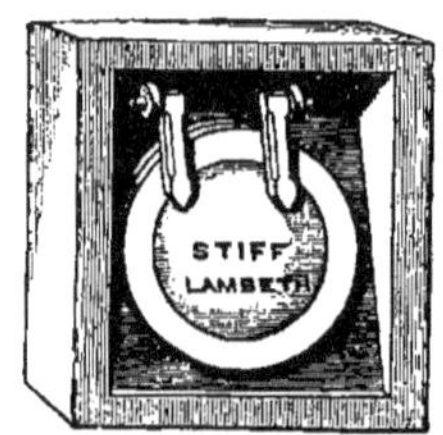

Fig. 117.

Au niveau des courbes, il convient d'augmenter légèrement l'inclinaison, en vue de remédier au ralentissement résultant du frottement.

Dimensions. — Pour les habitations particulières, des conduites de 0^m15 seront amplement suffisantes; s'il s'agit de grands établissements, de pensionnats, des tuyaux de 0^m23 à 0^m25 répondront mieux au but.

Souvent l'architecte a une tendance à considérer ce diamètre comme insuffisant et il s'obstine, sans avoir d'autre raison à faire valoir qu'une routine vraiment absurde, à construire à l'intérieur des habitations des canaux d'une section plus grande. S'il arrive, et le cas est général, que le raccordement soit construit sous la voirie par les soins de l'administration communale, on risque alors de voir un étranglement à la jonction de la partie établie par l'architecte et de la partie construite par la ville; et de là des situations déplorables, car un étranglement est presque toujours une cause de formation de dépôts. Il suffirait de remarquer, d'ailleurs, que les matières même solides sont plus facilement évacuées par un conduit de petites dimensions que par un conduit à grande section. Dans ce dernier cas, l'eau destinée au nettoyage se borne à mouiller l'obstacle, tandis que dans le premier elle le recouvre et l'entraîne par sa force de propulsion [1].

D'autre part, la rapidité du courant étant fonction de la hauteur de la nappe liquide, celle-ci s'étalant plus dans un tuyau de fort diamètre, la vitesse du liquide adressé à l'égout sera, sous la même pente, beaucoup moins grande, et comme elle peut devenir inférieure à 1 mètre à la seconde (vitesse minimum qu'il convient d'admettre), on voit que le fort diamètre du tuyau peut, dans certaines circonstances, être une cause d'obstruction, ce qui au premier abord paraît singulièrement paradoxal.

Discontinuité des tuyaux de chute et de l'égout. Coupe-air. — Pour mettre obstacle à la pénétration des gaz d'égout dans les habitations, on intercale des siphons ou coupe-air entre les tuyaux de décharge et le canal souterrain et l'on en place également à l'extrémité supérieure des mêmes tuyaux, c'est-à-dire immédiatement au-dessous des éviers, baignoires, closets, etc.

Avant de passer à la description d'un certain nombre d'appareils qui peuvent être pris pour types, il convient de se demander comment on apprécie la valeur d'un coupe-air.

Appelons avec M. Renk *branche périphérique* du siphon celle dans laquelle l'eau est versée, et *branche centrale* celle par laquelle le liquide s'écoule. L'efficacité d'un coupe-air est fonction de la hauteur de la couche d'eau qui sépare la surface du liquide, dans l'appareil complètement plein, du plan au niveau duquel la branche centrale communique avec la branche périphérique (perpendiculaire abaissée de a e sur b c d (pl. VI, fig. 9) ; f est l'arête supérieure et d l'arête inférieure. — M. Renk a démontré que les coupe-air les plus efficaces sont constitués par un tube périphérique étroit, uni à un vase central de grandes dimensions [1]; en effet, les gaz d'égout ont à vaincre ici la résistance la plus grande ; en supposant même que le coupe-air soit affaibli, il constitue encore une colonne obturatrice relativement élevée; d'autre part, il ne peut se vider. Enfin, ce mode de construction offre un dernier avantage, résultant de la lenteur relative de l'évaporation ; celle-ci ne peut jamais se produire que dans la branche périphérique (dont le diamètre est ici plus faible), car du côté de la branche centrale il ne peut en être question, l'air étant à

[1] Congrès général d'hygiène de Bruxelles 1852, p. 307.

[2] On peut améliorer le siphon ordinaire en le rétrécissant à son *ouverture périphérique,* ou bien au point où la *branche centrale* se continue dans le tuyau d'union.

peu près saturé d'eau. On ne saurait donc pas apprécier la valeur d'un coupe-air uniquement d'après la hauteur de la couche d'eau qui détermine l'occlusion ; il faut encore considérer le rapport qui existe entre les sections des deux branches, de la centrale et de la périphérique.

Nous ajouterons que deux types de siphons appellent une condamnation absolue ; nous voulons parler du siphon simple et de tous les appareils dont les deux extrémités se trouvent au même niveau. On fabrique aujourd'hui des siphons dont chacune des branches est munie d'une entrée qui permet l'inspection et le curage ; on les place toujours dans des chambres d'interception. C'est un dispositif de ce genre qui est réalisé dans la chambre de Kenon, dont nous parlerons plus loin.

Il convient de donner aux siphons une inclinaison de 0ᵐ05 d'une extrémité à l'autre.

Regards d'égout. — On peut considérer un regard d'égout comme un siphon dans lequel la partie inférieure au diaphragme plongeant a reçu un développement considérable en vue de l'interception des matières que l'on désire écarter du canal souterrain. Il ne faut pas cependant que le réservoir soit trop profond, car il donnerait lieu à des émanations putrides. Les regards que l'on place dans les cours et les courettes des habitations n'ont pas d'aussi grandes dimensions que ceux des rues. Un excellent système est représenté fig. 118.

L'orifice de sortie peut être horizontal, oblique ou vertical, comme le montrent les lignes ponctuées.

L'enlèvement des dépôts sera grandement facilité, si l'on place au fond de ce coupe-air une boîte à boue qu'une poignée permet de soulever.

On fabrique également des regards possédant des entrées latérales saillantes dans lesquelles peuvent venir se placer des extrémités de tuyaux. (Fig. 119.) Ces entrées latérales sont très utiles, car elles permettent d'établir la disconnexion des tuyaux de décharge des éviers,

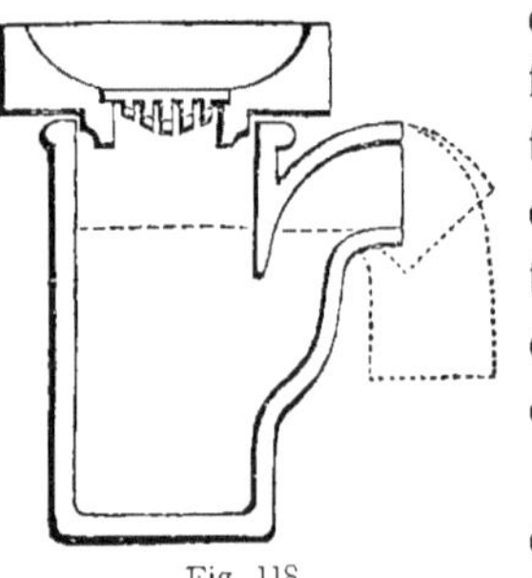

Fig. 118.

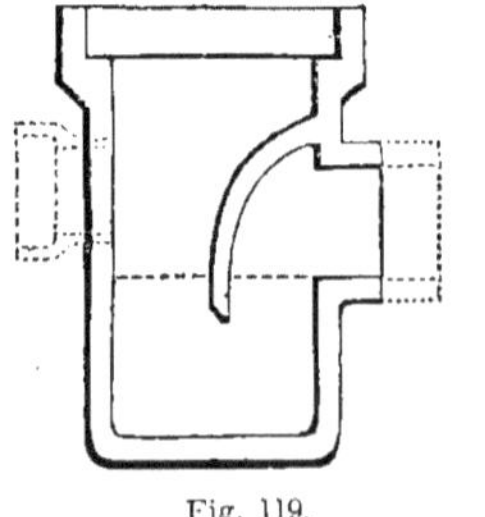

Fig. 119.

des baignoires et des lavabos, ainsi que des conduites d'eaux pluviales.

Le choix du couvercle n'est pas sans importance. Les couvercles en grès, de forme carrée ou ronde, percés de petits trous, ne sont pas recommandables, à cause de leur fragilité, et l'on peut en dire autant de ces petites grilles en fonte mince qui se placent au niveau de la surface du sol. Au contraire, le système représenté fig. 118 nous paraît très bon : les bords de l'ouverture sont amples, et une grille mobile en fer se place justement au-dessus de l'eau.

Un des plus mauvais systèmes auxquels on puisse s'adresser pour l'écoulement des eaux de la surface est le *coupe-air à cloche* que nous avons vu récemment reproduit sous le nom de *coupe-air siphoïde breveté de rue, de cour,* etc. Ces coupe-air, surtout lorsqu'ils sont appliqués aux rues, ont ce grave inconvénient de solliciter presque l'ouvrier éboueur à lancer les détritus qui sont recueillis dans le dépotoir, dans le canal de fuite, ce qui peut devenir une cause d'obstruction. Nous considérons ce type comme défectueux et en tout cas comme non brevetable. Il a été décrit et figuré il y a nombre d'années dans les ouvrages spéciaux, et notamment dans le traité classique de M. B. Latham : « Sewerage ». Partout où on l'emploie, dit M. W. Eassie, un des ingénieurs les plus compétents en cette matière, il devient tôt ou tard le fléau de la maison. Les reproches qu'il mérite peuvent se résumer ainsi, d'après M. Eassie et le Dʳ Corfield : L'immersion de la cloche et la quantité d'eau formant coupe-air sont insuffisantes ; — les orifices de la grille et la forme du coupe-air ne permettent pas à l'eau de s'écouler rapidement ; cet inconvénient se présente d'autant plus aisément que la grille est sujette à s'obturer ; aussi, en cas d'ondée, est-on forcé d'enlever à la fois grille et cloche, afin d'éviter une inondation, et l'on établit ainsi une relation directe entre l'égout et l'atmosphère, c'est-à-dire que l'on renonce aux avantages que devait procurer le coupe-air ; — une certaine quantité de boue ou d'immondices est toujours retenue dans la caisse autour du tuyau de décharge ; lorsque ces matières s'accumulent, l'eau disparaît graduellement et après un certain temps il n'est plus question de coupe-air. Ces appareils sont encore plus dangereux dans les maisons qu'à l'air libre. — D'une manière absolue et quel que soit l'usage auquel on le destine, le coupe-air à cloche est condamné et repoussé par les hygiénistes les plus distingués de l'Angleterre.

La figure 120 présente un regard (¹) avec immersion relativement très forte du diaphragme. On peut l'obtenir avec une ou plusieurs entrées latérales. Ce coupe-air est compact, solide et muni d'une grille en fer.

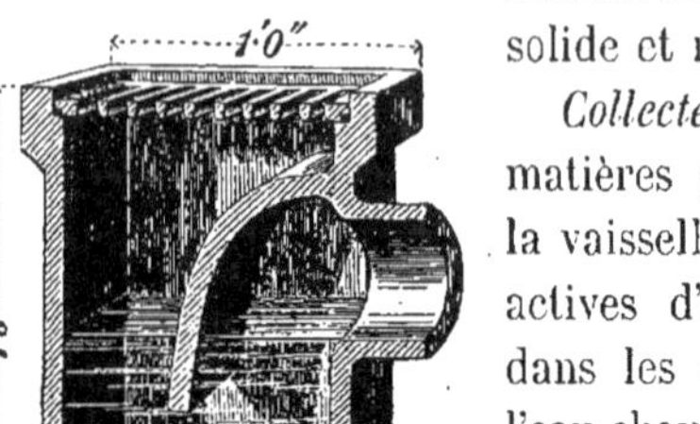

Fig. 120.

Collecteurs des matières grasses. — Les matières grasses provenant du lavage de la vaisselle sont une des causes les plus actives d'obstruction lorsqu'on les lance dans les canaux. Maintenues liquides par l'eau chaude, elles traversent ainsi le siphon sous-jacent à l'évier, puis, au fur et à mesure qu'elles s'en éloignent, elles reprennent l'état solide, adhèrent au canal et peuvent même finir par l'obstruer; le sable qui a servi à l'écurage et qui est entraîné par l'eau adhère à la graisse figée et augmente encore les chances d'obstruction. Ce fâcheux accident se présente surtout lorsque le lavoir répond à l'extrémité du branchement privé la plus éloignée de l'égout public et aussi quand la pente est très faible; si, en pareil cas, on ne prenait pas des précautions spéciales, les matières, en s'accumulant, pourraient finalement remplir le siphon de la chambre de disconnexion placée à l'extrémité terminale de l'embranchement, et il en résulterait l'arrêt complet de l'écoulement du sewage. (Eassie.) On s'imagine difficilement les volumes considérables de graisse et de sable qui s'accumulent à la longue dans les canaux d'une grande maison ; le dépôt s'étant fait, ni l'eau chaude, ni les agents chimiques n'ont le pouvoir de le détacher et de le faire passer dans l'égout. Ajoutons que l'on ne prévient pas le mal en donnant aux tuyaux un plus grand diamètre ; on augmente simplement ainsi la surface à laquelle peut adhérer la graisse. Il ne reste donc qu'à employer un intercepteur spécial, qui recevra uniquement le produit des éviers du lavoir de cuisine.

Ces appareils sont fixés dans le sol et autant que possible à l'extérieur de la maison ; si l'on était obligé de les placer à l'intérieur, on devrait prendre des précautions supplémentaires et veiller particulièrement à la ventilation.

Pour une maison habitée par 10 ou 12 personnes avec 2 ou 3 domes-

(¹) MM. Stiff, de Lambeth.

tiques, le réservoir en grès de **MM.** Doulton, d'une contenance de 1,000 ou de 545 litres, est suffisant ; le modèle en grès de **MM.** Dent et Hellyer convient mieux pour un grand hôtel. Citons encore le coupe-air *Weatherly* de **MM.** Stiff et, enfin, le coupe-air à graisse *Langford,* des mêmes fabricants, qui est représenté par la figure 121.

Il retient les graisses jusqu'au moment où, leur décomposition étant assez avancée, elles tombent en grumeaux au fond du coupe-air et peuvent traverser les tuyaux sans y adhérer. Le rebord-saillie que présente à son extrémité le tuyau d'entrée A est destiné à faciliter la division de la graisse : l'eau tombe ainsi avec force sur la partie centrale de la matière grasse, au lieu de découler tranquillement le long de la paroi du coupe-air. La graisse qui se collectionne à la surface de l'eau peut être enlevée sans peine chaque

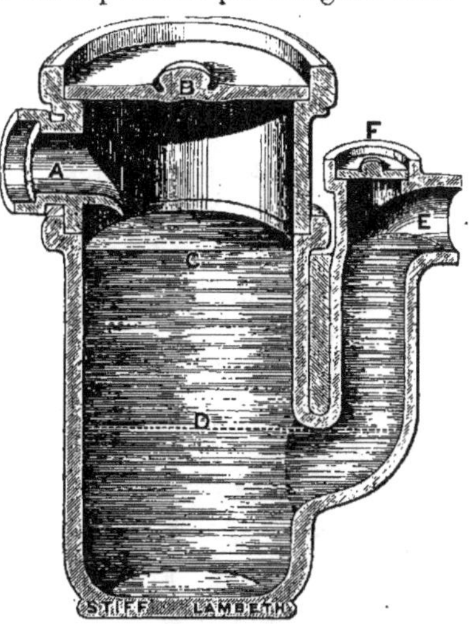

Fig. 121.

jour ; mais quand cela ne peut se pratiquer, l'appareil agit encore avec efficacité sans que l'on s'en occupe.

L'orifice F, ménagé à la partie supérieure du tuyau de sortie, peut être muni d'un couvercle et servir à l'inspection et au nettoyage, ou bien on peut en faire partir un tuyau de ventilation. — Suivant les cas, ce coupe-air peut être fixé tout près de l'évier et au-dessus du plancher, ou dans le sol et recouvert alors par une pierre ; il est toujours préférable de le placer à l'extérieur de la maison, ce qui évite toute odeur au moment du curage ; lorsqu'il se trouve ainsi à distance de l'évier, celui-ci doit être protégé inférieurement par un siphon en plomb avec orifice d'accès fermé par une calotte. Les eaux grasses arrivent en A par un tuyau de grès de 0^m10.

Tuyaux de chute des water-closets. — Il est assurément préférable de les placer à l'extérieur de la maison, car en cas d'accident ou de jointoyage défectueux, les inconvénients seront moins sensibles et les réparations plus faciles à exécuter. Est-il nécessaire d'ajouter que l'on doit les protéger contre l'action du froid ? Si les tuyaux de chute circulent à l'intérieur, on leur réserve dans le mur un vide de dimensions suffisantes pour permettre le jointoyage et l'inspection. Pour 2 ou 3 water-closets, un tuyau de chute de 0^m09 à 0^m10 de diamètre est suffisant, et pour 5 ou 6, un diamètre de 0^m12. Ce sont les tuyaux les moins volumineux qui sont le plus convenablement lavés par le flot descendant.

En Angleterre, on préfère généralement le plomb.

Les tuyaux de poterie, qui sont fragiles au niveau des collets ou sont exposés à une rupture longitudinale, par suite d'un tassement dans les fondations ou d'une pression venant du haut, ne peuvent convenir; leurs joints, d'ailleurs, ne donneraient aucune sécurité. Ajoutons que leur surface interne n'est pas dépourvue d'irrégularités et de saillies qui, à la longue, arrêteraient une partie des matières et détermineraient des incrustations.

Si cependant l'on fait choix du grès, des précautions particulières

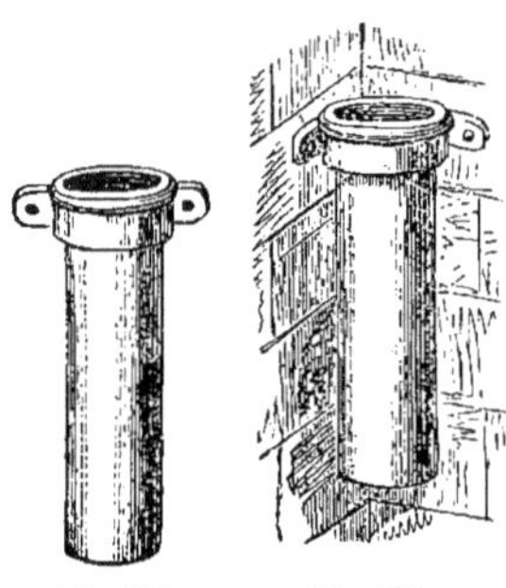

Fig. 122.   Fig. 123.

doivent être prises pour soutenir les tuyaux de chute (ou de gouttière) placés dans les angles ou le long des murailles. Il convient que chacun d'eux soit saisi au-dessous de son bourrelet par un collier en fer galvanisé (¹), sans quoi les affaissements qui se produisent peuvent créer des solutions de continuité dont on comprend aisément les dangers. (Fig. 122 et 123.)

Il ne peut être question du zinc ni du fer, trop disposés à s'altérer. La fonte est fréquemment employée; mais comme il est difficile d'obtenir un joint convenable et que, d'autre part, l'union d'un siphon de water-closet à un tuyau de fonte présente une certaine difficulté, à moins que le travail ne soit confié à un excellent ouvrier, des tuyaux de chute de ce genre ne peuvent descendre dans l'intérieur de la maison et doivent être reportés au dehors; ils seront placés à l'abri des rayons du soleil, qui transformeraient les matières fécales en une sorte de gâteau pouvant être le point de départ d'une obstruction; exposés à l'action directe de la chaleur solaire, les tuyaux subiraient, en outre, des dilatations et des contractions alternatives qui ne seraient rien moins que favorables à la solidité des joints.

Il ne peut être question que des tuyaux en plomb étiré, sans sou-

____

(¹) Système G. Jennings.

dure, que l'on peut se procurer en grande longueur et que l'on soumet préalablement à des essais hydrauliques. Les tuyaux faits d'une feuille de plomb enroulée avec soudure verticale se dégradent beaucoup plus rapidement, la soudure étant moins résistante ; aussi sont-ils généralement abandonnés. On accorde la préférence au plomb, à cause du poli de sa surface, de sa compacité et de la facilité avec laquelle il se prête aux courbures.

Les conduites en fer, dont on fait quelquefois usage, ne se prêtent pas aussi bien au jointoyage ; si l'on choisit la fonte, on doit s'assurer de sa qualité et de l'absence de porosité. On préviendra l'oxydation par le procédé Barff appliqué à la surface interne et à la surface externe. En outre, les tuyaux de fonte seront peints à l'huile extérieurement. — Pour le jointoyage des tuyaux en fonte, le plomb seul est admissible ; on ne peut accorder de confiance au ciment, qui est susceptible de se crevasser, non plus qu'à l'emploi du minium et de l'étoupe. Qu'il soit en plomb ou en fer, le tuyau de chute doit être convenablement soutenu de distance en distance ; autrement son poids et les vibrations dues au passage du liquide finiraient par déterminer de la mobilité et par ouvrir les joints, soit au point d'union avec les water-closets, soit à l'extrémité inférieure.

Les tuyaux de chute doivent être prolongés, sans réduction de leur diamètre, jusqu'au faîte du bâtiment, en restant éloignés de 1^{m}25 environ des fenêtres et des souches de cheminée et en dépassant d'autant les fenêtres ou lucarnes. Un cône convenable les protégera contre les oiseaux. Dans aucun cas, il n'est permis de réunir un tuyau de chute et un tuyau de gouttière, et l'on ne peut davantage utiliser un tuyau de gouttière comme tuyau de chute ou faire déboucher les décharges des baignoires et des éviers dans des tuyaux ainsi combinés. (Eassie.)

Tout tuyau de chute doit être convenablement ventilé, c'est-à-dire constamment traversé par un courant d'air frais ; il ne peut donc être question de lui donner inférieurement un simple siphon, qui ne permettrait pas à l'air d'entrer ou de sortir par le pied de la conduite.

Tuyaux de décharge des éviers, baignoires, bassins, etc. — Les divers tuyaux de décharge des éviers de la cuisine, de l'office, etc., devraient être munis d'un coupe-air à l'intérieur de l'habitation, car tout conduit dans lequel circulent de temps à autre des matières susceptibles de se décomposer finit par être le siège de dépôts qui sont une occasion d'émanations désagréables. Dans aucun cas ils ne doivent être mis en relation directe avec l'égout ; leur contenu doit s'écouler librement sur la grille ou à l'intérieur d'un coupe-air ventilé, pour passer de là dans le siphon et enfin dans l'égout. Les tuyaux, étant prolongés jusqu'au-dessus du toit, à distance des fenêtres et des cheminées, en conservant leur diamètre primitif, seront parcourus par un courant d'air continuel qui diluera immédiatement les gaz qui pourraient se former (¹). D'autre part, grâce à cette disposition très simple, les siphons supérieurs ne peuvent se vider lorsqu'un flot d'eau s'échappe d'un siphon situé plus bas, car la raréfaction de l'air que détermine la chute de la colonne liquide est immédiatement compensée ; enfin, un coupe-air ne peut être forcé par suite d'un excès de pression centrale. Cependant, si le tuyau de chute n'a pas un diamètre notablement supérieur à celui des branches ou s'il reçoit des liquides de plusieurs sources, il peut se faire que la ventilation établie comme il vient d'être dit soit encore insuffisante. Le remède consiste à faire partir de la convexité supérieure du siphon un petit tuyau de ventilation de 0ᵐ25 à 0ᵐ05 de diamètre, qui se rendra à l'extérieur ou au conduit de ventilation ; de cette manière on évitera aussi l'accumulation des gaz putrides en ce point et la corrosion du métal qui pourrait en être la conséquence. Ce tuyau est indispensable, si le conduit de décharge de l'évier, de la baignoire, etc., n'a pas été prolongé comme il a été dit plus haut ; il a alors pour but d'empêcher que l'écoulement de l'eau, en déterminant une raréfaction de l'air, ne provoque

(¹) L'oxygène de l'air n'oxyde pas les gaz odorants des égouts et n'exerce pas davantage une action désinfectante à l'égard des microorganismes contenus dans l'air et les liquides des canaux.— Suivant Renk, les expériences d'Érismann démontreraient que non seulement une ventilation énergique ne ralentit pas les processus de décomposition, mais qu'elle en accroît au contraire l'intensité. Cependant, si l'on étudie le tableau dressé par l'auteur (*loc. cit.*, p. 72), on reconnaît que la proportion d'anhydride carbonique et d'ammoniaque, bien loin de s'accroître constamment lorsque la ventilation devient plus active, reste souvent inférieure à ce qu'elle était lorsque le renouvellement de l'air se faisait moins rapidement. Les chiffres sont si discordants, que la deuxième partie de la proposition de Renk nous paraît fort sujette à caution. Aussi ne pouvons-nous partager la répugnance qu'il éprouve à ventiler les tuyaux de chute. Cette précaution ne nous semble nullement superflue et mérite d'être prise, dût-il en résulter quelque augmentation de dépense. Nous nous rangeons donc à l'opinion des Anglais, qui depuis si longtemps ventilent énergiquement, non seulement leurs égouts, mais encore les tuyaux de chute des water-closets, des urinoirs, des éviers, des baignoires, etc., et nous croyons préférable de diluer immédiatement les gaz qui peuvent être engendrés dans ces divers milieux, au lieu d'accorder une confiance absolue aux coupe-air, quelque bien construits qu'ils puissent être. Il va sans dire que, dans aucun cas, les orifices de ventilation qui peuvent, suivant les circonstances, servir à l'entrée de l'air pur ou à la sortie des gaz, ne seront placés de manière à exposer les habitants à une influence nuisible.

le videment du siphon. Cet accident est surtout à craindre lorsque les tuyaux de décharge sont de petit diamètre. Suivent-ils quelque temps la direction horizontale, il est prudent de leur donner un diamètre supérieur à celui du coupe-air.

Dans les habitations dont les maîtres sont absents pendant des périodes assez longues, il convient de donner au siphon une forte courbure, afin de rendre l'occlusion plus sûre et d'être assuré qu'il restera de l'eau dans l'obturateur, malgré l'évaporation continuelle dont il est le siège; l'immersion devrait être portée de 0^m15 à 0^m17 et même davantage. On ne doit pas oublier que la corruption de l'air se produit tout aussi bien dans les tuyaux de décharge que dans l'égout; aussi ne suffit-il pas d'établir la discontinuité des deux sortes de conduits, et doit-on apporter une attention spéciale au choix, au placement et à la ventilation des siphons dont tous les tuyaux de dégorgement doivent être munis.

Quant aux différents tuyaux de sûreté ou de trop-plein des réservoirs, baignoires, éviers, etc., jamais ils ne devraient passer directement dans un égout, un tuyau de chute ou un siphon de water-closet; mais, de même que les tuyaux de décharge, ils devraient être dirigés vers l'extérieur et s'ouvrir librement au-dessus d'un regard muni d'un siphon ou bien s'unir à un autre conduit qui se dirige et se termine de cette manière. On prendra contre le froid les précautions nécessaires.

Discontinuité et ventilation des tuyaux. — Nous venons d'insister sur la nécessité de faire déboucher en plein air, au-dessus ou au-dessous de la grille d'un regard les différents tuyaux de décharge et d'assurer également la ventilation du tuyau de chute des water-closets. On se protège ainsi contre l'invasion des émanations de l'égout et l'on obtient l'entraînement immédiat des gaz qui peuvent se développer dans les conduites. Il est une règle importante et néanmoins souvent violée, à laquelle on devrait se conformer, lorsque l'on veut faire usage de ces chambres de disconnexion : souvent les tuyaux de décharge des baignoires, lavabos, éviers, etc., sont amenés directement dans la chambre à air, tandis qu'il vaudrait mieux les conduire au-dessus d'un regard ouvert dont l'eau se déchargerait ensuite dans la chambre de disconnexion; en effet, les matières excrémentitielles, traversant la chambre ouverte, en vicieraient plus ou moins l'air, si les eaux de lavage n'étaient abondantes. La précaution indiquée par M. W. Eassie n'est donc pas superflue.

Lorsqu'une chambre de disconnexion doit être placée à une grande distance d'une habitation, on ménage des entrées d'air frais pour ventiler l'égout dans son trajet.

Chambre de disconnexion (Kenon air Chamber floor). (Fig. 124.)— M. le professeur Corfield et M. Mark H. Judge ont donné l'idée de ce système, qui nous paraît excellent à tous égards. Cette chambre con-

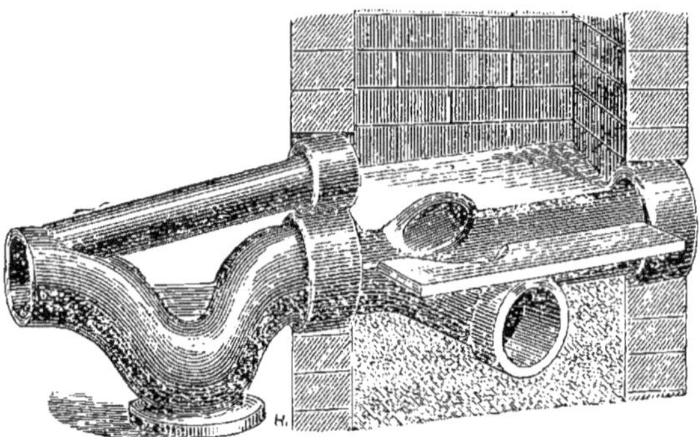

Fig. 124.

vient pour un égout placé à quelque profondeur (2 à 3 mètres et plus). Les murs sont en maçonnerie ou ciment. Le puits est assez spacieux pour qu'un homme puisse y descendre. La chambre est en une pièce de grès vernissé. Elle consiste en un canal central ouvert dans lequel s'écoule la vidange ; de chaque côté, une aile inclinée vers le canal constitue le plancher de la chambre ; le tout ayant une inclinaison plus forte que celle de l'égout, afin que le sewage soit plus rapidement entraîné. L'extrémité évasée est dirigée vers la maison ; du côté opposé se trouve un siphon d'une construction spéciale : un long bras réunit son extrémité centrale à la chambre de ventilation et donne la possibilité d'inspecter et de curer le segment du branchement qui se trouve au delà ; son ouverture est habituellement fermée par une calotte que l'on enlève au moment de l'inspection. De chaque côté du canal existent des orifices auxquels peuvent venir s'unir des tuyaux d'embranchement. La chambre est fermée par une plaque de fonte ou par une dalle, un tuyau de ventilation de 0^{m}15 étant disposé dans le point le plus convenable ; généralement, le tuyau est dirigé vers le mur le plus voisin, où il débouche derrière une grille à quelques pieds au-dessus du sol. — Ce système rompt toute communication avec l'égout principal en aval du siphon. C'est là un trait essentiel et qui ne peut faire défaut dans aucun appareil de ce genre ; cette

disposition donne, en effet, toute facilité pour le curage du branchement.

Signalons encore ce que dit M. Eassie au sujet des dimensions du
coupe-air. L'expérience enseigne que le siphon doit toujours présenter
un diamètre inférieur à celui du drain principal en aval ou en amont;
c'est ainsi qu'un siphon de 0^m10 sera interposé entre deux tuyaux de
0^m15; dans quelques cas, un tuyau de 0^m15 peut s'unir à un siphon
du même diamètre; mais jamais un siphon de 0^m22 ne devrait corres-
pondre à un tuyau de 0^m22; il ne devrait s'adapter qu'à un tuyau
de 0^m30.

Tous les tuyaux de décharge doivent descendre jusqu'au-dessus du
canal principal et se terminer dans son voisinage immédiat; s'il en
était autrement, les parois de la chambre se couvriraient d'immondices et il en résulterait des émanations désagréables.

— Il peut être désirable de recourir à un système d'interception
plus simple et moins coûteux; on a alors le choix entre de nombreux coupe-air qui remplissent très convenablement le rôle qui leur
est confié.

Coupe-air intercepteur des gaz d'égout de J. Stiff (*registered
intercepter sewer-air trap*) (fig. 125). — Il est destiné à être placé en
un point convenable et facilement accessible entre la maison et l'égout

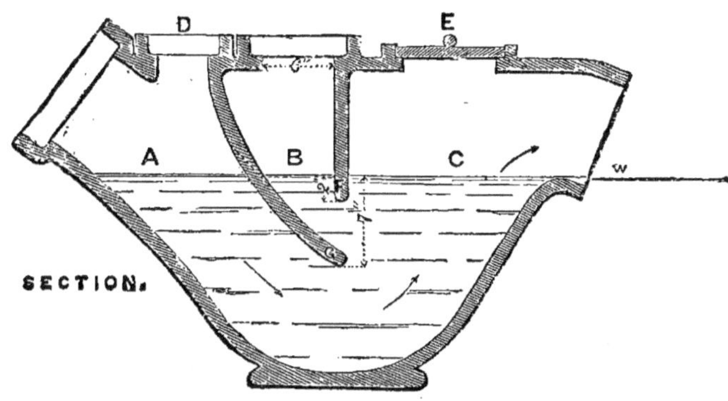

Fig. 125.

public. Des tuyaux en grès destinés à la ventilation doivent s'élever
de B et de D jusqu'à la surface du sol. Les gaz d'égout sont inter-
ceptés grâce aux deux diaphragmes immergés F et G; au-dessus de
B, une ouverture de sûreté permet leur sortie lorsque la pression
devient assez puissante pour forcer le coupe-air en F. Un second

obturateur beaucoup plus fort, G, met obstacle à la pénétration des gaz dans la chambre A, qui communique seule avec l'intérieur de la maison. Le diaphragme G est disposé de telle sorte que les matières qui sortent du tuyau de chute arrivent directement en C, au delà du point de communication avec l'atmosphère. L'ouverture D sert au nettoyage et à la pénétration de l'air pur, qui peut ainsi parcourir tous les conduits jusqu'au toit. Si l'embranchement d'égout est profondément placé, on conduit un tuyau vertical depuis l'orifice E, destiné au curage, jusqu'à 0ᵐ20 environ de la surface du sol; on ferme ensuite soigneusement au moyen d'un disque et on recouvre de terre.

Coupe-air Eureka (*Eureka sewer-air trap*) (fig. 126). —Avec ce coupe-air, fabriqué également par MM. J. Stiff et fils, la perte de vitesse due au frottement est réduite au minimum ; la courbure du diaphragme facilite d'une manière remarquable le passage des matières dans l'égout. Les gaz méphitiques s'échappent par un conduit de ventilation qui s'élève jusqu'au toit. Le segment vertical est mobile, ce qui permet le curage sans déplacement du coupe-air ou du conduit vertical. Si l'appareil est placé à quelque distance de la mison, on peut substituer au tuyau de ventilation une grille que l'on place au niveau du sol.

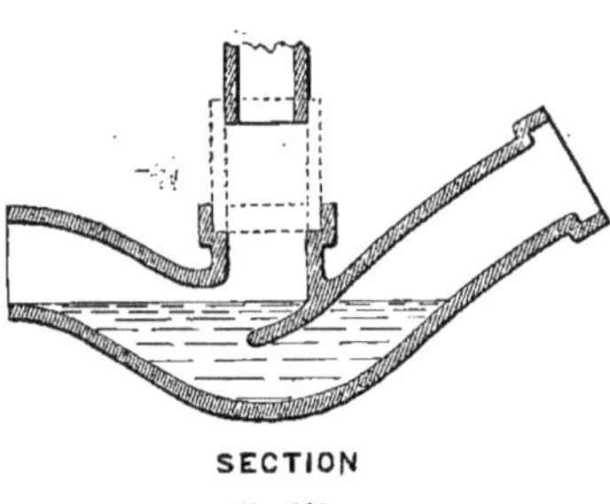

Fig. 126.

Dans aucun cas, il ne peut être question d'adapter au segment vertical un tuyau de décharge ; cet orifice est uniquement réservé à un tuyau de ventilation.

Coupe-air ventilateur de Weaver (fig. 127). — Les gaz d'égout ne peuvent franchir la couche d'eau, car, par le tuyau de raccordement E, ils sont dirigés vers un orifice de sortie convenablement placé. L'air pur entre par la grille C et sort par les tuyaux de chute prolongés jusqu'au-dessus du toit ou vice versa. — Ce coupe-air doit autant que possible être placé à l'extérieur du bâtiment, sa base étant absolument horizontale. Le raccordement E est mis en communication avec un tuyau de gouttière ou avec un tuyau vertical spécial, qui s'élève jusqu'au sommet du toit, à distance des fenêtres et des cheminées. L'orifice d'entrée de l'air pur, C (qui permet également le curage), doit être mis en relation avec l'atmosphère au moyen de tuyaux qui arrivent au niveau du sol. Si on le préfère, on peut pro-

longer ce conduit jusqu'à quelques pieds de hauteur, en l'adossant au mur. Tous les tuyaux de décharge, les tuyaux de chute des bains et des éviers communiquent avec l'air, à l'extérieur de l'habitation, par de

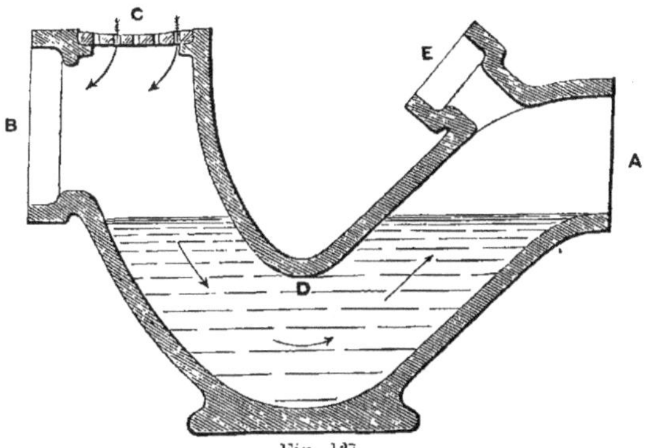

Fig. 127.

courts segments dont les extrémités libres traversent les murs, ou bien ils peuvent aboutir au coupe-air disconnecteur que nous allons décrire. — Ce modèle de coupe-air, fabriqué par MM. Stiff, est adopté par la ville de Verviers.

Coupe-air disconnecteur des tuyaux de décharge de MM. Stiff et fils (*Weatherly disconnector waste-water trap*) (fig. 128). — Le tuyau de décharge est fixé en A. AB représente un

siphon qui s'ouvre librement en B dans la partie supérieure bien ventilée du coupe-air, immédiatement sous la grille de fer EE. La forme et les dimensions plus grandes de la branche B font que l'eau ne peut être projetée à travers la grille, alors même que la pression atteint son maximum. L'orifice B permet l'introduction de la main et l'enlèvement des obstacles à l'écoulement, et il est disposé de

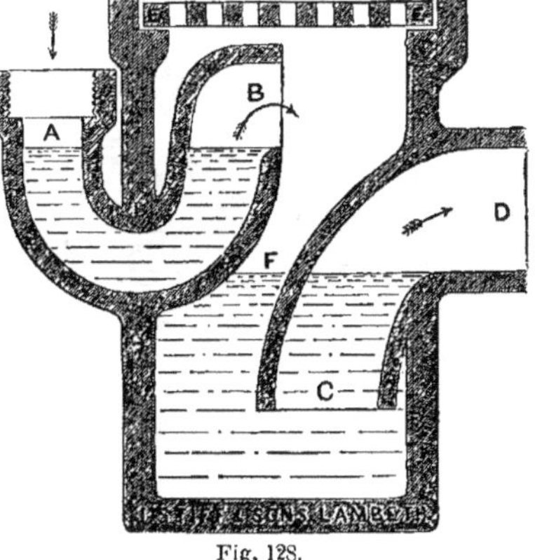

Fig. 128.

manière à déverser son contenu au centre du coupe-air. Le tuyau de sortie CD, qui aboutit à l'égout, se trouve à 0^m075 au-dessous de la surface de l'eau F et constitue un deuxième coupe-air très puissant ; son diamètre étant notablement supérieur à celui de B, les liquides ne peuvent déborder. Les matières grasses flottent à la surface du

liquide et ne peuvent déterminer d'obstruction ; on les enlève aisément par la grille EE.

Coupe-air n°s 1 et 2 de M. Buchan (¹) (fig. 129 et 130). —
Le modèle de 0^m15 convient très bien pour recevoir le pied du tuyau de chute des water-closets ou l'embranchement d'une maison ordinaire ; la surface de l'eau en Y représente moins de $0^{m2}0185$; une distance de 0^m05 environ sépare W

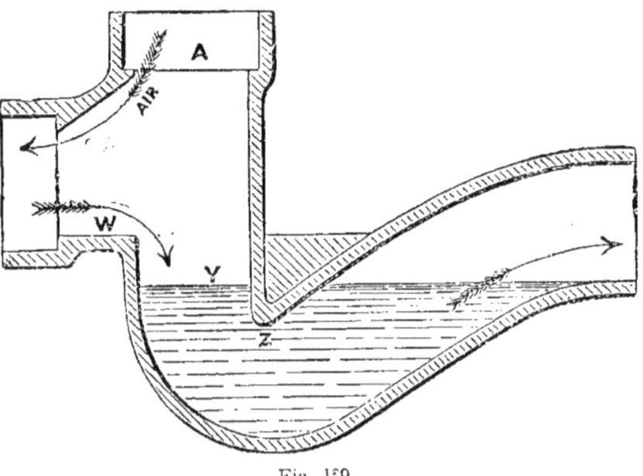

Fig. 129.

de l'eau contenue dans le siphon, et cette hauteur est suffisante pour que les matières puissent être entraînées par le courant et qu'il ne reste dans le coupe-air qu'un liquide relativement pur. Lorsqu'on met en place ce siphon, le mieux est de le remplir d'eau, parce que l'on peut alors juger exactement

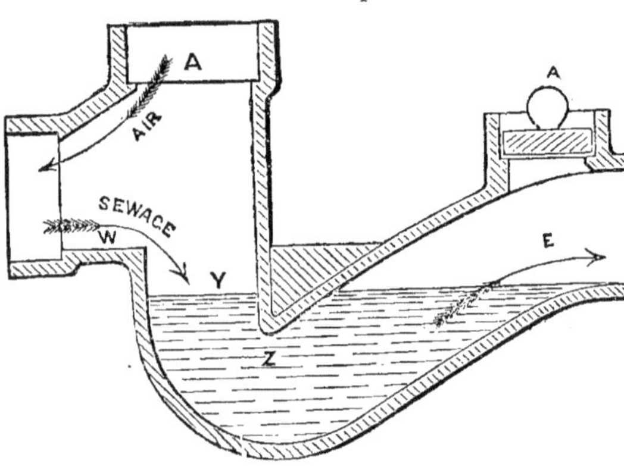

Fig. 130.

de la hauteur de chute WY et de la hauteur de l'obturateur YZ. —
Le n° 2 doit être préféré ; en A est un orifice pour le curage et la
sortie des gaz de l'égout.

La figure 131 montre comment, à très peu de frais, en faisant usage
de simples tuyaux de terre cuite ou de grès C et D, on peut atteindre
le niveau du sol lorsque le siphon est profondément placé, et comment on peut disposer, à la hauteur et suivant la direction voulues,

____

(¹) MM. J. et M. Craig, Kilmarnock (Écosse).

des embranchements ou des ouvertures K et H. E est une grille en fer
qui sert à l'entrée de l'air pur et que
l'on enlève pour procéder au curage ;
F est une plaque de fer et G un couvercle en poterie ; on procède à l'inspection et au curage de la branche
centrale du siphon après avoir enlevé
ces deux moyens de fermeture. H est
un conduit latéral pour la sortie des
gaz ; JJ représente la pierre dans
laquelle la grille et la plaque de fer
sont fixées.

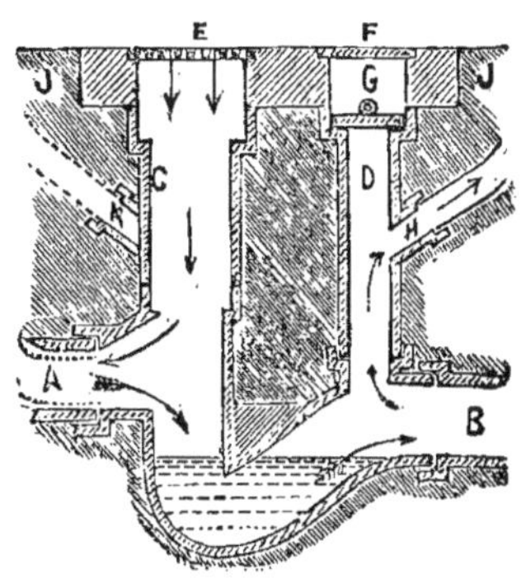

Fig. 131.

**Récepteur à air libre et
intercepteur des gaz d'égout.**
(*Doulton's combined open-air receiver and sewer gas interceptor*)
(fig. 132). — Cet appareil étant placé en dehors de l'habitation, les

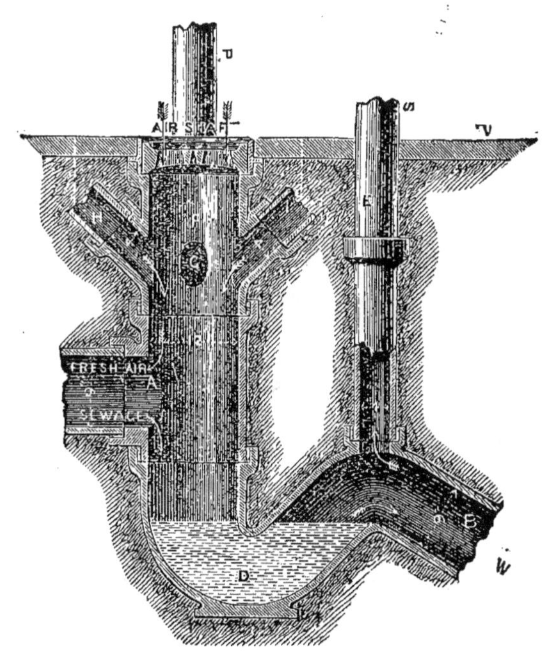

Fig. 132.

tuyaux de décharge qui descendent des water-closets, des éviers, des bains, etc., ainsi que les tuyaux de gouttière, y débouchent à l'air libre ; l'air pur s'élève constamment dans les conduites et est évacué par des tuyaux de ventilation au-dessus du toit, tandis que les gaz d'égout ne peuvent pénétrer dans la maison.

Le coupe-air D est placé en un point et à une profondeur convenables. Il communique directement avec la surface au moyen de tuyaux qui constituent le récepteur F, muni supérieurement d'une grille pour l'entrée des eaux pluviales. Les tuyaux qui aboutissent aux embranchements latéraux G, H, I ne communiquent pas entre eux et s'ouvrent à l'air libre sous la grille. Ainsi les tuyaux qui descendent du toit, des cabinets de toilette et du cabinet de bains aboutissent à l'em-

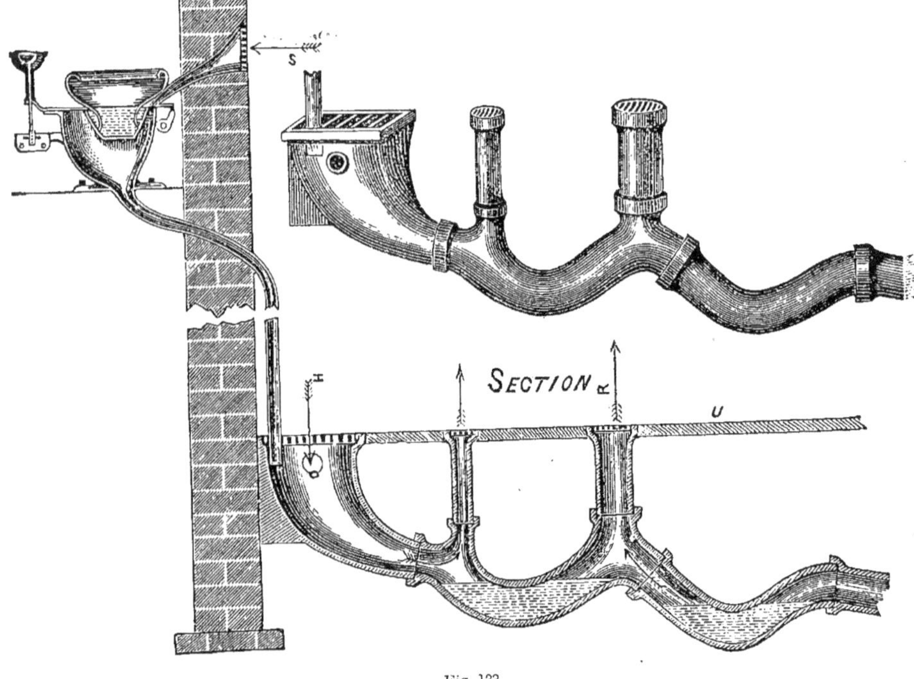

Fig. 133.

branchement I ; ceux qui viennent des éviers de la cuisine, de l'office et du lavoir se terminent en H et les tuyaux de chute des water-closets en A et G. Comme il existe un intervalle assez grand entre ces divers orifices et la surface de l'eau dans le siphon, les liquides et les matières, en tombant, exercent chaque fois une certaine pression qui a pour résultat leur passage dans l'égout.

P représente le tuyau de chute qui se termine en G ; S le tuyau de ventilation qui doit être prolongé jusqu'au toit ; V le pavé.

Double siphon ventilateur de M. Copley Woodhead. — Ce double coupe-air est représenté en plan et en coupe fig. 133. Les flèches indiquent la direction que suivent les courants d'air ou de gaz. On voit en H et S les orifices d'entrée de l'air pur ; en O le récepteur ouvert ; en R l'orifice de sortie des gaz d'égout ; en U le niveau du sol. Il est à remarquer que deux siphons ainsi accolés demandent une pente plus forte que celle dont on dispose dans la majorité des cas.

Coupe-air de M. Hellyer (*Triple dip trap or waste-receiver and drain-interceptor*)(fig. 134). Il est en poterie et muni de grilles de

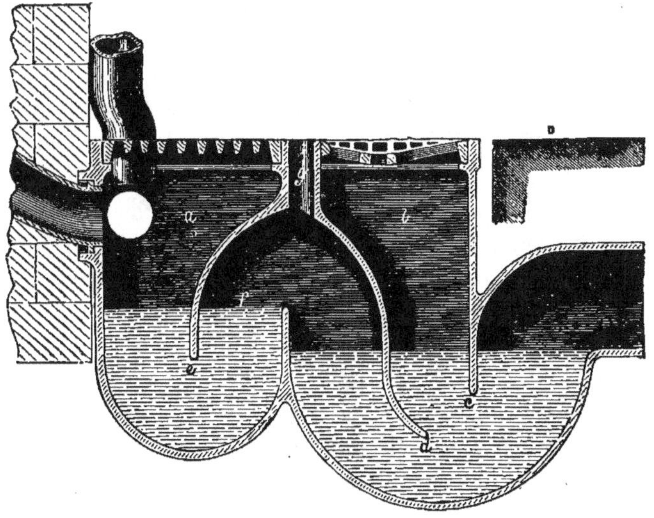

Fig. 134.

fer galvanisé, destinées à permettre à l'air frais d'arriver en *a* aux extrémités ouvertes des tuyaux de décharge des éviers, des lavabos et des bains ([1]), et aux eaux de la surface de s'écouler vers *b*. L'eau contenue dans le compartiment *a* est complètement séparée de celle du compartiment *b* par un diaphragme qui s'élève du fond du coupe-air. Avant que les gaz d'égout pussent arriver en *a*, ils devraient avoir forcé deux couches d'eau absolument distinctes et franchi trois diaphragmes immergés, *c*, *d* et *e*; en supposant qu'ils eussent forcé le

____

([1]) Ce coupe-air ne doit en aucun cas recevoir le tuyau de chute des water-closets.

coupe-air en *c*, ils auraient toute facilité de sortir par la grille qui recouvre *b*, et s'ils avaient dépassé le point *d*, ils trouveraient encore une voie libre dans le conduit *g*.

Coupe-air de M. Hellyer ([1]) (*Ventilating drain-syphon and soilpipe disconnector*) (fig. 135). — Ce coupe-air permet d'établir la discontinuité entre le tuyau de chute des water-closets et l'embranchement d'égout, ou bien entre l'embranchement et l'égout public ou la fosse d'aisances. On emploie généralement le siphon de 0^m10. Le tuyau de chute peut descendre en dehors, comme en H′, ou en dedans du mur extérieur, comme en K′; il se continue avec le coupe-air en A′, ce qui permet d'obtenir la chute des matières sur toute la sur-

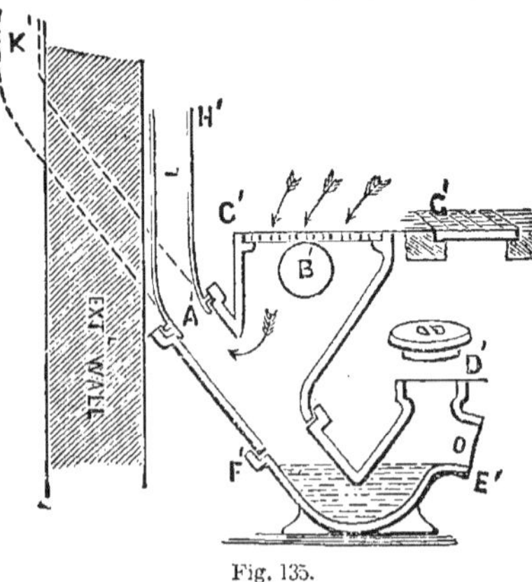

Fig. 135.

face du liquide contenu dans le siphon, et par suite leur évacuation et le renouvellement de l'eau chaque fois que le tuyau de chute est utilisé. La surface exposée à l'évaporation est très peu étendue. Deux ouvertures opposées B sont destinées à recevoir des tuyaux de gouttière ou d'autres conduits de décharge. D′ est l'orifice destiné à la sortie des gaz d'égout que l'on peut conduire par un canal vertical jusqu'à la hauteur voulue; il donne accès dans la branche centrale du siphon pour le curage. Dans le cas où elle ne sert pas à la ventilation, cette ouverture reçoit un couvercle; en G′ est une plaque mobile posée dans la pierre. Une grille C′ permet à l'air pur de pénétrer dans le tuyau de chute.

Coupe-air de M. Hellyer (*Combination Soil-pipe Trap*). — On peut faire usage de ce coupe-air, quelle que soit la position du tuyau de chute ou de l'égout. Il est destiné à établir la discontinuité des deux conduits, à ventiler l'égout et à permettre l'entrée de l'air dans l'extrémité inférieure du tuyau de chute. Quoique l'immersion soit de 0^m063, le siphon contient un volume d'eau qui peut être aisément expulsé par le courant qui s'échappe d'un water-closet. Ce coupe-air et ses tuyaux de raccordement sont disposés de manière que le

([1]) MM. Dent et Hellyer, 21, Newcastle street, Strand, Londres W. C.

flot descendant tombe verticalement sur la surface de l'eau et que le
contenu du siphon est ainsi renouvelé. La figure 136 représente le

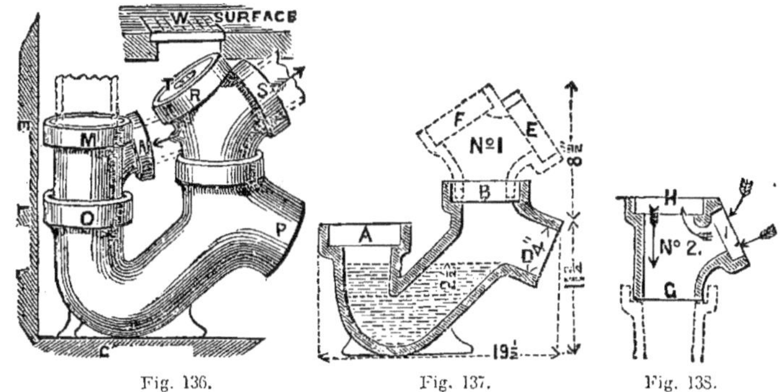

Fig. 136.   Fig. 137.   Fig. 138.

coupe-air en perspective ; il est muni de deux pièces de raccordement :
l'une (fig. 137, n° 1) donne accès en T dans le siphon et reçoit en S le
tuyau de ventilation (¹) ; l'autre (fig. 138, n° 2) présente en N un conduit horizontal qui amène l'air au pied du tuyau de chute M.

La figure 139 montre une coupe du même appareil : en Z est l'orifice qui mène au siphon ; à la
branche périphérique de ce
dernier, on a adapté la pièce
de raccordement n° 4 (fig. 140)
pour recevoir le tuyau de
chute horizontal et le conduit
YX, par lequel l'air arrive au
pied du tuyau de chute. Si le
voisinage d'une fenêtre faisait
craindre la pénétration d'un

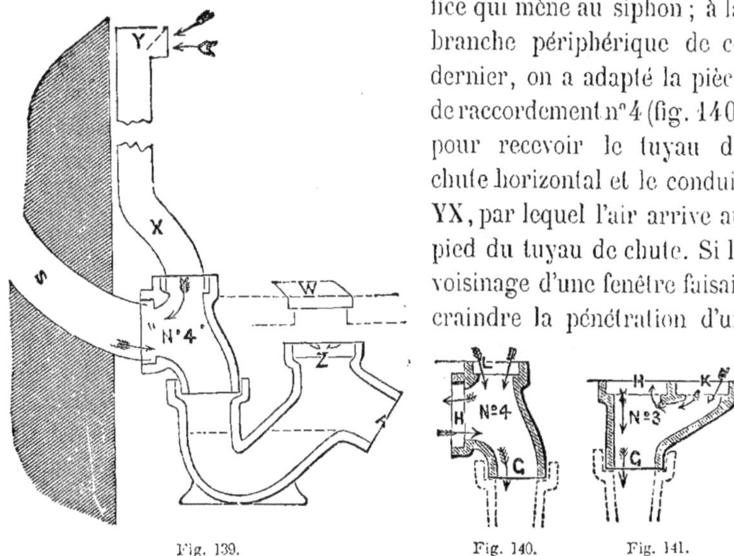

Fig. 139.   Fig. 140.   Fig. 141.

air vicié dans l'habitation, on pourrait placer en Y une valve de
mica. La figure 141 représente la pièce de raccordement n° 3,

(¹) Dimensions en pouces anglais.

qui est utilisée lorsque le tuyau de chute et le canal qui lui amène l'air suivent tous deux la direction verticale. Les différentes pièces représentées fig. 137, 138, 140 et 141 peuvent être tournées de façon que leurs orifices répondent à la position des tuyaux. Ces coupe-air seront surtout utiles dans les endroits où l'air circule avec peine et où l'on craint que des gaz, qui s'échappent du tuyau de chute lors de l'écoulement des matières, ne puissent être assez rapidement entraînés et dilués. Au contraire, le coupe-air représenté fig. 34 sera employé de préférence dans les lieux ouverts.

M. Hellyer a encore imaginé d'autres coupe-air, auxquels il a donné le nom de *Drain interceptors* et qui ne sont pas destinés à recevoir les produits des water-closets ; ils sont en grès et munis de grilles mobiles en fer galvanisé ; des couvercles en grès G permettent égale-ment de fermer les orifices laté-raux lorsqu'on ne les utilise pas. Ces coupe-air reçoivent spéciale-ment les conduits de décharge, dont les extrémités sont ainsi ex-posées à l'air. Le petit modèle (fig. 142) peut se placer au-dessous d'un tuyau de gouttière ou être mis en relation avec les tuyaux de décharge d'un évier ou d'un bassin,

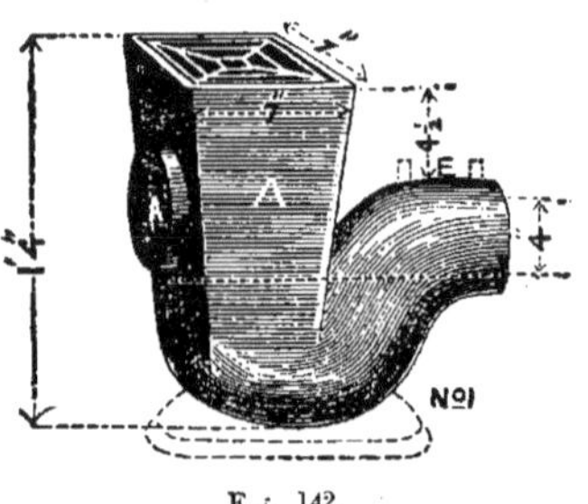

Fig. 142.

enfin, servir à l'écoulement des eaux de la surface. Les conduits pénètrent par l'ouverture latérale A.

Le modèle intermédiaire (fig. 143) convient pour les cours ou les areas, dont il reçoit les eaux. Chacune des trois faces est percée d'un orifice dans lequel on engage un tuyau de gouttière, d'évier, de baignoire, etc., dont le dia-mètre peut atteindre 0^{m}10 et doit pénétrer jusqu'à l'intérieur du coupe-air, comme on le voit en H, et être cimenté. L'embran-chement peut être ventilé en E ;

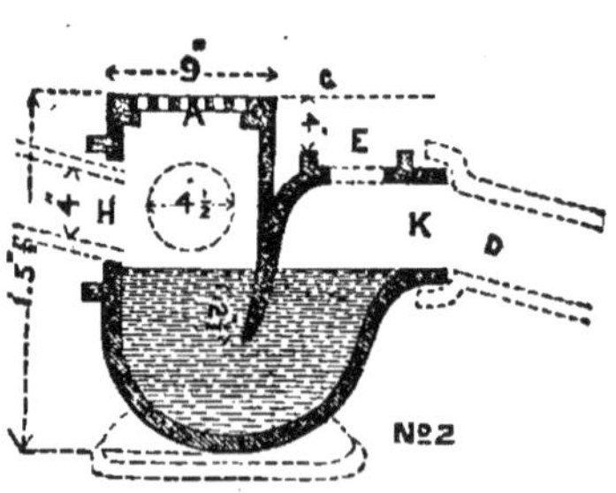

Fig. 143.

l'orifice de sortie K est reçu dans l'évasement d'un tuyau de 0^{m}10.

Le grand modèle (fig. 144) offre également trois ouvertures B, C, D, dans lesquelles s'emboîtent les conduits de décharge, etc. L'extrémité F est faite de manière à pénétrer dans le bout femelle d'un tuyau d'égout de 0ᵐ15.

L'orifice E sert à la fois à la ventilation et au curage.

Les dimensions de ces divers coupe-air sont indiquées en pouces anglais.

Coupe-air ventilateur de Jennings pour fosses et branchements d'égout (fig. 145). Il est destiné à être intercalé,

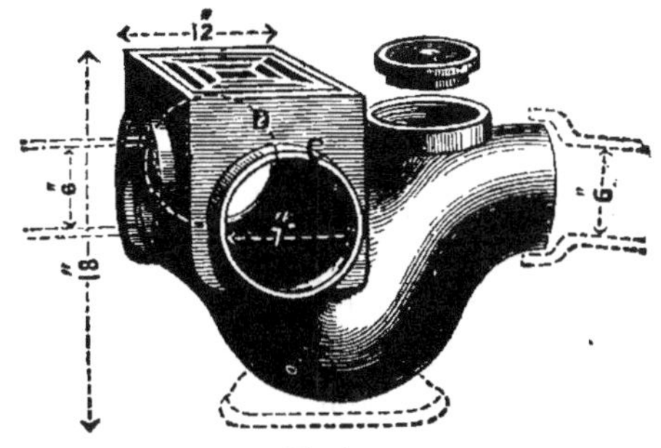

Fig. 144.

non au pied d'un tuyau de chute de water-closets ou sur le trajet d'un branchement, mais au point de jonction avec la fosse ou l'égout.

D sert à la ventilation; B peut recevoir une grille ou un tuyau de ventilation que l'on prolonge jusqu'à la hauteur convenable; l'air entraîné par le flot de liquide descendant peut ainsi s'échapper et l'air pur entrer dans le branchement par son extrémité inférieure. Le coupe-air étant formé de deux pièces, l'orifice A peut être dirigé

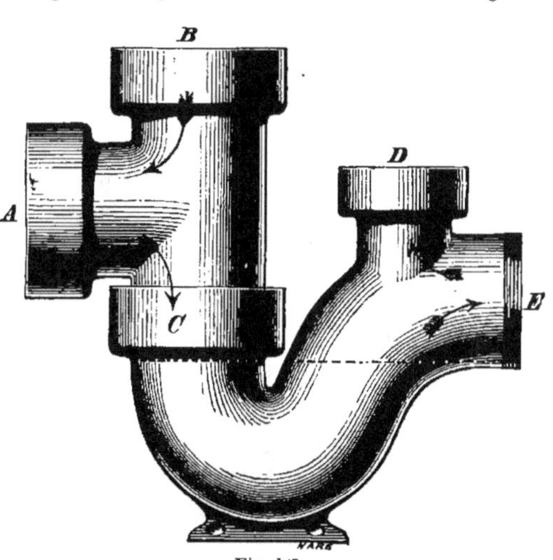

Fig. 145.

à volonté, et former avec l'axe du branchement l'angle demandé. En substituant au segment supérieur une pièce ayant deux ou trois entrées, on peut réunir plusieurs tuyaux à un seul coupe-air terminal.

On voit par les descriptions qui précèdent que l'on peut rompre la continuité et en même temps obtenir la ventilation des tuyaux de maison par deux systèmes : 1° on fixe au pied de chaque tuyau de chute ou réunion de drains un des coupe-air représentés par les figures 125, 126, 127, 128, 129, 130, 134, 135, 136, 142, 143 et 144, qui permettent la circulation de l'air frais dans les tuyaux. Cette méthode n'encourt qu'un seul reproche : si on l'applique avec rigueur à un grand bâtiment, par exemple, on est obligé de multiplier considérablement ces coupe-air et on laisse sans disconnexion les canaux souterrains situés en aval, à moins qu'on ne place un siphon convenablement ventilé à quelque distance de la maison ; 2° on emploie une chambre de disconnexion, celle de Kenon par exemple, dont le canal central ouvert reçoit tout ce qui sort des tuyaux de décharge de l'habitation. Dans ce deuxième système, tous les canaux de ventilation, qu'ils représentent le prolongement des tuyaux de chute ou qu'ils soient constitués par des conduites spéciales, reçoivent leur air de l'orifice de ventilation que possède la chambre de disconnexion (¹).

Le diagramme (fig. 146) est destiné à montrer les rapports d'un coupe-air ventilateur avec le branchement de maison et l'égout public, rapports établis conformément aux prescriptions du règlement du « Local Government Board ». Le siphon (c'est le coupe-air ventilateur de Weaver qui sert ici d'exemple) est intercalé sur le trajet du branchement. Lorsque l'égout (ou la fosse) est lui-même ventilé, comme en A, on peut généralement se dispenser d'utiliser l'orifice B, qui doit être alors fermé d'une manière hermétique au moyen d'une cape en grès ; lorsque, au contraire, l'égout (ou la fosse) n'est pas pourvu d'un puits de ventilation, un tuyau spécial, partant de l'orifice E, est conduit jusqu'au-dessus du toit du bâtiment, comme le montrent les lignes pointillées qui se terminent en H. Quant à la ventilation du branchement de maison, elle demande deux orifices. L'un, représenté en C doit se trouver au niveau ou au voisinage du sol, ou encore dans le mur de façade et aussi rapproché que possible du coupe-air. L'autre orifice, indiqué en D, doit être obtenu en faisant partir, de l'extrémité du branchement la plus éloignée de C, un tuyau qui s'élève assez haut pour que l'air qui s'en échappe ne puisse s'introduire dans les bâtiments voisins. On obtient généralement ce résultat en prolongeant le tuyau de chute des water-closets sans réduction de son diamètre et, autant que possible, sans angle ni courbure. De cette manière il n'existe pas de communication directe entre le branchement privé et l'égout public, et le branchement est sans cesse parcouru par un courant d'air frais qui entre par

____

(¹) W. EASSIE. *House-drainage*, p. 648. in *Our homes*, edited by S. H. Murphy.

l'ouverture inférieure C et sort en D. En augmentant légèrement
l'inclinaison du drain au voisinage
du siphon, comme cela est figuré
en FE, on facilite beaucoup le lavage du coupe-air et on prévient
son obstruction.

Lorsque les maisons aboutissent
directement à la rue, on donne
aux deux orifices de ventilation
des positions inverses : l'air pur
entre au voisinage de J, c'est-à-
dire à la façade postérieure, et le
siphon est placé de telle sorte que
le tuyau C puisse être prolongé
verticalement jusqu'en H, qui devient l'ouverture de sortie.

Lavage de l'égout. — Il ne suffit
pas de ventiler l'embranchement et
de faciliter aux gaz leur sortie et

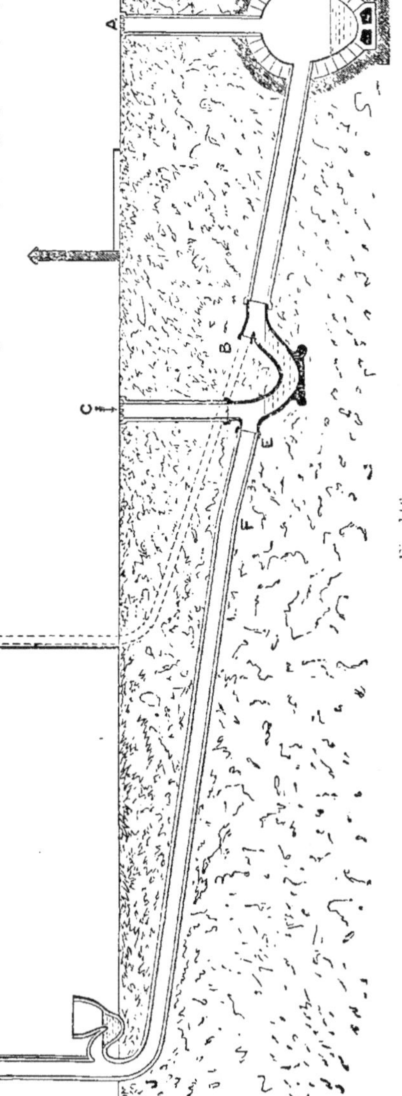

Fig. 146.

leur dilution rapide dans l'atmosphère, il est tout aussi important
d'obtenir, par des chasses périodiques, l'entraînement des dépôts qui

peuvent s'être faits au sein du canal et qui à la longue finiraient
par en déterminer l'obstruction.

L'eau qui traverse les water-closets chaque fois que l'on en fait
usage contribue sans doute au lavage de l'égout ; mais, dans l'immense majorité des cas, le volume d'eau dépensé n'est pas assez considérable et le courant n'a pas la puissance nécessaire. On obtiendrait
un meilleur résultat en introduisant dans les regards disposés aux
points de jonction des canaux un tuyau vissé d'autre part sur une
bouche d'eau voisine. Enfin, les eaux de rebut provenant des éviers,
des lavabos et des baignoires, ou encore les eaux pluviales, après avoir
été recueillies dans un réservoir coupe-air à l'extérieur du bâtiment,
peuvent être lancées automatiquement dans le canal à des intervalles
assez rapprochés. M. Rogers Field est l'inventeur d'un appareil qui
assure ces chasses périodiques.

Réservoir de Field (*Flush-tank*). — L'appareil est représenté
en coupe fig. 147 ; il consiste en un réservoir en fer, étanche et de

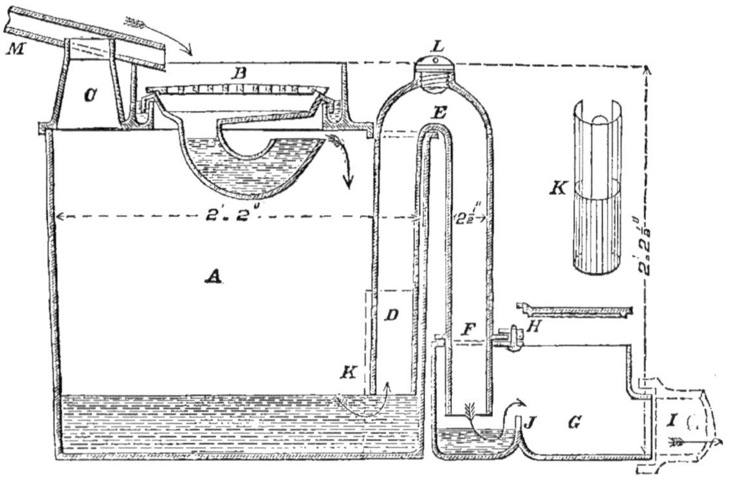

Fig. 147.

forme cylindrique A, dont l'ouverture B, mobile, est munie d'une
grille et d'un coupe-air ; en C vient s'ajuster un tuyau de ventilation.
Le conduit d'évacuation est constitué par un siphon D, E, F, disposé de telle sorte que l'écoulement ne peut se faire aussi longtemps
que le réservoir n'est pas complètement rempli et que le siphon n'est
pas amorcé ; mais dès que ces conditions sont réalisées, l'écoulement
est immédiat. L'extrémité F du siphon plonge dans une auge E,

fixée au siphon par un bouton mobile H ; on peut ainsi diriger l'auge de manière à mettre en relation le réservoir et le tuyau de décharge I. En J est un barrage avec une échancrure pratiquée de telle façon que de petites quantités de liquide puissent faire jouer le siphon au lieu de s'écouler goutte à goutte sans le charger, ce qui se produirait en l'absence de cette disposition. Le couvercle du réservoir étant mobile, le curage peut se faire sans difficulté. Un crible en fils de laiton, K, est appliqué sur l'extrémité interne D du siphon et peut être enlevé à volonté. Un tampon en laiton L est vissé sur la courbure E du siphon ; on l'enlève pour procéder à l'inspection et au curage. Le tuyau M représente un conduit de décharge qui d'ordinaire descend d'un évier.

Les figures 148 et 149 représentent en coupe un réservoir en grès

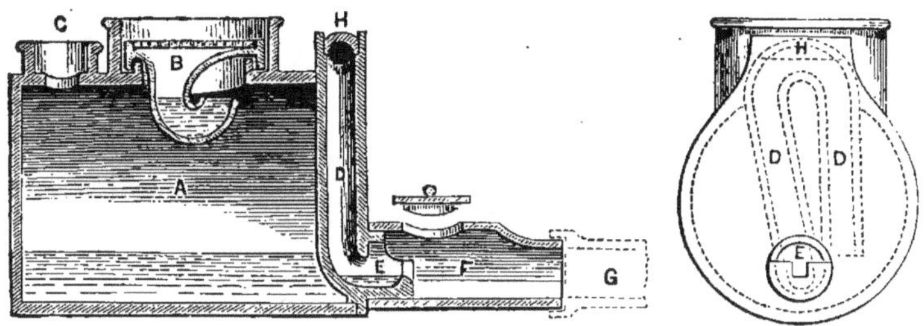

Fig. 148.   Fig. 149.

qui fonctionne comme le précédent ; la seule différence consiste dans la position donnée au siphon.

Lorsque cet appareil est destiné au lavage de l'égout, il suffit de le placer en dehors de la maison, à une distance convenable des portes et fenêtres, et de le réunir aux conduits d'entrée et de sortie. On utilise généralement l'eau des éviers. Le réservoir constitue un coupe-air excellent, qui rompt la continuité entre l'habitation et les canaux et arrête au passage les matières solides, et notamment les graisses, qui ont le temps de s'y refroidir et peuvent être entièrement extraites ; or, de tous les produits envoyés à l'égout, les matières grasses déterminent le plus facilement l'obstruction et doivent être écartées avec le plus de soin.

Les réservoirs en fer ont une contenance de 180 litres et ceux en grès une contenance de 135 ou de 54 litres.

Réservoir de Field avec siphon annulaire (fig. 150). — Le siphon annulaire A est ajusté dans un réservoir en fer B. Son

24

bras le plus long plonge à une profondeur de 1/8 pouce environ dans l'eau du réservoir inférieur ou coupe-air C, qui est maintenue à un niveau convenable par un déversoir D. Lorsque le liquide fourni par l'orifice d'entrée ou le robinet E s'élève jusqu'au sommet de la longue branche du siphon et atteint le niveau représenté en pointillé, au lieu de s'écouler le long des parois, il est guidé par un rebord et forcé

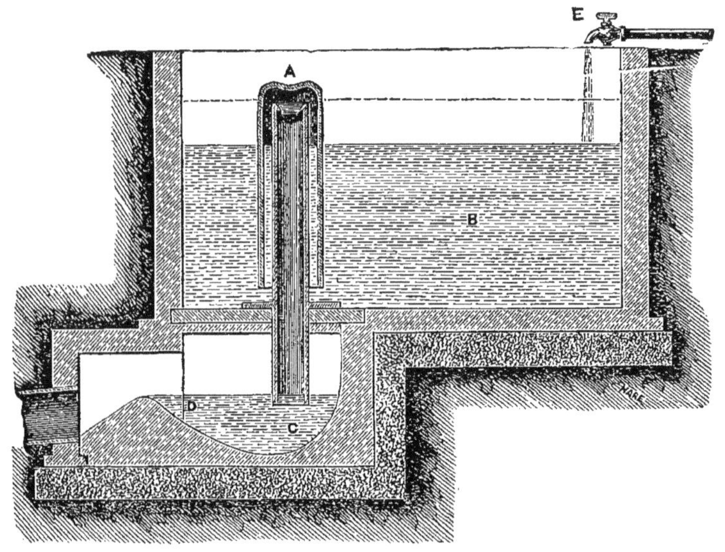

Fig. 150.

d'occuper le centre du canal. Il en résulte que l'air est déplacé et qu'il se forme graduellement, dans le tuyau de décharge, un vide partiel, suffisant pour faire jouer le siphon, qui vide le réservoir rapidement. Un siphon de grandes dimensions peut être mis en activité par un très petit courant d'eau qui ne remplirait, par exemple, le réservoir qu'en deux jours ; du moment que l'eau aura atteint le niveau convenable, l'écoulement se fera d'une manière automatique. L'appareil peut être démonté sans peine en cas d'obstruction. Il en existe de diverses grandeurs : 900, 680, 450 et 225 litres.

Réservoir de Maguire (*Maguire's flushing tank*) (fig. 151). — L'eau qui descend par les tuyaux de gouttière ou par le tuyau de décharge du cabinet de bains est recueillie dans le réservoir jusqu'au moment où elle déborde par le tuyau A dans le petit récipient B, qui, détruisant l'influence du contrepoids C, s'abaisse,

soulève la valve qui fermait l'orifice inférieur du réservoir, et l'eau
s'échappe en un courant puissant qui opère une chasse dans
le branchement d'égout. Le récipient B se vide par l'action du
siphon D, et la valve ferme de nouveau le canal de décharge. Cet

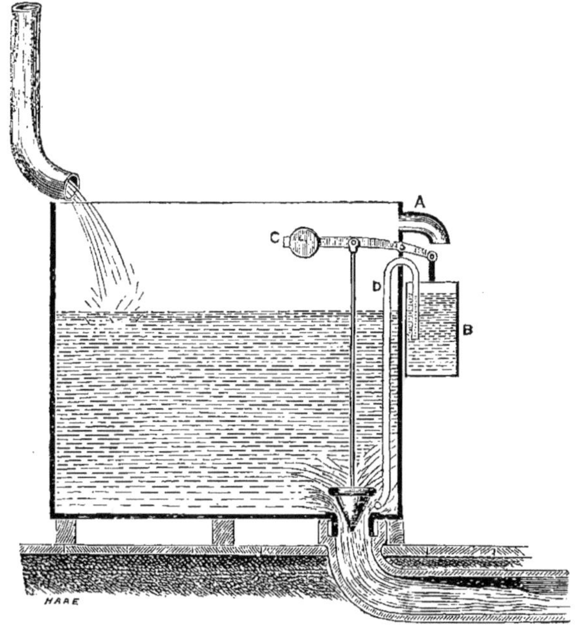

Fig. 151.

ingénieux appareil, qui ne demande aucune surveillance, permet de
laver l'égout régulièrement et d'une manière parfaite avec de l'eau
qui, autrement, s'écoulerait en mince filet sans produire aucun effet
utile.

Water-closets. — Les différents systèmes de water-closets peuvent
être répartis en deux classes : 1° à simples siphons ; 2° à soupape
et siphon. Beaucoup de ces appareils sont compliqués et incommodes, très sujets à se déranger et difficiles à réparer. La simplicité
est pourtant une condition essentielle, pourvu, bien entendu, que toutes
les exigences de l'hygiène soient satisfaites. Si la surface interne du
water-closet est polie, les matières n'auront pas de tendance à y
adhérer, et si l'on dispose d'un courant d'eau assez énergique pour
nettoyer complètement le bassin et balayer dans le tuyau de chute le
contenu total du siphon, on n'aura pas à redouter la rétention de pro-

duits putrescibles. Il ne faut pas perdre de vue que le résultat dépend non du temps pendant lequel l'eau a pu couler, mais de la puissance du flot et du volume fourni.

Pour être réellement inodore, le water-closet doit mettre obstacle à la pénétration des gaz d'égout dans l'habitation. On se défend contre ce grave inconvénient en employant un coupe-air simple ou double, en prolongeant le tuyau de chute jusqu'au toit, comme il a été dit, en ventilant le siphon, surtout lorsqu'une distance assez grande sépare le closet du tuyau de chute.

Un grand nombre de dispositifs supplémentaires ont été proposés pour rendre le fonctionnement des water-closets plus parfait : les uns assurent le lavage du bassin par l'écoulement d'une certaine quantité d'eau, chaque fois que le piston est levé ; d'autres ont en outre pour but de prévenir l'emploi d'un volume d'eau plus grand que celui reconnu nécessaire, et par conséquent d'empêcher la prodigalité.

Les modèles qui sont le plus fréquemment adoptés sont caractérisés par de graves défauts. On les nomme d'habitude, en France, *latrines anglaises* et, en Angleterre, *pan-closets*. Comme le montre la figure 10 de la planche VI, ils sont constitués par quatre parties distinctes : 1° le bassin B, généralement en faïence ; 2° la cuvette C, mise en mouvement par la poignée P ; 3° le récepteur R, dans lequel se meut la cuvette ; 4° le coupe-air S ; 5° d'habitude, un plateau en plomb appelé *plateau de sûreté* est fixé sous le water-closet ; il est destiné à recevoir tout ce qui peut dégoutter ou déborder ; son tuyau de décharge devrait passer à travers un mur extérieur. Au moment où l'on va en faire usage, la cuvette C est pleine d'eau, de sorte que l'extrémité inférieure du bassin B plonge dans le coupe-air ainsi formé et que les matières fécales tombent dans l'eau que retient la cuvette. Si l'on soulève la poignée P au maximum, les excréments et l'eau sont projetés de la cuvette sur les parois du récepteur ; de là ils tombent ou sont entraînés par le courant d'eau jusque dans le coupe-air S, et de là dans le tuyau de chute. On comprend que le récepteur R finit par se revêtir complètement de matières fécales qui, en présence de l'humidité, entrent en décomposition et engendrent des gaz nuisibles, qui s'accumulent dans le récepteur entre les deux coupe-air et pénètrent dans le cabinet par l'ouverture du bassin à chaque décharge du water-closet. Quel que soit le soin apporté à la ventilation du récepteur, ce grave défaut restera inhérent aux appareils de ce genre (¹).

(¹) B. Latham. *Sanitary engineering*, 1878, p. 506.

Ajoutons que le siphon en forme de D renversé se laisse difficilement traverser par les matières, qui y forment toujours un dépôt permanent et s'y décomposent en donnant des gaz putrides qui attaquent le plomb, le rongent et finissent par le perforer; les gaz d'égout peuvent alors pénétrer dans l'habitation. Souvent encore la décharge du plateau de sûreté se rend au siphon du closet et l'air vicié trouve ainsi un nouveau canal pour pénétrer dans la maison.

Le water-closet constitué par un bassin de forme conique avec siphon en grès et bras d'entrée pour l'eau (*closet à trémie ordinaire*), outre que l'eau ne séjourne pas dans le bassin, est entaché de plusieurs vices sérieux. En premier lieu, la forme du bassin est mauvaise; on l'a corrigée dans les modèles perfectionnés en rendant la paroi postérieure plus verticale que l'antérieure. Le bras d'entrée étant placé sur le côté, l'eau tourne en cercle autour du bassin, et ce mouvement ne suffit pas à maintenir le bassin propre, ni à balayer le coupe-air; ce défaut est évité dans les modèles récents : le bassin est pourvu d'un rebord d'où l'eau tombe directement sur toute l'étendue des parois, pour se réunir dans le siphon et le laver efficacement; on peut vérifier par un simple coup d'œil l'état de propreté de l'appareil.

Le water-closet à trémie perfectionné, qui est très simple et peu coûteux, rend d'excellents services. Notamment lorsque le cabinet d'aisances est situé en dehors de l'habitation ou en est bien isolé, et lorsque l'on dispose d'un volume d'eau suffisant; on doit veiller à ce que la ventilation du tuyau de chute et du siphon ne laisse rien à désirer.

Le *water-closet à valve* consiste essentiellement en un bassin de poterie émaillée, profond et ordinairement en forme de godet, maintenu plein d'eau aux deux tiers environ, au moyen d'une valve qui occupe son fond, et qui peut se mouvoir dans une petite caisse, le *conducteur* ou *boîte de la soupape;* du conducteur, un tuyau se rend au coupe-air. Comme la valve s'applique hermétiquement au fond du bassin, ce dernier est ordinairement muni d'un tuyau de trop-plein par lequel peut s'écouler l'eau qui arrive en excès ou qui filtre par une valve défectueuse de la citerne ou du tuyau de distribution. Ce tuyau de trop-plein est généralement courbé en U et se termine ensuite dans la paroi du conducteur. Il en résulte, dit M. le professeur Corfield, que l'eau est attirée de la courbe dans le tuyau ou que le siphon est rompu chaque fois que, par l'élévation de la poignée et le déplacement de la valve, le grand volume d'eau contenu dans le bassin tombe à travers le conducteur dans le coupe-air placé au-dessous. Le siphon du tuyau de trop-plein restant ouvert, les gaz peuvent alors passer de la boîte de la soupape dans le cabinet d'aisances. Ce petit siphon peut aussi se remplir d'une eau impure qui dépose un sédiment sur ses parois et, de là, une odeur désagréable. Cela est surtout le cas lorsque le tuyau de trop-plein s'ouvre dans le conducteur en avant de la soupape, au lieu de s'ouvrir derrière elle, car alors les matières putrescibles y sont projetées lorsqu'on soulève la poignée du closet. Il importe donc que le tuyau de trop-plein débouche derrière la soupape.

Il existe plusieurs méthodes pour empêcher le siphon en question de se vider. La première consiste à faire partir du conducteur un tuyau de ventilation que l'on amène à travers le mur jusqu'à l'air libre ; — on peut également brancher sur la conduite de service du bassin un petit tuyau que l'on réunit au tuyau de trop-plein immédiatement au-dessus de sa courbure, de sorte qu'il y verse de l'eau chaque fois qu'on soulève la poignée, pendant que le bassin s'emplit de nouveau ; — on peut encore séparer complètement le trop-plein du conducteur et le conduire isolément au dehors, — ou faire qu'il se décharge dans le *plateau de sûreté* en plomb que l'on dispose au-dessous du closet pour recueillir l'eau qui pourrait dégoutter ou déborder dans certaines circonstances et qui est ensuite déchargée en plein air par un petit tuyau fixé dans l'un des angles. Enfin, on se dispense parfois d'employer un tuyau de trop-plein et l'on se borne à recueillir dans le plateau de sûreté l'eau qui déborde directement du bassin ; ce dernier est alors garni d'une lèvre qui dirige l'eau vers le plateau sans lui permettre de s'écouler le long de l'appareil, qui autrement serait exposé à se rouiller.

Il nous reste à signaler les *closets avec tampon solide* qu'on lève directement par la poignée au moyen d'une tige droite, la sortie étant placée latéralement, et le système que les Anglais appellent « *wash-out* » *closet*, et qui, dépourvu de valve, retient néanmoins de l'eau dans le bassin ; l'orifice de sortie est placé sur le côté ou en arrière, et non en bas, cette dernière disposition étant cependant, d'après M. le professeur Corfield, la plus favorable [1].

Le water-closet à valve est préférable à la latrine anglaise ordinaire, car le bassin pouvant contenir beaucoup plus d'eau, le courant

---

[1] W. H. CORFIELD, *Defective sanitary appliances and arrangements* in *Our homes*, by S. F. Murphy, p. 733 et suiv.

lave mieux le siphon et le tuyau de chute; de plus, les dimensions du conducteur sont de beaucoup inférieures à celles du récepteur; aussi les matières ne peuvent s'accumuler sur les parois, qui restent propres, grâce au flot d'eau dont on dispose. Les matières tombent immédiatement dans l'eau, puis, la valve étant abaissée, elles sont directement entraînées par un volume d'eau considérable dans les régions inférieures. Ces appareils sont, il est vrai, plus coûteux que les précédents.

Lambeth cottage closet (fig. 152). — Son prix peu élevé le rend très convenable pour les habitations modestes. Il ne possède pas de soupape, un siphon étant simplement interposé entre le tuyau de chute et le bassin.

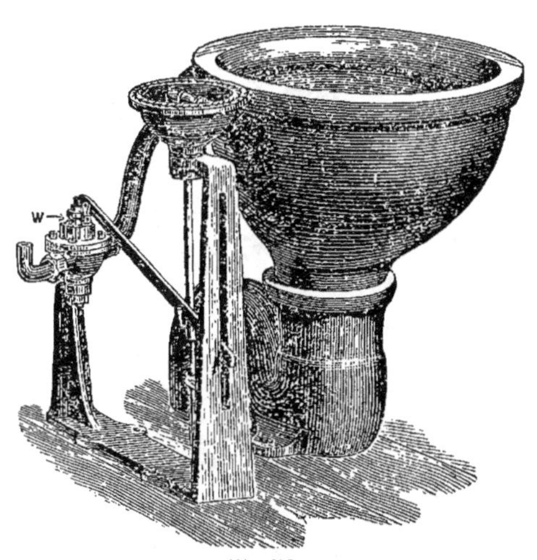

Fig. 152.

Closet à valve de M. Underhay (*valve-closet*) ([1]) (fig. 153). — La valve du fond, en se relevant, s'applique contre un anneau épais de caoutchouc, fixé dans une assise de métal, et qui est destiné à prévenir le coulage dû à la défectuosité de la soupape, le grand défaut de nombreux closets de ce genre; le tuyau de trop-plein du bassin se contourne en siphon. Il serait désirable que l'espace compris entre la valve et

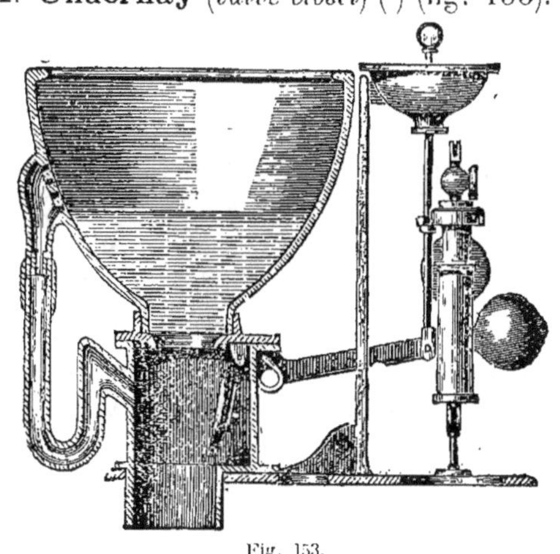

Fig. 153.

le coupe-air inférieur fût ventilé. Un régulateur spécial assure l'écoulement d'un certain volume d'eau dans le bassin; que la poignée soit

([1]) Crawford Passage, Farringdon Road, Londres.

soulevée négligemment ou subitement abaissée, l'effet n'en est pas moins régulier.

Lambeth valve closet. — Ce closet, fabriqué par MM. Doulton et Cᵉ, est muni d'un fort siphon en grès (fig. 154) ou en fonte (fig. 155). Ce siphon est fixé au-dessus du plancher, au niveau duquel

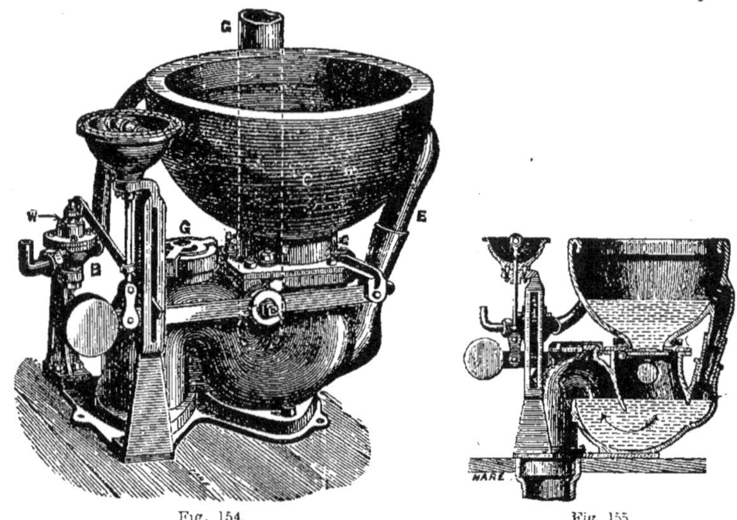

Fig. 154.   Fig. 155.

il se continue dans le tuyau de chute. B est la soupape qui règle l'écoulement et qui est disposée de manière à donner un courant secondaire. Chaque fois qu'on en fait usage, toute la surface du bassin est parfaitement lavée par l'eau qui s'échappe du bord D. Le tuyau de trop-plein se voit en E ; il se termine dans le corps du siphon au-dessous de la surface du liquide. G est un orifice d'inspection qui est muni (si le coupe-air est en grès) d'un couvercle fermant hermétiquement, sans lut ou jointoyage, et qui donne ainsi accès immédiat dans le siphon, en cas d'obstruction. En H s'adapte un tuyau de ventilation G, qui se termine à l'air libre.

Closet à valve de M. Hellyer (*valve-closet*, fig. 156) (¹). — La surface du bassin est complètement lavée chaque fois que la poignée E est soulevée ; lors même que le réservoir n'est placé qu'à quelques pieds de hauteur, on peut obtenir un écoulement de quatre litres au moins par seconde. Le siphon D du trop-plein a 0ᵐ05, de sorte que l'on n'a pas à craindre de débordement lorsque la soupape est fermée trop brusquement. Le conducteur ou boîte à clapet C est

(¹) 21, Newcastle street, Strand, Londres, W. C.

en porcelaine émaillée à l'intérieur ; il se conserve ainsi plus propre et résiste à la corrosion. Un conduit de ventilation part de la boîte à clapet C et se continue avec un tuyau en plomb de 0^m04 à 0^m05,

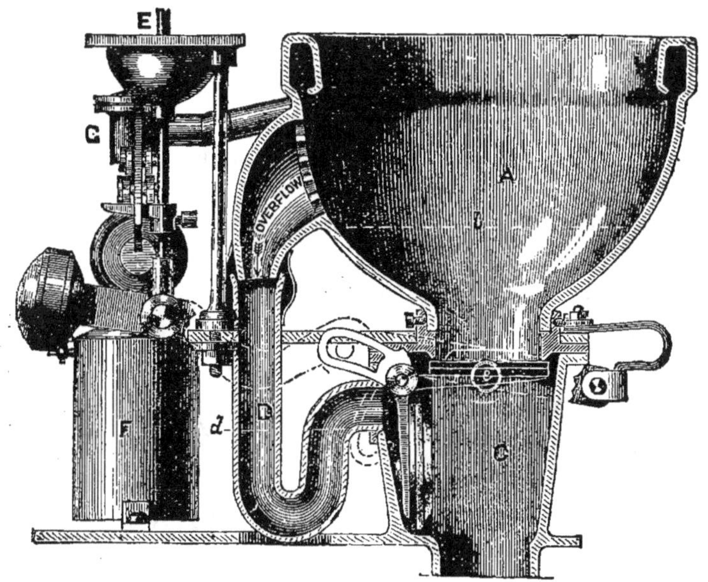

Fig. 156.

qui traverse le mur extérieur et s'ouvre à l'air libre. *l* indique le niveau de l'eau dans le bassin ; B, la soupape ; E, la poignée ; F, le régulateur ; G, la soupape de distribution ; *e*, le tuyau chargé de ventiler l'espace compris entre la valve du bassin et l'eau du siphon.

Closet à valve de M. Tylor (*valve « waste-not » regulator*

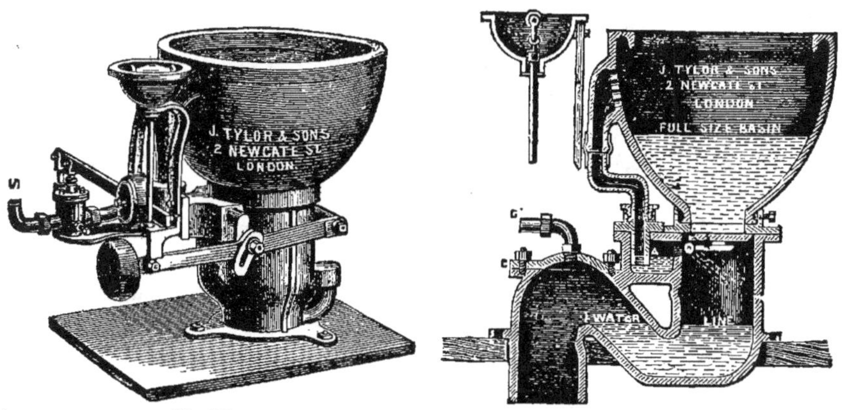

Fig. 157.   Fig. 158.

water-closet) (fig. 157 et 158) (¹). — L'obturation hydraulique est réalisée en deux endroits au-dessus du niveau du plancher, sans réduction des dimensions du bassin et sans augmentation de la hauteur du siège. Un « chapeau de curage C » permet l'ouverture et l'inspection rapide du siphon. Le tuyau de trop-plein se termine dans un coupe-air A, qui ne peut être souillé par le contenu du bassin, car en s'abaissant, la soupape le recouvre. En G se voit un conduit de ventilation ; on peut également ventiler l'espace compris entre la surface de l'eau dans le siphon et le fond du bassin. Le tuyau de distribution S est muni d'un régulateur d'écoulement qui est mis en jeu par la poignée du closet.

" **Simplex** " **valve-closet de MM. Bolding** (fig. 159 et 160) (²). — Le tuyau de trop-plein débouche en arrière de la valve ;

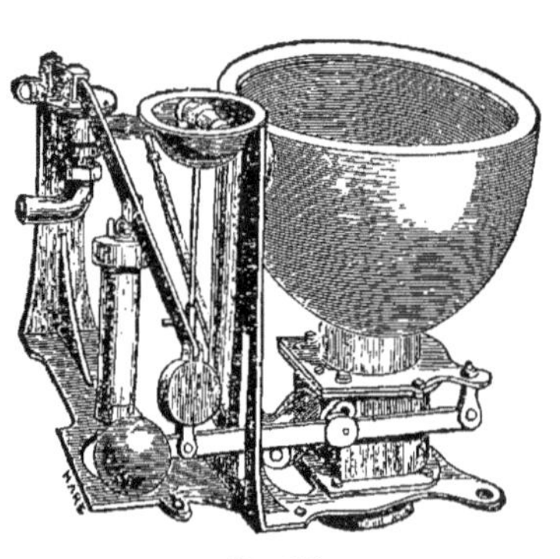 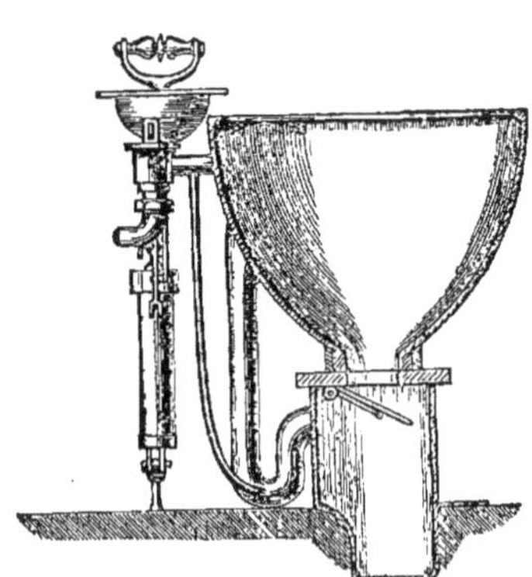

Fig. 159.

Fig 160.

les matières ne peuvent donc y pénétrer ; et comme il est réuni au tuyau de distribution, son siphon est lavé chaque fois que l'on fait usage du closet, sans que l'approvisionnement de la cuvette en souffre.

Water-closet à valve et à siphon (Jennings) (fig. 161) (³). La cuvette, le siège de la valve et le siphon sont en faïence et d'une seule pièce. La soupape d'écoulement est la seule partie active ; elle convertit une simple cuvette avec siphon en un excellent water-closet ; elle règle en tout temps la quantité d'eau nécessaire à la cuvette, en prévenant ainsi tout excès. D'une construction très simple, cet appareil n'est pas sujet à se déranger. La pose se fait rapidement ;

(¹) 2, Newgate Street, Londres.
(²) Grosvenor Works, 19 South Molton Street, Oxford Street, Londres W.
(³) Palace Wharf, Stangate, Londres.

il suffit de réunir hermétiquement le siphon au tuyau de chute, de
souder le tuyau d'arrivée de l'eau au raccord S et d'adapter un tuyau
de ventilation à une tubulure que porte la partie supérieure du
siphon. — La valve de ce water-closet est régulatrice et antipercu-

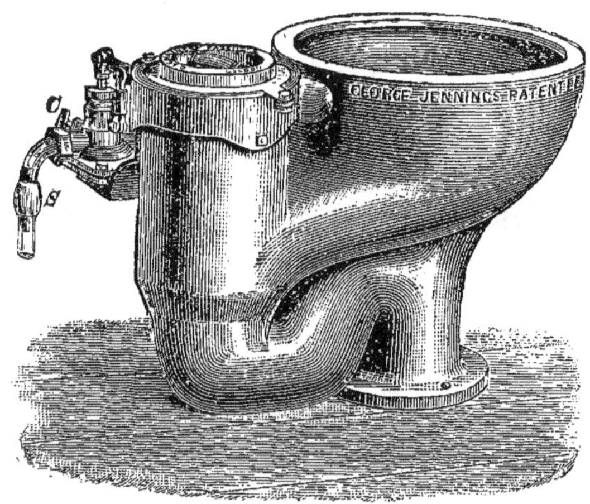

Fig. 161.

trice ; elle convient quelle que soit la pression de l'eau et ferme au
moyen d'un poids au lieu d'un flotteur, comme auparavant. On peut
obtenir au même prix un appareil dont le cylindre et la valve-siphon
sont en fonte galvanisée, la cuvette seule étant en faïence. On préfé-
rera peut-être ce système pour l'exportation et dans les endroits
exposés, comme il diminue beaucoup les risques de bris.

Lambeth " **Flush-out** " **closet** (fig. 162). — Les fabricants,

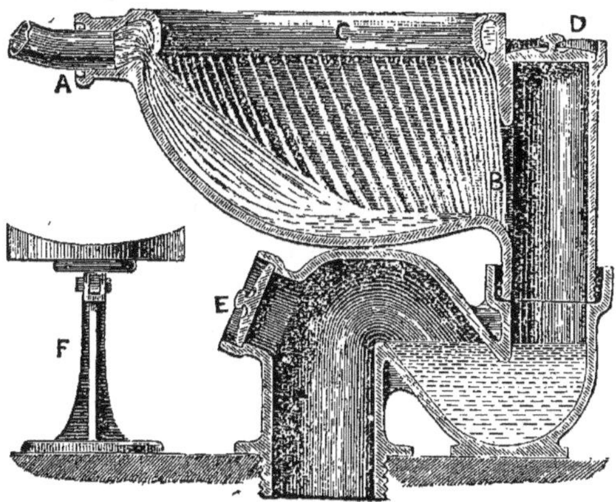

Fig. 162.

MM. Doulton et Cie, de Lambeth (Londres), ont donné au bassin une forme qui lui permet de retenir un volume d'eau maximum, tout en offrant au courant la résistance la plus faible. L'eau entre en A, c'est-à-dire en un point exactement opposé à l'ouverture de sortie B. L'eau sort également de dessous le rebord C, ce qui assure le lavage de toute la paroi interne du bassin. Il suffit d'enlever le couvercle D pour avoir accès dans le siphon au cas où il serait obstrué par un corps étranger. Suivant qu'on le désire, le tuyau de décharge du coupe-air a une direction verticale ou oblique. E peut servir à l'inspection ou à la ventilation. F est un léger support en fer sur lequel s'appuie le bassin, de sorte que le siphon peut être tourné de n'importe quelle manière pour répondre à la position du tuyau de chute. On peut appliquer à ce water-closet un dispositif qui empêche le gaspillage de l'eau, le bassin n'étant lavé qu'au moment où l'on quitte le siège.

Il ne peut convenir dans les cas où la pression de l'eau n'est pas supérieure à 15 mètres.

Carmichaël « washdown » accessible water-closet (fig. 163 et 164). — Inventé par M. Buchan, de Glasgow, il est fabriqué par M. R. Brown, de Paisley. L'extrémité inférieure du

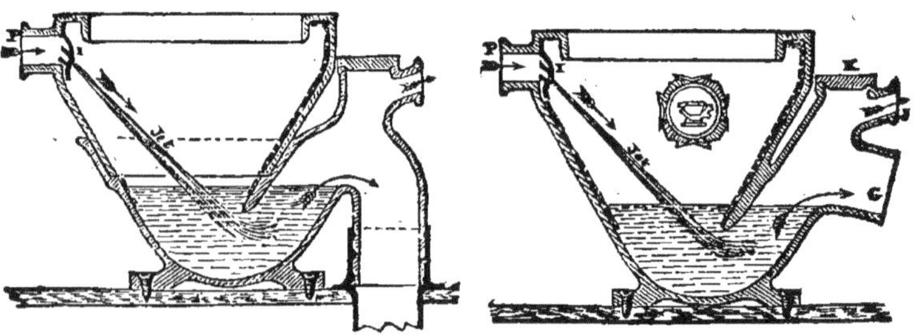

Fig. 163.   Fig. 164.

bassin est recourbée de manière à former un siphon dont on peut voir le point le plus déclive. La paroi postérieure du bassin, au lieu de se recourber en avant, comme cela est ordinairement le cas, se recourbe en arrière et ne peut être souillée par les matières ; la paroi antérieure s'incline en arrière ; il suit de là que les excréments doivent tomber directement dans l'eau. Ce water-closet est en une ou en deux pièces de poterie ; dans l'un et l'autre cas, la direction de la branche qui se rend au tuyau de chute peut être toute différente, verticale ou oblique. Le modèle en deux pièces est le moins cher ; il permet de tourner le bassin et de lui donner la direction la plus convenable pour le raccorder avec la conduite d'eau ; mais à cause du joint, qui est cependant au-dessus du liquide, on préfère souvent le closet en une seule pièce.

Le modèle représenté par la figure 164 convient particulièrement lorsque le water-closet est placé contre un mur extérieur, et le tuyau de chute au dehors ; le closet et son conduit d'évacuation sont au-dessus du plancher et en vue ([1]).

On adopte fréquemment la disposition représentée par la figure 165, empruntée à M. Buchan. Un cordon F permet de soulever la soupape de la citerne E, d'où l'eau descend alors dans le conduit de distribution ; rien ne s'oppose néanmoins à l'emploi d'une poignée ordinaire, que l'on place au niveau du siège. On peut procéder à l'inspection et au curage en ouvrant A. Le mur extérieur est traversé par un tuyau de ventilation B, qui s'ouvre à l'air libre, ou dans le conduit N. M est le tuyau de chute, qui se rend, d'une part, à un coupe-air

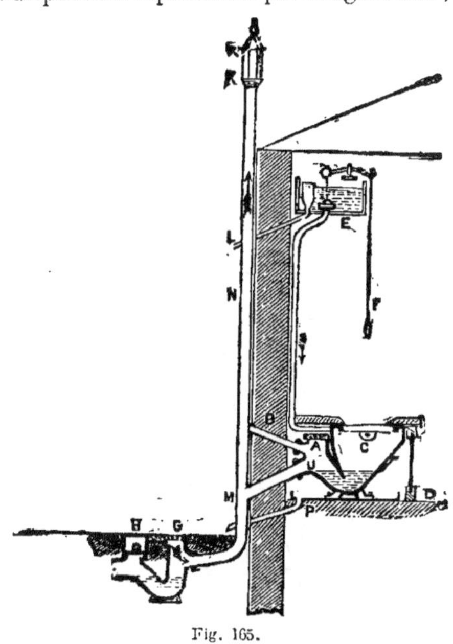

Fig. 165.

ventilateur GH, chargé d'établir la discontinuité entre l'égout et lui, et, d'autre part, est prolongé en N jusqu'au-dessus du toit et surmonté en K d'un ventilateur.

Closet automatique de MM. Bolding (*self-acting seat-action closet*) (fig. 166). — Son mécanisme est aussi simple qu'original. Lorsque l'on prend place sur le siège, la valve B s'ouvre et la valve A se ferme ; il en résulte que l'eau du compartiment de droite s'écoule

([1]) BUCHAN, *Plumbing*, p. 256 A.

dans celui de gauche et que la soupape à boulet C remplit de nouveau la citerne. E représente un petit tuyau d'aérage. Chaque fois que l'on fait usage du closet, neuf litres d'eau traversent ainsi le bassin, nettoient la cuvette et renouvellent le contenu du siphon. Le gaspillage de l'eau est évité.

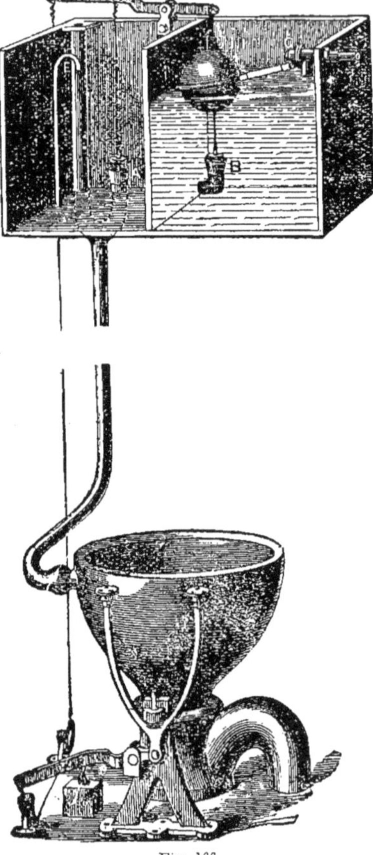

Fig. 166.

La distribution de l'eau dans les water-closets mérite une attention toute spéciale. Que de fois n'arrive-t-il pas que le service étant intermittent, le même réservoir fournit l'eau destinée à l'alimentation et aux usages domestiques et en même temps celle qui doit servir aux water-closets et aux urinoirs ! Souvent l'appareil qui assure le débit de l'eau nécessaire aux lieux d'aisances est fixé dans l'unique réservoir, d'où part un tuyau qui se rend au closet, tandis que des fils métalliques s'élèvent du closet à la citerne et font jouer les valves. Il en résulte que si le conduit dans lequel l'eau circule est vide, il reçoit un air essentiellement impur qui, à la décharge suivante, pénétrera dans le réservoir et souillera l'eau que l'on emploiera ultérieurement comme boisson.

Mais admettons même que le service soit constant, il y a encore du danger à embrancher directement le tuyau du water-closet sur la conduite principale, car dans beaucoup de localités où la pression de l'eau dans les conduites dépend des conditions d'approvisionnement dans les réservoirs, où, d'autre part, les gros tuyaux de distribution ne sont pas toujours proportionnés aux demandes considérables qui sont faites en certaines circonstances, l'ouverture d'un robinet à la partie inférieure du bâtiment suffit pour empêcher l'écoulement de l'eau en un point élevé. Aussi, quand le tuyau qui unit le conduit de distribution au closet est ouvert, l'eau se retire et elle est suivie par un flot d'air corrompu qui rendra l'eau extraite ultérieurement impure et malsaine.

Pour empêcher l'altération de l'eau alimentaire par ces gaz putrides, on donne à chaque water-closet un réservoir spécial, ce qui est en même temps le moyen le plus simple d'éviter le gaspillage. Le réservoir ne contient que le volume d'eau nécessaire à un lavage; il est alimenté par un petit tuyau embranché sur une conduite voisine ou prenant naissance au réservoir principal. Chaque fois que l'on vide le bassin du water-closet, le contenu du réservoir est immédiatement déchargé par un siphon ou par un autre dispositif, et un robinet à boule s'ouvre et livre passage à un flot d'eau qui remplit de nouveau le réservoir. Jadis (et souvent encore actuellement), l'écoulement se faisait tant que la poignée du closet restait soulevée; dans un but d'économie, on adopte d'habitude un dispositif qui donne un débit des 8 à 10 litres lorsque le piston est tiré; veut-on obtenir plus d'eau, on doit d'abord abaisser la poignée et la relever ensuite. Cette mesure était vraiment nécessaire, car certaines gens seraient capables de maintenir la soupape ouverte et de laisser l'eau couler à flots pendant des heures. L'abus que nous signalons démontre en outre la nécessité des compteurs et quoique nous soyons partisan de ce principe, que l'état de salubrité d'une maison est en raison de l'eau dépensée, un correctif nous paraît nécessaire; nous ajouterons : bien dépensée. Sous ce rapport, imitons les Anglais, nos maîtres en hygiène appliquée, qui savent obtenir un effet utile maximum pour une certaine quantité d'eau dépensée.

La figure 11 de la planche VI est empruntée à l'excellent manuel de M. Parry. Elle représente le schéma d'un double réservoir avec deux soupapes. L'eau ne peut jamais entrer dans le réservoir et en sortir en même temps, et ainsi il est impossible qu'un courant continu traverse le closet. Les deux compartiments sont réunis, comme le montre la figure, par une ouverture surmontée d'une soupape que gouverne un levier. Le tirant est fixé à une extrémité du levier, auquel est suspendue une seconde soupape qui appartient au compartiment inférieur et gouverne l'orifice par lequel l'eau entre dans le tuyau de décharge. Lorsque la poignée est tirée, la valve supérieure s'abaisse, l'inférieure s'élève et un flot d'eau s'échappe vers le closet. Tant que l'orifice de sortie est ouvert, l'eau ne peut passer du compartiment supérieur dans l'inférieur, et pour obtenir une seconde décharge, il faut abaisser la poignée et permettre aux soupapes de prendre une position telle que l'orifice de sortie soit fermé et celui d'entrée ouvert. L'eau passe alors librement dans la seconde division, le boulet descend, le robinet s'ouvre et le réservoir se remplit de nouveau.

Le lavage du closet ne peut se faire convenablement, dit M. Buchan, que si les valves n'ont pas moins de 0^{m}064. Il importe, en effet, que l'eau soit déchargée dans le bassin en un temps très court : dans ces conditions, un petit volume d'eau est plus utile qu'une quantité dix fois plus forte s'écoulant en filet.

Appareils destinés à prévenir le gaspillage de l'eau. — La figure 167 représente un appareil de MM. Doulton, qui est

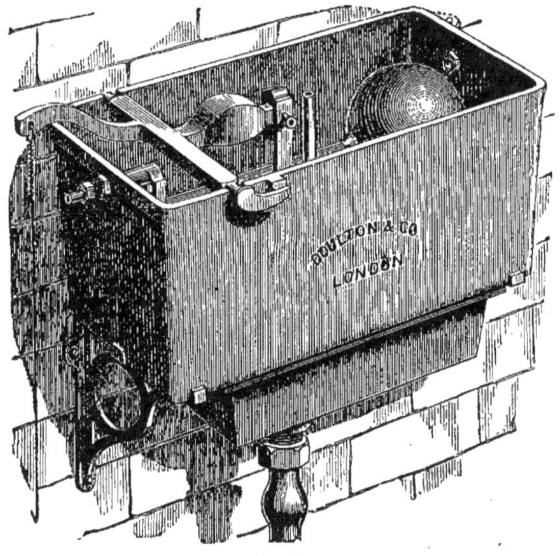

Fig. 167.

spécialement destiné aux closets à valve et qui est pourvu d'une *arrière-charge* (¹) *assurant le remplissage du bassin* après qu'on en a fait usage. Pour les closets ordinaires, les urinoirs, etc., qui n'exigent pas d'arrière-charge, on emploie l'appareil représenté par la figure 168. Le gaspillage de l'eau n'est pas possible, car les soupapes de décharge et d'approvisionnement ne sont jamais ouvertes simultanément.

Si l'on préfère la double citerne, on adoptera le modèle ci-contre

(¹) On entend par arrière-charge le volume d'eau qui est fourni au bassin après que le levier a été remis en place.

(fig. 169). Lorsque la décharge de l'appareil se produit, le second compartiment reste plein d'eau et le boulet continue à flotter horizontale-

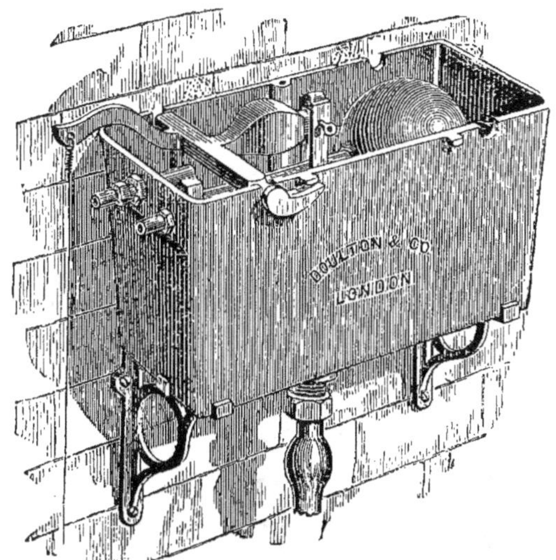

Fig. 168.

ment. Comme dans le cas précédent, on peut faire usage d'un appareil
sans *arrière-charge*.

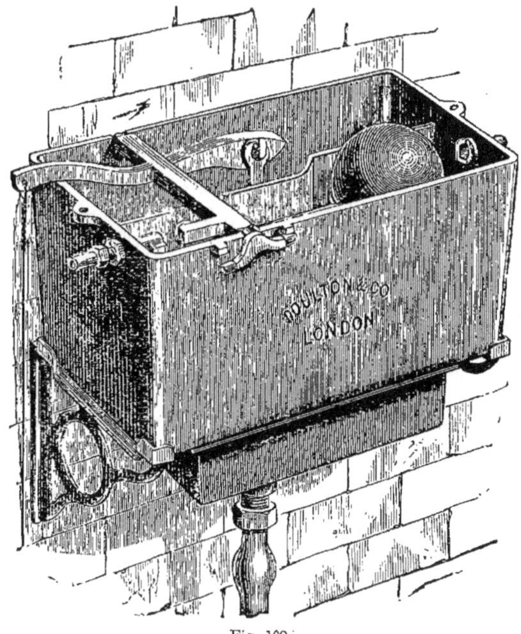

Fig. 169.

Doulton's « vacuum » water-waste preventor (fig. 170).
— Il est spécialement destiné à être adapté au « *flush-out* »
closet de Lambeth qui a été décrit page 379. Il offre divers
avantages :

1° Il n'a pas de soupapes de décharge (qui peuvent se déranger) ;

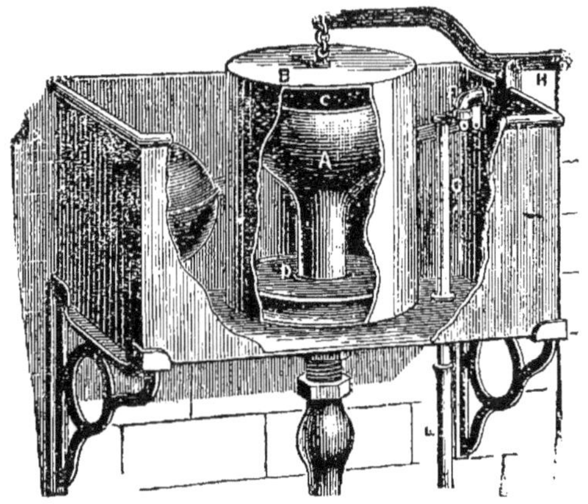

Fig. 170.

2° l'écoulement de 9 litres d'eau est obtenu en tirant simplement la
chaîne et sans qu'il soit nécessaire de la tenir tendue ; 3° il ne se
bouche pas par des débris de paille,
des feuilles, etc. ; 4° la rapidité
du courant atteint son maximum à
la fin.

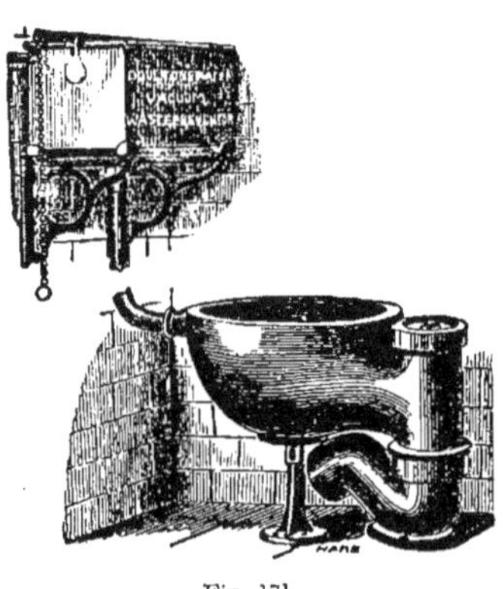

Fig. 171.

A, orifice de sortie en forme de
trompe ; B, cylindre ; C, bouche de
l'orifice de sortie ; D, balance d'eau ;
E, passage pour l'eau entre l'orifice
de sortie et le cylindre ; F, soupape
à boulet ; G, trop-plein au-dessous
du niveau de l'orifice de sortie A ;
H, levier.

Pour mettre en marche l'appareil,
on abaisse le levier H ; celui-ci élève le cylindre B, qui tire et
décharge dans la bouche C assez d'eau pour faire jouer le siphon
annulaire.

Appareil de Bolding (fig. 172). Il consiste en une cuve dans laquelle un siphon est amorcé par la formation du vide que provoque l'écoulement de l'eau, lorsque le levier du water-closet étant levé, l'eau s'écoule par la branche inférieure. Un flotteur règle l'admission de l'eau dans la cuve.

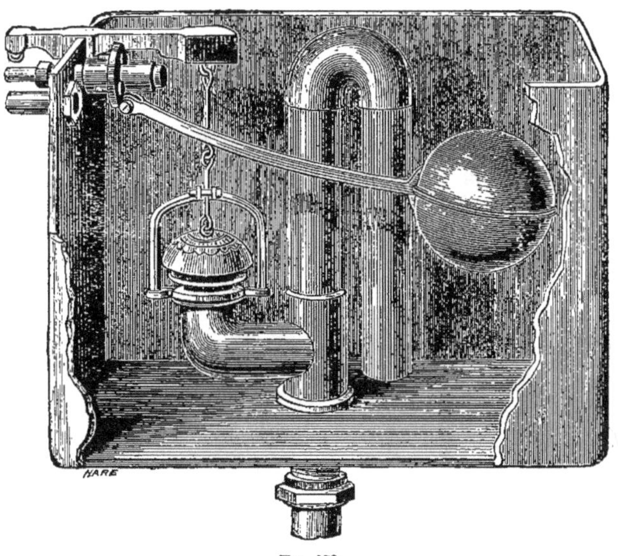

Fig. 172.

Mentionnons encore les réservoirs à siphon de *Messenger*, de *Purnell* et de *Winn*.

SYSTÈME DIVISEUR.

On sait qu'à l'abri de l'humidité les matières organiques ne subissent pas la putréfaction. En séparant l'urine des matières fécales, on s'est donc proposé de soustraire à la décomposition des matières putrescibles, de réduire au minimum le dégagement des gaz odorants et de rendre la vidange plus facile : les liquides représentent, en effet, la plus grande partie de la masse ; si l'on en est débarrassé, il devient possible de restreindre les dimensions des réservoirs, qui pourront être d'ailleurs curés sans peine, puisqu'ils ne contiendront plus qu'un volume modéré de matières desséchées. Mais on oublie que l'urine est très susceptible de fermenter et de mettre en liberté des gaz odorants et putrides. En principe, ce système n'est donc pas aussi avantageux qu'on veut bien le dire ; voyons ce qu'il peut donner dans la pratique.

Deux cas peuvent se présenter : on recourt à la division en l'absence d'égouts ou bien lorsque la vidange intégrale à l'égout est interdite par l'administration. Dans le premier cas, — à moins qu'il ne s'agisse d'une maison de campagne, — la construction d'une fosse fixe ne semble guère pouvoir être évitée ; on ne doit pas perdre de vue que les matières excrémentitielles ne s'élèvent qu'à un chiffre insignifiant, si l'on tient compte du volume des eaux ménagères que l'on ne peut sans inconvénient répandre sur le sol voisin et qu'il semble bien difficile d'évacuer journellement au moyen d'un tonneau ou d'une fosse mobile. Nous désirons cependant qu'on ne se méprenne pas sur notre opinion : nous voudrions voir les fosses fixes définitivement condamnées et abandonnées ; mais encore faut-il remplacer ce système défectueux par un autre qui le soit moins ; dans les localités où la canalisation n'existe pas encore et où le système des fosses mobiles n'est pas organisé d'une manière convenable, il serait imprudent de supprimer les réservoirs fixes, car on encouragerait indirectement les habitants à utiliser les propriétés absorbantes du sol, à lui confier toutes les immondices liquides qui trouveraient difficilement place dans des récipients mobiles de médiocre capacité.

Du moment qu'il existe une fosse d'aisances, quel argument pourra-t-on faire valoir en faveur du système diviseur? Il serait absurde de croire que l'on puisse retirer le moindre avantage pécuniaire des solides recueillis isolément et qui seront utilisés comme engrais, car les 34 kilogrammes fournis en moyenne par un individu dans le courant d'une année représentent une valeur insignifiante, qui couvrirait tout au plus les frais de curage et de transport. Au surplus, on ne doit pas oublier que les urines sont plus riches en principes assimilables par les plantes, et que l'on devrait attacher plus de prix encore à leur conservation, si l'on considère le côté économique de la question. Les *closets à air de Mehlhose* permettent cette séparation complète au moment même de l'exonération totale : par un entonnoir en porcelaine placé à la paroi antérieure, l'urine s'écoule dans un réservoir en fer, qui peut être aisément enlevé. Les fèces tombent dans le récipient postérieur. Un tuyau d'évent part de la paroi postérieure du closet et se termine dans une cheminée, tandis que la rentrée de l'air se fait par deux orifices percés dans la paroi antérieure et fermant à coulisse. Quelle que puisse être la valeur du système, on ne réussira jamais à l'introduire dans les habitations particulières, car il ne peut être employé que par les hommes.

Généralement la division est obtenue au sein même du réservoir, qu'il soit fosse ou tonneau, au moyen d'une cloison percée de trous, d'une sorte de crible. En tout état de cause, on ne tarde pas à reconnaître que l'appareil est toujours entaché de deux défauts qui entraînent fatalement sa condamnation : le plus souvent, les matières se désagrègent en tombant, sont sujettes à se diviser encore sous l'action du jet liquide qui les suit et sont naturellement entraînées à travers les orifices du séparateur, qui se borne à retenir un amas de chiffons. Il arrive encore fréquemment que le crible se bouche, s'engorge et nécessite des réparations. La division est donc à peu près irréalisable.

Devons-nous ajouter que toutes les précautions prises pour empêcher les déjections solides d'arriver à l'égout restent sans effet, puisque les liquides en entraînent toujours une fraction plus ou moins notable? Ceux qui croient à la propagation des maladies épidémiques, de la fièvre typhoïde et du choléra surtout, par les canaux souterrains, sont donc inconséquents lorsqu'ils réclament l'interdiction de la vidange totale à l'égout et tolèrent l'emploi des tinettes filtrantes; ces maladies étant caractérisées par la fluidité et l'exagération des excrétions alvines, plus que jamais ces produits auront toute chance d'être entraînés dans l'égout.

On pourrait également faire la part de la négligence : supposons que les vidangeurs ne raccordent pas le tuyau d'écoulement qui doit relier la tinette au tuyau de chute vers l'égout, la tinette se débarrassera des liquides et des solides délayés dans la fosse qui contient le tonneau. Dès lors, dit le Dr H. Guéneau de Mussy, la fosse devient fosse fixe et le prétendu système diviseur n'est plus rien que la vidange à l'égout, à cours ralenti par l'intervention d'un appareil qui ne remplit pas l'objet pour lequel il a été inventé.

On le voit, le système diviseur est vicieux, quel que soit le point de vue auquel on se place.

VOIE SÈCHE.

Earth-closet. — La terre sèche exerce une action désodorisante parfaite et durable, lorsqu'elle est mélangée aux matières excrémentitielles au moment de leur émission et avant le début de la putréfaction. Ce système, qui a été vulgarisé et formulé d'une manière précise, il y a une vintaine d'années, par un ecclésiastique anglais, le

Révérend Dr Moule, permet de concentrer les matières suspectes sous un faible volume et, comme le dit M. Vallin, de les retenir sur place sous forme d'un foyer limité, circonscrit, facile à surveiller, au sein duquel la fermentation putride est impossible. Les matières sont desséchées, momifiées et, grâce à une forte absorption d'oxygène, se transforment lentement en produits minéraux inertes.

Certaines précautions sont indispensables au succès de la méthode; elles ont été mises en lumière par M. Vallin, dans un excellent mémoire auquel nous ferons de nombreux emprunts (¹).

Nous l'avons dit en commençant, la terre doit être répandue sur les matières au moment même de leur émission ; son action est beaucoup moindre si la décomposition putride a déjà commencé. — La terre doit être complètement sèche avant d'être employée ; on la fait sécher au soleil ou sur des fours ou des plaques chauffées ; on la pulvérise ensuite grossièrement au rouleau et on la crible pour retenir les pierres et les corps étrangers. Il n'est pas nécessaire qu'elle soit réduite en poussière trop fine, et l'on a observé qu'une poudre grossière produisait un effet plus rapide et plus complet. — Le succès dépend encore de la qualité et de la quantité de la terre. La neutralisation d'une *évacuation solide* (150 à 200 grammes) est obtenue par les quantités *minima* suivantes : Argile, un demi-litre ou 700 grammes ; terre de jardin, trois quarts de litre ou 800 grammes ; terreau ou terre de bruyère, un litre ou un kilogramme. L'ordre de classement diffère notablement, quant à la désinfection de l'urine : un litre d'urine reste à peu près inodore, quand il est mélangé avec : terre de bruyère, 2 kilogrammes ou 2 1/2 litres ; terre de jardin, 3 kilogrammes ou 2 1/2 litres ; argile, 7 kilogrammes ou 5 litres. En ce qui concerne l'urine, les propriétés désinfectantes de l'argile sont donc bien inférieures à celles des autres terres. On voit d'ailleurs, par les chiffres qui précèdent, que le point faible du système se trouve dans la difficulté de désinfecter l'urine, à cause de l'énorme quantité de terre que ce liquide exige. Si l'on traite à la fois les matières solides et liquides, la terre de jardin tient le premier rang ; pour une évacuation complète (150 grammes de matières solides et 200 grammes d'urine), 1 1/2 kilogramme de cette terre est nécessaire ; il faudrait au moins 2 kilogrammes d'argile.

(¹) E. VALLIN. *De la désinfection par les poussières sèches. Revue d'hygiène et de police sanitaire*, 1879, p. 43.

La terre de jardin doit sans doute son activité à l'énergie des phénomènes vitaux, conséquence de sa teneur en matières organiques.

En pratique, la proportion de 5 kilogrammes de terre pour 1 kilogramme de matières est suffisante pour assurer la désinfection.

Il n'a pas été question, dans ce qui précède, du sable ou du gravier, dont l'effet est nul, ni de la terre crayeuse, qui ne vaut guère mieux.

M. Vallin conseille l'installation d'urinoirs indépendants des *earth-closets,* auxquels on doit confier tout au plus l'urine émise pendant l'acte de la défécation. Il recommande expressément de ne verser dans les latrines à la terre ni les eaux ménagères, ni même l'urine de la nuit ou de la journée; l'oubli de cette prescription amène rapidement une infection extrême.

La terre sèche peut être projetée indifféremment dans les fosses fixes et dans les fosses mobiles, bien que les dernières soient préférables. Dans les habitations rurales, on peut simplement employer un tonneau placé au-dessous d'une lunette, et dans lequel chaque visiteur, avant de se retirer, jette une certaine quantité de terre. Le récipient, vidé chaque semaine, ne dégagera jamais d'odeur, si l'on a soin de garnir préalablement son fond de terre sèche.

On préfère d'habitude un dispositif qui assure la chute d'un volume de terre déterminé sur les excréments. De nombreux appareils ont été proposés ; il suffira d'en signaler quelques-uns parmi les plus recommandables.

MM. Roth et Lex décrivent comme suit l'installation adoptée au camp de Bruck-sur-la-Leitha : Les réservoirs à terre (des caisses coniques en bois) sont placés en arrière et au-dessus des sièges ; leur extrémité la plus étroite regarde vers la fosse fixe, qui reçoit également l'urine ; elle présente une fente de 1 1/2 pouce de large, dirigée suivant la longueur du siège. Cette fente se ferme au moyen d'une valve, qui est directement en rapport avec la marche qui se trouve en avant du siège ; chaque fois qu'une personne monte sur cette marche, la valve s'ouvre et la terre tombe du réservoir dans la fosse ; elle se ferme, au contraire, lorsqu'on prend place sur la lunette. Après l'exonération, lorsqu'on se lève, le poids du corps, pressant de nouveau sur la marche, la fente se rouvre et les matières sont complètement couvertes de terre ([1]).

([1] Roth und Lex. *Handbuch der militär Gesundheitspflege*, Bd. I, p. 458.

Des appareils de ce genre n'ont pas toujours donné des résultats satisfaisants dans les habitations collectives, où ils étaient maniés par des mains grossières ou inexpérimentées; on ne peut cependant en conclure qu'ils ne sont pas applicables aux habitations privées. Bien au contraire, il nous paraît que l'on doit y avoir plus de confiance que dans la méthode primitive, qui consiste à projeter dans la fosse, après chaque visite, un volume de terre puisé dans un réservoir *ad hoc;* est-il prudent de compter que cette opération sera exécutée d'une manière régulière; toute simple qu'elle paraisse, elle serait encore pour certaines personnes une sujétion importune.

La figure 173 représente un appareil automatique dont on dit beaucoup de bien en Angleterre et qui est fabriqué par M. Parker, de Woodstock, Oxford (*automaton earth-closet*). Dès que le visiteur n'exerce plus de pression sur le siège, le dépôt est couvert. Une garde-robe de ce genre peut être, à la rigueur, placée momentanément à l'intérieur de la maison. Si le closet est installé à l'extérieur, il peut être muni d'un séparateur qui conduit le liquide à l'égout ou à un réservoir spécial. Cet arrangement n'est pas essentiel, car le closet ne recevant que l'urine excrétée au moment de la défécation, la désinfection sera dans tous les cas satisfaisante.

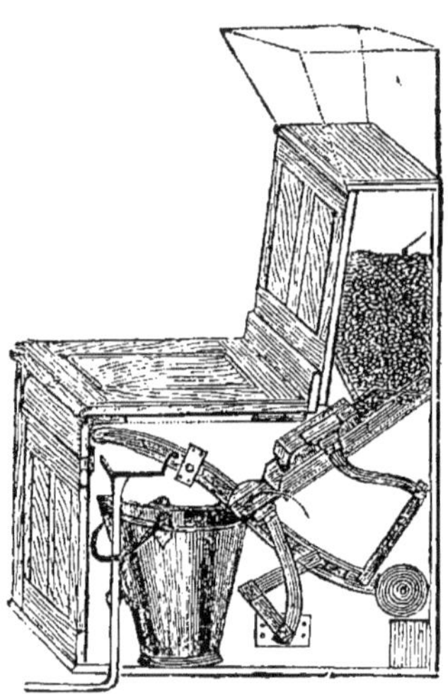

Fig. 173.

Nous citerons encore les closets de MM. Gibson, de Clapham, et Bond, de Gloucester, qui sont également diviseurs; celui de M. Morrell, de Salford, qui est actuellement employé dans cette ville et à Manchester; celui de M. Moser, de Southampton, dont le Dᵣ A. Carpenter, de Croydon, et le professeur Corfield parlent avec éloges.

Quel que soit le modèle adopté, il convient de vider le récipient le plus fréquemment possible, ce qui se fait d'ailleurs sans le moindre inconvénient et sans répugnance, vu l'absence d'odeur. Si l'on se propose d'utiliser ce mélange comme engrais, on doit avoir soin de le conserver à l'abri de la pluie et de l'humidité, dans un lieu couvert et largement ventilé, où l'évaporation puisse se faire activement: l'odeur est alors à peu près nulle et n'offense même pas l'odorat des personnes qui pénètrent sous le hangar. Au bout de deux mois (il faut certainement un temps assez long, car si on soumet la masse à une température élevée ou si on la mouille, l'odeur fécale reparaît, ce qui ne se produit plus au bout de quelques mois), la transformation est complète; il n'est plus possible de retrouver au sein de la masse les matières excrémentitielles qui se confondent avec la terre et sont transformées en une sorte d'humus. Déjà pendant les premiers jours, M. Erismann a noté les modifications suivantes dans les rapports des excréments avec l'air ambiant: production de CO^2, augmentée de 9 p. c.; absorption d'O, augmentée de 17.4 p. c.; dégagement d'ammoniaque, diminué de 84.5 p. c.; dégagement d'hydrogène sulfuré complètement arrêté; dégagement d'hydrocarbures et d'acides gras volatils diminué de 70.3 p. c. Le mélange ne dégageait pas d'odeur appréciable; la quantité de terre ne représentait pas le double de la masse fécale.

A la rigueur, la terre, après avoir été séchée, peut servir une seconde fois et même bien plus souvent encore (jusque 10 et 12 fois); mais nous croyons, comme M. Vallin, que cette manière de faire doit être évitée et qu'il est préférable de ne pas épuiser les propriétés désinfectantes de la terre et d'employer immédiatement le produit pour la culture.

La généralisation du système dans les grandes villes ne nous semble guère possible, si l'on tient compte de la difficulté de se procurer l'énorme volume de terre nécessaire et du prix élevé des transports; mais l'*earth-system* serait fort avantageux dans tous les cas où l'on ne pourrait se débarrasser des déjections en les lançant dans les égouts; enfin, lorsque l'eau est peu abondante, le moyen le plus sûr de rendre inoffensifs ces déchets putrescibles consiste à les priver d'humidité, et la terre sèche permet d'arriver le plus aisément à ce résultat. Dans les petites villes, les villages, les habitations isolées, les fermes, les usines où l'on dispose d'un foyer permanent, la méthode de Moule nous semble indiquée, car on a ici le désodorisant sous la main et le transport ne coûte rien.

Nous terminerons en reproduisant les conclusions d'un rapport de M. le Dr Buchanan et de M. Netten Radcliffe, publié en 1869, ensuite de l'enquête attentive qu'ils ont faite concernant le fonctionnement de divers systèmes de vidange adoptés en Angleterre:

1° Le closet à terre, employé avec intelligence, permet d'utiliser les excréments sans qu'il en résulte d'incommodité ni, semble-t-il, de préjudice pour la santé;

2° Dans les agglomérations, la direction et la surveillance doivent être exercées par l'autorité locale ; les frais d'administration seront au moins couverts par les recettes ;

3° Dans les habitations de la classe indigente, où il est indispensable de surveiller les installations de chaque cabinet d'aisances, l'adoption du système Moule présente des avantages particuliers ([1]).

4° Ce système ne dispense pas d'éloigner par des moyens spéciaux les eaux ménagères, les eaux pluviales et les eaux de drainage ;

5° On ne peut fixer pour l'avenir les limites d'application du système. Dans les villes actuelles, où l'on a facilement accès aux closets, le système peut être appliqué en même temps à une population de 10,000 âmes ;

6° Comparé au water-closet, l'earth-closet offre les avantages suivants : Les premiers frais sont moins élevés, les réparations moins fréquentes, l'influence de la gelée n'est pas à craindre, les corps étrangers qui y sont poussés ne peuvent l'endommager, la quantité d'eau nécessaire à chaque ménage est notablement réduite ([2]).

Système Goux. — Le récipient dont on fait usage a la forme d'un cône tronqué de 0^m42 de haut et de 0^m50 de diamètre en son point le plus large ; son fond reçoit une couche de 8 à 10 centimètres de déchets, tels que litière fraîche, balayures de greniers à fourrages, fougères, copeaux, sciure de bois, déchets de laine, sérançage du lin, tan ou houblon épuisé, enfin, les déchets les plus variés que l'on a sous la main dans les villes et les campagnes ; on y mélange un peu de suie, de charbon, de plâtre ou de tout autre désodorisant pour garnir le tonneau. Un moule de même forme que ce dernier, mais ayant 15 centimètres de diamètre en moins, est placé sur la couche de matières absorbantes qui occupe le fond, et l'espace compris entre le moule et le récipient est rempli des mêmes déchets modérément comprimés. Le moule est alors retiré et il reste ainsi une cavité dans laquelle tombent les déjections ; les parties liquides sont absorbées et la fermentation est arrêtée ([3]).

Le tonneau étant rempli, on le ferme avec un couvercle bien ajusté et on l'enlève en le faisant rouler, ce qui détermine le mélange de la poussière et des matières. On comprend la nécessité d'avoir des réci-

---

([1]) On admettra avec nous que les closets à terre demandent trop de soins pour qu'on puisse en conseiller l'emploi dans les habitations de la classe ouvrière.

([2]) *Report to the medical officer of the Privy Council.* 1869.

([3]) DENTON, *San. Engineering,* p. 221.

pients de rechange. Les tinettes du système Goux se placent sans intermédiaire sous une cuvette qui représente un cône tronqué à sommet supérieur, et qui a par conséquent la forme inverse d'une cuvette ordinaire. On évite ainsi la souillure des parois par les matières.

Ce système est favorablement apprécié en Angleterre. A Halifax, où il est employé depuis un certain nombre d'années, il existe plus de 3,000 closets de ce genre. En 1874, il y en avait 2,575 à Salford, et MM. Buchanan et Radcliffe leur reconnurent des avantages sérieux. Il a été également adopté au camp d'Aldershot, à Sheerness et à Woolwich. En France, il fonctionne depuis 1871 dans les camps permanents autour de Paris et on l'a introduit avec succès au nouvel hôpital de Bourges. Consciencieusement appliqué, il ne représente jamais une source d'inconvénients pour les habitations ; il en serait autrement si l'absorbant avait déjà subi un commencement de fermentation ou si on l'employait avec parcimonie ; dans ce dernier cas, les liquides ne seraient pas suffisamment retenus et la putréfaction s'emparerait du mélange.

Les localités où l'on réunit le contenu des tinettes ont seules à souffrir, car la fermentation s'empare rapidement des matières qui, exposées à l'action de l'humidité, dégagent des odeurs infectes et vont, d'un autre côté, infiltrer le sol. M. Vallin a justement signalé la nécessité de n'employer comme absorbant que des matières fraîches ; il s'est même demandé s'il ne serait pas avantageux de garnir les tonneaux simplement avec de la terre sèche ordinaire, dont l'action serait probablement égale, sinon plus énergique. Les tonneaux, dit-il, ne devraient jamais être exposés à la pluie et aux intempéries, car l'humidité expose le mélange à la putréfaction ; ils devraient être protégés par des hangars largement ventilés, jusqu'au moment où la transformation en fumier est achevée ; autrement il ne peut plus être question de désinfection par la *voie sèche*.

Closets à cendres. — L'action désodorisante des cendres est bien moins complète que celle de la terre. « La cendre, dit M. Vallin, rend plus sèches les matières contenues dans les tonneaux ou dans les fosses ; elle empêche ainsi les infiltrations. Les réservoirs étant plus rapidement remplis, on est forcé de faire la vidange une fois par semaine, ce qui est avantageux au point de vue de la salubrité ([1]). » Il n'est pas question ici d'une transformation profonde des matières, analogue à

([1]) *Loc. cit.*, p. 112.

celle que la terre détermine; les gaz sont simplement absorbés et, si la masse est ancienne, elle dégage, lorsqu'on la remue, une odeur infecte.

Remarquons, d'ailleurs, que la quantité de cendres produites par personne et par année est infiniment trop faible pour atteindre le but que l'on se propose; on ne doit compter, en effet, que sur 15 kilogrammes de cendres de bois ou 45 kilogrammes de cendres de houille, alors qu'un millier de kilogrammes serait nécessaire.

Ce système est employé en Belgique, en Hollande et en Angleterre. En Belgique, dit M. de Freycinet, les *bacs à cendres* sont en quelque sorte le réceptacle national; ils sont surtout utilisés de la sorte dans les quartiers pauvres qui ne possèdent pas encore d'égouts. Cette coutume, jadis très répandue à Liége, tend à disparaître avec les progrès de la canalisation.

A Manchester et à Salford, on fait usage de seaux en tôle galvanisée de 0^m38 de haut, de 0^m45 de diamètre et d'une capacité de 45 litres.

Dans ces deux villes, on a annexé aux closets des cribles pour les cendres, et il paraît qu'ils manœuvrent fort bien. Au lieu de placer les seaux dans des fosses, il serait préférable de les installer au niveau du sol, ce qui faciliterait leur enlèvement et assurerait une propreté plus grande. Les réceptacles sont fréquemment changés, et dans certains cas une fois par semaine. L'expérience que nous avons de ce mode de vidange nous fait désirer que ce terme ne soit jamais dépassé. Il paraît qu'à Édimbourg les baquets contenant les matières de la veille mêlées aux cendres des foyers sont déposés chaque matin devant les maisons et vidés dans les voitures des boueurs.

A Hull, le réceptacle mobile est remplacé par une fosse peu profonde étanche, construite en briques et ciment, et dont les dimensions sont représentées par l'espace compris entre le siège et le dallage; celui-ci s'incline légèrement d'avant en arrière, où il est un peu au-dessous du niveau du sol. En avant du siège est une paroi mobile qui donne accès dans la fosse. Les cendres, ainsi que les matières de rebut solides, y sont jetées par la lunette. L'eau de pluie et les eaux ménagères doivent en être exclues. Les cendres absorbent l'humidité et rendent le mélange suffisamment sec pour qu'il puisse être enlevé à la bêche. La vidange se fait tous les huit jours environ. Si le locataire n'est pas extrêmement soigneux et le curage bien fait, si la surveillance ne s'exerce pas d'une manière régulière et constante, les closets donnent lieu à tous les horribles inconvénients des anciennes fosses fixes.

Ce système peut ne pas atteindre son but au point de vue hygiénique, soit parce que la construction est vicieuse, soit parce que la maçonnerie est détériorée; de là curage imparfait et peut-être infiltration du sol par les liquides. Le défaut de soin et de propreté est encore à craindre, surtout de la part des classes ignorantes et imprévoyantes. Dans un certain nombre de cas, le déversement des eaux ménagères dans les fosses est inévitable; cette pratique hâte la décomposition des excréments et peut conduire au débordement du réceptacle et à tous les maux inhérents à une fosse fixe défectueuse. Tels sont en résumé, d'après M. W.-H. Ford, les défauts du système qui fonctionne à Hull.

Le *charbon* remplace très bien la terre sèche; il désinfecte mieux, mais son prix est relativement élevé. On l'emploie en quantité plus faible : un quart suffit. Au lieu de charbon animal, on peut faire usage de charbon de tourbe.

Le *tan épuisé* est parfois utilisé en lieu et place des cendres.

FOSSES FIXES.

Les fosses d'aisances fixes sont des réservoirs creusés dans le sol au voisinage immédiat des habitations et où sont recueillies les déjections jusqu'au moment où l'on procède au curage.

La question de l'emplacement mérite d'être posée tout d'abord. En aucun cas, on ne peut songer à établir une fosse d'aisances au-dessous des bâtiments; il est, au contraire, désirable qu'elle en soit aussi éloignée que possible ([1]) et que jamais elle ne soit unie aux murs extérieurs de la maison, car s'il se produisait un affaissement inégal, des crevasses en seraient la conséquence.

La condition fondamentale de toute fosse fixe, c'est d'être *étanche*, de s'opposer aux infiltrations qui pourraient souiller le sol. Malheureusement, malgré toutes les précautions dont on s'entoure, l'imperméabilité n'est jamais que temporaire : le liquide attaque le ciment; l'ammoniaque surtout et aussi la potasse et la soude, en se combinant à la silice du ciment, forment des composés solubles, ce qui a pour conséquence d'émietter le revêtement et de rendre la maçonnerie poreuse. Le goudron dont on enduit les parois internes n'est

([1]) En Allemagne, la plupart des règlements imposent un écartement de 1 mètre.

guère utile, car l'ammoniaque se combine à la résine de l'asphalte pour former un savon soluble.

M. de Freycinet résume en ces termes les causes qui concourent à détruire l'étanchéité des fosses : « Les trépidations du sol, les alternatives de pression et de dépression auxquelles sont soumises les maçonneries par suite de la réplétion et de la vidange de la fosse, les chocs des outils des ouvriers contre les parois, la présence de liquides corrosifs parfois versés dans les latrines, mille causes enfin, sans parler de la mauvaise qualité des matériaux et du manque de soin dans la construction, ont pour résultat de déterminer dans les murs des fissures plus ou moins nombreuses, à travers lesquelles les matières se frayent un passage vers le terrain environnant (¹). »

Un mode de construction que conseille M. Ch. Slagg est particulièrement recommandable : on creuse le sol à 0^{m}30 au delà de ce qui serait nécessaire, si l'on tenait seulement compte des dimensions extérieures des murs, et à 0^{m}15 au delà du fond, et cet espace extérieur est rempli d'argile damée. Il s'agit de choisir une argile bien ferme, que l'on coupe en tous sens et que l'on foule de manière à en faire une masse imperméable, en y incorporant la quantité d'eau qui suffit précisément pour la réduire à une consistance uniforme. Sur cette couche d'argile battue, on assied la maçonnerie du fond, puis on élève les murs, d'abord jusqu'à mi-hauteur. On enlève ensuite tous les gravois à l'extérieur et à partir de l'argile, et on remplit d'argile battue préalablement préparée l'espace compris entre les murs et les parois de la cavité. La maçonnerie devrait être étayée d'un côté à l'autre, pour éviter qu'elle ne bombe lorsque l'argile est foulée ou damée. La première partie des murs ayant reçu son revêtement, la maçonnerie est complétée et la terre introduite avec les mêmes précautions que précédemment. On doit faire usage de mortier à la chaux hydraulique ou de ciment. Si l'on a soin de soutenir convenablement les murs et de laisser en place les étais jusqu'au moment où le mortier est durci, il suffit de donner aux murs une demi-brique d'épaisseur ; autrement, une brique d'épaisseur est nécessaire.

A notre avis, il n'est pas prudent de s'en tenir là et nous conseillons, en outre, la construction de doubles parois, comprenant un vide de 0^{m}30 que l'on comble au moyen d'argile plastique ; la surface interne sera enduite de ciment.

(¹) CH. DE FREYCINET. *Principes de l'assainissement des villes.* Paris, 1870, p. 303.

La forme cylindrique à fond régulièrement concave est la plus avantageuse, car le curage est facilité par la suppression des angles.

Toutes choses égales d'ailleurs, une fosse est d'autant meilleure qu'elle est plus petite. On réduira donc autant que possible la profondeur et la surface du réservoir, ce qui permettra de faire la vidange à des intervalles plus rapprochés et avec moins de difficulté et d'inconvénients et facilitera en outre le contrôle. La fosse doit pouvoir être découverte sur toute sa surface et non pas seulement en un point.

Il est encore important qu'elle soit hermétiquement close, afin que les eaux pluviales ne puissent y pénétrer, accélérer la décomposition des matières et déterminer même un débordement ; que, d'un autre côté, les gaz soient le plus possible soustraits aux variations de la pression atmosphérique et à l'influence des vents.

Une trappe en bois ne convient guère, car les joints sont presque toujours défectueux ; il est vrai qu'on peut recouvrir les planches d'une couche de sable, ou d'argile, qui serait meilleure encore, si l'on n'était obligé de l'enlever à la pioche, lorsque la fosse doit être ouverte. Une plaque de granit ou de fer représente le mode de fermeture le plus simple et le plus sûr.

On fait suivre au tuyau de chute une direction verticale. Les tuyaux en grès vernissé ou en fonte émaillée sont le plus généralement employés. Les tuyaux latéraux ne doivent pas s'unir à la conduite principale suivant un angle de plus de 25-28 degrés.

Il faut se garder de donner à la cuvette, c'est-à-dire à la partie dilatée en entonnoir située sous la lunette, la forme conique ou la forme ventrue ; la paroi postérieure doit être verticale et même légèrement inclinée en arrière et en bas, afin que les masses solides ne puissent y adhérer ; et la paroi antérieure ne sera pas non plus renflée et aura une inclinaison aussi forte que possible, afin d'accélérer la chute. Pour restreindre au minimum la surface offerte aux matières fécales et pour accroître la vitesse de l'urine qui lave les parois, on donne à l'entonnoir et au tuyau collatéral qui le continue une section ovoïde.

Nous avons dit plus haut que le contenu des fosses d'aisances donne lieu à un dégagement énorme de gaz nuisibles qui traversent souvent les habitations avant de s'échapper dans l'atmosphère ; ce fait s'observe lorsque les latrines sont mal construites et que la température est un peu plus élevée à l'intérieur. La ventilation est sans doute le remède qu'il convient d'appliquer ; le procédé, toutefois, n'est pas indifférent et certaines solutions qui ont été proposées aggravent le mal au lieu de le guérir. Nous n'en voulons donner qu'un exemple. Il arrive que la latrine est mise en relation, au moyen d'un canal, avec la cheminée de la cuisine qui, étant presque toujours chauffée, aspire d'une manière presque continue l'air du cabinet d'aisances ; cette aspiration, qui se propage à toutes les ouvertures et notamment au siège, qui n'est jamais fermé d'une manière hermétique, détermine l'entrée des gaz. Le résultat obtenu est donc diamétralement opposé à celui qu'on attendait : l'odeur est plus infecte encore qu'en l'absence de toute ventilation et, suivant l'expression pittoresque de von Petten- kofer, on est en quelque sorte assis dans une dilatation du tuyau de chute.

Il y a près de trente ans, M. Schmit, professeur à l'Université de Liége avait appliqué avec succès à la maison de réclusion de Vilvorde un système très simple : pour empêcher les gaz odorants de sortir par la lunette, un tuyau d'évent était fixé à l'extrémité supérieure du tuyau de chute et s'élevait au-dessus du faîte de la toiture ; son action était activée au moyen d'une girouette ou de tout autre appareil produisant le même effet (¹).

Le vent est malheureusement un moteur inconstant dans ses effets et il est fort à craindre qu'à certains moments son action ne soit nulle et qu'à d'autres elle ne soit neutralisée, si la température est plus élevée à l'intérieur de l'habitation qu'à l'air libre.

Il vaut donc mieux s'adresser à une source de chaleur qui puisse être entretenue sans interruption et qui oblige les gaz à suivre la voie qu'on leur a tracée. C'est ce qu'a proposé von Pettenkofer. Un tuyau vertical part de la fosse, s'élève sur toute la hauteur du bâtiment en conservant son diamètre primitif, et se termine au-dessus du toit, pro- tégé simplement par une plaque horizontale contre les courants aériens descendants. Les sièges des divers étages aboutissent tous à ce conduit. Un bec de gaz est allumé dans la latrine supérieure à l'intérieur même du tuyau de chute, qui est ainsi traversé par un courant ascendant, auquel obéissent non seulement les gaz de la fosse, mais encore l'air des cabinets ; plus la fermeture de la fosse est hermétique, plus la ventilation s'établit sûrement à travers les sièges. De cette manière, les latrines reçoivent constamment de l'air

(¹) Rapport adressé le 7 août 1853 à M. le ministre de la justice par la Commis- sion instituée pour étudier la réforme du système de latrines des prisons de l'État.

pur venant de l'extérieur ou des locaux voisins et les gaz qui s'élèvent
du réceptacle ne peuvent jamais s'introduire dans l'habitation et sont
déversés au-dessus du toit dans l'atmosphère, où ils subissent une
dilution immédiate. Pour que le courant s'établisse du cabinet vers
le tuyau de chute à travers la lunette, il faut évidemment que la
température de la latrine soit inférieure à celle du tuyau et que
l'aspiration qu'exerce ce dernier ne soit pas vaincue par une aspiration plus forte venant d'un autre point. Ce fait se produirait si le
lieu d'aisances était voisin de la cuisine ou d'une autre pièce fortement chauffée; en pareil cas, s'il existe à l'étage supérieur une latrine
où la température soit plus basse, il s'établira un appel d'air vicié
du haut vers le bas; en même temps, le tuyau de chute, au lieu de
servir à l'extraction des gaz, servira à l'entrée d'un certain volume
d'air neuf, qui y pénétrera par son orifice supérieur.

L'emploi du gaz d'éclairage offre cet avantage, que la flamme ne
réclame pas de surveillance et qu'elle est moins que toute autre sujette
à s'éteindre. Pour la protéger contre les coups de vent descendants,
on la place dans une dilatation du tuyau de chute et on la surmonte
d'un petit toit légèrement incliné, qui fait saillie vers le centre du
tuyau, sans en diminuer toutefois le diamètre d'une manière notable.
Le gaz n'a qu'un inconvénient : son prix relativement élevé. Aussi
a-t-on cherché à le remplacer par le pétrole. Pettenkofer a imaginé
une lampe dont la flamme résiste aux courants d'air les plus vifs qui
règnent dans le conduit. Elle se compose d'un réservoir qui peut contenir l'huile nécessaire pour vingt-quatre heures, et
que surmonte un bec à flamme plate sans verre; la
lampe est placée dans une lanterne ronde, dont le fond
et la paroi supérieure livrent passage à l'air entrant
et sortant. Une pièce quadrangulaire de la lanterne,
qui est munie d'une porte vitrée, est enchâssée dans
la paroi du tuyau de chute de telle sorte que la lanterne se trouve à l'intérieur de ce dernier. La porte
de verre permet de contrôler la combustion et de retirer
la lampe lorsqu'on veut y renouveler l'huile ([1]).

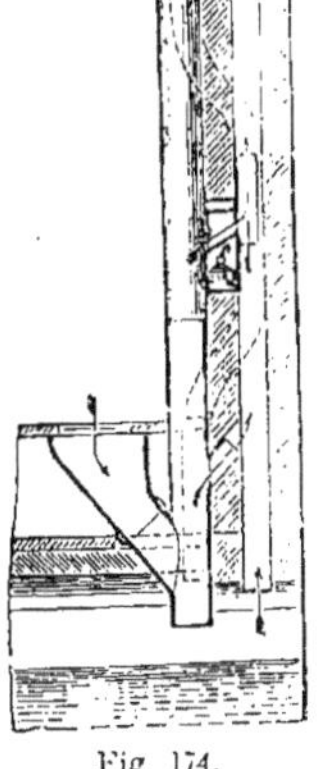

Fig 174.

L'appareil de Sarazin (fig. 174), dont il a
déjà été question à la page 242, peut être employé
avec avantage à la ventilation des latrines; on lui
donne, en ce cas, une disposition un peu différente de celle qui est,

[1] RENK. *Die Kanalgase*, 1882, p. 87.

représentée fig. 62, le tuyau de chaleur étant ouvert en haut
et en bas.

On peut également utiliser la chaleur de la cheminée de la cuisine
pour aspirer l'air des cabinets : un conduit partant de chaque siège se
rend dans le tuyau de cheminée ou mieux encore dans une cheminée
d'appel chauffée par la chaleur perdue du foyer. Ce système, qui a
sur les précédents le mérite d'être économique, donne d'excellents
résultats, à la condition, bien entendu, qu'une source de chaleur plus
puissante ne contrebalance pas l'effet produit par la cheminée de la
cuisine.

On ne peut élever qu'une seule critique contre le dispositif recommandé par von Pettenkofer. Quelques personnes très sensibles sont
désagréablement impressionnées par le courant d'air qui existe au
niveau des sièges. Il est aisé de remédier à cet inconvénient : la
cuvette est séparée du conduit qui l'unit au tuyau de chute; dans
l'intervalle est intercalée une valve qui ferme ordinairement le fond
de la cuvette et peut être abaissée au moyen d'un levier, après qu'on
a fait usage du closet.

Dans le système d'Arcet, l'évacuation des gaz se fait par un tuyau
d'évent qui part de la voûte de la fosse et se termine au-dessus du
faîte du toit; sa section doit être au moins égale à la somme des
sections de tous les conduits qui se rendent à la fosse. Il est chauffé
par la flamme du gaz ou par une cheminée voisine. Les sièges et les
tuyaux de chute sont constamment ouverts. Les gaz de la fosse sont
donc aspirés et remplacés par de l'air pur qui pénètre par les lunettes
et les tuyaux de chute. Cette disposition atteint le plus souvent son
but. Il faut remarquer cependant qu'une cheminée de cuisine n'est
pas chauffée sans interruption; qu'à la soirée ou pendant la nuit elle
se refroidit et que sa température se rapproche de celle du tuyau de
chute. En pareil cas, le courant ascendant qui y existe n'est plus
assez énergique pour ventiler également le conduit, et l'air froid de
l'extérieur pénètre maintenant, après avoir traversé la fosse, qui n'est
jamais hermétiquement close, dans la cheminée et même dans le
tuyau de chute, en supposant que la température de ce dernier soit
supérieure à celle de l'air libre. — Ici les conditions sont donc moins
favorables que dans le système plus simple, qui consiste à déterminer
dans le tuyau de chute un courant ascendant; dans un cas, la chaleur
doit simplement renforcer un courant ascendant qui existe déjà;
dans l'autre, elle ne doit pas seulement l'annuler, mais encore le

renverser, ce qui exige, on le conçoit, une différence de température beaucoup plus considérable (¹).

Si la ventilation est établie conformément aux règles que nous avons posées, on n'aura pas à redouter l'entrée des gaz de la fosse dans l'habitation, et l'emploi d'un coupe-air pourra être considéré comme superflu. Si cependant on jugeait nécessaire de recourir à l'obturation hydraulique, l'interposition d'un siphon entre la cuvette et le tuyau de chute serait encore parfaitement inutile (car le water-closet est ici peu admissible), et il suffirait d'avoir recours à un coupe-air ventilateur que l'on placerait entre le tuyau de chute et la fosse. Cette précaution deviendrait indispensable dans le cas où, le réservoir étant situé à quelque distance, un égout spécial y amènerait les matières. En tout cas, on choisira un siphon dont la branche centrale, c'est-à-dire celle qui se dirige vers la fosse, puisse être ventilée par un tuyau que l'on conduira jusqu'au-dessus du toit et qui se terminera loin des fenêtres, des cheminées et des lanterneaux.

Le dispositif suivant permet de réaliser, en cas de nécessité, la fermeture exacte du siège : on adapte à la cuvette une rainure que l'on remplit d'eau ou de sable mouillé; le couvercle à tabatière, fermant hermétiquement, doit être muni, à cet effet, d'un rebord qui plonge dans la rainure, afin d'intercepter l'issue des gaz.

En terminant ce paragraphe, nous ne pouvons nous empêcher d'exprimer de nouveau la répugnance absolue que nous éprouvons pour les fosses fixes ; si nous avons donné à ce système quelque développement, c'est précisément à cause des difficultés d'exécution que l'on rencontre et des précautions nombreuses dont on doit s'entourer, si l'on veut éviter, dans la mesure du possible, les inconvénients et les dangers qui lui sont inhérents. Quelque soin que l'on apporte dans leur construction, on doit se représenter ces réservoirs comme pouvant entraîner à échéance plus ou moins rapprochée l'infection des trois milieux : l'air, la terre et l'eau. Aussi appelons-nous de tous nos vœux le moment où l'on se décidera à abolir d'une manière générale et définitive ces dangereux réceptacles.

FOSSES MOBILES.

Ce système a pour but la récolte des matières excrémentitielles avant qu'elles aient subi d'altération et qu'elles soient devenues

(¹) RENK. *Loc. cit.*, p. 83 et 84.

offensives; les réservoirs mobiles doivent donc être enlevés à des intervalles rapprochés et immédiatement remplacés par d'autres convenablement lavés et désinfectés. Comparé aux fosses fixes, ce système constitue un progrès considérable.

En effet, le défaut d'étanchéité peut être reconnu bien plus facilement, et si des réparations sont nécessaires, elles sont mieux exécutées; d'autre part, les dimensions d'un tonneau étant toujours inférieures à celles d'une fosse, la quantité de matières en décomposition accumulées au voisinage immédiat de la maison est bien moins considérable. Enfin, le sol est infiniment moins exposé à être souillé, si l'on fait usage de récipients mobiles dont l'inspection et l'entretien n'offrent aucune difficulté. Il n'est donc pas surprenant que l'on ait constaté dans plusieurs villes une diminution notable des décès par la fièvre typhoïde à la suite de la suppression des fosses fixes et de l'adoption des fosses mobiles. Sans doute, il faut admettre que d'autres causes d'assainissement (amélioration du service des eaux, construction des égouts, création d'hôpitaux d'isolement) ont dû concourir à cet abaissement de la mortalité; mais, grâce à la transformation du mode de vidange, l'imprégnation du sol, qui est un facteur essentiel dans le développement de la fièvre typhoïde, a dû être diminuée dans une forte mesure.

L'application du système qui nous occupe varie beaucoup suivant les localités; c'est ainsi qu'on emploie des réservoirs en bois, en tôle peinte ou galvanisée, auxquels on donne la forme de seaux, de cylindres ou de tonneaux; leurs dimensions permettent le plus souvent le transport à bras d'homme et n'exigent que rarement l'emploi de voitures. Comme nous l'avons vu, il existe des tonneaux qui possèdent un appareil diviseur ou séparateur, mais ce système ne donnant satisfaction ni aux intérêts de l'hygiène, ni à ceux de l'agriculture, on a voulu, avant d'envoyer les liquides excrémentitiels à l'égout, en extraire, par l'emploi méthodique d'agents chimiques, les substances azotées utilisables comme engrais, qui y existent en solution ou en suspension, et obtenir en même temps la désinfection ou au moins la désodorisation. Jusqu'ici, ces essais n'ont guère été fructueux et nous ne pouvons engager nos lecteurs à entrer dans cette voie.

Les tuyaux de chute sont en plomb, en fonte, en terre cuite ou en grès, et le plus souvent ils s'adaptent exactement au couvercle du tonneau; parfois, ils reçoivent, en outre, un siphon, destiné à s'opposer à l'issue des gaz ; ailleurs, le tuyau se termine librement au-dessus du réceptacle, circonstance très défavorable, comme nous l'avons dit à l'occasion des fosses fixes. La ventilation est obtenue par l'un ou l'autre des procédés que nous avons indiqués dans le paragraphe précédent.

Comme le dit fort bien Nowak, les fosses mobiles peuvent être installées selon des modes bien différents, et l'on aurait tort de présenter une solution déterminée comme étant la seule correcte. Suivant les conditions et les nécessités locales, suivant les moyens dont on dispose, le procédé doit être modifié dans chaque cas particulier ; mais l'expérience a démontré que certains systèmes doivent être écartés comme trop primitifs et d'autres, au contraire, comme trop compliqués. Les bacs à immondices, les seaux ouverts en bois et, en général, tous les récipients qui s'unissent au tuyau de chute d'une manière défectueuse appartiennent à la première catégorie ; d'un autre côté, on repoussera comme trop compliqués et sans utilité tous les dispositifs qui reposent sur la séparation des matières fixes et solides : ils atteignent, en effet, leur but d'une manière imparfaite et les matières ont le temps de se décomposer, puisque les fosses dont les liquides sont exclus se remplissent plus lentement et ne sont renouvelées qu'à des intervalles plus longs.

Pour fonctionner convenablement, le système doit satisfaire à certaines conditions essentielles :

1° Le tuyau de chute aura de 0^m15 à 0^m20 de diamètre intérieur ; il sera droit, vertical, à parois internes parfaitement lisses ; il se composera d'une série de tuyaux assemblés par des joints rigoureusement imperméables ; il reposera, au niveau du rez-de-chaussée, sur une forte pierre de taille. Son prolongement au travers et au-dessous de cette pierre sera constitué par un tuyau à coulisse en cuivre battu, susceptible d'allongement et de raccourcissement, et solidement fixé à la pierre au moyen d'un patin en fonte. Avant d'enlever le tonneau, le tuyau de cuivre en sera retiré et son orifice fermé au moyen d'une calotte et de crampons ([1]) ;

2° Les tonneaux seront de préférence en métal ; on fait parfois

---

([1]) Voici un dispositif indiqué par M. Vogt : Le tonneau est placé sur un chariot qu'un mécanisme particulier permet d'élever ou d'abaisser à volonté de 0^m12 environ. Le tonneau lui-même présente un col dont les dimensions sont de quelques centimètres plus fortes que celles du tuyau de chute et qui est muni supérieurement d'un rebord plat. Lorsqu'on élève le tonneau, le tuyau pénètre dans le col à une profon-

usage de récipients en bois goudronné et huilé, mais ils finissent par s'imprégner des liquides excrémentitiels et en gardent définitivement l'odeur. En tout cas, leur étanchéité doit être telle, que le contenu ne puisse suinter, soit à l'intérieur de la maison, soit pendant le transport;

3° Pour calculer les dimensions à donner à la tinette, on tiendra compte du nombre des personnes qui en feront usage; on ne perdra pas de vue que l'enlèvement doit se faire le plus fréquemment possible et qu'il est donc inutile d'exagérer la capacité du récipient;

4° Celui-ci sera placé au niveau du sol ou dans un souterrain isolé avec porte d'entrée s'ouvrant à l'extérieur du bâtiment; il sera assis sur un plateau garni de roulettes qui s'appliqueront sur des rails disposés en rampe; ainsi le déplacement et le remplacement pourront être effectués avec facilité;

5° Le tonneau sera muni d'un couvercle avec fermeture à baïonnette, auquel le tuyau de chute s'adaptera de la manière la plus exacte;

6° Un couvercle à ressort servira à fermer et à luter à l'aide de chanvre le tonneau plein;

7° L'enlèvement se fera deux fois par semaine au moins;

8° On veillera à ce qu'une ventilation énergique soit obtenue par l'un ou l'autre des procédés qui ont été indiqués à l'occasion des fosses fixes.

L'emploi des coupe-air est inutile. Le siège consiste en une cuvette en grès ou en faïence unie à un tuyau-manchon de 0^m10 de diamètre intérieur, qui rencontre le tuyau de chute sous un angle très aigu ($22°$).

On peut reprocher aux fosses mobiles les frais assez élevés qu'entraîne l'enlèvement fréquent des tonneaux; la dépense croît en raison des perfectionnements apportés au système. Il est encore vrai qu'on doit veiller sans cesse à ce que les tonneaux soient remplacés en temps utile et à ce qu'il ne se produise pas de débordement. On pourrait, de plus, citer d'autres inconvénients inhérents à ce mode de vidange; mais comme ils n'intéressent pas directement les particuliers, nous les passons sous silence.

---

deur de 3 à 4 centimètres, et le rebord du col vient presser contre un anneau de caoutchouc, qui est fixé inférieurement à un anneau en fer qui entoure le tuyau de chute en ce point. (ERISMANN. *Entfernung der Abfallstoffe*, in *Handb. d. Hygiene v. Pettenhofer und Ziemssen* II. Th. 1. Abth. 1. Hälfte, p. 122.)

SYSTÈME LIERNUR.

Le système différenciateur ou système pneumatique du capitaine Liernur a pour but d'enlever chaque jour d'une manière complète, et sans qu'il puisse en résulter d'incommodités, les immondices, qui sont ensuite transformées en engrais ou livrées directement aux agriculteurs. L'idée fondamentale mérite considération; mais on peut se demander si elle a été mise en pratique d'une manière satisfaisante, si le système répond aussi bien aux exigences de l'hygiène, de l'agriculture, de l'esthétique et du confort, que l'affirme un hygiéniste de talent, M. van Overbeek de Meijer, professeur à Utrecht, qui s'en est fait le défenseur ([1]). A cet égard, les avis sont fort partagés et il est difficile, sans l'avoir vu fonctionner d'une manière suivie, de prendre parti pour ou contre. Appliqué en Allemagne et en Hollande, il a été à la fois l'objet d'éloges passionnés et de critiques véhémentes, et l'on a compté dans les deux camps des hygiénistes et des ingénieurs très distingués. En France et en Angleterre, on lui a fait un assez mauvais accueil, et il ne paraît pas qu'il soit plus favorablement apprécié en Amérique.

La description complète du système de Liernur ne rentre pas dans le cadre de ce livre, qui est consacré aux installations privées. Nous nous bornerons donc à reproduire les traits essentiels de la méthode, en nous appuyant sur l'exposé si complet qui en a été fait par le professeur d'Utrecht.

Il existe deux réseaux de conduits souterrains : le premier sert exclusivement à évacuer les matières fécales et les urines; l'autre reçoit les eaux pluviales, industrielles, ménagères et même une partie de l'eau souterraine. Les éviers, les réduits de rue sont construits de telle sorte que les boues, les balayures, les immondices de quelque volume ne peuvent pénétrer dans les égouts, où ils formeraient des sédiments, des engorgements ou des dépôts pâteux. Les eaux d'égout, qui sont à peine souillées, sont lancées dans les rivières.

Les matières excrémentitielles sont transportées à une usine hors de l'enceinte habitée de la ville par des canaux souterrains en fonte, infléchis plusieurs fois en siphon.

Les embranchements des maisons, à droite et à gauche de la rue, se rendent à un *tuyau de second ordre*, qui aboutit lui-même à un

([1]) VAN OVERBEEK DE MEIJER. *Les systèmes d'évacuation des eaux et immondices d'une ville.* (*Revue d'hygiène et de police sanitaire,* 1880, p. 6.)

réservoir de rue, placé généralement sous le pavé des carrefours. A côté du conduit central ou de premier ordre destiné à faire le vide, se trouve un second conduit semblable qui porte le nom de *conduit expéditionnaire* et qui communique, au moyen d'un robinet, avec la partie inférieure du réservoir. Au moyen de pompes à vapeur, on fait le vide dans les réservoirs de rue, après avoir fermé les robinets qui les mettent en relation avec les tuyaux de second ordre. Le vide étant obtenu, on ferme le robinet du tuyau central et l'on ouvre celui d'un tuyau de rue; toutes les latrines qui s'y embranchent sont vidées d'un seul coup et la vidange complète est assurée par la disposition *siphoïde* des conduits. Quand le vide est fait dans ce conduit expéditionnaire, on ouvre le robinet, en même temps qu'on permet à l'air atmosphérique d'entrer dans le réservoir, et les matières sont transportées à l'usine.

On peut employer les sièges et les urinoirs qui servent aux autres systèmes de vidange, à la condition que le siphon qui fait suite à la cuvette ait une courbe plus étroite que le reste du conduit; de cette manière, les engorgements sont évités, car tout corps qui a traversé le siphon ne peut plus s'arrêter dans le conduit. M. Liernur a inventé un *siège pneumatique* ou « closet à air » qui se distingue des autres modèles par la direction verticale de la paroi postérieure de l'entonnoir; les matières fécales ne peuvent donc salir cette paroi, mais elles touchent la partie inférieure de la paroi antérieure, qui est lavée par les urines. L'entonnoir est double et l'espace intermédiaire communique par un tuyau avec une cheminée et avec l'extérieur.

Il n'est nullement besoin d'eau.

Les excréments tombent dans une sorte de coupe-air hydraulique qui ne peut contenir que les déjections d'une seule personne; le contenu antérieur est donc forcé de tomber dans le tuyau de chute vertical qui relie les différents closets de la maison et qui est prolongé jusqu'au-dessus du toit et est muni d'un aspirateur de Wolpert.

Le modèle d'urinoir réduit autant que possible la surface mouillée par l'urine et dispense également des lavages à l'eau. — Toujours en vue d'économiser l'eau et « pour contenter les exigences du luxe », l'inventeur a construit deux modèles de water-closets (à bassin mobile et à bassin fixe), qui n'exigent par séance que 1^l5 d'eau pour le nettoyage de la cuvette. M. van Overbeek de Meijer ne considère pas comme défavorable la présence des matières fécales dans le siphon supérieur; cette masse pâteuse s'oppose, dit-il, au passage des gaz d'égout bien mieux que ne peut le faire une eau plus ou moins pure. On peut, d'ailleurs, adapter au siège un appareil de désinfection.

Comme il arrivait fréquemment que l'on se débarrassait des eaux ménagères en les jetant dans les closets à air au lieu de les verser dans les éviers, M. Liernur a jugé nécessaire de modifier le siège pneumatique de telle sorte que les matières n'arrivent plus dans le tuyau de chute par débordement, mais par aspiration; elles s'accumulent dans un réservoir en fer dont la capacité est calculée en prévision d'un certain volume de fèces et d'urine, d'eaux de toilette et de lavage, jusqu'au moment de la vidange du tuyau de rue, où, le vide étant fait, elles passent sous l'action de la pression atmosphérique. Si l'on jetait dans l'entonnoir de l'eau en excès, on la verrait s'y élever et déterminer même le débordement.

CHOIX D'UN SYSTÈME POUR LES HABITATIONS ISOLÉES ET LES MAISONS DE CAMPAGNE.

Les conditions sont ici très favorables à l'utilisation des immondices comme engrais; aussi, lorsqu'on fait choix d'un système, ne faut-il plus se placer au point de vue exclusif de l'hygiène, mais envisager également le côté économique. A très peu de frais, on réussira à écarter tous les inconvénients qu'entraînerait l'accumulation des immondices au voisinage immédiat des habitations, en même temps que l'on fera profiter la culture d'un engrais précieux. — Il nous paraît utile de diviser la question, car les matières excrémentitielles de l'homme ne doivent pas être traitées comme les eaux ménagères, les eaux de toilette, le purin, etc.

Lieux d'aisances. — Entre tous les systèmes que nous avons décrits et discutés dans les pages précédentes, il ne sera pas difficile de distinguer celui qui est le mieux applicable aux habitations rurales. En l'absence d'égouts, le choix ne peut plus porter que sur les fosses fixes, les fosses mobiles ou la voie sèche. Est-il besoin de répéter que nous condamnons les fosses fixes et que, par suite, les water-closets, qui diluent les matières à un haut degré, doivent être écartés?

Les fosses mobiles, qui possèdent sur le système précédent des avantages incontestables, ne sont admissibles qu'à la condition d'être parfaitement ventilées, ce qui occasionne certains frais d'installation et d'entretien. Restent les désodorisants : la terre, nous l'avons dit, est supérieure aux cendres et au mélange complexe de Goux, car elle s'oppose à tout dégagement odorant, supprime les phénomènes de putréfaction et transforme enfin les matières en un excellent engrais, qui peut être conservé indéfiniment sans donner lieu au plus léger inconvénient, à la condition qu'on le soustraie pendant quelque temps à l'influence de l'humidité. C'est donc l'earth-closet que nous conseillons.

Liquides divers. — Lorsque le terrain dont on dispose a une étendue suffisante, il est presque toujours possible et même désirable de se débarrasser des immondices liquides par la filtration intermittente ou l'irrigation, la seule condition essentielle étant que les eaux répandues à la surface du sol traversent une couche de terre assez épaisse pour que leur purification soit assurée.

On entend par *filtration intermittente per descensum* la distribution du sewage à intervalles réguliers sur la surface de terre la plus petite qui puisse l'absorber et le purifier, sans que la production des végétaux soit empêchée; et par *irrigation*, la répartition des liquides sur le terrain le plus étendu qu'ils puissent humecter sans sursaturation. S'il est vrai que la filtration intermittente permet d'épurer rapidement le sewage au moyen d'un terrain restreint, il faut néanmoins reconnaître que dans ces conditions le côté économique n'a plus qu'une importance secondaire et que l'utilisation des principes fertilisants est plus ou moins sacrifiée à la purification. L'irrigation, au contraire, est caractérisée par la grande étendue des terrains sur lesquels les eaux s'épandent et par l'abondance des produits récoltés.

Ces deux systèmes ne peuvent être employés indifféremment; ils répondent l'un et l'autre à des indications précises.

On sait, en effet, qu'à certaines époques les terres et les cultures ne réclament que peu d'eau et d'engrais et que le sewage serait alors plus nuisible qu'utile. C'est dans ces circonstances que l'on fait intervenir avec succès la filtration intermittente. Le plus souvent, sinon toujours, il est donc utile d'appliquer concurremment les deux méthodes.

Le terrain affecté à la filtration intermittente est divisé en 4 parcelles subdivisées chacune en planches étroites, plantées de légumes et séparées par de profonds sillons ou rigoles, qui reçoivent alternativement les eaux pendant 6 heures; pendant les 18 heures suivantes, le sol est abandonné à la dessiccation et à l'aération. En outre, pour assurer d'une manière non douteuse la permanence des résultats et l'absence de tout inconvénient, M. Denton demande qu'une parcelle ne serve à la filtration que pendant une année sur trois et que pendant les deux années de repos des plantes avides d'engrais soient chargées d'utiliser les principes que le sol a fixés. Le drainage est indispensable.

Quant à l'irrigation en surface, elle ne donne des résultats satisfaisants que si le terrain a été convenablement drainé et si l'on a donné aux plans à irriguer une inclinaison en rapport avec le degré de perméabilité du sol ; en d'autre termes, le succès dépend du soin que l'on a apporté à l'exécution des travaux destinés à assurer l'égale distribution des eaux sur les terrains et à prévenir l'excès d'humidité. Suivant les cas, on adopte l'irrigation en plan incliné, en ados ou en planches et billons. La description de ces diverses méthodes nous entraînerait trop loin et nous devons nous borner à les indiquer.

Quant à l'étendue du champ d'irrigation, elle ne peut être fixée *à priori* et d'une manière générale, car on doit faire la part de nombreux facteurs dont l'importance relative varie dans chaque cas particulier.

La perméabilité, la nature et la capacité purificatrice du sol, l'épaisseur de la couche filtrante, la profondeur à laquelle le drainage pourra être exécuté, l'inclinaison du terrain, la nature de la végétation, la durée et la fréquence des irrigations, la composition des liquides à épurer, les conditions climatériques et notamment l'abondance des pluies et leur répartition dans l'année sont autant d'éléments du problème.

Disons seulement que le terrain réservé à la filtration intermittente peut ne représenter que la dixième partie de celui qu'exige l'irrigation proprement dite.

S'agit-il d'un sol convenable, qui a été rendu uniformément propre à la filtration et qui est situé favorablement par rapport au point d'écoulement, on peut, suivant qu'on le juge à propos, augmenter ou réduire l'étendue du terrain qui sera employé et adopter l'irrigation de la surface ou la filtration intermittente.

Si le terrain a subi une préparation spéciale, une surface relativement peu étendue suffira pour priver les liquides de rebuts d'un château ou d'une grande habitation de toute matière impure ou nuisible et pour les rendre aptes à être déchargés dans un cours d'eau, tant le pouvoir épurateur du sol est grand, lorsque le sewage s'y infiltre d'une manière égale. Pour éviter jusqu'à l'idée d'un inconvénient, on pourrait faire choix d'un terrain distant de l'habitation de 400 mètres ou davantage, bien que l'expérience ait démontré, dans le cas d'asiles et d'hôpitaux, qu'une distance beaucoup moindre est tout à fait suffisante.

La grande, sinon la seule difficulté que l'on rencontre en pratique, est due à l'irrégularité et à la faiblesse relative de l'écoulement que les habitations fournissent à différents moments de la journée ; de là la nécessité d'imaginer un moyen qui permette de recueillir les eaux et de les distribuer en quantité déterminée. Telle est la fonction du régulateur automatique. Il consiste en un réservoir construit d'après le même principe que celui de M. Field (v. page 368), et pouvant contenir le tiers, la moitié ou la totalité des liquides que fournit l'habitation en 24 heures ; ses dimensions sont déterminées par la nature et le volume du sewage qui doit être distribué dans la journée (eaux ménagères, eaux de toilette, urine, purin). Il doit être aussi profond que possible, car il occupera ainsi une surface moindre, et les chances d'émanations seront diminuées. Comme on le place de préférence à quelque distance de l'habitation, les liquides y arrivent par un conduit souterrain ; ils se dépouillent dans un compartiment spécial des matières grossières qu'ils tiennent en suspension et ils sont déchargés automatiquement par un siphon, à n'importe quel moment du jour ou de la nuit, lorsqu'un certain niveau est atteint. La configuration du terrain qui recevra cette quantité déterminée par avance doit permettre le déversement et l'égale répartition de la totalité des liquides recueillis dans le régulateur. A la surface du sol sont creusés des sillons qui reçoivent les eaux à tour de rôle.

De simples planchettes tiennent lieu d'écluses et permettent de ralentir le courant et de lui donner la direction convenable. La distribution se fait pour ainsi dire sans surveillance, et il suffit de poser d'avance les obstacles dans les canaux et les sillons, de manière à assurer la répartition égale de la prochaine décharge sur l'aire qui doit être irriguée.

Ainsi le sewage est distribué par quantités égales, à des intervalles convenables, sur une certaine étendue de terrain, où il se répartit suivant les besoins ; il est absorbé et purifié par le sol, qui a été soigneusement drainé en vue d'assurer l'aération et l'infiltration complète.

Si l'on n'avait à utiliser qu'un volume modéré de liquides, on emploierait avec avantage l'un des réservoirs que nous avons décrits page 368 et suivantes.

FIN.

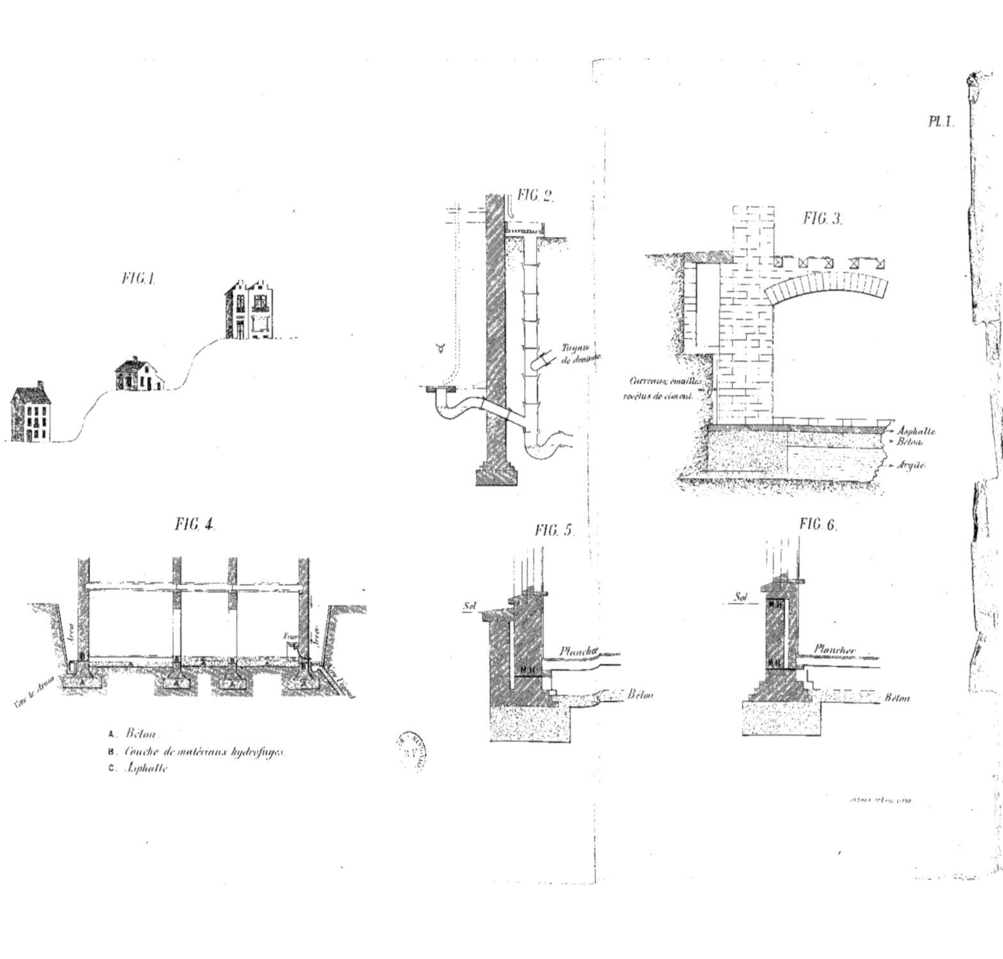

PL. I.
FIG. 1.
FIG. 2.
Tuyau de drainage.
FIG. 3.
Carreaux émaillés revêtus de ciment.
Asphalte.
Béton.
Argile.
FIG. 4.
A. Béton.
B. Couche de matériaux hydrofuges.
C. Asphalte.
FIG. 5.
Sol
Plancher
Béton
FIG. 6.
Sol
Plancher
Béton

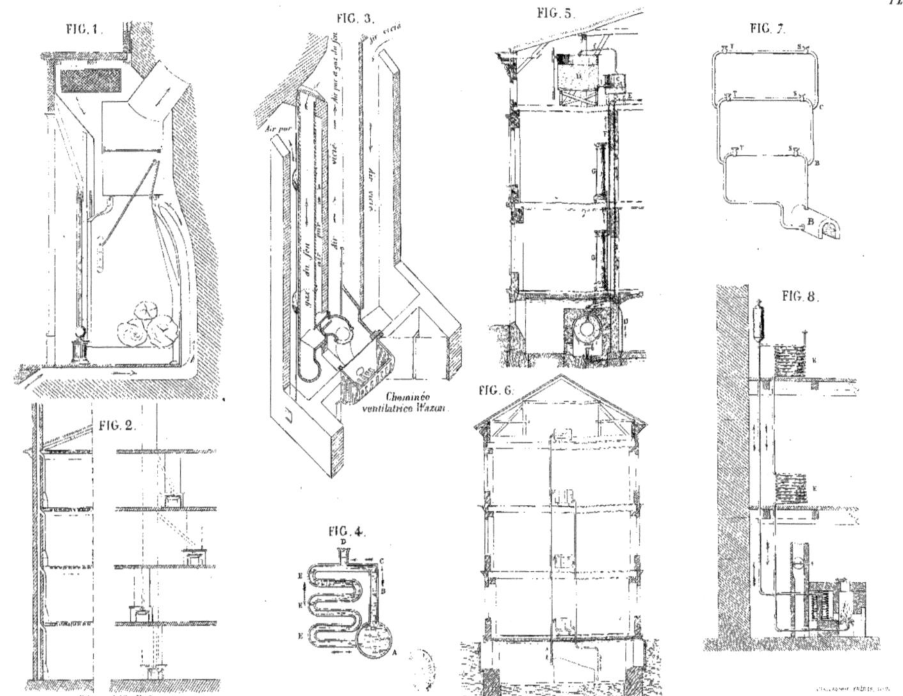

FIG. 1.
FIG. 2.
Dispositif Belmas
FIG. 3.
Air pur
Air vicié
Cheminée ventilatrice Wazau
FIG. 4.
FIG. 5.
FIG. 6.
FIG. 7.
FIG. 8.

L'HYGIÈNE DANS LA CONSTRUCTION DES HABITATIONS PRIVÉES

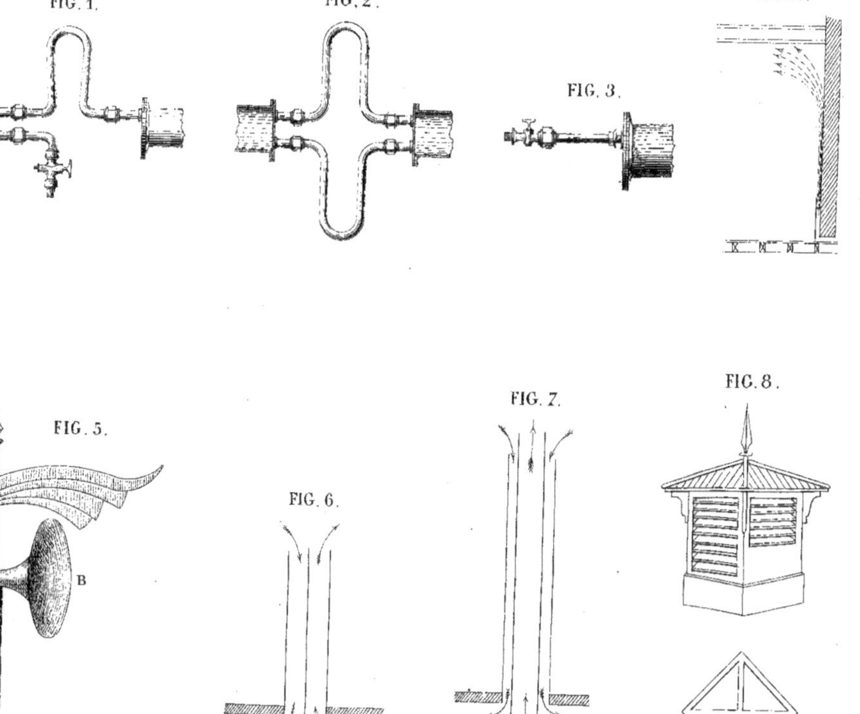

LITH. GASPAR FRÈRES, LIÉGE.

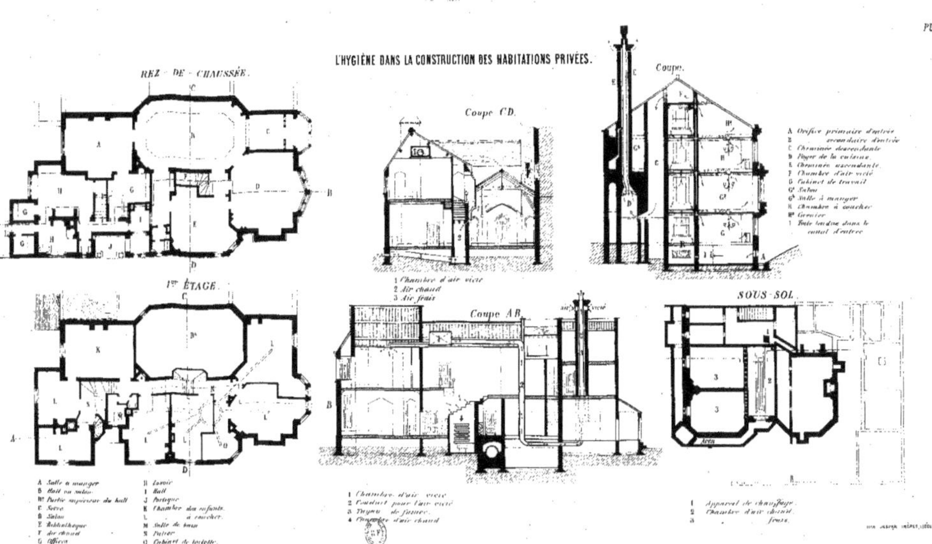
L'HYGIÈNE DANS LA CONSTRUCTION DES HABITATIONS PRIVÉES.
REZ - DE - CHAUSSÉE.
1er ÉTAGE.
Coupe CD.
Coupe.
Coupe AB.
SOUS-SOL.
1 Chambre d'air vicié
2 Air chaud
3 Air frais
A Orifice primaire d'entrée
B   secondaire d'entrée
C Cheminée descendante
D Foyer de la cuisine
E Cheminée ascendante
F Chambre d'air vicié
G Cabinet de travail
Gʲ Salon
Gᵇ Salle à manger
H Chambre à coucher
Hᵇ Grenier
1 Toile tendue dans le canal d'entrée
1 Chambre d'air vicié
2 Conduit pour l'air vicié
3 Tuyau de fumée
4 Chambre d'air chaud
A Salle à manger
B Hall ou salon
Wᵇ Partie supérieure du hall
C Serre
D Salon
E Bibliothèque
F Air chaud
G Office
H Lavoir
I Hall
J Portique
K Chambre des enfants
L   à coucher
M Salle de bain
N Palier
O Cabinet de toilette
1 Appareil de chauffage
2 Chambre d'air chaud
3   frais

L'HYGIÈNE DANS LA CONSTRUCTION DES HABITATIONS PRIVÉES.

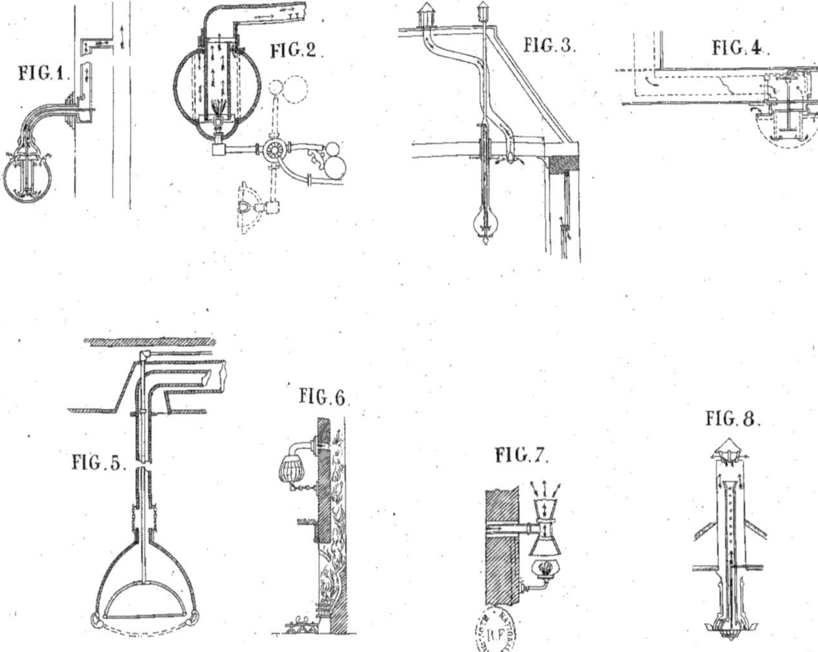

LITH. JASPAR FRÈRES, LIÈGE.

PL. VI.

FIG. 1.

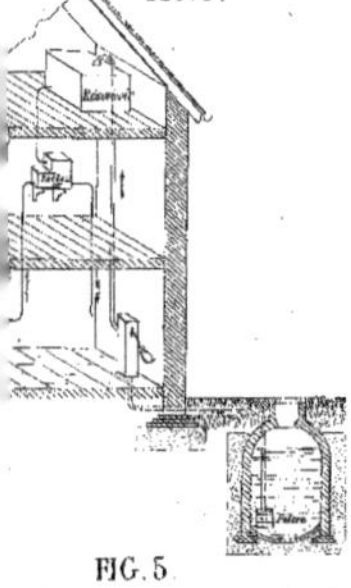
Réservoir
Filtre

FIG. 2.

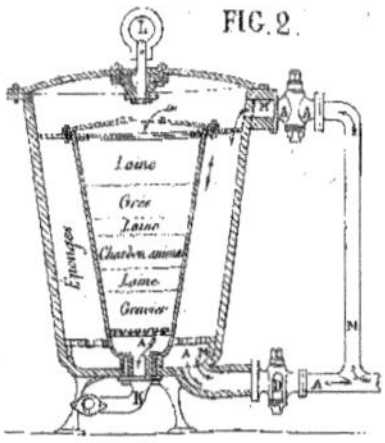
Laine
Grès
Laine
Charbon animal
Laine
Gravier
Éponges

FIG. 10.

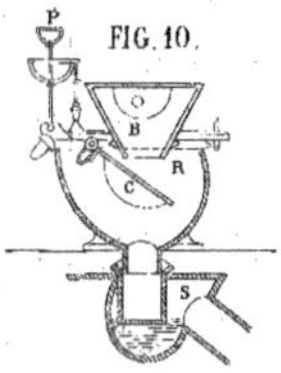

FIG. 3.

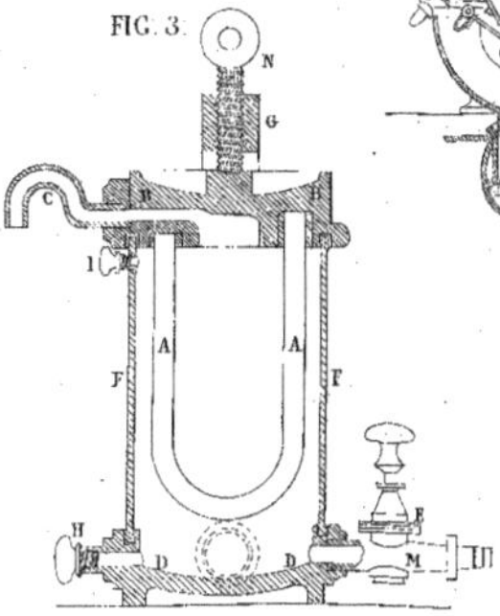

FIG. 4.

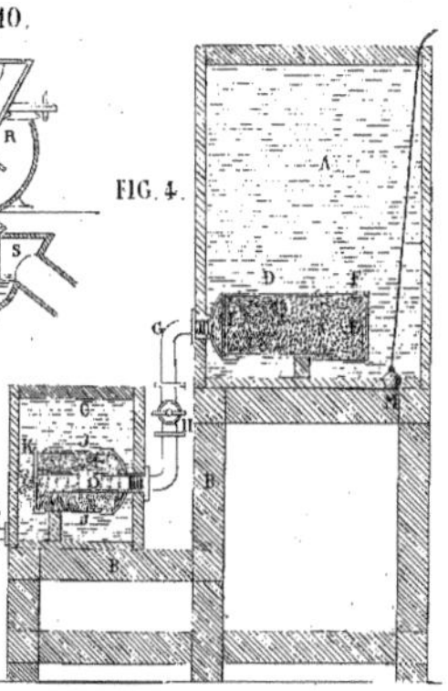

FIG. 9.

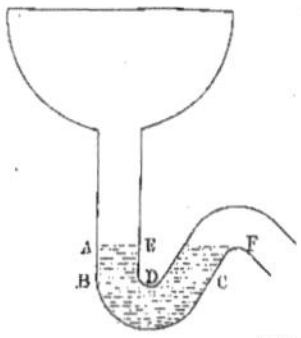

FIG. 5.

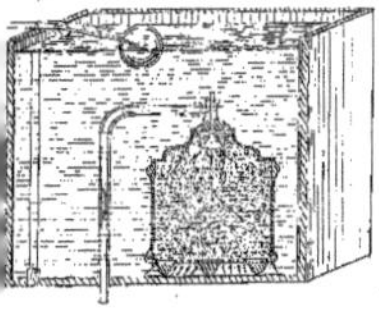

FIG. 6.

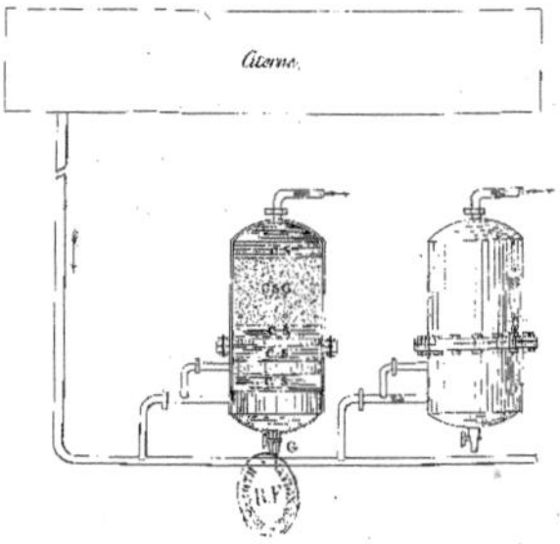
Citerne.

FIG. 7.

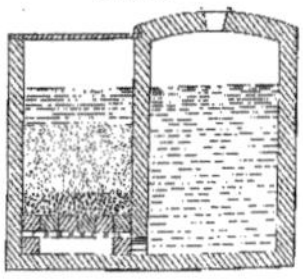

FIG. 11.

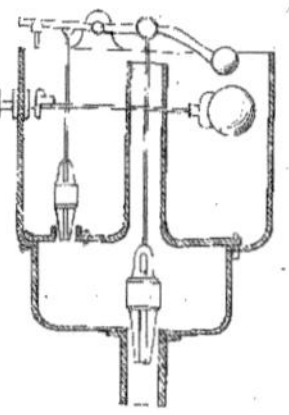

FIG. 8.

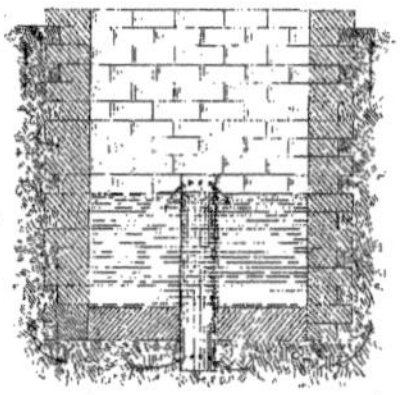

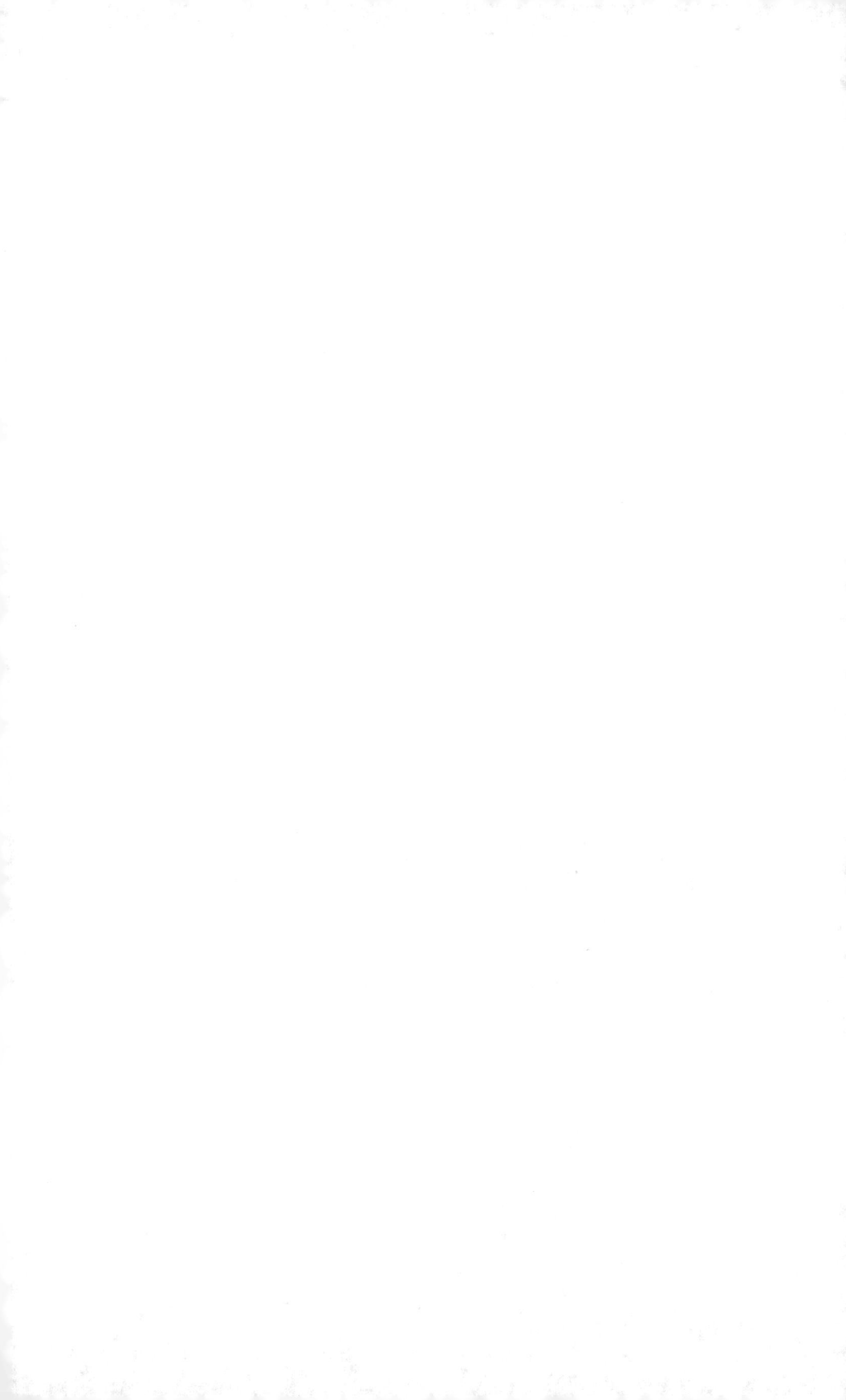

www.ingramcontent.com/pod-product-compliance
Lightning Source LLC
LaVergne TN
LVHW050130060726
842524LV00001B/164